JN295202

かかりつけ歯科医ガイドブック

-いのち・からだ・こころ・そしてかかわり-

編：(社)大田区大森歯科医師会
　　(社)大田区蒲田歯科医師会

財団法人　口腔保健協会

発刊にあたって

　この度，蒲田・大森両歯科医師会の共同編集により，かかりつけ歯科医の手引書を発刊する運びとなりました．これは，今年度より3年間にわたって，東京都からのかかりつけ歯科医機能推進事業にかかわる補助金収入をもって行う事業の一環として行うものであります．

　今後の地域歯科医療ならびに福祉を推進するにあたり，われわれ開業歯科医（即かかりつけ歯科医となります）が，どのようなスタンスで行政とかかわり合いながら，区域内の病診連携あるいは診診連携，さらには医科との病診連携あるいは診診連携等を密にしつつ，21世紀を見据えた地域住民に対するサービスを行ってゆくかということであります．そのような意味合いで，会員の皆様の多少なりとも指針となるならば幸いと思う次第です．

　2000年3月

(社)東京都大田区蒲田歯科医師会
会長　小山　弘治

推薦のことば

　この度，大田区として大森・蒲田両歯科医師会のご協力を得て「かかりつけ歯科医推進事業」を開始する事になりました．

　身体や健康に不安を感じた時，より身近に各種の保健・医療・福祉のサービスについて相談や受診・お願いができたら，どれほど安心でしょう．まして，在宅でサービスを必要とする高齢者を抱えているとしたら．

　平成12年4月，介護保険制度が開始されます．高齢社会を地域社会と関係者の協力体制で支え合おうとするものです．まずは行動から，「かかりつけ歯科医」を確保し，在宅でのケアサービス体制を整え，区民の皆さんに適切な歯科保健・医療・福祉サービスの制度をお知らせするにあたって，まさにタイムリーな事と思います．区政としてもこれらの課題には関係者の理解と協力を得て一体的・計画的に取り組み，体制整備を図っていこうと検討していました．

　今回の取り組みが，歯科医師会，医療関係者そして区民，ともに安心して同じ地域社会に住み，働き，憩える支え合いの関係を創りだす大きな一歩になることでしょう．

　大森・蒲田両歯科医師会の皆さんの取り組みへの情熱にご期待を申し上げますとともに，区政においても協働の意志を持って取り組んでまいります事を表明して，ご挨拶といたします．

　2000年3月

　　　　　　　　　　　　　　　　　　大田区長　西野　善雄

ご挨拶

　歯科界において，医科と同様「かかりつけ」ということが話題になることが多くなっております．従来から，一般歯科診療所においては，妊産婦の方から，ねたきりのお年寄りまで大変幅広い年齢層の患者さんに対して「口腔の健康を通じて全身の健康を」を目標にしてまいりました．

　各ライフステージに沿った口腔保健医療の実践は，まさにこの「かかりつけ」を担う診療所であり，歯科医師会会員の先生方の地域に根ざした，日頃からのご努力の賜であると考えます．少子高齢化が叫ばれて久しくなりましたが，21世紀を目の前にした今，介護保険の施行をはじめ，日本の社会保障制度の大きな転換期であります．歯科診療所においても，高次医療機関や他職種との縦・横の連携を軸にして，診療所内での歯科治療や口腔保健指導という対応だけでなく，診療所の外に出ていくことも含めた，地域密着型の口腔保健医療が求められております．その意味でも，今，改めて従来から実践してきている「かかりつけ歯科医」の機能を見直し，さらに21世紀という時代が求める「真のかかりつけ」とは何かを見つけだしていくことが重要であります．

　この書は地域における「かかりつけ歯科医」が，その方向性を見つけだしていくための羅針盤のような役割を果たす「ガイドブック」と考えております．大田区における歯科医療連携推進事業の一環として，かかりつけ歯科医機能推進の第一歩としてご活用頂けたら幸いです．最後に，玉稿を賜ったご執筆者各位に深甚なる感謝を申し上げ，ご挨拶といたします．

　2000年3月

　　　　　　　　　　　　　　　　　(社)東京都大田区大森歯科医師会
　　　　　　　　　　　　　　　　　　会長　五十嵐靖武

地域におけるかかりつけ歯科医の役割と実践

　近年,「かかりつけ」という言葉がよく使われる．しかし,歯科開業臨床医は,従来から幅広い年齢層の患者さんを対象に,ライフステージに沿った口腔保健医療を担ってきており,いつも通院してくる患者さんは,その診療所の歯科医師がその患者さんにとって,かかりつけ歯科医と思われて来院すると考えられるので,「かかりつけ」ということは,ごく当たり前のことである．しかし,医科における,診療所と病院等の医療機能分担と連携の推進,在宅医療の展開等の方向性があり,かかりつけ医機能推進事業等が実施されたこともあり,従来からの「かかりつけ歯科医機能」の検証と見直しを行うことが求められている．「かかりつけ歯科医機能」を再考することは,歯科医師が単に歯科疾患だけの専門医としてだけではなく,口腔機能全体についての専門医として,患者さんの食生活をも支援する役割と口腔領域の健康を通じて全身のプライマリ・ヘルス・ケアを担えるという両面を備えた専門医として嘱望されていることを再認識することでもあるといえよう．

　21世紀の日本が直面している超高齢社会では,有病者,障害者が増え,自己歯科医院・完結型の歯科治療の枠組みも変化せざるを得ない状況である．在宅および施設等で療養する方々も増加の一途をたどっているわけで,これらの患者さんへの対応は急務である．したがってわれわれ,かかりつけ歯科医,すなわち一次医療機関（プライマリ・ケアを担う医療機関）へのアクセスを維持しながら,その機能分担と高次医療機関等との連携,地域医療への参画などの歯科医療供給体制の整備等,口腔医療全体の枠組みの見直しが必要となってきている．口腔疾患は,食生活,社会生活に影響を及ぼすだけでなく,全身の健康に大きな影響を与えることは周知のことである．口腔と全身の健康の関係を実証するために,平成8年度より厚生科学研究「口腔保健と全身的な健康状態の関係に関する研究」が行われている．その中で,80歳の高齢者を対象とした研究から,歯の喪失が少なく,よく噛める者は生活の質,日常活動能力が高く,運動や視聴覚の機能がすぐれていることが明らかにされている．また,要介護者における調査研究では,口腔内の衛生状態の改善,咀嚼能力の改善が嚥下性肺炎の予防,減少やADLの改善に有効であることが示されている．

　このような研究結果等を踏まえ,口腔疾患の予防と治療の重要性と口腔領域の健康が全身の健康に直結していることを,地域住民はもちろん,他の多くの医療職の人々にも周知していく必要があろう．また,同時に,かかりつけ歯科医が地域において,その専門性を発揮するためには口腔領域の疾患だけでなく,広範な一般医学知識,地域保健,地域医療そして,地域ケアに関する幅広い知識の研鑽が必要である．本書は,社団法人大田区大森歯科医師会・社団法人大田区蒲田歯科医師会が東京都歯科医療連携推進事業の一環として,かかりつけ歯科医がその機能を地域で実践していく上で,今後,参考になると考えられる事項について簡略にまとめたものである．なお,本書における「かかりつけ歯科医」は平成12年4月からの診療報酬における請求上でのかかりつけ歯科医だけを指すものではなく,地域の保健・医療・福祉の分野で活躍する地区歯科医師会会員を対象としていることをつけ加えたい．この書が地域のかかりつけ歯科医の方々のこれからの活動のご参考になれば幸いと考える．

目　次

発刊にあたって
推薦のことば
ご挨拶
地域におけるかかりつけ歯科医の役割と実践

第1章　かかりつけとは ……………………………………………………………………1
Ⅰ．医療を取り巻く環境の変化 …………………………………………………………3
　　1．戦後の社会保障の変遷 ……………………………………………………………3
　　2．財政構造改革と社会保障 …………………………………………………………3
　　3．医療を取り巻く環境の変化を学ぶ ………………………………………………4
Ⅱ．「かかりつけ医」とは ………………………………………………………………6
　　1．かかりつけとは ……………………………………………………………………6
　　2．かかりつけ医について ……………………………………………………………6
　　3．かかりつけ歯科医について ………………………………………………………6
　　4．プライマリ・ケアについて ………………………………………………………7
　　5．口腔領域のプライマリ・ケアについて …………………………………………8
　　6．各アンケート調査結果から学ぶ（都衛生局・大田区・口腔衛生学会・医師会等）……8
Ⅲ．かかりつけ歯科医の機能 ……………………………………………………………17
　　1．厚生省・日本歯科医師会の見解 …………………………………………………17
　　2．東京都歯科医師会の見解 …………………………………………………………17
　　3．かかりつけ歯科医の機能について ………………………………………………17
　　4．開業歯科臨床医の機能分担 ………………………………………………………18

第2章　これからのかかりつけ歯科医の果たすべき役割 ……………………………21
Ⅰ．21世紀に求められるかかりつけ歯科医とは ……………………………………23
Ⅱ．訪問歯科診療の経緯と実績，これからの訪問歯科診療のあるべき姿 …………24
　　1．訪問歯科診療の経緯 ………………………………………………………………24
　　2．実績 …………………………………………………………………………………24
　　3．これからの訪問歯科診療のあるべき姿 …………………………………………28
Ⅲ．障害者（児）歯科診療とかかりつけ歯科医 ………………………………………30
　　1．大田区福祉団体への「アンケート調査」について ……………………………30
　　2．今後の方向性について ……………………………………………………………30
Ⅳ．介護保険とかかりつけ歯科医 ………………………………………………………33
　　1．介護認定審査会への参画 …………………………………………………………33
　　2．ケアプラン会議への参加 …………………………………………………………33
　　3．訪問歯科診療 ………………………………………………………………………33
　　4．居宅療養管理指導 …………………………………………………………………33
　　5．かかりつけ歯科医機能の実践 ……………………………………………………34
Ⅴ．職域保健とかかりつけ歯科医 ………………………………………………………35
　　1．東京都歯科医師会の見解 …………………………………………………………35
　　2．大田区の現状と今後の課題・目標 ………………………………………………36

第3章　かかりつけ歯科医機能の実践と課題 …………………………………………39
　　はじめに ………………………………………………………………………………41

- I．いのち 42
  - 1．医療倫理 42
  - 2．口腔細菌と全身の感染症等との関連を学ぶ 47
  - 3．臨床栄養学を学ぶ 51
  - 4．全身的臨床検査を学ぶ 56
  - 5．口腔領域に関連する神経症候診断学を学ぶ 63
- II．からだ 72
  - 1．「健康日本21」への道しるべ 72
  - 2．口腔のケアについて 75
  - 3．口腔ケアプラン 81
  - 4．各ライフステージに沿ったかかりつけ歯科医機能とは 84
  - 5．ヘルスプロモーションについて 99
  - 6．口腔領域の先進医療 103
  - 7．障害について学ぶ 106
  - 8．リハビリテーションについて学ぶ 118
  - 9．摂食・嚥下障害を学ぶ 121
- III．こころ 136
  - 1．はじめに 136
  - 2．患者の心理状態の理解 136
  - 3．問診と面接技法について 137
  - 4．カウンセリングについて 138
  - 5．精神障害について 140
  - 6．痴呆症について 142
- IV．かかわり 147
  - 1．地域医療・地域保健を学ぶ 147
  - 2．介護保険を知る 151
  - 3．地域連携について 176
  - 4．口腔保健センター（仮称）の設立と役割および業務内容 209
  - 5．医療情報システム 210
  - 6．高齢者の社会参加と口腔医療とのかかわり 215

第4章　地区歯科医師会のかかりつけ歯科医機能の推進を目指して 217
- I．かかりつけ歯科医療推進事業について 219
  - 1．東京都の考え方 219
  - 2．連携図 221
  - 3．大田区におけるかかりつけ歯科医機能推進事業 223

参考資料 225
- I．大田区福祉部在宅介護推進室モデル事業における訪問歯科診療に関する報告書から（抜粋） 227
- II．かかりつけ歯科医意見書 233
- III．口腔ケアアセスメント票 236
- IV．主治医とケアマネージャーへのパンフレット 243
- V．東京都の歯科医療連携推進の考え方について 246
- VI．東京都歯科医師会が提案する6つのかかりつけ歯科医機能の推進方法 248
- VII．厚生白書 253
- VIII．キシリトールについて 256
- IX．かかりつけ歯科医療推進事業要綱 260
- X．関連インターネット・ホームページアドレス一覧 262
  - 執筆者一覧 263
  - あとがき 264

第1章

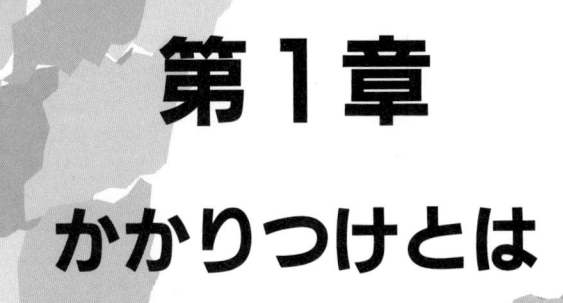

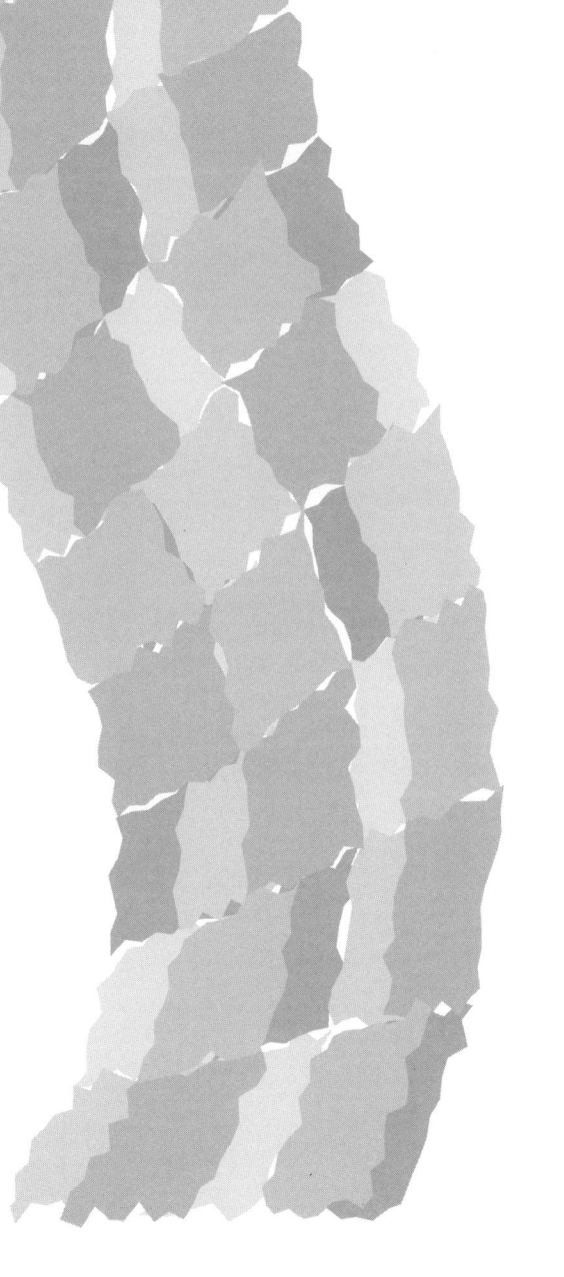

かかりつけとは

第1章
はじめに

I．医療を取り巻く環境の変化

1．戦後の社会保障の変遷

1）戦後復興期（昭和20年代）

わが国の社会保障制度は，主権在民，平和主義，基本的人権，地方自治を特徴とする日本国憲法において，国が社会福祉，社会保障および公衆衛生の向上，増進に努めなければならないと明記され，その制度が整備されていくことになる．

しかしながら，この時期は人口の激増する半面，経済は壊滅状態にあり，そのようななかで医療保険制度も医療費の高騰に対し，保険収入が見込めないために崩壊の危機に瀕していた．

厚生年金制度と同様で，その制度の存続をいかに図っていくかが課題であった．このように国民生活が貧窮を極めるなかで生活保護を中心とした社会福祉制度が重要な役割を果たした時期でもあった．

2）高度成長期

急速な高度成長，ベビーブーム後の少子化に伴い，社会保障制度も急速に整備され，生活に困窮する者らに対する事後的な救済のための制度ではなく，国民一般を対象とした，疾病や老齢など稼得能力を失わせる事態に備え，貧窮状態に陥るのを防ぐための一般的制度が整備されていくのである．これが皆保険，皆年金を基本とする社会保険時代の幕開けとなる．これによって疾病，障害，老齢といったリスクに対し，加入者自らが保険料を納め，リスクの分散を図ることにより，その健康を保持し，生活の安定を守るという社会保険制度が，その中心的役割を担うようになる．しかしながら健康保険制度にあっては，医療費が急増し財政は悪化の一途をたどり，被保険者本人10割給付に対し異論が出始めた時期でもあった．

3）安定成長の移行期（オイルショック以降）

オイルショックにより高度経済成長が終焉を迎えるとともに，社会保障制度も見直しの必要が認識され，医療，保険，年金を通じ高齢者にかかる既存の社会保障制度の費用を公平に分担するかが議論されるようになった．

一方，介護を要する高齢者の問題が取り残されたため，社会的入院という言葉に象徴されるように，医療が介護の肩代わりするという事態が日常化してしまった．

4）安定成長期における社会保障（昭和60年以降）

わが国の経済は高度経済成長を望める環境になく，社会保障制度が経済成長の成果を享受するなかで拡大することは困難となっている．また人口の高齢化とそれに伴う介護を要する高齢者の増加，かつてない急激な少子化も大きな影響を及ぼしている．

いずれにせよ，個人の尊厳と自由を確保するためには，これまでの制度の枠にとらわれず，従来の制度を大胆に見通し，新たな社会保障制度を構築する時期に差しかかっていることは，明らかである．

2．財政構造改革と社会保障

平成8年，自民党単独政権復活下での編成となった平成9年度予算は，危機的な状況に陥った財政を再建するため，政府は「財政構造改革平成予算」とすることを掲げ，数字上では緊縮型の予算となった．

一般会計の歳出・歳入総額は77兆3,900億円．対前年度予算比3.0％増と，伸び率は平成8年度予算の同5.8％増を大きく下回った．

一般会計のうち，政策的経費である一般歳出では，「聖域なき歳出見直し」が目標とされた．これに伴って平成9年度には，社会的保障をはじめ公共投資や文教予算な

ど財政構造を改革し，平成9年度末に長期債務残高が476兆円にもなる赤字財政を再建することが必要とされる．平成9年6月3日に行われた財政構造改革会議は，その「推進方策」をまとめて公表したが，主要経費ごとに具体的な予算の削減を今までになく金額をもって定めた．

一般歳出のなかで最大の支出項目である社会保障関係費について，少子・高齢化等による当然増（法律に基づく義務的な経費）約8,000億円超が見込まれるが，5,000億円を上回る削減を行い，増加額を大幅に抑制する，すなわち3,000億円に圧縮するとした．この当然増8,000億円超とは国民医療費と年金の自然増を主としたもので，5,000億削減はわが国医療界に大きな衝撃をもたらす．その後6月17日行われた同会議では「財政構造改革推進方策」をたたき台として，「財政構造改革法案」の骨子を正式に決定した．つまり，単なる"方策"であったものが"法案"に昇格し，いっそう厳格に削減幅を実現していくとの固い決意を明らかにしたということになる．

すなわち，平成10年度予算では自然増は3,000億円以下にしか計上しないと法的に明記するということであり，さらにそのうえで「平成11年度及び平成12年度の当初予算における社会保障関係費の額におおむね100分の102（2%）を乗じた額を上回らないものとする」として，平成10年どころか，11年，12年も引き続いて，社会保障費を抑制することにした政府責任法案なのである．ちなみに社会保障費5,000億円減は医療費ベースで1兆5,000億〜2兆円になる．

平成10年から3年間を"集中改革期間"とし，さらに医療保険制度と年金制度の抜本改革の実施を具体的削減テーマとして掲げている．要するにこの法案は，政府に対して医療や年金などの量的縮減を定め，これを実施していくことを義務づけることになる．

3．医療を取り巻く環境の変化を学ぶ

1）人口構造の変化

少子高齢化が進み，生産年齢が減少してきている．それに伴い，疾病構造そのものが変化してきている．健康転換というコンセプトからみると，第一相の感染症への対応，第二相の慢性疾患，成人病から生活習慣病へ，そして，第三相として老人退行性疾患（高齢者医療においては，老年症候群がきわめて重要になる）への段階となってきている．高齢者のケアを考えたとき，従来の疾病の治癒，延命という医療のあり方，パラダイムだけでは対応しきれないことの認識が必要である．

2）社会経済の変化
・経済不況の中，社会保障制度そのものの変革がなされていくことの理解
・介護保険制度の導入，医療制度改革
・年金制度の改革
・社会経済の動向を十分に把握しておくことが重要

3）高齢化と同じように進む高度情報化
・インターネットの普及
・健康，医療情報が非常に早く国民に入手されること
・歯科治療等に対するニーズの多様化，高度化が進むと考えられる
・医療事故の増加は社会問題となっている

4）医療の本体部分と4つの周辺部分

従来から，医療はその本体部分として，その量を増やすこととアクセスの良さを中心に発展してきている．その本体部分はすでに達成されており，健康転換や経済状況の変化により，その周辺部分とのかかわりが重要となってきている（図1）．

5）これから求められるものは？
・医療の本体部分の量より質，周辺部分への取り組みが求められる
・臨床倫理の理解，十分な説明と同意，納得の上の治療と治療後のメインテナンス
・医療事故等を引き起こさない院内での事前対策，教育
・施設と在宅ケア，双方を含む総合的なケアの体系（医療と福祉との接点領域）
・在宅医療の推進

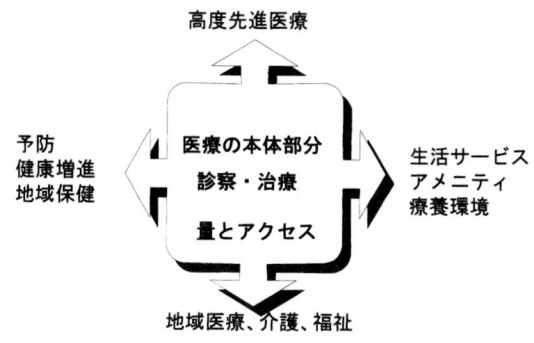

図 1 医療の本体部分と周辺部分
(広井良典：医療の経済学, p.40, 日本経済新聞社, 1997. より引用改変)

- 高度先進医療と研究開発
- 予防処置，健診，健康増進についての取り組み
- アメニティの部分
- 医療情報ネットワーク

6）この周辺部分へどうかかわりを持つかを考える

まず，本体部分が中心にあるので，個々の診療所が経営方針を含めて行うことと地区歯科医師会が行うこと等を明確にしながら，各歯科診療所の機能評価と機能分担が求められる．かかりつけ歯科医機能に重点をおいた歯科医院，歯科の専門医としての歯科医院，障害者（児）等を対象とした歯科医院等，それぞれの特色を持ちながら，周辺部分へのかかわりを考え，地域の中でいま求められている「かかりつけ歯科医機能」をどう担っていくか？ 個々の診療所が再考していくことが重要であろ

う．また，かかりつけ歯科医機能の推進の支援として，特に医科と歯科の連携強化，地域医療連携の充実を積極的に図っていくことが必要である．

その上で，以下のような取り組み方を考えてみる

- 歯科領域における高度先進医療の導入（インプラント，再生療法，レーザー治療等）
- 予防歯科への取り組み
- 口腔領域のアメニティの部分に対する取り組み（審美歯科治療等）
- 歯科領域の中の専門医としての方針，方向（矯正歯科，小児歯科，歯科口腔外科等）
- 口腔医療情報の収集と整理，歯科におけるEBMの推進
- 地域保健事業，地域医療，福祉関連事業への積極的な参画と介護保険への取り組み
- 診療所における障害者（児）歯科治療の推進
- 居宅，施設等における要介護高齢者に対する口腔のケアの充実
- 要介護高齢者の食生活支援，摂食・嚥下障害への対応等

参考文献

1) 広井良典：ケアを問い直す，103〜115，筑摩書房，東京，1997.
2) 平成11年度：大田区大森歯科医師会医政委員会答申書．

II.「かかりつけ医」とは

1. かかりつけとは

『掛りつけの医者 (岩波国語辞典) one's family doctor 特定の医者に，いつもきまって診療や治療を受けていること．』

特定の医者とは，患別，地域別に特定される現在，一人の患者に，複数の主治医(専門医；歯科医も含まれる)が，存在することになる．その中で，プライマリ・ケアを継続的に提供できる医師が，かかりつけ医であり，かかりつけ歯科医であろう．また，その提供場所も患者のライフサイクルに応じて変化してくるであろう．

2. かかりつけ医について

かかりつけ歯科医の前に，かかりつけ医の議論展開からなされたのであるが，厚生省が当初意図したかかりつけ医は正論の「かかりつけ医」論ではなく，増大する医療費抑制政策の流れの中で，英国の家庭医，一般医(GP：General Prectitioner)の人頭報酬制(登録した住民の数を反映した定数制)の導入を目指した考えの中からでてきたといえる．したがって当然，自由開業医制，フリーアクセス制を採る日本医師会は反対していたのである．

しかし，その後 primary care, comprehensive medical care (包括医療)，hospital care (一，二，三次医療) の理論展開がなされる中で，正論としてのかかりつけ医論が定着してきたのである．

それでは，具体的にかかりつけ医(家庭医)とは，「家族全員を対象として，日常的な健康相談から一般医療をこなし，専門医療機関との連携にあたる初期医療を担う医師あるいは医療機関」をいう．なお，日本医師会では，家庭医をかかりつけ医と呼んでいる．厚生省では1987年に家庭医(かかりつけ医)の機能として次の10項目をあげている．

1. 初診患者に十分対応できる (疾病の初期に的確に対応し，日常的な疾病・外傷の治療能力を備え，必要な場合，適切な医療機関に紹介できる)．
2. 健康相談・指導を十分行う．
3. 医療の継続性を重視する．
4. 総合的，包括的に医療を行い，医療福祉関係者との総合調整に当たることができる．
5. 適切な技術水準を常に維持する．
6. 患者・地域住民と信頼関係がある．
7. 家庭・生活状況を把握し全人的に対応する．
8. 診療について説明を十分する．
9. 必要なときいつでも連絡がとれる．
10. 医療の地域性を重視する．

以上の10項目があるプライマリ・ケア(ヘルスケア，メディカルケアを含めて)の実践と，インフォームドコンセントの重視ということであろう．

3. かかりつけ歯科医について

1) 日本歯科医師会の見解

「かかりつけ歯科医は，自院における歯科保健医療だけではなく，地域住民の健康増進に寄与するため，行政や歯科医師会等が実施する歯科保健教育，相談，健診，在宅・施設における歯科の保健，医療，福祉(介護)事業等に積極的に参加し，歯科医療の進歩と住民のニーズの変化に応じた適切な歯科サービスを提供するものである．このため，かかりつけ歯科医は常に歯科医学，医術

の研鑽に努めるとともに，地域医療を担う医療人としての責任を自覚しなくてはならない」としている．

2）東京都歯科医師会の見解

地域住民の各ライフサイクルに沿って，口腔領域のプライマリ・ケアを継続的に提供する歯科医師のことで，歯科疾患の治療と予防を含めて地域に密着した包括的な医療行為を行う機能を持つ歯科医である．そして，地域住民との信頼関係および地域住民に対する福祉に係わりのある多くの機能を有する歯科医でもある．

また，かかりつけ歯科医の機能としては，

1．患者のニーズに応じた健康教育，機能相談
2．必要とされる歯科医療への第一線での対応機能
3．障害者，要介護者に適切な歯科医療提供のための機能
4．福祉施設および在宅患者に対する歯科医療，口腔ケア機能
5．定期的なプロフェッショナル・ケアを基本とした予防管理機能
6．チーム医療実践のための連携および紹介または指示機能

以上が，あげられている．

4．プライマリ・ケアについて

1）プライマリ・ケアの歴史的背景

プライマリ・ケアの歴史的背景をみると，英国のDawson委員会報告（1920年）でのヘルスセンター構想（初期段階でcareを主点としたhealth service）から端を発しているといわれる（プライマリ・ケア学会　東京支部長　新野　稔氏）．そして，一般医，家庭医（GP）による診療と組織的予防活動を目指して，primary health care（PHC）活動が実現した．

一般医（GP）による医療と，PHCとの関係は，WHOの医療担当部長であったR. F. BlidgmanのHospital area（病院区）の中で，よく示されている．さらに，1975年，WHOのDr. MarlerがWHOの中で，プライマリ・ヘルス・ケアを提唱した．Dr. MahlerはPHCを人々の健康状態を改善させるために必要なすべての事項を含むとした．1978年，WHOではアルマタにおいて考え方と方法論が検討され，10章からなる宣言が採択されたのは周知のことである．

その宣言では，「個人や家族が自らの参加を通して，地域や国家が支払える費用で，あまねく得られる必須のヘルス・ケアであり，地域全般の社会的，経済的発展にも絶対必要な部分を形成する」としている．

2）アルマタ宣言VI，VII

VI……プライマリ・ヘルス・ケアとは，自助と自決の精神に則り地域社会または国が，開発の程度に応じて負担可能な費用の範囲内で，地域社会の個人または家族の十分な参加によって，彼らが普遍的に利用できる実用的で科学的に適正でかつ社会的に受け入れられる手順と技術に基づいた欠くことのできないヘルス・ケアのことである．プライマリ・ヘルス・ケアは，国家保健システム―このなかでプライマリ・ヘルス・ケアは中心的機能であり，最大の焦点であるが―と地域社会の総合的社会経済開発との両方において必要不可欠の部分を構成している．それは，人々が生活し労働する場所にできるだけ近接してヘルス・ケアを提供する国家保健システムと個人，家族，地域住民とが接触する最初の段階であり，継続的なヘルス・ケア過程の第1段階として位置づけられる．

VII（1，2）……プライマリ・ヘルス・ケアは：

1．国および地域社会の経済状態と社会文化的および政治的特徴を反映し，これから進化する．そして関連する社会的，生物医学的，保健サービス上の研究成果の応用と公衆衛生の経験にその基盤をおいている．
2．健康増進，予防，治療，リハビリテーションの実施などの地域社会における主要な保健問題を対象とする．

3）プライマリ・ケアの5つの核

プライマリ・ケアには5つ核（コア）があるといわれている．

①包括性（comprehensiveness）
　保健，予防，治療，リハビリテーション，福祉や地域医療を包括してとらえる．
②近接性（accesibility）

患者の身近にあり，すぐ求めに応じられている．
③協調性（coordination）
医師，コメディカル，病院，診療所などの協調，連携，患者との信頼関係．
④継続性（continuity）
継続的な指導，治療，管理．
⑤責任性（accountability）
主治医，家庭医としての責任．地域医療に対する責任．

4）プライマリ・ケアの概念

以上のように健康増進，予防，治療，リハビリテーションなどの概念がみられるが，この包括医療の概念は，E. Garney Clark と Hugh R. Leavell が 1953 年に刊行した「Preventive Medicine」の中で，提示したことに始まるといわれる．すなわち，包括医療とは高度の精神機能をもつ社会生活を行う人間を全人的に捉え，予防，診断，治療，リハビリテーション，および健康維持サービスを行い，必要な場合には専門医の支援を受けるとしている．そして，包括医療の言葉は Family health care と拡大していき，米国における高度，先進の専門医志向を中心とする医療制度の見直しの過程で初期段階の medical care を専門とする family physician（家庭医），プライマリ・ケア医の誕生をみるに至った．

アメリカ家庭医学会は，Primary medical care は初回接触の診療（first contact medicine）に重点を置く医療供給体制で患者の健康維持と疾病治療の両者に持続的な責任（Longitudial responsibility for the patient regardless of the presence or absence of disease）を持ち，患者と医師との間の特有な交互作用と伝達を含む個人医療であるとしている．そして，その広範で，患者の健康問題と診療との総合的調整と顧問（integrationist for the patient）や地域機関の適性利用まで含んでいると述べられる．

5．口腔領域のプライマリ・ケアについて

一言でいえば，身近な包括的な口腔保健・口腔医療・口腔機能リハビリテーション・口腔領域の介護への取り組みということであろう．具体的には，

● 一次歯科医療（Common disease への対応）
・病歴管理と医療連携
・継続的な口腔衛生活動（口腔ケア・地域医療）
・一般的な歯科医療の届かない部分に対する援助，支援（地域医療）
・口腔領域の介護と口腔機能のリハビリテーション（生活支援・自立とQOL向上）

これらの口腔保健，医療，リハビリテーション，介護等包括的な口腔領域のプライマリ・ケアを担うのが，いわゆるかかりつけ歯科医であろうと考えている．

6．各アンケート調査結果から学ぶ（都衛生局・大田区・口腔衛生学会・医師会等）

かかりつけ歯科医が，どのような概念でとらえられているかを知ることは，「かかりつけ歯科医機能」を定着させる方法論を模索するのに，必要なことである．
今まで以下のようなアンケートが行われた．

1）第15回地域歯科保健研究会（東京都衛生局）で発表されたアンケート

平成10年1月に口腔衛生学会雑誌に第1報，第2報として発表された．

第1報 「かかりつけ歯科医機能に関する研究」（付録1）

第2報 第1報で得られたかかりつけ歯科医機能について，歯科保健医療サービスを受ける側の住民，および，それを提供する側の歯科医師がどのような確認をもっているかを調査検討した（付録2）．

〈付録1〉

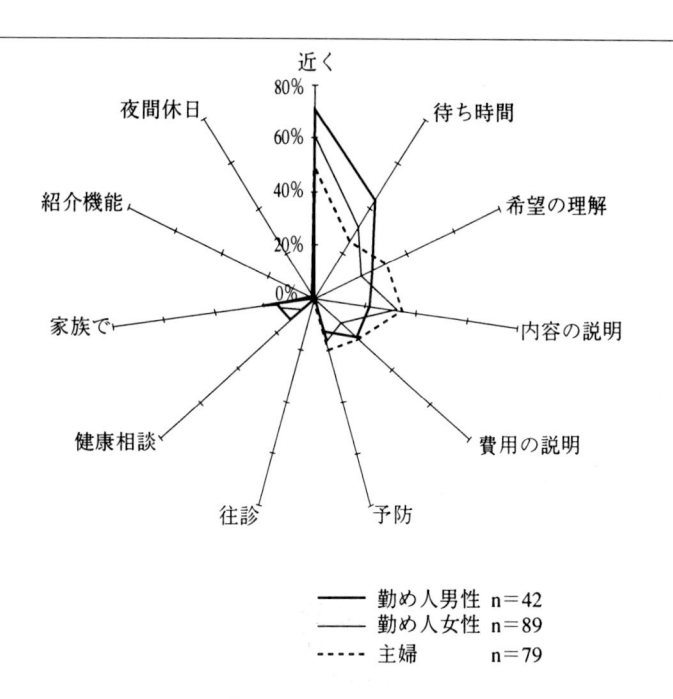

予備審査「歯科のかかりつけを選ぶ理由」

凡例：
― 勤め人男性　n=42
― 勤め人女性　n=89
--- 主婦　　　　n=79

イ．予備調査「歯科のかかりつけを選ぶ理由」

　図に示すように，近くにある（53.7%），待ち時間が短い（32.4%），治療内容を説明してくれる（32.1%），自分の希望を理解してくれる（26.1%），予防をしてくれる（22.3%）に順で多く，属性によって回答傾向に若干の違いがあるが，上位5項目はほぼ同じだった．

ロ．住民自身の表現による「かかりつけ歯科医機能」

　予備調査における回答は，かかりやすさを優先した傾向で，歯科医療に対する要望や，外来患者の小病院の選択理由と大きく異ならない結果だった．このため既存の質問項目のよる調査では，同様の傾向の結果しか得られないのではないかと考えられた．

　一方インタビューの調査によれば，「近くにある」，「良く説明してくれる」等はどの住民もほぼ共通して望んでおり，既存の調査と同様の傾向だったが，「歳をとってもずっと診てくれる」や「病気や障害があっても対応してくれる」「自分の健康を第一に考え，熱心に治療してくれる」等既存のものにはない回答も得られた．これはインタビューという手法によって，対象者が持っているかかりつけ歯科医に対するさまざまな意向をきめ細かに確認できたこと，さらに幅広い住民を対象としたことで，少数意見も聞き出せたことによると思われる．

住民自身の表現によるかかりつけ歯科医機能と区分

区　分	住民自身の表現によるかかりつけ歯科医機能
利便性 快適性	近くにある，交通の便が良いなど受診しやすい場所にある 保険で診療してくれる，もしくは治療費が高くない 時間・回数がかからない 緊急のときは，夜間や休日でも対応してくれる 診療所が清潔・衛生的である 遅い時間まで診療してくれる
包括性	虫歯・歯周病の予防や，歯みがき指導等をしてくれる 希望すれば，往診で歯の治療をしてくれる 病気や障害があっても対応してくれる 子どもからお年寄りまで家族で受診できる
対話性	自分の希望を聞いたり治療法を選択させてくれる 相談しやすく，親しみやすい 良く説明してくれる
継続性	定期的に歯科健診してくれる 歳をとってもずっと診てくれる 自分の歯や体の状態を熟知している
専門性	歯周病や小児の治療等の専門性をもっている 病状によっては専門医療機関を紹介してくれる 自分の歯の健康を第一に考え，熱心に治療してくれる

（木村恵子，他：かかりつけ歯科医機能に関する研究（第1報）口腔衛生会誌 48：153～154，1998）

〈付録2-1〉
第2報 第1報で得られたかかりつけ歯科医機能について，歯科保健医療サービスを受ける側の住民，および，それを提供する側の歯科医師がどのような確認を持っているかを調査検討した．

表　各属性別の回答者数および各項目別の回答者率

子どものいる母親 n=32	勤め人 n=44	自営業 n=21	元気な高齢者 n=30	要介護者の家族 n=26	住民が求めるかかりつけ歯科医機能	区分	歯科医師が考えるかかりつけ歯科医機能	歯科医師 n=209
75.0	72.7	66.7	76.7	53.8	通院しやすい場所	利便性	交通の便がよい，駐車場があるなど通院しやすい条件が整っている	3.8
43.8	43.2	47.6	63.3	42.3	治療費の説明		保険診療を原則とし，私費の場合も料金は事前に明確に説明する	14.8
15.6	31.8	66.7	26.7	30.8	時間や治療回数への配慮		時間や回数があまりかからないように配慮する	2.9
18.8	18.2	9.5	6.7	15.4	緊急時いつでも対応		緊急の時は夜間や休日でも対応する	28.2
37.5	38.6	23.8	23.3	11.5	清潔・衛生的	快適性	衛生的・快適に治療が受けられるよう診療室を整えている	13.9
15.6	29.5	23.8	0.0	3.8	遅い時間までの診療		遅い時間まで受付している	3.8
28.1	22.7	9.5	20.0	11.5	予防処置や保健指導		予防処置や保健指導を積極的に行う	39.7
0.0	0.0	0.0	6.7	53.8	往診治療		患者または家族からの求めに応じて訪問歯科診療を行う	32.1
0.0	2.3	0.0	19.2		病気になっても	包括性	病気や障害のある患者にも対応できる	6.7
18.8	9.1	14.3	3.3	7.7	子どもから高齢者まで		子どもから高齢者まで家族全員に対応できる	54.5
25.0	43.2	66.7	53.3	30.8	自分の希望		患者の訴えや希望を良く聞く	37.8
46.9	47.7	42.9	56.7	50.0	相談しやすい	対話性	歯科疾患や義歯等の相談に電話も含めて懇切丁寧に対応する	35.4
46.9	54.5	38.1	46.7	34.6	治療内容の説明		処置，指導，薬剤等の内容を患者が納得するまで説明する	26.3
9.4	13.6	14.3	20.0	26.9	定期健診		定期的な健診や継続的な指導管理を行う	71.8
6.3	6.8	9.5	36.7	53.8	歳をとっても	継続性	患者さんが重篤な病気や障害になっても，継続して対応していく	13.4
15.6	11.4	23.8	26.7	15.4	自分を熟知		病歴（カルテ）を長期間保存し，いつでも活用できるようにする	37.8
31.3	6.8	4.8	10.0	11.5	専門がある		専門分野を明確に持ち，常に研鑽に努める	10.5
6.3	11.4	9.5	3.3	3.8	紹介できる専門医療機関	専門性	高次の治療が必要な患者に対して紹介できる専門医療機関がある	41.6
28.1	38.6	42.9	13.3	34.9	歯の健康を第一に		地域の保健医療福祉サービスを熟知し，連携・調整している	20.1

単位：％

　住民は「通院しやすい場所」，「相談しやすい」，「治療費の説明」という項目に対して，各属性とも共通して高い回答率を示した．
　これに対し，「往診診療」に関しては要介護者の家族のみが53.8％と多数回答していたり，また，「時間・回数への配慮」についても自営業が66.7％と特に高い回答率を示すなど，住民の属性によって回答の傾向が若干異なる項目も認められた．
　一方，歯科医師は，71.8％が「定期的な指導・管理」を選択しており，次いで「子どもから高齢者まで」（54.5％），「紹介できる専門医療機関」（41.6％），「予防処置や保健指導」（39.7％）という回答が多かった．
　また，機能区分別の回答状況を比較すると（資料2-2の①～⑦），住民では対話性と利便性・快適性を共通して高く望んでおり，各属性とも類似したパターンを示した．しかし，要介護者の家族だけは継続性と包括性を高く求めており，ほかの属性と大きく異なっていた．
　一方，歯科医師は継続性と包括性と対話性を必要と考えており，快適性・利便性をかかりつけ歯科医機能として選択した者はわずかであった．

（小松崎理香，他：かかりつけ歯科医機能に関する研究，口腔衛生会誌48：155～157，1998）

〈付録2-2〉

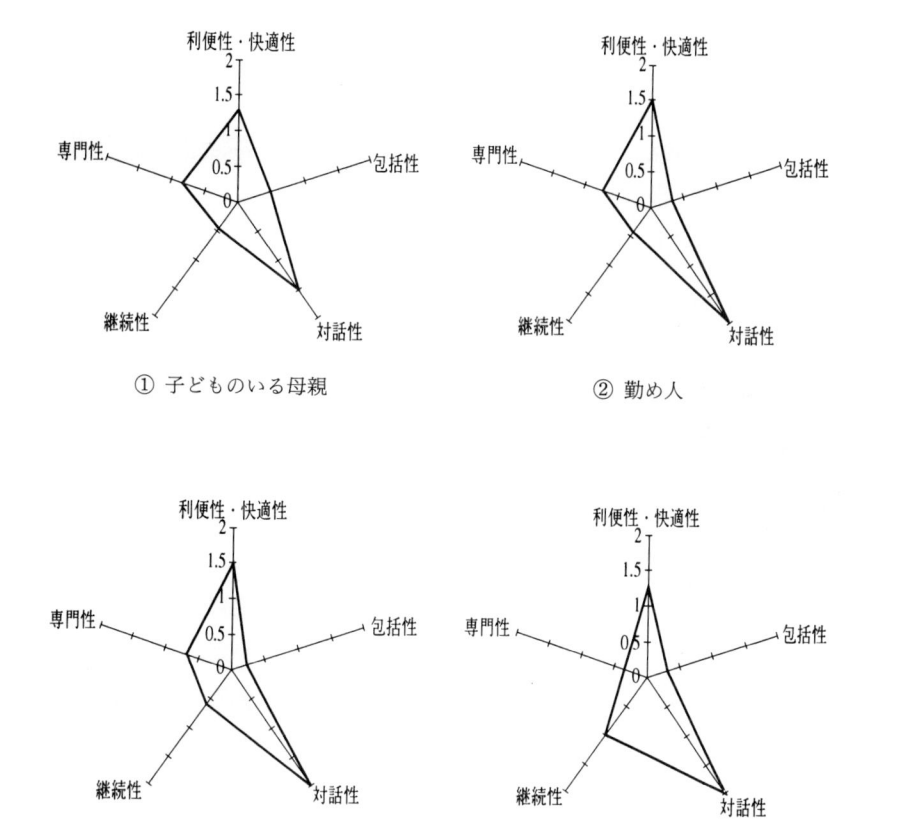

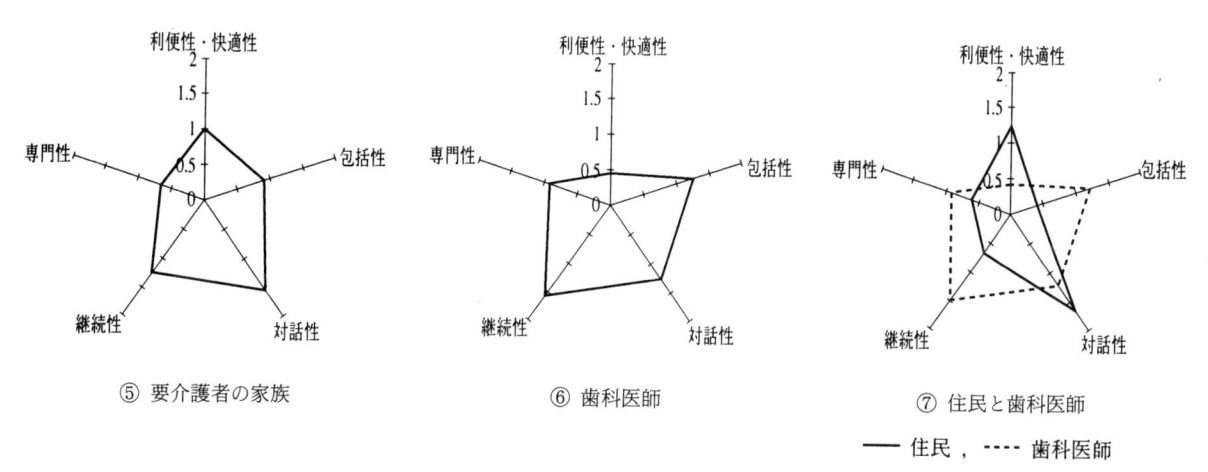

① 子どものいる母親

② 勤め人

③ 自営業

④ 元気な高齢者

⑤ 要介護者の家族

⑥ 歯科医師

⑦ 住民と歯科医師

―― 住民, ---- 歯科医師

(小松崎理香,他:かかりつけ歯科医機能に関する研究,口腔衛生会誌 48:155～157, 1998)

II. 「かかりつけ医」とは

2) 東京都「保健医療に関する世論調査」 平成10年11月（図1～4，表1）

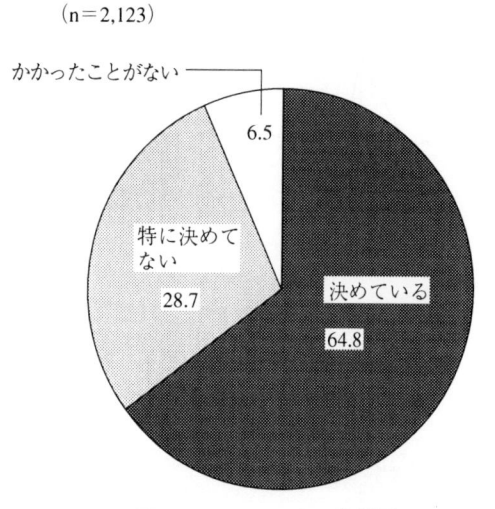

(n＝2,123)

図1 かかりつけの歯科医

かかりつけの歯科医を決めているかどうかを聞いたところ，「決めている」は約65％で，これは，カゼなどで体調をくずしたときかかりつけが「ある」の63％とほぼ同率である．なお，「かかったことがない」は7％となっている．

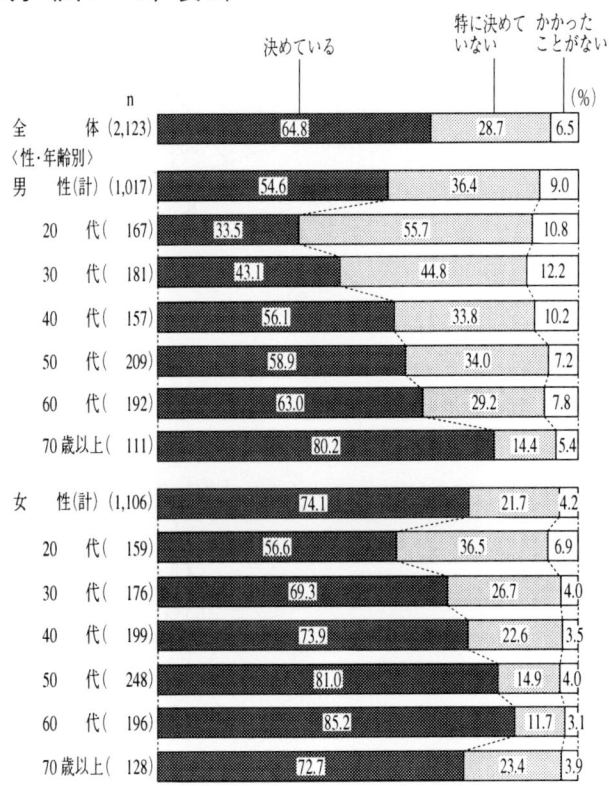

図2 かかりつけの歯科医―性・年齢別

性・年齢別にみると，「決めている」は男性より女性に多く，女性の70歳以上を除き男女とも年代が高くなるほど多くなる傾向にある．

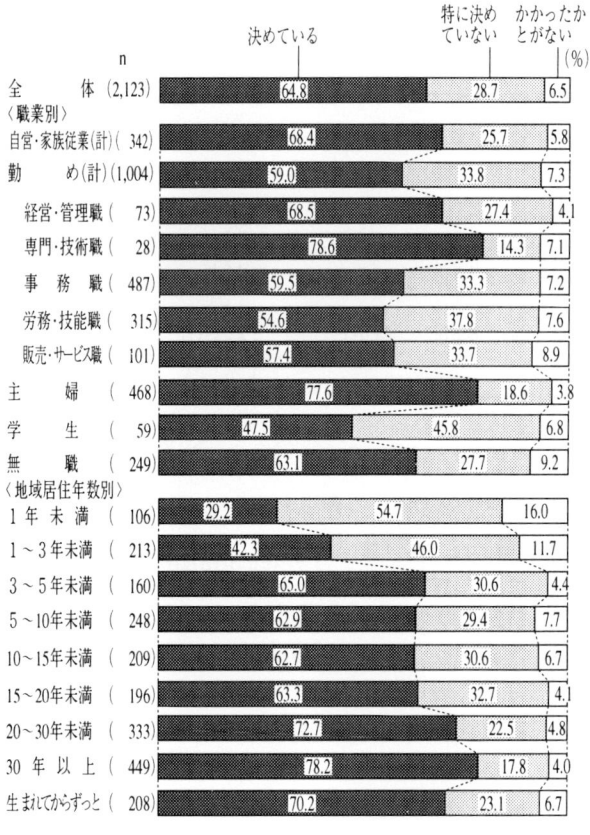

図3 かかりつけの歯科医―職業別，地域居住年数別

職業別にみると，「決めている」は専門・技術職と主婦が8割弱と多く，学生は48％と少ない．

地域居住年数別にみると，「決めている」は3年以上で6割台となり，30年以上では78％と最も多くなっている．

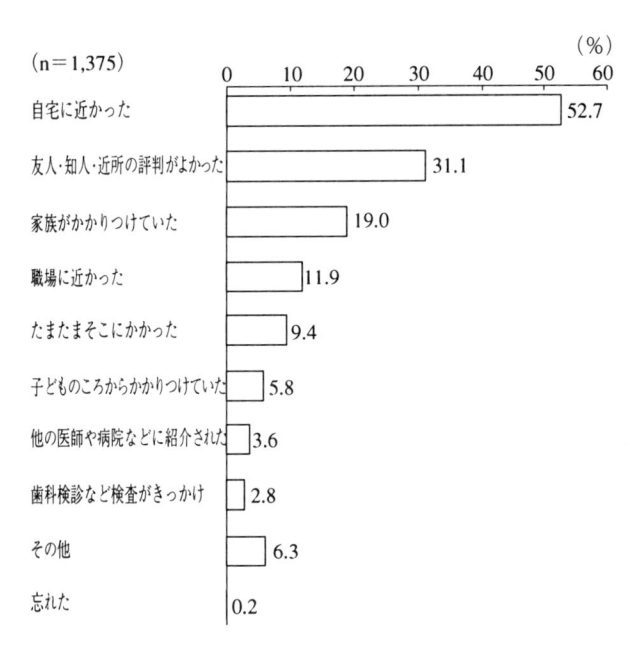

図4 かかりつけの歯科医にかかり始めた理由

かかりつけの歯科医にかかり始めた理由を聞いたところ，「自宅に近かった」が53％と最も多く，次いで，「友人・知人・近所の評判がよかった」31％，「家族がかかりつけていた」19％の順となっている．

表1 歯科医にかかり始めた理由―エリア別，性・年齢別，職業別

	n	自宅に近かった	友人・知人・近所の評判がよかった	家族がかかりつけていた	職場に近かった	たまたまそこにかかった	子どものころからかかりつけていた	他の医師や病院などに紹介された	歯科検診などがきっかけ	その他	忘れた
全体	1,375	52.7	31.1	19.0	11.9	9.4	5.8	3.6	2.8	6.3	0.2
<エリア別>											
区部中心部	229	50.7	34.5	17.0	11.8	5.7	8.7	3.1	1.7	8.3	―
山の手	211	51.2	27.0	19.4	12.3	9.5	6.6	3.8	2.8	2.8	―
新山の手	453	53.9	29.6	17.9	13.0	8.2	4.9	4.0	2.4	6.8	0.4
多摩東郡	274	52.6	31.4	17.2	11.7	11.3	3.6	3.3	4.7	8.4	―
多摩南部	153	54.2	33.3	23.5	10.5	12.4	8.5	3.3	0.7	1.3	0.7
多摩西部・島しょ	55	54.5	38.2	30.9	7.3	16.4	1.8	3.6	5.5	10.9	―
区部（計）	893	52.4	30.2	18.0	12.5	7.8	6.3	3.7	2.4	6.3	0.2
市町村部（計）	482	53.3	32.8	20.7	10.8	12.2	5.0	3.3	3.5	6.4	0.2
<性・年齢別>											
男性（計）	555	51.4	27.0	18.9	16.6	8.5	5.9	3.2	3.1	7.2	―
20代	56	44.6	19.6	25.0	10.7	16.1	16.1	1.8	1.8	7.1	―
30代	78	46.2	28.2	10.3	20.5	6.4	10.3	5.1	5.1	7.7	―
40代	88	46.6	33.0	15.9	22.7	10.2	5.7	1.1	3.4	9.1	―
50代	123	43.1	29.3	21.1	22.0	7.3	4.9	4.1	1.6	8.1	―
60代	121	60.3	28.9	19.0	13.2	5.8	3.3	2.5	2.5	5.0	―
70歳以上	89	64.0	19.1	22.5	7.9	9.0	1.1	4.5	4.5	6.7	―
女性（計）	820	53.7	33.9	19.0	8.8	10.0	5.7	3.8	2.6	5.7	0.4
20代	90	48.9	25.6	24.4	14.4	6.7	21.1	5.6	1.1	1.1	―
30代	122	53.3	36.1	21.3	11.5	9.8	4.1	4.1	2.5	5.7	0.8
40代	147	51.0	39.5	23.1	6.8	7.5	4.1	5.4	6.1	2.7	―
50代	201	52.7	32.3	14.9	10.4	14.4	4.0	2.5	2.5	7.5	0.5
60代	167	52.7	35.9	16.8	6.6	10.2	2.4	3.0	0.6	7.8	0.6
70歳以上	93	66.7	30.1	17.2	3.2	7.5	5.4	3.2	2.2	7.5	―
<職業別>											
自営・家族従業（計）	234	57.7	30.3	24.4	5.6	8.5	6.4	3.0	2.6	6.0	0.4
勤め（計）	592	45.3	29.1	16.0	22.3	10.0	6.9	3.4	3.4	6.4	0.2
経営・管理職	50	30.0	22.0	26.0	40.0	4.0	2.0	2.0	2.0	4.0	―
専門技術職	22	40.9	50.0	13.6	22.7	9.1	9.1	9.1	9.1	―	―
事務職	290	39.3	28.6	14.1	29.0	9.7	7.6	4.1	3.1	6.2	―
労務・技能職	172	56.4	30.8	16.3	11.0	12.2	5.8	2.3	4.1	7.0	0.6
販売・サービス職	58	56.9	24.1	17.2	6.9	10.3	10.3	1.7	1.7	10.3	―
主婦	363	58.7	36.6	19.8	1.7	7.2	3.3	4.1	2.5	8.0	0.3
学生	28	64.3	25.0	14.3	―	28.6	21.4	3.6	―	3.6	―
無職	157	58.0	28.0	21.0	8.3	10.2	3.8	3.8	1.9	3.2	―

　かかりつけの歯科医にかかり始めた理由をエリア別にみると，「家族がかかりつけていた」が多摩西部・島しょで31％と多い．

　性・年齢別でみると，「友人・知人・近所の評判がよかった」は男性より女性に多く，「職場に近かった」は女性より男性に多い．また，「子どものころからかかりつけていた」は男性・女性とも20代に多い．

　職業別にみると，「自宅に近かった」「友人・知人・近所の評判がよかった」で主婦が他の年代に比べ多くなっている．

3）東京都大田区「大田区地域保健福祉計画」（1999年3月）

(1)歯科医師とのかかわり　過去1年間に歯科医師にかかったことの有無

◎「はい」が約6割

問10　過去1年間に歯科医師にかかったことがありますか．

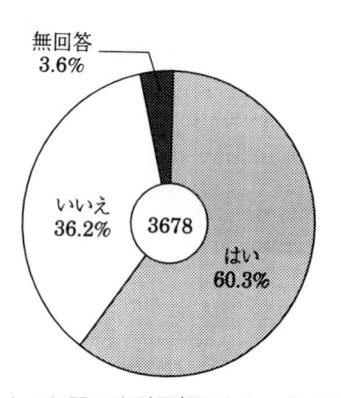

問10　過去1年間に歯科医師にかかったことの有無

過去1年間に歯科医師にかかったことの有無についてたずねたところ，「はい」が60.3%，「いいえ」が36.2%になっている．

(2)歯科医師とのかかわり　歯科医師にかかった理由

◎「虫歯や歯槽膿漏・入れ歯等の治療のため」が9割以上

問11　問10で「1．はい」と応えた方におたずねします．

問11-1　歯科医師にかかった理由はなんですか．

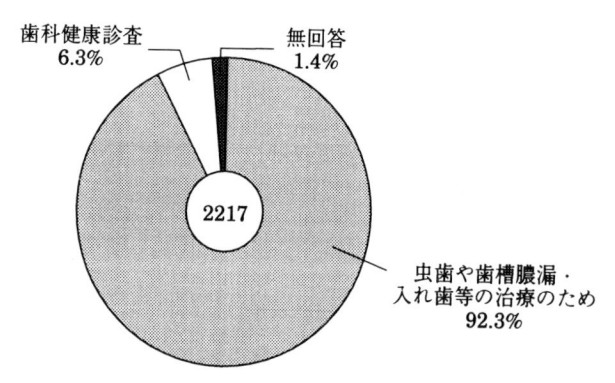

問11-1　歯科医師にかかった理由

歯科医師にかかった理由についてたずねたところ，「虫歯や歯槽膿漏・入れ歯等の治療のため」が92.3%で，「歯科健康診査」は6.3%にとどまっている．

(3)通院，往診断

◎「通院のみ」が約8割

問11-2　通院で診てもらいましたか．それとも往診ですか．

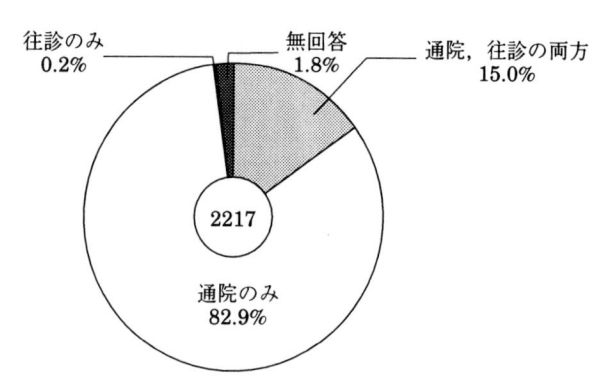

問11-2　通院，往診

通院，往診についてたずねたところ，「通院のみ」が82.9%と多くを占め，「往診のみ」は0.2%と少ない．

(4)かかった歯科医師

◎「大田区内の開業医」が約8割

問11-3　かかった医師は次のどれにあたりますか．〈複数回答〉

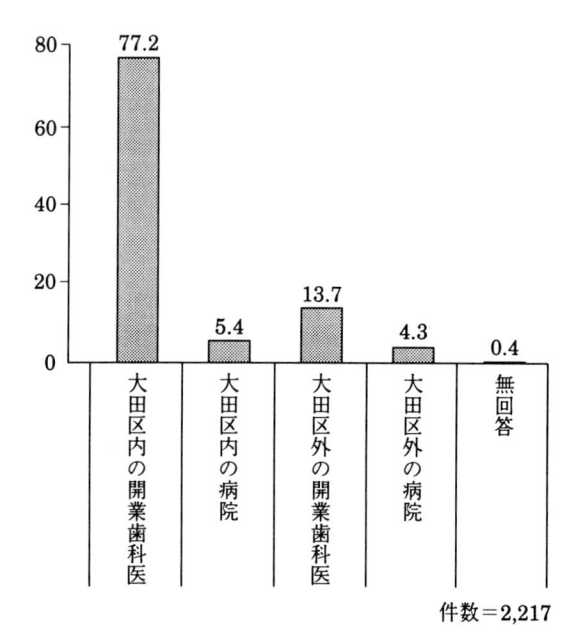

問11-3　かかった歯科医師

かかった歯科医師についてたずねたところ，「大田区内の開業歯科医」が77.2%で最も多く，次いで「大田区外の開業歯科医」（13.7%）となっており，病院と答えた人は少ない．

(5) かかりつけの歯科医師の有無
◎かかりつけの歯科医師が「いる」人は約7割
問12　あなたには現在，かかりつけの歯科医師がいますか．

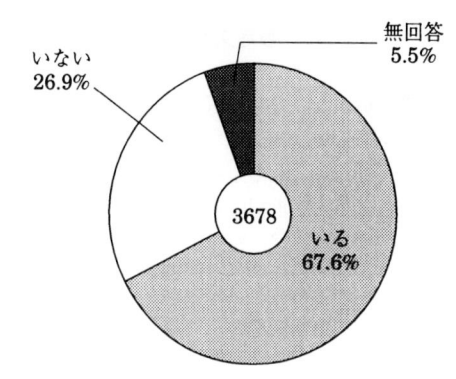

(6) かかりつけの歯科医師の理想像
◎「大きな病院でなく，自宅近くにいる歯科医師」が約6割
問13　「かかりつけの歯科医師」は，あなたにとってどんな歯科医師であって欲しいと思いますか．〈複数答〉

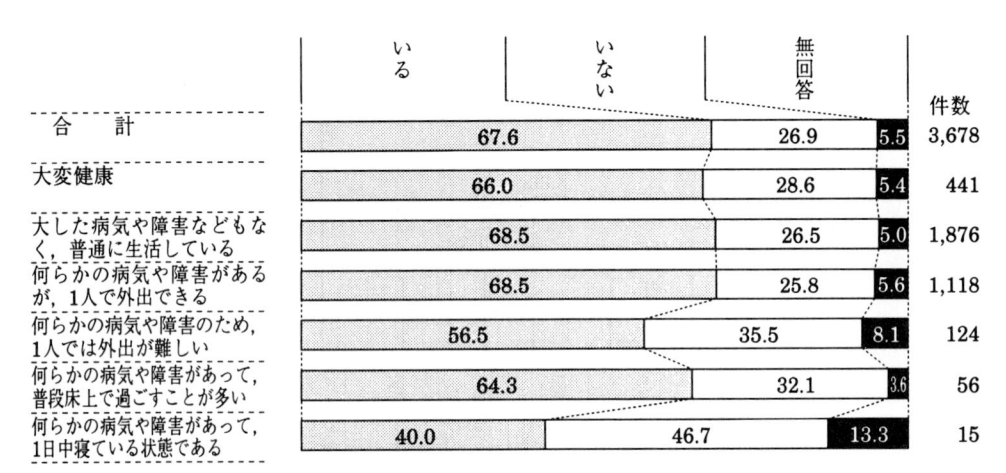

問12-1　かかりつけの歯科医師の有無
かかりつけの歯科医師の有無についてたずねたところ，「いる」が67.6%，「いない」が26.9%になっている．

	いる	いない	無回答	件数
合計	67.6	26.9	5.5	3,678
大変健康	66.0	28.6	5.4	441
大した病気や障害などもなく，普通に生活している	68.5	26.5	5.0	1,876
何らかの病気や障害があるが，1人で外出できる	68.5	25.8	5.6	1,118
何らかの病気や障害のため，1人では外出が難しい	56.5	35.5	8.1	124
何らかの病気や障害があって，普段床上で過ごすことが多い	64.3	32.1	3.6	56
何らかの病気や障害があって，1日中寝ている状態である	40.0	46.7	13.3	15

問12-2　健康状態別　かかりつけの歯科医師の有無
かかりつけの歯科医師の有無を健康状態別にみると，「いる」は健康状態が良好な人の方が多く，約7割になっている．一方，一人で外出できない人や1日中寝ている状態の人になると健康状態が良好な人に比べ「いない」が多くなる傾向になっている．

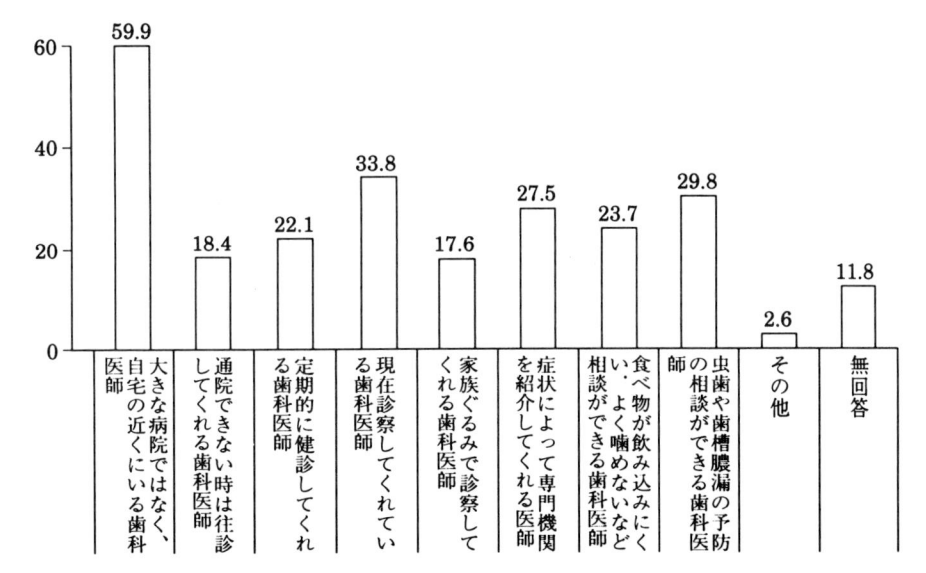

項目	%
大きな病院ではなく，自宅の近くにいる歯科医師	59.9
通院できない時は往診してくれる歯科医師	18.4
定期的に健診してくれる歯科医師	22.1
現在診察してくれている歯科医師	33.8
家族ぐるみで診察してくれる歯科医師	17.6
症状によって専門機関を紹介してくれる医師	27.5
食べ物が飲み込みにくい・よく噛めないなどの相談ができる歯科医師	23.7
虫歯や歯槽膿漏の予防の相談ができる歯科医師	29.8
その他	2.6
無回答	11.8

問13　かかりつけの歯科医師の理想像
かかりつけの歯科医師の理想像についてたずねたところ，「大きな病院でなく，自宅の近くにいる歯科医師」が59.9%で最も多く，次いで「現在診察してくれている歯科医師」(33.8%)，「虫歯や歯槽膿漏の予防の相談ができる歯科医師」(29.8%)の順になっている．

参考文献

1) 内山文博：かかりつけ歯科医師機能の推進にあたって，東京都歯科医師会，1997．
2) 東京都歯科医師会公衆衛生委員会編集：地域保健医療活動の今後の展開（21世紀の新たな地域歯科保健医療に向けて），東京都歯科医師会，1999年3月．
3) 東京都保健医療に関する世論調査，1998．
4) 第15回地域歯科保健研究会（東京都衛生局）：かかりつけ歯科医師機能に関する研究，第一報　住民を対象としたアンケートとインタビューにおける機能項目と区分の検討，第二報　住民および歯科医に対する意識調査，口腔衛生会誌，48(1)：152〜157，1998．
5) 大田区地域保健福祉計画：実態調査報告書，東京都大田区，1999．

III. かかりつけ歯科医の機能

1. 厚生省・日本歯科医師会の見解

　厚生省は都道府県知事宛に出された歯科保健推進事業実施要項の中で,「かかりつけ歯科医機能支援事業」の目的は,「患者の心身の特性を踏まえた治療と歯科疾患の予防や口腔の継続的な管理を行うかかりつけ歯科医の機能を普及定着させ,その機能を支援することにより,8020を目指した地域の歯科保健対策の推進を図る」ことと明記している.

　また,日本歯科医師会では,「歯科保健,福祉のあり方に関する検討委員会の答申」の中で,「かかりつけ歯科医は,患者の心身の特性や,ニーズを踏まえて,歯・顎・口腔疾患の治療を行うと同時に全身状態との関連及び精神面をも考慮して,計画的な予防を含めた歯科医学的な管理や療養上必要な指導及び支援を患者またはその家族に行うものである.またそのために必要な在宅歯科医療・ケアと施設における医療・ケアとの継続性を確保するため他職種との連携が必要である」としている.

2. 東京都歯科医師会の見解

　東京都歯科医師会かかりつけ歯科医機能推進委員会は,これらの「かかりつけ歯科医機能」に関する見解を踏まえてこれからの21世紀を考え,さらに平成12年より実施される介護保険法をも念頭に置き,東京都の地域特性を考慮し東京都歯科医師会として推進すべき「かかりつけ歯科医機能」について検討した.

　この「かかりつけ歯科医」の機能を推進する方策を厚生省の「歯科保健推進事業」を基本に地区歯科医師会,都衛生局と連携し,速やかに実行すべきとしている.特に,障害者,在宅介護者,ウイルス感染性疾患患者等に関しては,かかりつけ歯科医機能の推進は急務であり,かかりつけ歯科医機能推進委員会でもさらに具体的方策についての検討を加える必要がある.また,一般都民については,当面,区市町村の既存歯科保健事業等を充実強化することによって,かかりつけ歯科医機能の周知を十分行うように働きかけるべきである,としている.

3. かかりつけ歯科医の機能について

　かかりつけ歯科医の機能については以下の6項目に集約されるが,個々のかかりつけ歯科医においては各々の実状に応じた機能を果たすことが重要である.

1) 患者のニーズに応じた健康教育・相談機能
　各ライフサイクルに沿った,口腔領域からの全身的,精神的な健康・疾患情報の発信と相談・指導機能.すなわち,
- ●妊産婦・乳幼児期では,顎顔面の正常な発育に必要な栄養,咀嚼等の指導を通じて,咬合の発育を促進する.
- ●学童・思春期では,永久歯う蝕・歯周疾患発生のメカニズムの理解を通じて,自己管理教育,生活習慣を確立する.
- ●成人期では,歯周疾患予防,咬合の維持安定を通じて全身の機能低下を防ぎ,健康な高齢期につなげる.
- ●高齢期では,医療モデルから生活モデルの転換を基本に,高齢者の自立の促進とQOLの向上を図る.

以上に必要な教育・相談機能.

2) 必要とされる歯科医療への第一線での対応機能
疾患予防から早期発見・早期指導・救急医療・社会復

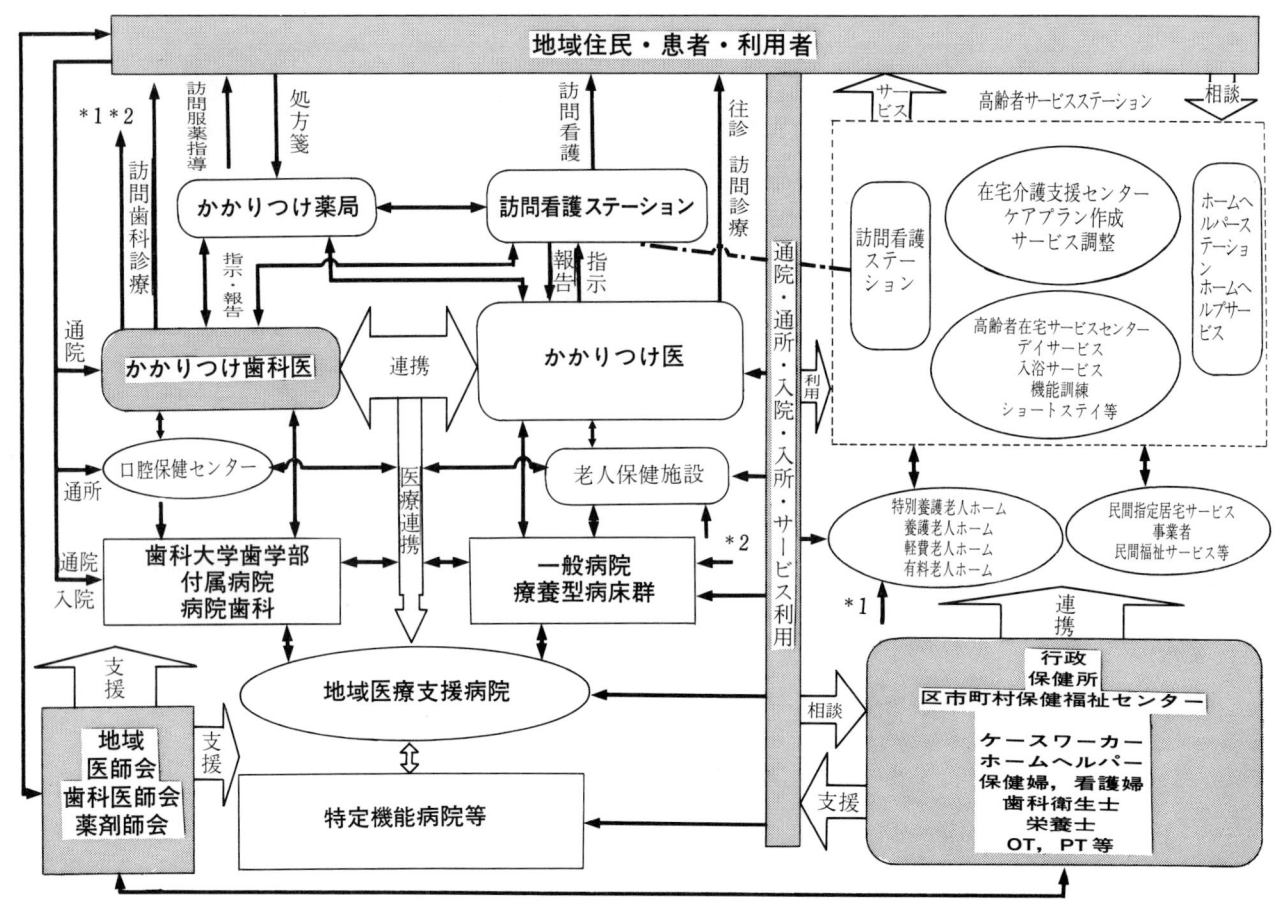

図1 かかりつけ歯科医 地域連携概念図

帰に至る，一貫性を持った医療の充実を基本とした機能．

3）障害者・要介護者に適切な歯科医療提供のための機能

バリアフリーを基本とした障害者への一次医療機関での歯科医療の実践と，口腔保健センター（区市町村立障害者歯科診療所）等での歯科サービスの提供機能．

4）福祉施設および在宅患者に対する歯科医療，口腔ケア機能

居宅や施設への訪問歯科診療・訪問口腔衛生指導・口腔機能リハビリテーションや，介護保険における認定審査会，サービス担当者会議（ケアカンファレンス）参加による専門領域からの意見具申を行う機能．

5）定期的なプロフェッショナルケアを基本とした予防管理機能

健診業務，定期健診，PMTCを含むメインテナンスを行う機能．

6）チーム医療実践のための連携および紹介または指示機能

他の診療所，病院，高次医療機関，他職種並びに行政との連携機能．

4．開業歯科臨床医の機能分担

開業歯科臨床医のわれわれが，かかりつけ歯科医機能推進事業に参画することは，機能分担を遂行するためにも必要な事項である．1997年5月20日，7月29日の日本医師会の医療構造改革構想の中で地域医療の中心は「かかりつけ医」であり，患者の大病院集中は地域医療システムにさまざまな混乱を来している．これを至急に改

めるため，病診ならびに公私の役割分担をそれぞれ明確にして効率的な医療提供体系を構築するとの前提がある．

歯科における高齢者の受療率低下という現状を打開するため，プライマリ・ケアの5つの核（7，8頁参照），の考えから1998年1月，かかりつけ歯科医機能に関する研究の第1報（住民を対象としたアンケートとインタビューにおける機能項目と区分検討），第2報（住民および歯科医師に対する意識調査）の結論として，住民のニーズ（対話性，利便性，快適性の向上を望んでいる）に対する歯科医師の理想（継続性，包括性，対話性）の間にあるギャップを埋めていく必要があり，また高齢者のみではなく障害者をも考えていかなくてはならない．しかし高次医療の必要なハイリスクを抱えている住民もいるので，住民のニーズすべてに個人歯科診療所が対応することはできない．

対話性を重要視し相互に歩み寄り，地域医療の中心がかかりつけ歯科医にあることを理解してもらいながら，解決の糸口を見い出し，かかりつけ歯科医機能を充実させていくべきだろう．もちろん住民全部が，また歯科医師全員というわけにはならない．各人の将来の方向を見据えてその方向へ進むべきである．

すなわち，個々の診療所・歯科医師が，自らの機能がどこにあるのか，またどのような機能を持つべきかを検討することが重要である．矯正・小児歯科等のように専門分野によって歯科医機能を評価するか，あるいは一次医療での健診，相談のみならず在宅や施設，保健所，保健福祉センター，学校等の教育機関，企業等での健診，相談さらには口腔保健センターでの健診，相談，チーム医療，地域医療支援病院等における歯科医療機能を評価するかは自由であろう．

参考文献

1) 内山文博：かかりつけ歯科医機能の推進にあたって，東京都歯科医師会，東京，1997．
2) 木村恵子，他：かかりつけ歯科医機能に関する研究（第1報），口腔衛生会誌，48：152〜154，1998．
3) 小松崎理香，他：かかりつけ歯科医機能に関する研究（第2報），口腔衛生会誌，48：155〜157，1998．
4) かかりつけ歯科医機能に関する東京都歯科医師会の考え方，東京都歯科医師会，東京，1998．

第2章

これからのかかりつけ歯科医の果たすべき役割

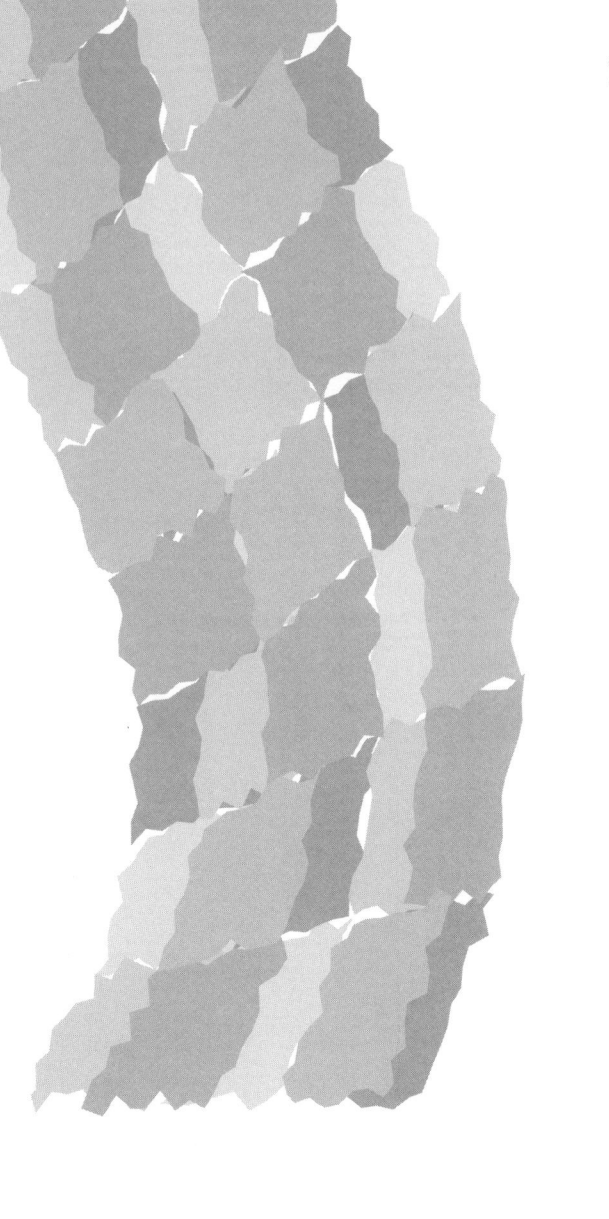

I．21世紀に求められるかかりつけ歯科医とは

　近年，要介護老人の増加を含む少子高齢化が進み，人口構造が変化し，また，感染症や急性疾患から，生活習慣にその原因があると考えられる，いわゆる「生活習慣病」がより深刻となった疾病構造の変化により，国民の多様なニーズに対応した地域保健が望まれている．これを受けて，平成9年4月から厚生省―都道府県―保健所―市町村と一元化された指示系統の公衆衛生行政から，住民参加のもとで，全面的に対人保健サービスを中心として，市町村が，独自の保健施策を推進することになったのである．

　1歳6カ月児健康診査，3歳児健康診査は，保健所から市町村に管轄に移管され，成人，老人など重度の障害者（児）を除く対人歯科保健サービスは，市町村が主体となって実施されることになった．また，要介護老人および障害者の在宅訪問診療や保健指導なども地域の特性を考慮しながら今後拡大されていくと思われる．

　このように厚生省を中心とした画一的な保健事業から，より地域の特徴に根ざしたものに変わってゆくなかで，「公衆衛生」という言葉に変わり「地域保健」という言葉がよく使われるようになってきている．これは疾病予防的で管理的な意味合いの強い「公衆衛生」から地域の特色と住民参加による健康増進を意図した「地域保健」への新しい流れを意識したものである．この「地域保健」を担う最前線に位置する一般開業医はいわゆる「かかりつけ歯科医」として，それこそ国民一人ひとりのニーズに対応していると考えられるが，従来は「診療所に来所した人」の一人ひとりのニーズに対して，診断と治療をするという状態であった．今後は地域のニーズに対応した柔軟な保健事業とより視野を広げた包括的な健康増進を図ることに，移管してゆかねばならないと思われる．ここでいわゆる「かかりつけ歯科医」というものを考えてみるのに興味深い報告がある．

　かかりつけ歯科医について，住民と歯科医師の意識を考えるにあたり，東京都衛生局で行ったアンケート結果では，住民がかかりつけ歯科医に求める機能として，ほとんどの住民が，「対話性」，「利便性」，「快適性」を求め，また，要介護者の家族が求めているのは，「包括性」，「継続性」であった．歯科医師の考えるかかりつけ歯科医とは，「包括性」，「継続性」，「専門性」に重点をおくものであり，住民と歯科医の意識のずれがみられた．住民に求められている「かかりつけ歯科医」となるために，住民に対しては今後さらに対話，説明を重視し，「快適性」などのソフト面を充実させるよう努力することが必要であり，さらに「包括性」，「継続性」，「専門性」の重要さを啓蒙し，理解を得られるよう働きかけていかねばならないであろう．また，要介護者の家族の求めているものと歯科医師の意識は，ほぼ一致しているが，それらの希望を実現するには，個々の歯科医院だけでは対応に限界があるため，病診連携，高次医療機関との連携，また，口腔保健センターなどの設立を働きかけることで，一人ひとりに必要な医療を提供することが求められている．

　21世紀に求められるかかりつけ歯科医の機能は，住民の各ライフサイクルに沿った健康増進，予防，診断，治療，またリハビリテーションなどの教育，相談，指導の一貫性はもちろんのこと，今後は，障害者，要介護者に適切な歯科医療の提供や，さらに福祉施設，病院，在宅の患者に対する訪問診療，介護保険における認定審査会，ケアプラン作成会議等に参加したり，産業歯科医としての定期健診業務などの予防管理など多岐にわたる．診断，治療に重点をおいた20世紀の医療から，21世紀には包括的な総合的な医療が求められている．また，診診連携，病診連携，高次医療機関との連携，また，他職種（医師，薬剤師，看護婦（士），PT，OT，ST，保健婦（士），ヘルパー等），ならびに行政と連携し，ネットワークを充実されることにより，住民一人ひとりのニーズに合った医療をとりこぼしなく提供していくことが，21世紀に求められる，かかりつけ歯科医の使命である．

II．訪問歯科診療の経緯と実績，これからの訪問歯科診療のあるべき姿

1．訪問歯科診療の経緯

東京都大田区において「寝たきり老人訪問歯科診療事業」は昭和63年10月に始まったが，開始に至るまでには相当の議論があった．大田区より本事業の検討依頼があったのは昭和62年であり，以後1年以上の新規事業の検討期間があった．

当時東京都内でこの事業を先行していた地区は，文京区，杉並区，世田谷区等であった．まず第1に行ったのは，これらの地区からの資料の取り寄せであった．また全国的にも仙台市等の幾つかの自治体で実施されていたので，その資料の入手も行った．次に集めた資料を分析した．搬入すべき器材，治療内容，年間の症例数，研修方法，歯科医師確保料，出動医の保険加入などについて検討した．これらの検討事項については，公衆衛生委員会で議論し，理事会で再度検討を加えていった．

さらにモデル事業として，在宅高齢者(寝たきり老人)の口腔内診査を実施した．

大森歯科医師会管内6名，蒲田歯科医師会管内6名の寝たきり老人を大田区衛生部が抽出し，各歯科医師会公衆衛生担当理事と衛生部主査（歯科医師）の2人で口腔内診査を行った．大森歯科医師会管内でも1日2人，合計3日間実施した．

これらの健診の結果を踏まえて，寝たきり老人は実際にどのような口腔内状態であるのか，どのような治療行為が可能かを検討した．

資料収集，モデル健診，細部にわたる検討の結果，以下の方法で新規事業を実施することを理事会決定し，総会の承認を得て，昭和63年10月から本事業が開始された．

「寝たきり老人訪問歯科診療の概要」
・歯科医師会会員のプロジェクトチームによること
・1チーム2名で担当すること
・消耗品以外の器材は，大田区が揃えること
・診査だけの場合と治療に移行するケースがあること
・治療期間は3カ月間とし，その間は何度往診しても歯科医師確保料は不変であること
・研修会などを企画すること

2．実　　績

昭和63年より平成10年までの大田区における実績は，**表1～4**のようである．

大田区からの年間の申込件数は，200件を超えた年もあるが，大体160件前後で推移している．将来的には，介護保険の導入や，かかりつけ歯科医機能の推進により着実に件数が増えていき，年間数100件以上になると予測される．

最近の傾向としては，平成9年度の実績からみると，申込件数150件のうち，はじめから歯科治療の申し込みは70件で全ケースの半分以下，平成10年度は，申込件数161件のうち31件と，初回時に歯科以外の在宅サービスを申し込み，歯科治療につながるケースが多くなってきている．

また，スタート当初は，高齢者を対象にしていたが，ここ数年65歳未満の申込件数も増えている．

表1

昭和63年度　寝たきり老人訪問歯科診療事業受付状況
91年9月13日現在

区分	受付件数	歯科医師会依頼件数	内取消	特養分	終了件数 診査のみ	終了件数 診査・診療	終了件数 計	要入院診療	要指導	再診療	現在継続中
大森歯科医師会	45	43	2	0	8	32	40	0	4	3	1
蒲田歯科医師会	41	37	1	9	6	30	36	0	8	1	0
合計	86	80	3	9	14	62	76	0	12	4	1

保健所別取扱件数
大森保健所	20
雪谷保健所	24
蒲田保健所	24
糀谷保健所	18

平成元年度　寝たきり老人訪問歯科診療事業受付状況
91年9月13日現在

区分	受付件数	歯科医師会依頼件数	内取消	特養分	診査のみ	診査・診療	計	要入院診療	要指導	再診療	現在継続中
大森歯科医師会	76 (10)	75 (10)	4	0	6	62	68	0	5	2	3
蒲田歯科医師会	49 (10)	45 (10)	1	12 (2)	7	37	44	0	1	4	0
合計	125 (20)	120 (20)	5	12 (2)	13	99	112	0	6	6	3

保健所別取扱件数
大森保健所	35
雪谷保健所	36
蒲田保健所	23
糀谷保健所	31

注：（　）内は，受付2回目の方．

平成2年度　寝たきり老人訪問歯科診療事業受付状況
91年9月13日現在

区分	受付件数	歯科医師会依頼件数	内取消	特養分	診査のみ	診査・診療	計	要入院診療	要指導	再診療	現在継続中
大森歯科医師会	81 (15)	77 (15)	3	1	10	61	71	1	6	0	3
蒲田歯科医師会	67 (15)	66 (14)	4	30 (8)	2	59	61	0	5	0	1
合計	148 (30)	143 (29)	7	31 (8)	12	120	132	1	11	0	4

保健所別取扱件数
大森保健所	39
雪谷保健所	37
蒲田保健所	21
糀谷保健所	51

注：（　）内は，受付2回目以上の方．

平成3年度　寝たきり老人訪問歯科診療事業受付状況
93年3月1日現在

区分	受付件数	歯科医師会依頼件数	内取消	特養分	診査のみ	診査・診療	計	要入院診療	要指導	再診療	現在継続中
大森歯科医師会	84 (12)	84 (12)	6	0	12	63	75	0	11	0	3
蒲田歯科医師会	51 (13)	45 (11)	2	5 (1)	6	37	43	2	4	0	0
合計	135 (25)	129 (23)	8	5 (1)	18	100	118	2	15	0	3

保健所別取扱件数
大森保健所	38
雪谷保健所	41
蒲田保健所	29
糀谷保健所	27

注：（　）内は，受付2回目以上の方．

平成4年度　寝たきり老人訪問歯科診療事業受付状況
93年9月28日現在

区分	受付件数	歯科医師会依頼件数	内取消	診査のみ	診査・診療	計	要入院診療	要指導	再診療	現在継続中
大森歯科医師会	92 (28)	86 (27)	1	13	61	74	0	11	0	11
蒲田歯科医師会	48 (16)	46 (15)	1	0	45	45	0	5	0	0
合計	140 (44)	132 (42)	2	13	106	119	0	16	0	11

保健所別取扱件数
大森保健所	39
雪谷保健所	43
蒲田保健所	20
糀谷保健所	38

注：（　）内は，受付2回目以上の方．

表2

平成5年度 寝たきり高齢者訪問歯科診療事業受付状況　　96年5月31日現在

区分	受付件数	歯科医師会依頼件数	内取消	終了件数 診査のみ	終了件数 診査・診療	終了件数 計	要入院診療	要指導	再診療	未請求
大森歯科医師会	90 (19)	86 (19)	6	8	72	80	1	11	0	0
蒲田歯科医師会	49 (16)	48 (16)	1	1	46	47	0	3	0	0
合計	139 (35)	134 (35)	7	9	118	127	1	14	0	0

保健所別取扱件数
	件
大森保健所	35
雪谷保健所	46
蒲田保健所	32
糀谷保健所	26

注：（ ）内は，受付2回目以上の方．

平成6年度 寝たきり高齢者訪問歯科診療事業受付状況　　97年5月31日現在

区分	受付件数	歯科医師会依頼件数	内取消	終了件数 診査のみ	終了件数 診査・診療	終了件数 計	要入院診療	要指導	再診療	未請求
大森歯科医師会	109 (24)	94 (22)	5	6	82	88	2	8	1	1
蒲田歯科医師会	39 (9)	33 (9)	1	1	31	32	0	2	0	0
合計	148 (33)	127 (31)	6	7	113	120	2	10	1	1

保健所別取扱件数
	件
大森保健所	40
雪谷保健所	58
蒲田保健所	29
糀谷保健所	21

注：（ ）内は，受付2回目以上の方．

平成7年度 寝たきり高齢者訪問歯科診療事業受付状況　　98年5月31日現在

区分		受付件数	歯科医師会依頼件数	内取消	終了件数 診査のみ	終了件数 診査・診療	終了件数 計	要入院診療	要指導	再診療	未請求
大森歯科医師会	保健所分	112 (18)	102 (17)	4	4	69	73	1	14	1	25
	在宅介護推進室分	7	7	0	1	2	3	0	0	0	4
	小計	119 (18)	109 (17)	4	5	71	76	1	14	1	29
蒲田歯科医師会		67 (12)	57 (11)	2	0	50	50	0	8	0	5
合計		186 (30)	166 (28)	6	5	121	126	1	22	1	34

保健所別取扱件数
	件
大森保健所	73
雪谷保健所	35
蒲田保健所	44
糀谷保健所	27

在宅介護推進室取扱件数
	件
雪谷地区	7

注：（ ）内は，受付2回目以上の方．

平成8年度 寝たきり高齢者訪問歯科診療事業受付状況　　99年7月18日現在

区分		受付件数	歯科医師会依頼件数	内取消	終了件数 診査のみ	終了件数 診査・診療	終了件数 計	要入院診療	要指導	再診療	未請求
大森歯科医師会	保健所分	120 (23)	111 (23)	1	6	88	94	1	14	1	16
	在宅介護推進室分	28 (4)	27 (4)	0	0	19	19	1	0	0	8
	小計	148 (27)	138 (27)	1	6	107	113	2	14	1	24
蒲田歯科医師会	保健所分	52 (12)	47 (12)	0	0	43	43	1	10	0	4
	在宅介護推進室分	12 (0)	12 (0)	0	0	9	9	0	0	0	3
	小計	64 (12)	59 (12)	0	0	52	52	1	10	0	7
合計		212 (39)	197 (39)	1	6	159	165	3	24	1	31

保健所別取扱件数
	件
大森保健所	76
雪谷保健所	36
蒲田保健所	29
糀谷保健所	31

在宅介護推進室取扱件数
	件
雪谷地区	28
六郷地区	12

注：（ ）内は，受付2回目以上の方．

表3

98年6月現在

平成9年度　寝たきり高齢者訪問歯科診療事業実績

① 申込件数
　　150件

② 申込時の初回相談内容（重複あり）

相談内容	件数
歯科治療	70
住宅改造	7
日常生活用具	8
ベッド貸与	7
紙おむつ	2
老人福祉手当	7
入浴サービス	8
ホームヘルパー	20
介護相談	15
補装具	1
身体障害者手帳	5
機能訓練	3
看護相談	4
栄養相談	1
訪問看護ステーション	2
合計	160

※総数150件のうち歯科治療が初回の相談希望になかったものは80件

③ 申込受付後の取消件数

入院のため	1
辞退	1
死亡	1
計	3

④ 65歳未満の受付状況

歯科医師会	件数	年齢	病名
大森	1	51歳	脊髄腫瘍
蒲田	10	48歳	上部頸椎腫瘍
		56歳	シャイ・ドレーガー症候群
		57歳	脊髄小脳変性症,他
		61歳	リウマチ
		〃	脳梗塞
		〃	脳内出血
		62歳	脳梗塞
		64歳	脳梗塞
		〃	前立腺癌
		〃	リウマチ

⑤ 歯科医師会への依頼数および診査・診療終了件数

歯科医師会　　保健福祉センター	大森歯科医師会				蒲田歯科医師会			
	依頼	中止	終了	未完了	依頼	中止	終了	未完了
大森	34	0	30	4	1	0	1	0
雪谷	43	0	38	5	0	0	0	0
蒲田	11	0	9	2	37	0	33	4
糀谷	2	0	2	0	19	1	17	1
計	90	0	79*	11	57	1	51**	5

＊：診査のみの2件を含む　　＊＊：診療のみの1件を含む

表4

99年5月31日現在

平成10年度　寝たきり高齢者訪問歯科診療事業実績

① 申込件数
　　136件

② 申込受付後の取消件数
　　1件

③ 歯科医師会への依頼数および診査・診療終了件数（平成11年5月末現在）

歯科医師会 保健福祉センター	大森歯科医師会				蒲田歯科医師会			
	依頼	中止	終了	未完了	依頼	中止	終了	未完了
大　森	39	1	27	12	1	0	1	0
雪　谷	34	0	26	8	1	0	0	1
蒲　田	6	0	6	0	36	0	28	8
糀　谷	4	0	2	2	15	0	14	1
計	83	1	61*	22	53	0	43**	10

＊：診査のみの2件を含む　　＊＊：診療のみの1件を含む

④ 申込時の初回相談内容（重複あり）

相談内容	件数
歯科治療	31
入浴サービス	15
ホームヘルパー	14
日常生活用具	17
ショートステイ・デイサービス	10
ベッド貸与	13
紙おむつ	9
住宅改造	8
老人福祉手当	7
機能訓練	4
介護・痴呆相談	12
看護相談	6
福祉サービス全般	7
身体障害者福祉	3
入院・入所相談	5
合　計	161

※総数件のうち歯科治療が初回の相談希望になかったものは105件

⑤ 65歳未満の受付状況　　　8件

歯科医師会	件数	年齢	病名
大　森	6	52歳	脊髄腫瘍
		57歳	パーキンソン病
		61歳	スイート病，糖尿病
		63歳	リウマチによる四肢硬直，尿管結石
		64歳	くも膜下出血，左半身麻痺，脳梗塞等
		64歳	脊椎小脳変性症
蒲　田	2	49歳	左半身麻痺，右不全麻痺，膀胱・直腸障害
		40歳	脳幹部腫瘍性病変

3．これからの訪問歯科診療のあるべき姿

　もともと歯科医療は，人々のQOLの向上に深くかかわってきた．そして，その人たちの生涯にわたって生活，あるいは療養の「場」の変化に対応した継続性のある歯科医学的管理の視点が重要で，可能な限り最善の歯科医療，歯科保健指導等を提供するための対策の1つとして在宅，施設への訪問歯科診療がある．

　前述の訪問歯科診療の経緯と最近の実績を考え合わせると，介護保険の導入もあり，今後，訪問歯科診療の要請は確実に増えていくと思われる．

　訪問歯科診療とは，在宅高齢者だけでなく，在宅療養者，歯科の併設のない病院の入院患者，在宅障害者（児），福祉施設入居者などに対する歯科医療と訪問指導機能のことをさすものである．

　従来の訪問歯科診療の視点は痛みや腫れなどの急性症

状や，義歯の破折，不適合等に対する治療が主たるものであって，摂食，嚥下，リハビリテーション等の視点はなく，居宅での歯科治療の困難さにより単なる往診歯科治療，その場での治療サービスに終わっていた．しかし，居宅での単独的歯科治療だけを中心に考えるのではなく，在宅療養者の自立とQOLの向上と，介護者のQOLの向上をも考慮した対応が必要となり，関連する他の職種との連携を密にして全体的なケアの中で捉えていくことが重要になってきた．

今後ケアマネジメントの一連の流れの中で，歯，口腔領域のアセスメントからのケアプラン作成，サービスの提供が必要となり，地域ケア，チームケアの中での計画的な視点からの訪問歯科診療が重要となってくる．

在宅ケア，サービスとしての地域歯科医療の方式としては，訪問型のサービスと通所(通院)型サービスの2つが考えられる．前者には，かかりつけ歯科医による居宅への訪問歯科診療で各診療所が実施するものと，行政からの依頼による居宅や施設への訪問歯科診療がある．大田区においては，後者にはかかりつけ歯科医院への通院と，特別養護老人ホーム「たまがわ」（平成12年5月開所）の地域開放型の歯科室や，将来構想である口腔保健センター等への通所である．この通所（通院）型サービスは，今後，搬送と受け入れ体制の確立が重要となってくると思われる．

訪問歯科診療においては，かかりつけ歯科医による在宅歯科診療が基本となる．つまり各診療所が独自に近接性と包括的な対処を行い，それまでの歯科診療を通じて蓄積してきた患者さんの情報を基に，より適切な歯科診療サービスを継続的に提供し，患者本人はもちろん，家族とも理解を深め良好な交流を図り，また，地域での保健医療福祉資源についても熟知し，他の関連職種の人々と協調的な活動を行うことが求められている．

かかりつけ歯科医と訪問歯科診療歯科医については，本来なら同一の歯科医が担当するのが理想であるが，さまざまな理由で不可能な面もある．しかし，受け持ち医の変更に伴う，診診の連携と情報提供，地域医療連携マップなどを整えることで対処していけるだろう．また，訪問手段が車ではなく徒歩で，かつ同行スタッフなしで，訪問できる範囲と診療内容をかかりつけ歯科医が理解しておくことも必要である．

すなわち，これからの訪問歯科診療は，単なる歯科診療からさまざまな連携の中で，リハビリテーションを行い，食生活の支援をし，きちんと食べて栄養をとってもらい，全身の健康を保ち，QOL，ADLの向上のために総合的にかかわっていくことが求められている．

参考文献

1) 東京都歯科医師会：地域保健医療活動の今後の展開（21世紀の新たな地域歯科保健医療に向けて），6，7，16，17，1999．
2) 第15回地域歯科保健研究会（東京都衛生局）：かかりつけ歯科医機能に関する研究，第1報　住民を対象としたアンケートとインタビューにおける機能項目と区分の検討，第2報　住民および歯科医に対する意識調査，口腔衛生会誌，48(1)：152～157，1998．

Ⅲ. 障害者(児)歯科診療とかかりつけ歯科医

1. 大田区福祉団体への「アンケート調査」について

　大田区における障害者（児）歯科保健の現状について以下のアンケート調査からいろいろなことがわかってきた．平成9年度に大田区福祉団体（大田区重症心身障害児（者）を守る会，大田区肢体不自由具者父母の会，大田区身体障害者福祉協会連合会，大田区知的障害者育成会）に協力して頂いたアンケート（資料1）（1,500名中900名以上回答）と本会会員への障害者（児）診療へのアンケート（157名回答）（資料2）とがある．

　まず，アンケート報告だが，資料1の障害者（児）へのアンケートからは，症状としては，痛み，腫れ，口臭が多く，相談，指導では，予防処置，ブラッシング指導が多く，食べ方の指導もあった．また，かかりつけ歯科医は72％もあったのに対し，専門の施設の希望も71％もあった．これは，主訴の痛み，腫れには，各会員の先生の努力で対応しているが，それを一歩踏み越えた予防処置やブラッシング指導の徹底，さらには，栄養，保健，食べ方の指導までは，まだまだ一般の診療所では対応が難しく，障害者の方も専門の施設での予防，相談，指導を希望しているものと思われた．

　また，資料2の会員からのアンケートでは，回答者の半数は軽度な障害者（児）の対応は現在行っているとのことで，現在行っていない先生も8割は，今後は診療を行うとの回答であった．特に，車椅子での対応では，入り口や階段などの設備の問題により行えないことがわかった．

　以上2つのアンケートをまとめてみると，設備の問題や，中等度以上の方の診療や，予防，指導等は専門の施設で行う方が，効率よく，安全に，適切に行われ，協力医としても診療しやすくなると考えられる．

2. 今後の方向性について

　以上のアンケート結果を踏まえて，大田区における障害者（児）歯科保健・医療の推進について，以下のように方向づけた．

1）ノーマライゼーションを基本とした障害者（児）対策

　機能障害，能力障害に対する従来の対応から，これらの障害を社会的に不利としない社会づくりが中心とした動きになってきている．すなわち，障害者（児）施策は障害者（児）に対する直接的な施策や，環境整備などを通じ障害者（児）の地域での自立した生活を支援する基本的方向が必要である．

　成熟社会を築いていくには，障害のある人々が社会の構成員として，普通に生活を送れるというノーマライゼーションの考えに基づく時，ライフステージのすべての段階において，継続的に歯科保健医療を享受できるような施策を打ち出すことが必要である．この考えに基づき歯科医師会としては，障害者（児）の歯科保健医療事業のメインテーマを「ノーマライゼーションを基本に障害者（児）の各ライフステージにそったきめ細かい歯科保健医療対策を目指す」こととしている．

2）障害者（児）に対する歯科保健医療の現況
（1）障害者施設および保健福祉センターにおける歯科健診，相談

　上記において歯科健診，相談を受託事業として実施しているが，大田区在住のすべての障害者（児）がその恩恵を受けているわけではない．

<資料 1>

a. かかりつけ歯科医
- あり 72.24%
- なし 22.30%
- 無記入 5.46%

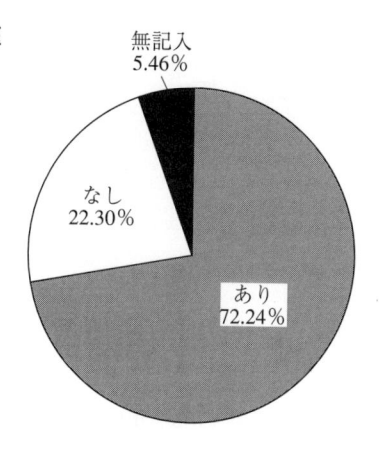

b. 専用の施設
- 希望 71.57%
- 希望しない 15.38%
- 無記入 13.04%

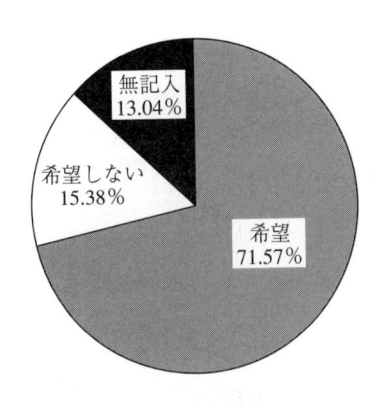

c. 手帳の有無
- 障害者手帳 29.10%
- 愛の手帳 45.93%
- 両方 14.94%
- なし 8.47%
- 無記入 1.56%

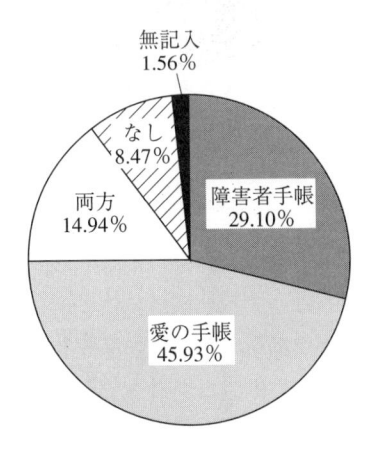

d. 通院状況
- 現在通院中 17.61%
- 定期検査待ち 28.54%
- 中断 8.14%
- 中止 3.57%
- その他 18.62%
- 無記入 23.52%

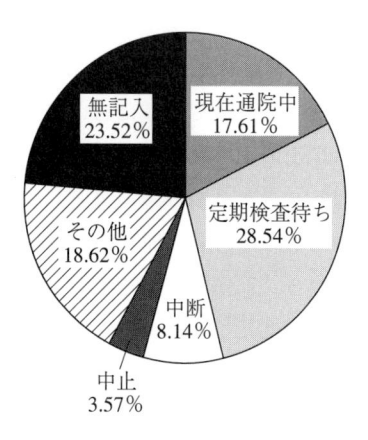

e. 症状
- 痛み, 腫れ: 157
- 噛めない: 44
- あかない: 17
- 唇が閉じない: 15
- 飲み込めない: 9
- むせる: 34
- 顎関節の痛み: 7
- 口臭: 113
- 冠が外れた: 19
- 義歯があわない: 61
- 義歯が無い: 33
- その他: 157

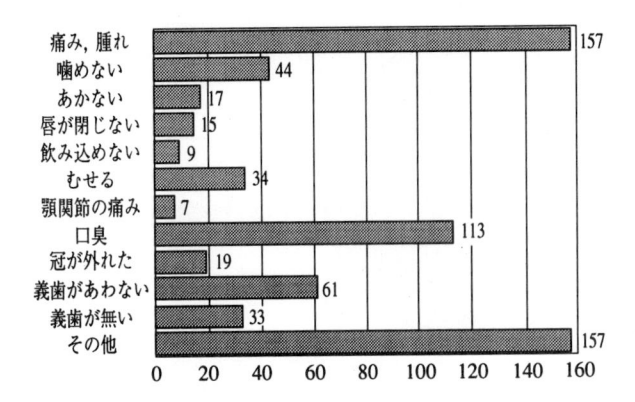

f. 相談・指導
- 予防処置: 347
- ブラッシング: 283
- 栄養指導: 92
- 保健指導: 86
- 食べ方: 80
- その他: 28

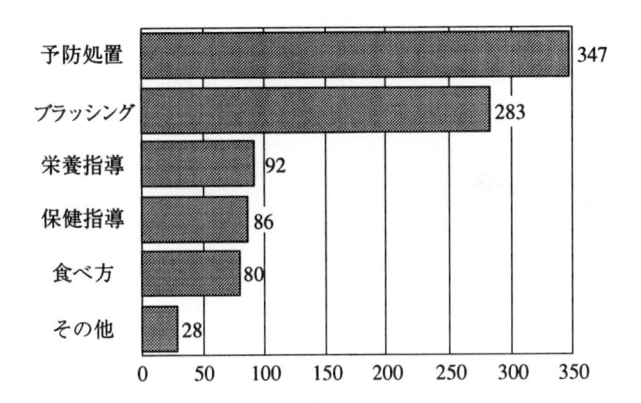

g. アンケート解答者
- 本人 27%
- 保護者 66%
- その他 3%
- 無記入 4%

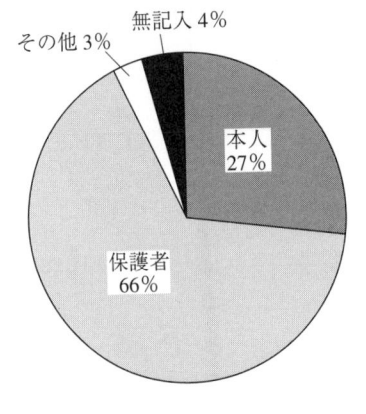

h. 性別
- 男性 61.09%
- 女性 37.68%
- 無記入 1.23%

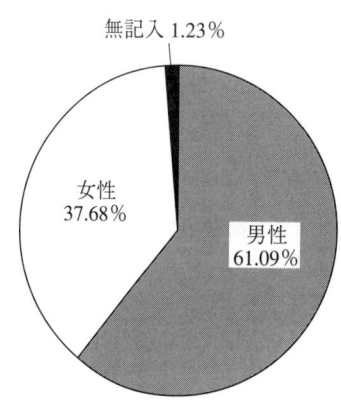

III. 障害者（児）歯科診療とかかりつけ歯科医

<資料 2>

a. 現在障害者（児）の診療をしていますか
- はい 52%
- いいえ 48%

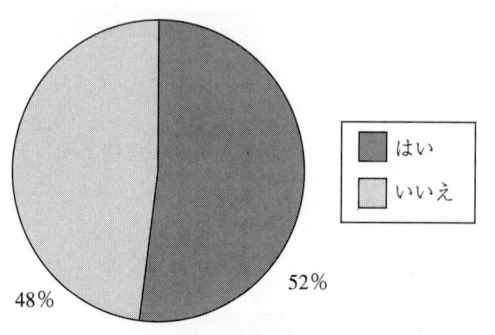

b. a で「はい」の方どの程度の患者さんまで診療しますか
（歯科医師の判断による）
- 軽度 71%
- 中程度 26%
- 重度 3%

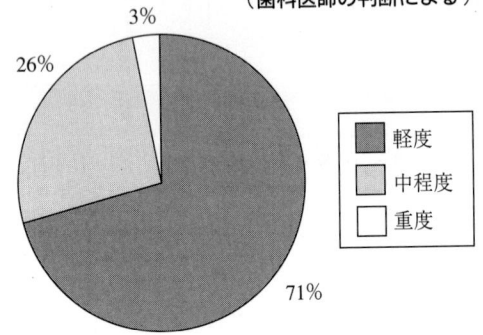

c. a で「いいえ」の方，今後診療しますか
- はい 44%
- いいえ 15%
- わからない 41%

d. 現在貴医院では，車椅子の対応ができますか
「はい」と回答
- ユニットまで対応可 25%
- 待合室まで対応可 18%
- 介護者がいれば対応可 57%

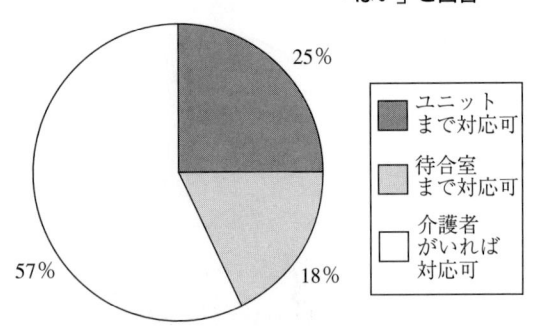

e. 現在貴医院では，車椅子の対応ができますか
「いいえ」と回答
- 入口がせまい 30%
- 階段がある 58%
- 困る 5%
- その他 7%

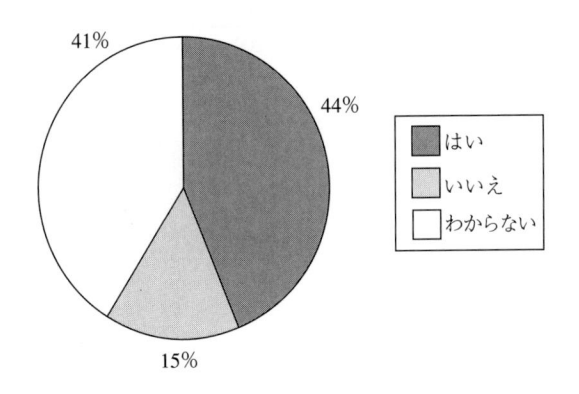

(2) 軽度な歯科診療の実施（一般歯科診療所での first contact care）

設備等の問題があるので，軽度とはいえ歯科の受診ができないことが多い．

(3) 中等度以上の歯科診療の高次医療機関への紹介

都立荏原病院，東京都立心身障害者口腔保健センターへの紹介機能はあるが，受け入れ体制が十分とはいえない．また，東京都立心身障害者口腔保健センターは遠隔のため受診が容易でない．さらに受診後の支援体制においても問題がある．

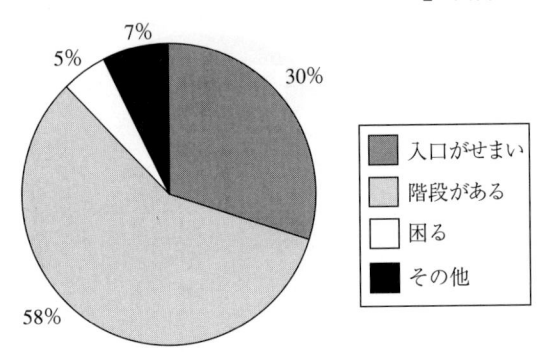

3) 今後検討するべき事項

(1) 在宅障害者（児）への訪問健診，相談

すべての障害者（児）に健診，相談を行うためには，在宅者（児）も含めて訪問機能を確立する必要がある．

(2) 中等度以上に対するチーム医療

中等度以上の歯科医療に対しては，高次医療機関に依存しないでも地域においてチーム医療が可能であり，その提供場所として口腔保健センターが必要である．

(3) 定期的なプロフェッショナルケアを基本とした予防管理

定期的なプロフェッショナルケアは予防管理の根幹であり，継続的に実行していかなければならない．近接性，包括性を含めて地域において対応しなければならない．

以上のような状況の中で，今後検討すべき事項をクリアし，かかりつけ歯科医として相談窓口となり，個々の診療所の障害者（児）への歯科診療の対応能力を向上しながら，効率と安全を考慮し，口腔保健センターを情報発信基地として障害者（児）歯科医療を推進していくことが重要である．

IV．介護保険とかかりつけ歯科医

　介護保険において，歯科医療がどのようにかかわっていくのかは，大変重要な問題である．介護保険が医療保険と一線を画していることを考慮すると，歯科医療が直接的に介護保険にかかわることはない．

　しかし，要介護高齢者が介護を申請し，サービス給付を受ける過程において，以下のようないくつかの場面において，歯科が係わっていくことになる．

1．介護認定審査会への参画

　医療の学識代表として，医師と同様に認定審査会に参画することは重要である．要介護高齢者の半数以上が，口腔内に何らかの問題を抱えている現実から，また認定調査表に3つの口腔関連項目があり，それぞれが要介護度に関してケースによっては大きな影響があると考えられる．

2．ケアプラン会議への参加

　口腔内に問題のある要介護者へのケアプラン作成では，歯科医師の専門的意見やアドバイスは，大変重要になってくると思われる．特に口腔清潔で「介助が必要」である場合は，口腔ケアに関するきめ細かい指導が不可欠となってくる．特に，嚥下性肺炎との関係が疑われるような場合は，早急な対応をしなければならない．
　また食事摂取で「介助が必要」な場合は，栄養摂取の立場からも，歯科医の診断や治療・指導などが必要となってくる．義歯の不適合やう蝕・歯周病によって摂食に問題があることが多いからである．さらに，嚥下ができない場合は，口から食事を取るという，人間本来の営みに戻すための手だてをする努力が必要である．すなわち，摂食・嚥下リハビリテーションを行う必要がある．
　このように，要介護者の口腔にかかわる事項に関して，歯科からのアプローチが必要と考えられるので，ケアプラン会議での専門的な立場からの意見は重要になってくる．

3．訪問歯科診療

　要介護者への歯科治療の必要性があきらかになった場合は，訪問歯科診療で対応しなければならない．訪問歯科診療は，従前から行われているものではあるが，介護保険の導入とともに，その需要の増大が予測される．さらに，訪問歯科診療の内容としても，義歯等の治療だけでなく摂食・嚥下機能療法も必要となってくる．

4．居宅療養管理指導

　歯科医師，歯科衛生士の居宅療養管理指導についても，医師の居宅療養管理指導と同様，介護保険が導入されることにより，新たにかかりつけ歯科医に期待される役割を念頭において，通院不可能な要介護者を対象に訪問して行う継続的な歯科医学管理に基づくものである．居宅介護支援事業者等に対する介護サービス計画の策定等の情報提供や，必要な口腔衛生等に関する留意事項，介護方法等についての利用者および家族等に対する指導・助言が中心である．

5．かかりつけ歯科医機能の実践

　介護保険の導入に伴い，訪問歯科診療が飛躍的に増大することが予測されるが，これに対応する方法としては，すべての要介護者が地域において身近な「かかりつけ歯科医」を持つことである．

　かかりつけ歯科医がいない場合は，地区歯科医師会がかかりつけ歯科医を紹介するシステムが必要であり，行政と歯科医師会の連携が果たすべき役割は大きく，すべての住民がかかりつけ歯科医を持つことの周知と，多くの歯科医師が，介護保険に関連した事項についてもかかりつけ歯科医機能を地域に出て実践することが重要である．

V. 職域保健とかかりつけ歯科医

1. 東京都歯科医師会の見解

　東京都歯科医師会が平成11年3月に発行した「地域保健医療活動の今後の展開」には，職域保健に関して以下の記述がある．

　成人期における歯科保健事業は「歯周疾患予防，咬合の維持安定を通じて，全身の機能低下を防ぎ，健康な高齢期につなげる」ことが主題である．

　近年，職場環境，生活環境の改善と栄養その他の健康対策の充実に伴って，わが国は世界一の長寿国となった．しかし，口腔の健康度をみると，生産年齢の20歳頃より歯周疾患やう蝕により大切な歯を失いはじめ，30歳では1歯，40歳では2歯，50歳では約5歯，60歳では約11歯，そして70歳では約17歯を失い，増齢とともに歯は加速度的に喪失していく（平成5年歯科疾患実態調査）．

　東京都と東京都歯科医師会は，歯の健康は都民一人ひとりが健やかで快適な生活を送るうえで，きわめて重要な意味を持っており，口腔保健（歯の健康づくり）を都民の健康づくりの一環として積極的に進めるべく，平成5年6月に東京都歯科保健医療推進計画を策定した．その際に行われた調査報告でわかってきたことは，

　1．成人歯科保健対策の重点対象は，35～44歳の年齢層である．

　2．高齢期の歯科保健対策の重点対象は，55～64歳の年齢層である．

　ここでいう成人期とは，職域に入る18歳から退職になる60～65歳までの都民を対象とする．すなわち，職域歯科保健と地域歯科保健の優先順位が不明確であるところが問題である．

　現在，老人保健法による歯科保健事業は，「歯の健康教育」「歯の健康相談」「総合健康診査における歯周疾患検診」等である．同調査報告の区市町村調査によると，老人保健法における重点健康相談の一環として口腔診査や，単独事業として成人歯科健康調査を実施するなど，積極的に成人歯科保健事業に取り組む自治体が増えつつある．しかしながら，これらの事業の多くは住民全体を対象に希望制で，受診率は数パーセント程度とあまり高くない．一方，職域においてはどうかというと，現在東京都の労働者数は880万人といわれているが，健康保険組合について調査したところ，24万人程度が受診していることがわかった．

　以上のように，東京都においては歯科保健事業は十分に行われているとはいい難いのが現状である．課題として，成人期における歯科保健事業を地域で，職域で「いつでも」「どこでも」受けられる体制の整備が必要である．

　職域における産業歯科保健は，生涯を通じた健康保持増進活動の1つであるとの認識のもと，母子，学校，成人そして高齢期歯科保健福祉活動等と密接な連携を保ちながら，その充実，拡大を図るべきである．産業歯科保健活動は産業保健活動の一環であり，産業の種類や企業の特性をよく把握したうえで行わなければならない．

　産業歯科保健の目的は，労働者のために行うものであり，全労働者が等しく歯科保健サービスを受けられるようにしていかなければならない．また，各ライフステージでの他の活動との連携を密にして，生涯を通じた歯科保健活動の基盤を整備・確立する必要がある．緊急に実施すべき事業としては，

　1．「歯の健康づくり」というセルフケアの定着に向けて健康教育を展開する．

　2．産業保健担当者研修会を実施する．

　3．職場での「歯磨き教室」を実施する．

　4．口腔保健啓発のためのポスターや印刷物の配布とホームページを利用する．

　5．口腔保健活動による費用効果，費用便益の周知徹底を図る．

　6．労働基準局長通達〔歯周疾患に関する健康診断については，事業場においてその機会が提供されることが望ましいこと〕に努める．

7. 一定年齢における節目検診を推進する（例えば，入社時，35，40，50歳，退職前の時期など）．

8. 海外派遣労働者に対して健康診査を実施する．

2．大田区の現状と今後の課題・目標

以上の指針をふまえて，各地区においては，職域保健に対して地域の実情に合った施策を検討すべきである．

大田区においても，職域保健は今後の大きな課題である．大田区における現状は以下のようである．

1．大田区の事業所・企業統計調査の結果（平成8年10月1日現在）（図1）

事業所数は，3万8,179で，23区中4位である．
従業者数は，35万8,502人で，23区中6位である．

2．大田区の商業統計調査（卸売業・小売業）の結果（平成6年7月1日現在）（図2）

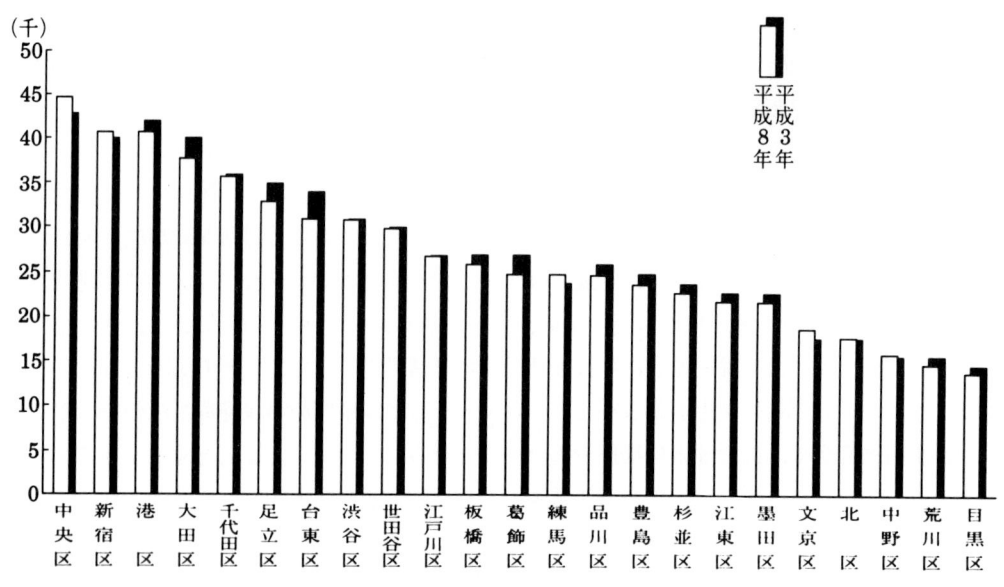

図 1-a　区別事業所数（平成3年・平成8年）

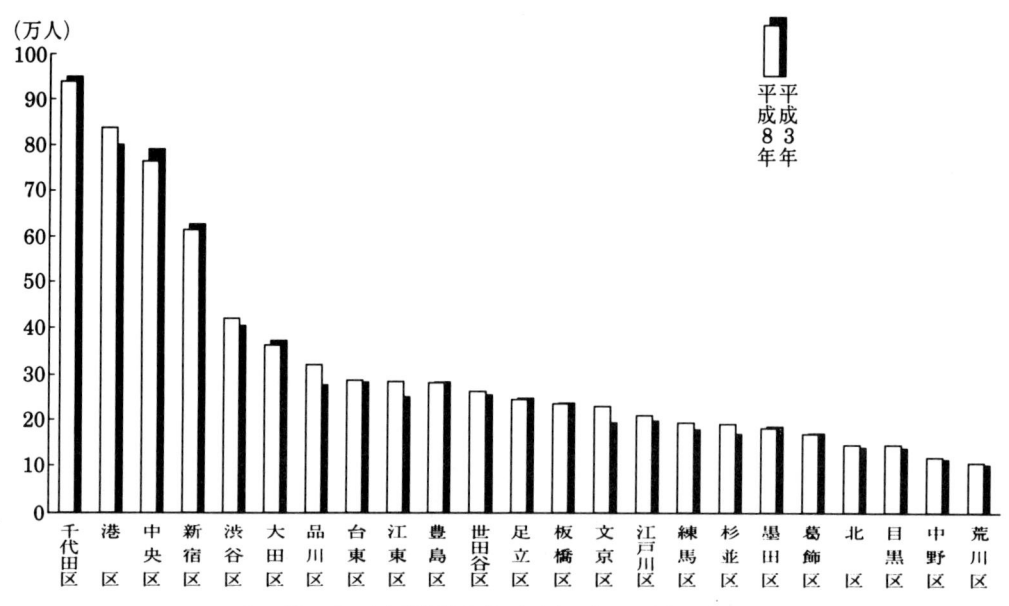

図 1-b　区別従業者数（平成3年・平成8年）

（大田区の事業所：事業所・企業統計調査報告，大田区，1996）

Ⅴ．職域保健とかかりつけ歯科医

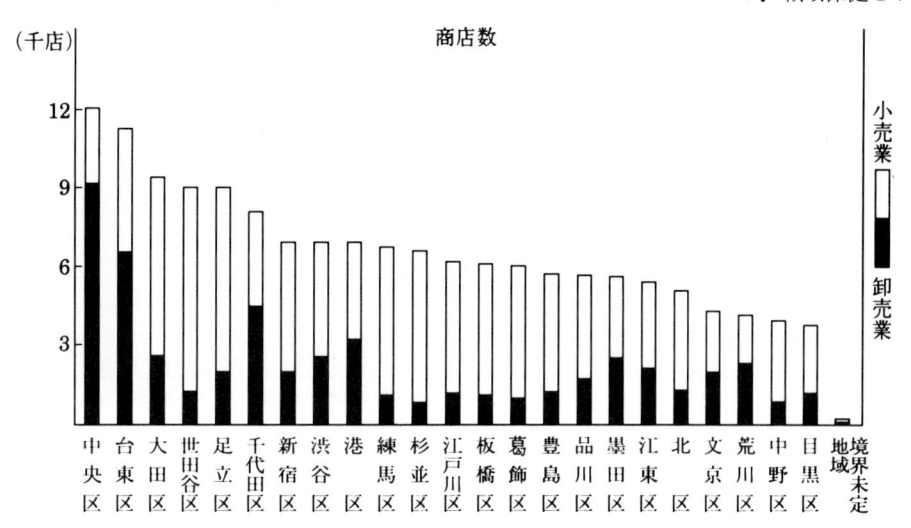

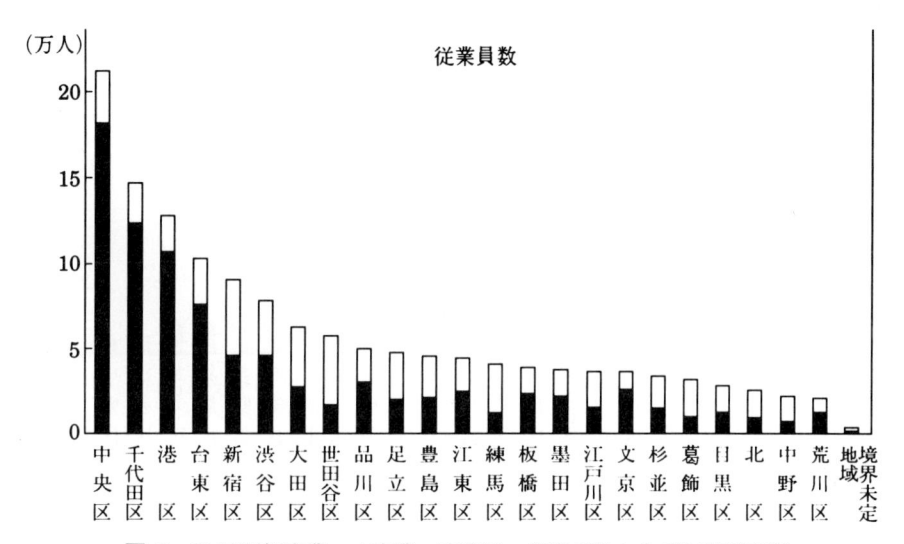

図2 23区別卸売業・小売業 商店数，従業者数および年間販売額
(大田区の商業：商業統計調査報告，大田区，1994)

商店数は，9,739店で，23区中3位である．

従業者数は，6万2,482人で，23区中7位である．

3．大田区の工業統計調査の結果(平成7年12月31日現在)（図3）

工場数は，6,787工場で，23区中1位であり，東京都に占める割合は10%である．

従業者数は，6万2,864人で，23区中1位であり，東京都に占める割合は8.8%である．

また，今後の課題と目標は以下の通りである．

課題
・事業所における企業歯科健康診査の実態の把握（中小企業での健診）
・健康保険組合等での対応（嘱託医）
・今後の産業歯科医の在り方
・現在の労働環境と生活習慣・テクノストレスと顎・口腔疾患との関連
・妊婦歯科健康診査と成人歯科保健との関連
・業種別による口腔疾患調査
・労働環境保健問題との連携

目標
・企業歯科健康診査等の将来的検討

今後，大田区における中小，零細企業の実状等を把握し，地区歯科医師会としての今後の対応を模索するべく，アンケート調査の実施等を考えていくことが必要であろう．

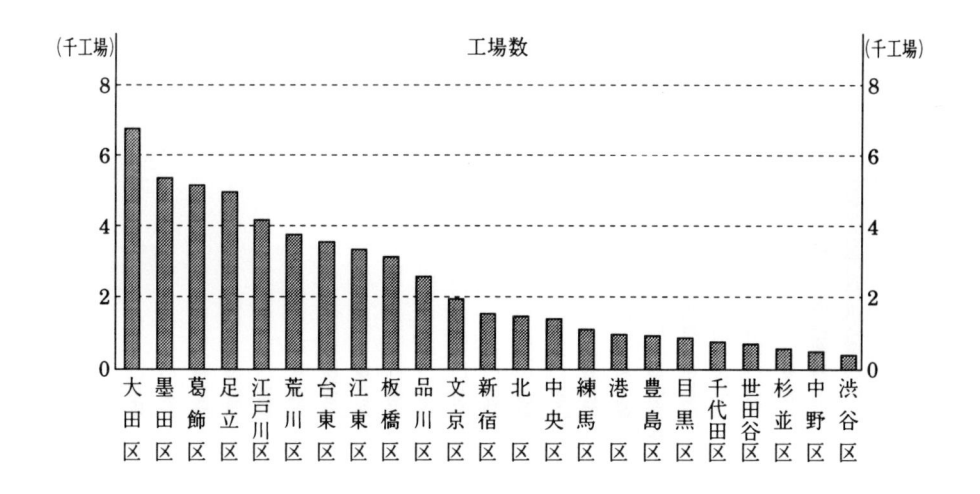

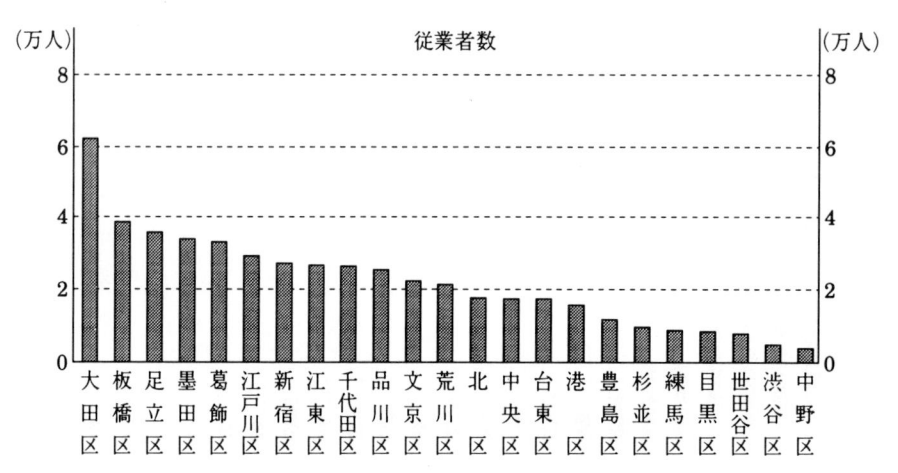

図3 23区別工場数，従業者数および製造品出荷額等
（大田区の工業：平成7年工業統計調査報告，大田区，1995.）

参考文献

1) 大田区：大田区の事業所 事業所・企業統計調査報告，1996.
2) 大田区：大田区の商業 商業統計調査報告，1994.
3) 大田区：大田区の工業 工業統計調査報告，1995.

第3章
かかりつけ歯科医機能の実践と課題

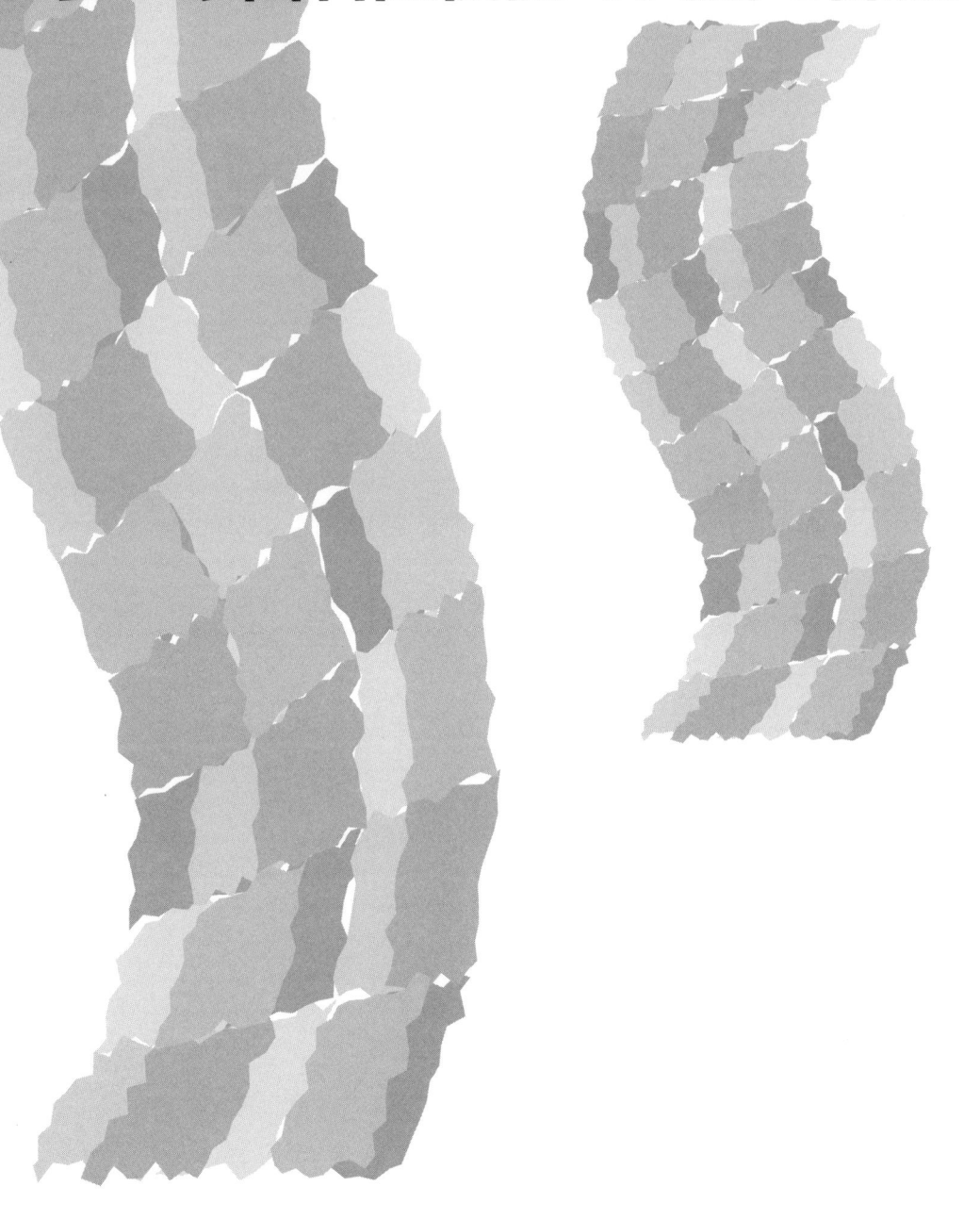

はじめに

　われわれ，開業臨床医が「かかりつけ歯科医機能」を臨床の場や地域において，どのように実践していくのか，また，実践するにあたっての課題は何かを考えていきたい．かかりつけ医，かかりつけ歯科医をだれが決めるのかという問題であるが，「かかりつけ」であるかどうかは，当然，医療担当者側や行政が決めることではない．患者やその家族が決めることである．そして，基本的にかかりつけ歯科医の機能とかかりつけ医の機能は同じであり，口腔領域のプライマリ・ケア医としての位置づけである（口腔領域の医療モデルと生活モデルにかかわる位置づけともいえるだろう）．かかりつけ歯科医機能には，診療所における機能と地域に出ていって行う機能がある．しかし，項目としてあげられている，かかりつけ歯科医機能のすべてが行えなくてはならないということではない．

　訪問歯科診療が可能な歯科医師だけがかかりつけ歯科医ではないし，東京のような大都市圏と地方とでは，かかりつけ歯科医としての機能には差があるのが当然である（患者の居住地，診療所数，専門医，アクセスからみて）．したがって，各々の歯科診療所として，すでに行っている機能と不可能と思われる機能があるが，歯科診療所が，地域においてどのような機能分担をしていくのかを自らが十分考慮しながら，歯科診療所内での機能だけを果たしていくのか，地域に出て，地域保健，地域医療の場でもその機能を果たしていくのか，歯科の中の専門医として機能を限定していくのか等，そのかかわり方を考えていかなくてはならないだろう．

　保健，医療，福祉，介護といった分野が大きく変革されてくる中で，口腔医療全体の枠組みの見直しが必要とされていることは論を待たない．たとえ，歯科診療所内での機能だけでかかりつけ歯科医としての責務を果たしていこうとする場合でも，今後，医科とのさらなる医療連携の必要性，地域医療や地域ケアとのかかわりなど，従来から踏襲されてきた歯科診療所内での歯科治療の考えだけでは，対応しきれないことは事実である．また，平成12年度からの介護保険サービス実施も十分視野に入れながら，かかりつけ歯科医の機能を見直し，その中で，特に不足していると考えられている在宅歯科医療，障害（児）者の歯科診療等について，かかりつけ歯科医診療所が十分対応できるようにしていく必要がある．そのためには，高次医療機関等との医療連携，診診連携等，個人のかかりつけ歯科医だけでは対応が困難な状況もあり，かかりつけ歯科医機能の推進は地区歯科医師会として地域医療連携推進事業の一環として遂行していく必要があろう．

　また，かかりつけ歯科医自身が，その機能を地域において十分果たしていくための，知識の研鑽と実践は急務である．そこで，具体的に「かかりつけ歯科医機能」を実践するにあたり，われわれ開業医が，常に頭に入れておかなくてはならないこととして，従来からの一般歯科医学知識とは別に以下の4つのキーワードをあげた．

Ⅰ．いのち，Ⅱ．からだ，Ⅲ．こころ，Ⅳ．かかわり

　この章は，今後，かかりつけ歯科医機能を実践するにあたって，特に要介護高齢者，障害児（者）への対応を考慮した内容となっており，一般歯科医学的知識以外にわれわれが学んでおくべき事項を中心にまとめてある．誌面の都合により詳細な記述等は困難なところもあるが，各項目については今後，かかりつけ歯科医が各自で研修，研鑽されるようお願いしたい．

I．いのち

1．医療倫理

　われわれが，かかりつけ歯科医として，その機能を診療所や地域において実践するにあたり，最初に，医療倫理ということについて，復習しておくことは重要である．医療倫理とは医療担当者（医師，歯科医師だけではない）・患者との間の規範（ルール）であるとともに，その基盤となる人間の道徳的・倫理的・法的規範についての意識のことと定義づけられている．医療は常に，患者の立場を尊重し，医療担当者と患者との信頼関係の中で行われるものであり，歯科医師としての責任と義務があり，患者の権利も考慮した上での医療が求められている．従来からの医の倫理は，主として，医師，歯科医師側の個人的な道徳的規範であり，パターナリズムすなわち父権主義的な観点からのものであったが，これからの医療倫理は，狭義の臨床医学の枠を越えて，バイオエシックス（生命倫理）の領域までも広がり，医療にかかわるすべての専門職，チーム医療の倫理にも発展していくものである．

　そして，患者の権利，患者の自己決定権を認識したインフォームド・コンセントを中心とし，単なる規範倫理というより，医療の現場において，その状況に最も正しく適応させるべき状況倫理としての性格をも具備するものであると考えられている．一般歯科開業臨床医においては，日常的な治療内容の大部分は，直接，人の生死「いのち」にかかわるというよりQOLにかかわる治療内容である．しかし，超高齢社会を迎え，高齢者，有病者への歯科治療と在宅医療の展開等を考えた時，従来からの歯科疾患に対応した医療倫理だけでは，当然，対応が困難となろう．現代医療の進歩による高度先進医療や医療モデルから生活モデル（障害への対応）への転換等とともに，医療を供給する側と医療を受ける患者の側に改めて考えるべき課題として，「いのち」についての臨床倫理があり，これについても口腔領域の専門医の立場からも学んでいくことが，要求されることと考える．

1）臨床医療倫理（Clinical Ethics）

　臨床医療倫理の課題を検討する具体的な方法として白浜が推奨している【臨床倫理の4分割表による考え方】を紹介しておく．

　これは，症例の倫理的課題を検討する具体的な方法手段であり，**表1**のような4分割表を用い，Medical Indication（医学的適応），Patient Preferences（患者の意向），QOL（生きることの質），Contextual Features（周囲の状況）の4つに分けて考えようとするものである．2つの枠に入るような問題があれば，両方に入れ，また4つのどれにも入らないような問題は周囲の状況の中に入れる．そして，どの枠にも何らかの問題点を入れて検討する．倫理的な問題はある1つの面だけが強調される傾向があるが，実際の症例では多くの課題が入り組んでいることが多く，いろいろな職種が，（患者自身や家族も含めて）広い視野から討論するための枠組みである．一般歯科臨床にこのままの形で応用するには，多少，無理な面もあるが，臨床倫理について考える時には，検討項目が整理され応用しやすい．

　(1) 臨床倫理的考えの進め方

　①（問題の認知と分析）倫理的問題がある症例を取り上げ，問題点を4分割表に記入する．

　②（調査検討）それぞれあげられた問題についてわからない部分を調査，検討する．必要に応じて，カンファレンスを開催する．

　③（具体的対応）4分割表全体を見回して，できることから対策を立てる．

　　当然，歯科だけで対応ができない部分もあるので，他職種との連携等を考慮し情報の発信と共有化を常に考えること．

　④医療倫理についての教育が卒前，卒後教育の中でさらに位置づけられることが必要であろう．

表1 医療倫理の4分割法

MI Medical Indication （医学的適応） "Benefit, Non-malficience" 恩恵，無害の原則 （チェックポイント） 1．診断と予後 2．治療目的の確認 3．医学の効用とリスク 4．無益（Futility）	PP Patient Preferences （患者の意向） "Autonomy" 自己決定の原則 （チェックポイント） 1．患者の判断能力 2．インフォームド・コンセント 　（コミュニケーションと信頼関係） 3．治療の拒否，コンプライアンス 4．事前の意思表示（Living Will） 5．代理決定
QOL Quality of Life （クォリティオブライフ） "Well-Being" 幸福追求の原則 （チェックポイント） 1．QOLの定義と評価 　（身体，心理，社会的側面から） 2．誰がどのように決定するのか 　・偏見の危険 　・何が患者にとって最善か 3．QOLに影響を及ぼす因子	CF Contextual Features （周囲の状況） "Justice-Utility" 公正と効用の原則 （チェックポイント） 1．家族や利害関係者 2．守秘義務 3．経済 4．施設方針，診療形態，紹介 5．公共の利益（希少資源，感染） 6．法律 7．慣習 8．宗教 9．その他

（白浜雅司：プライマリ・ケアにおける臨床倫理，日本プライマリ・ケア学会誌，21(2)：146，1998．より引用）

（2）かかりつけ歯科医における臨床倫理の目標

① 日常臨床においては，医療倫理的課題が常にあり，単に口腔疾患だけが対象ではない場合も多いことを認識する．「いのち」や，死についても臨床倫理的な観点が歯科医師にも必要である．

② その課題を臨床医療倫理の方法を用いて分析し，具体的な問題点をあげて整理する習慣をつけること．すなわち，単に経験則だけでなく，客観的な分析をすることである．

③ 問題点を明らかにする過程で，カルテの検討，文献検索を行うとともに，文献の批判的な読み方やDecision Analysis などの臨床疫学的手法を学ぶこと．すなわち，歯科においても「EBM：Evidence-Based Medicine」について検討をしていく必要がある．臨床で生じるさまざまな問題について，常にわれわれは，何らかの決断を要求される．これらの問題解決のために，単に勘と経験だけにたよるのではなく，できるだけ信頼できる証拠（あるいは根拠）をみつけ，それらに基づいて（Evidence-Based Approach），患者を中心によりよい医療を行うために医療倫理的な検討を行う．従来から根拠に基づかない医療などあるわけではないが，EBMは，従来からの単なる根拠というものとは異なり，膨大な臨床研究結果の中から，今，医学的判断に必要な医療情報を収集・整理，吟味し，適用していくという，臨床行為等を決定していくための手段であるといえる．歯科においても，開業臨床医が「かかりつけ歯科医機能」を果たすためのEvidenceをどのように作り，検索していくのか？ そして，Evidenceの具体的活用等についても考えていく必要がある．

④ 問題の解決法については，倫理的原則や歯科医師側の論理のみを押し付けるのではなく，いろいろな立場の意見を聞いて，最終的にかかりつけ歯科医として何ができるかを決定する．

⑤ 医療倫理的問題の多くはコミュニケーション能力の不足に起因するものが多いので，自分の意見をわかりやすく説明し，いろいろな立場の人と率直に意見交換する能力を養うことも必要である．聞き上手で

あり，話し上手でなくてはならない．
⑥口腔領域の疾病は，特にQOLへの影響が大きく，精神面へのケアも重要であり，その根拠も臨床倫理であることを忘れない．

2）インフォームド・コンセント

近年，インフォームド・コンセント（以下IC）ということが医療において大変重要となってきている．一般に，ICは，患者が医師，歯科医師より治療に対する説明を受け，理解し同意することをいうが，典型的には，手術，入院治療等に際して，患者に手術・治療の内容，それを受けたときの利益・リスク・予後，受けない場合の他の治療方法などを説明し，患者はそれを理解し承諾したり，拒否したりするような場面を想定しているといえる．歯科治療は，その多くが外科的治療ともいえる処置が多く，長時間，長期にかけての治療になる場合も多く，その意味でも，診断，治療計画等についてICなしで治療を進めることはできない．常に，わかりやすく説明し，心理面でのサポートをしながら，患者が納得のいく自己決定がなされるような配慮が必要であることはいうまでもない．平成9年度，健康保険組合連合会が行った「患者の医療に対する現状認識と意識」に関する調査では，医療に対して，「不満・疑問がある」人は過去最高で，その理由は「病状や診療について十分説明してもらえなかった」が多いという結果が出ている．医療担当者側が，十分に説明し患者が理解したと思っても，意外にも患者側がわかっていなかったという場面は多々ある．それは，医療担当者側の説明不足というより，患者側の受容の状態を確認しないで一方的に終わっているか，患者に対して納得のできる説明のためのコミュニケーションの技法が修得されていないかである．面接技法についての理解が必要である．

かかりつけ歯科医として，このICの構成要素等についても理解しておく必要があるだろう．

(1) 理解し決定するための患者の意思決定（自己決定）能力
・医療において，診断，治療方法，予後の判断，危険性などについて理解したうえで，いずれの選択肢を選ぶのかの意思能力
・理性的な理由に基づく決定に到達する能力
・決定を通じて合理的な結果に到達する能力
・意思決定をくだす能力

(2) 診断，複数の治療方法，危険および予後などについての情報開示
・提示された医療処置等に，拒否もしくは同意の決定を行ううえで患者が通常必要とみなす事実や記述
・医師，歯科医師が重要とみなす情報
・医師，歯科医師の勧告
・同意を求めることの目的と権限委任行為としての同意の性質
・情報開示：医師，歯科医師等の義務であるが，患者が明示的に拒否の意思を表明している場合は「知らされない権利」も尊重されなければならない．

(3) 開示された情報の理解
・「同意」を得るための前提条件であり，理解があってはじめて意思決定が可能になる．
・医療侵襲の違法性を阻却するために「同意」を得るのではなく，患者の自己決定権を保護するためにICがあるので，患者に「説明」し「理解」させて「同意」を得ることが必要である．

(4) 患者が決定を行う際の自由意思
・強制，強要，説得，圧力などによることなく自発的に選択することである．
・十分な知識が備わっていること
・心理的な強制，外的な拘束等が存在しないこと

(5) 治療方法についての同意
・同意によってはじめて侵襲の違法性が阻却される．
・同意によってICは成立する．
・ICは，医療侵襲を正当業務行為にする法的概念であると同時に，自らの身体処分に関し自己決定を行うという倫理概念でもある．医療者とのコミュニケーションと信頼関係の問題として，ICC(Informed communication consent：患者の理解力に応じたコミュニケーションをとり，十分患者がわかるように説明して，患者がわからない部分を聞いたうえで納得する)，あるいはISC (Informed sharing consent：情報を一方的に伝えるのではなく感情を含めて納得する) などが重要となってくる．「あ・うん」の呼吸の信頼関係も必要であろう．

(6) ICの法的な位置づけについて
1997年12月17日に公布された「医療法の一部を改正する法律」によって「医療法」に次のように追加された．

医療法第1条の4「医師等の責務」
医師，歯科医師，薬剤師，看護婦その他の医療の担い手は，医療を提供するにあたり，適切な説明を行い，医療を受ける者の理解を得るように努めなければならない．医療は，「疾病の治癒に向かっての適切な診療を委託し，その同意をもって効力を生じる」という民法上の診療契約のもとに行われる．

民法第656条「準委任契約」
本節の規定は法律行為に非ざる事務の委託に之を適用す

この契約に従い医師，歯科医師は下記のような債務を負うことになる
①医師が説明して患者から同意を得ること
②医療水準に即した診療を行うこと
③善管注意義務（民法644条「受任者の注意義務」）に基づき患者の疾患に最も適する治療を行うよう注意を払うこと

診療契約上の債務を負うのみならず，医療侵襲を行って違法性が阻却されるためには「正当行為」でなくてはならない．

刑法第35条「正当行為」
法令又は，正当な業務によりなしたる行為はこれを罰せず

侵襲が正当業務行為になるための要件
①病気の治療を目的とする
②医学的に承認された手段，方法に従う
③患者の同意があること

緊急事態等にある状態では，必ずしもICが得られない場合もありうるが，その場合でも，緊急避難，推定同意の基に現在の危難を避けるための措置を講じる必要がある．

3）死とターミナル・ケア

われわれ開業歯科医が直接，患者の「死」を看取ることはまずないが，今後，在宅医療の推進により在宅で死を迎える患者も増えてくることを考えると訪問歯科診療において，臨死期の患者と向き合うことが多くなると思われる．しかし，残念ながら今までの歯科の教育においては，「死」についての教育が十分な形ではなされてこなかった．したがって，歯科医師がターミナル・ケアにどのようにかかわるのか苦慮するのも無理はない．卒前教育，卒後教育においても，「死」についてとターミナル・ケアについての教育がなされるように要望したい．ターミナル（terminal＝末期）とは，もはや治癒の見込みがないばかりでなく，死が間近に迫っている患者の状態である．ターミナル・ケアは，このような患者および家族に対する医療，支援である．一般的には，生命の予後が6カ月以内と考えられる段階であるが，死亡前6カ月と死亡前数日の患者とでは，病態上でも精神・心理状況も大きく異なる．したがって，ケアの質を向上させるためにも，ターミナルを前期（6カ月～数カ月）・中期（数週間）・後期（数日）・死亡直前（数時間）の4期に分けてとらえたほうがよいといわれている

(1) ターミナル・ケアに必要な理解

かかりつけ歯科医がターミナル・ケアにかかわる場合に，理解しておくべき基本的事項は以下のことである．
①末期患者の病態生理（原疾患の状態）と心理状態ならびにその推移の理解
②身体的だけでなく，心理的，社会的さらに実存的（霊的・価値観的）立場に立っての対応の理解
③かかりつけ医（主治医）からの患者やその家族への説明と同意等の理解．特に，告知についての有無は非常に重要である
④家族への説明と支援：ターミナル・ケアにおける口腔ケアの重要性
⑤患者―家族関係の理解と対応
⑥チーム医療の重要性の理解（主治医，訪問看護ステーション等）
⑦家族の悲嘆（グリーフワーク）についての理解

(2) 「Death : The Final Stage of Growth」

『死ぬ瞬間』の著者であるキューブラー・ロスは，成長の最終段階で死が訪れ，死にゆく患者がたどる心理過程には，「否認」「怒り」「取り引き（善行の結果として生命を得ようとする心理）」「抑うつ」「受容」の5段階があるとしている．すべての患者がこの5段階を経て死を迎えるわけではなく，これらを繰り返す場合もみられ，国民性により，これらの過程が必ずしも当てはまらないケースもある．

(3) 末期における精神的特徴について理解する

末期患者の心理状態には，「疑い」「恐れ」「いらだち」「怒り」「うつ状態」「退行」「混乱」「あきらめ」「受容」「希望」などがある．「うつ状態」には，反応性「うつ」（ある生活動作ができなくなったことなどに対する反応としての「うつ」）と準備性「うつ」（死を前にしての，その準備としての「うつ」）がある．また，「退行」，いわ

表 2　臨死期の兆候

	数日前	数時間前	数分前	死　亡
意　識	失見当識障害 →	昏睡 ──────→		瞳孔散大
呼　吸		下顎呼吸 → あえぎ呼吸 ──→		呼吸停止
体　温	下降 ────────────────────────→			四肢冷感
脈　拍	頻脈，不整脈 ──────────────→		徐脈 ─→	心停止
血　圧		低下 → 測定不可（頸・大腿動脈で触知）		

（岡田　宏：死が近づいてから死亡までの病態，JIM, 7(12)：991, 1997）

ゆる子ども返りの状態もある．「あきらめ」と「受容」の違いは，「受容」は，死を受け入れて，不安や恐れを超えて死を迎える状態であり，「あきらめ」は絶望的な放棄で消極性がみられる状態である．回復への「希望」は程度の差はあれ，どのような状態においても保たれているものである．

(4) 死期が近い兆候を理解する

①意識，呼吸，体温，脈拍，血圧等の変化をよく観察する（**表2**）

②死の判定

心停止・呼吸停止・瞳孔散大について理解しておくこと．

(5) 臨死期を迎えた患者と家族への対応

かかりつけ歯科医として，臨死期を迎えたときの患者や家族への対応も常に考えておくことが必要である．

①死の看取りと全人的医療の必要性（患者，家族，主治医）

・心肺蘇生の取り決め：Do not resuscitate
・家族，主治医との十分な話し合いが重要である．
・その内容を把握しておくこと．

②患者にとっても，家族にとっても満足死・納得死であって欲しい

そのための支援として，口腔領域からのアプローチを考える必要がある．

・苦痛となる口腔領域の問題の軽減（緩和ケアとして）
・精神的な支援を常に考える．
・歯科的な処置を積極的に行うということより，専門家が「そばにいて，なにか困ったらすぐ助けますよ」という姿勢が必要である．すなわち Doing から Being を考慮する．

③特にターミナル・ケア後期における口腔ケアの注意点

・主治医との十分な連携
・バイタルサインのチェック

呼吸・血圧・脈拍・体温・尿量等

・口腔乾燥等への対応と清涼感と疼痛緩和に重点をおく．
・舌根部，咽頭部への刺激は避けること．
・可能な限り，できることは家族に行ってもらうほうがよい．
・Spiritual な緩和ケアとして口腔ケアを位置づけたい．

事例 1

・75歳女性，肺癌，肝・骨転移，癌性胸膜炎でターミナルステージ
・癌性疼痛，食欲不振，体力低下を認め徐々に ADL 低下し，最近，口腔内に疼痛，開口障害が認められるようになり，水分以外は経口摂取が困難となる．全身衰弱，傾眠傾向にあるが，声かけには反応がある．嚥下障害はなく呼吸状態は落ちついている．
・MS コンチン®，ラキソベン®，ボルタレン®，ソリタ T 3 ®（DIV）．
・主治医より，残された時間を少しでも快適にするため，口腔内の疼痛，違和感の緩和ができないかという依頼がある．
・口腔内状態：著しい口腔乾燥，口臭，義歯未装着で残存歯がすれ違い咬合であり，顎堤に対合歯による褥瘡性潰瘍．
・口腔内処置：残存歯の鋭縁部の削合，消毒薬，含嗽剤にて，残存歯，顎堤，舌の清掃と薬剤塗布．

口腔ケアの方法について，ヘルパー，訪問看護婦，家族に指導．

・口腔ケア終了直後から発語がみられ，その後，自分から水が飲みたい，さらにジュースが飲みたいという意思表示があり，家族が驚き，喜んだとのこと．
・その3日後に痛みもなく穏やかなお顔でお亡くなりに

なった．

・後日，家族から「あのような状態で，まさか歯医者さんが来てくれるとは夢にも思っていなかった．最後まで，見捨てないで本当にありがとうございました．」とのお礼のお電話があった．

事例2

摂食・嚥下リハビリテーションを在宅にて実施していた，ある摂食・嚥下障害の患者さんのご家族からの手紙

「遅々たる歩みではありましたが，毎日ほんの少しずつでしたが口から食べられていたのに，昨年○月○日にまた，脳梗塞を起こし，今度はほとんど脳死に近い状態になってしまいました．家族の識別もつかないまま，最後まで病室のベッドの上で，管につながれたままのような状態で，なんだかせつなかったです．先生につくっていただいた入れ歯は母と一緒に納めさせていただきました．今は，好きなものをしっかり食べていると思い，毎日，いろいろなものを供えています．今後，ますます，高齢化社会がすすみ，また，介護保険がはじまると，在宅療養の形もどう変わるか不安も大きいところです．でも先生方のような存在があるからこそ，在宅介護の質も向上したのだと思います．どうぞ今後ともお身体ご自愛のうえ，ご活躍期待しております．本当にいろいろありがとうございました．」

かかりつけ歯科医として，患者のライフサイクルに沿って継続的なプライマリ・ケアを実践する範囲に，ターミナル・ケアにおける役割もあり，患者の死とともにその役割を終わるものであろう．そして，その患者の死を決して無駄にしないように，患者から学んだ多くの医療情報を次の患者へ生かしていくことが，かかりつけ歯科医としての責務である．

4）臨床倫理を学ぶためには

・佐賀医科大学総合診療部のホームページ
　　http://www.saga-med.ac.jp/
を参考にするとよいと考える．

また以下の書を参考にされたい．

（辞典）Reich W, ed.：Encyclopedia of Bioethics, 2 nd ed. Macmillan Pub Co.

（雑誌）・Journal of Clinical Ethics：University Publishing Group, 12 South Market Street, Suite 301, Frederick, MD 21701, U. S. A.

・Hasting Center Report
・今井道夫，香川知晶編：バイオエシックス入門，（第2版），東信堂．
・星野一正：医療の倫理，季羽倭文子「がん告知以後」，岩波新書．
・水野　肇：インフォームドコンセント，中公新書．
・中川米造：素顔の医者．
・保坂正康：安楽死と尊厳死，講談社新書．
・森岡恭彦：インフォームドコンセント，NHKブックス．

参考文献

1) 白浜雅司：佐賀医科大学における医療倫理教育，生命倫理，6 (1)：5〜9，1990．
2) 白浜雅司：臨床倫理 Clinical Ethics の考え方，家庭医療，5 (1)：12〜16，1997．
3) 白浜雅司：プライマリ・ケアにおける臨床倫理，日本プライマリケア学会誌，21 (2)：144〜149，1998．
4) 医療倫理Q&A刊行委員会編：医療倫理Q&A，太陽出版，東京，1998．
5) 患者の医療に対する現状認識と意識に関する調査研究事業報告：健康保険組合連合会，1998．
6) 水木信之：インフォームド・コンセント，the Quintessence, 19 (1)：123〜126，2000．
7) 岡田　定：死が近づいてから死亡するまでの病態，死をみとる一週間，JIM, 7 (12)：990〜993，1997．
8) 岡安大仁：ターミナル・ケア，プライマリ・ケアを目指す医師研修ガイドブック，日本プライマリケア学会，1996．

2．口腔細菌と全身の感染症等との関連を学ぶ

口腔領域のさまざまな感染症が原因で，二次的に全身的な感染症を引き起こすことは，古くから知られているが，近年，歯周病原性細菌等が嚥下性肺炎，感染性心内膜炎，さらに虚血性心疾患等の原因になっていることが示された（**表3，4，図1，2**）．かかりつけ歯科医として，歯科疾患への対応として口腔細菌についての理解だけで

表3 培養検査法による成人の各口腔部位の細菌叢

	デンタルプラーク(%)	歯肉溝(%)	舌背(%)	唾液(%)
グラム陽性球菌	40.8%	36.2	49.0	59.2
Streptococcus	27.9	27.1	46.5	45.6
Enterococcus	—	7.2	ND	1.3
Staphylococcus	0.3	1.7	6.5	4.0
グラム陰性球菌	6.8	11.1	19.4	17.1
グラム陽性桿菌	18.4	21.4	11.4	7.1
グラム陰性桿菌	10.4	17.3	11.4	7.1
嫌気性短桿菌	4.8	10.3	5.3	2.4
Fusobacterium	4.1	1.9	0.7	0.3
運動性短桿菌	1.3	3.8	2.2	2.1

ND：検出されない．
(Socransky SS and Manganiello SD：The oral microbiota of man from birth to senility. J Periodontol, 42：485, 1971. から一部改変引用)

表4 歯性病巣感染が関与する二次疾患

全身性二次疾患
・糸球体腎炎
・糖尿病
・リウマチ関節炎
・心疾患
・皮膚炎
・循環障害
・膿疱症
・神経炎
・敗血症
・細菌性心内膜炎

(君塚隆太, 奥田克爾：健康を脅かす口腔細菌の病原性, How 8 FUTURE 臨床トピックス 99, p. 37～43, the Quintessence, Year Book, 1999. より引用)

なく全身疾患との関連をさらに十分に理解し，特に要介護高齢者等の易感染性宿主への口腔ケアのあり方について，その動機づけや実践方法について再検討する必要があろう．従来からの診療室でのプラーク・コントロールの視点は歯科疾患への予防，治療を中心にしてきた．しかし，今後は，その視点をさらに広げ，歯性病巣感染等を常に念頭に置きながら，嚥下性肺炎，感染性心内膜炎，腎炎，虚血性心疾患，脳血管障害，感染アレルギー等，口腔細菌が全身的な疾病にどのようにかかわっているかを理解し，適切な対応ができるようにしておくことが必要である（表5，図3）．

一般に易感染性宿主（compromised host）における感染症は，日和見感染という形で発症することが多く，院内感染とともに臨床的には大変重要な問題とされている．口腔内の細菌は，頻繁に血流中に入ってくるが，健

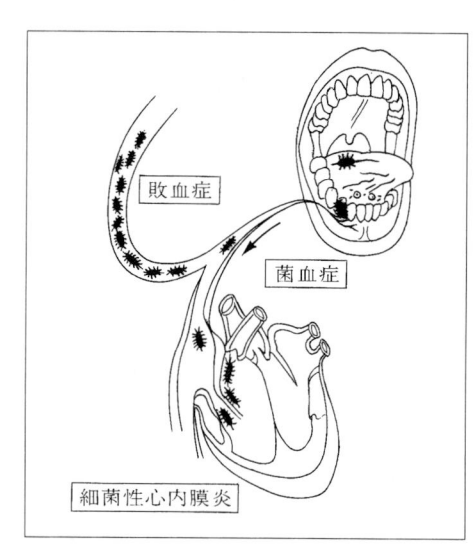

(君塚隆太, 奥田克爾：健康を脅かす口腔細菌の病原性, How 8 FUTURE 臨床トピックス 99, p. 37～43, the Quintessence, Year Book, 1999. より引用)

図1 口腔内の細菌は菌血症をひき起こす．心臓弁膜に障害のある患者には，しばしば細菌性心内膜炎を起こす．また易感染性宿主では，菌血症から敗血症になることがある．

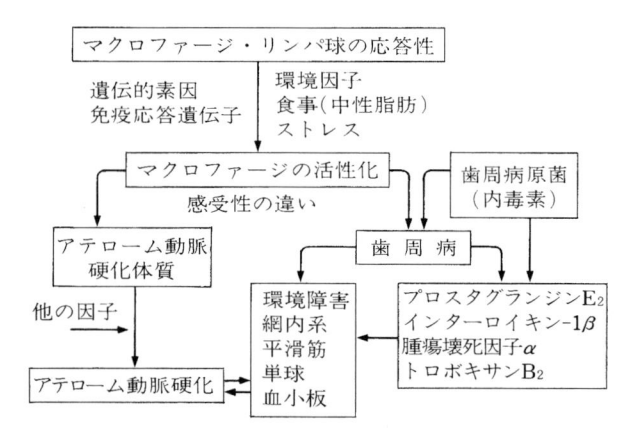

(君塚隆太, 奥田克爾：健康を脅かす口腔細菌の病原性, How 8 FUTURE 臨床トピックス 99, p. 37～43, the Quintessence, Year Book, 1999. より引用)

図2

表5 患者の告知による心臓血管系疾患の既往歴と現在歯数の関係

心臓血管系疾患の既往歴	現在歯数		
	0	1～14	15～28
冠動脈疾患	37%	40%	20%
脳血管障害	28%	29%	16%
末梢循環不全	48%	37%	25%

(Loesche: periodontal disease as risk facter for heart disease. Compend Contin Educ. Dent., 15：976～991, 1994. より改変引用)

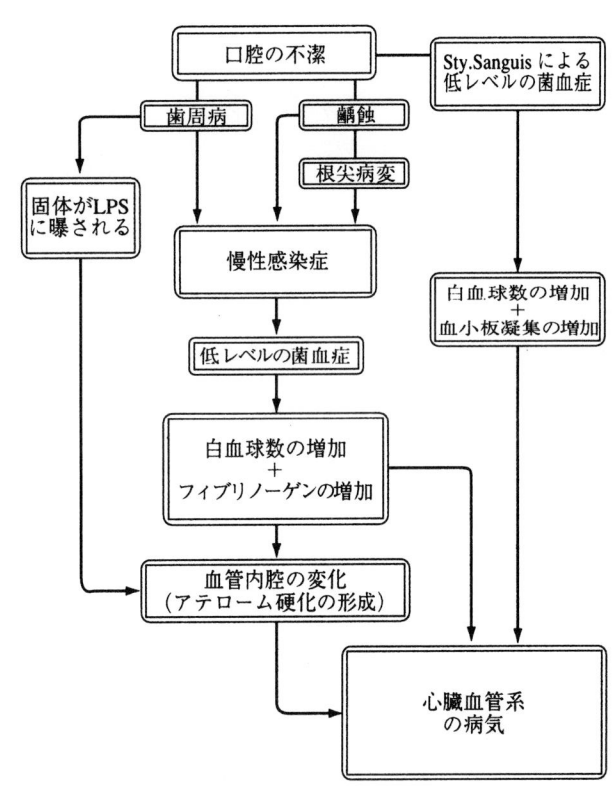

(Walter Loesche：Periodontal Disease as a Risk Factor for Heart Disease. Compend. Contin. Educ. Dent., 15：976～991, 1994. より改変引用)

図3 口腔の不潔が心臓血管系の病気を引き起こす経路

康な人の場合，血液中の非特異的防御，免疫機能により一時的な菌血症ですんでいる．しかし，高齢者をはじめ免疫不全のある患者，ステロイド使用者，大手術後，放射線治療，糖尿病等の代謝性疾患や，弁膜症等の心臓疾患患者，乳幼児等の感染に対するハイリスクグループへは致命的な感染症となることを理解しておく必要がある．抜歯やスケーリング，ルートプレーニング等は大量の口腔細菌が血流に入り込んでしまう処置であり，術前の局所の消毒，洗浄，術後の十分な抗生剤，抗菌剤の与薬を忘れてはならない．易感染性宿主に対する嚥下性肺炎，歯性病巣感染等への対策はまさに，命を守るケアである．対策として，口腔清掃の徹底，抗菌性洗口剤の使用，抗生剤，抗菌剤の与薬，感染病巣の除去（抜歯等）等を常に考慮した対応を心がけたい．口腔内常在菌，歯周病原性細菌，カンジダなどによる全身感染症への対策を十分に行うことが求められる．特に要介護者に多く発症する嚥下性肺炎の予防のための口腔領域からのアプローチは，歯科医師，歯科衛生士の責務であるといっても過言ではない．

1）高齢者，特に要介護高齢者に対する口腔ケアの重要性について

(1) 高齢者において加齢に伴う免疫能の変化
- 生体の防御機構である免疫能は，当然加齢に伴う変化が起こり，20歳頃をピークに徐々に低下し，60歳前後を境に加速されるといわれている．
- 加齢に伴う免疫能の低下は，主にT細胞依存の細胞性免疫にみられる．
- 体液性免疫，免疫グロブリン，補体は，あまり影響は受けないといわれる．
- この変化が高齢者でしばしば感染症が難治化する1つの原因となっている．
- 高齢者の低栄養は，末梢血リンパ球数の低下など細胞性免疫の低下をきわめて短期間にさらに悪化させる可能性があることを忘れない．

(2) 高齢者の自立を奪い，命を脅かす2つの元凶とは
第1が嚥下性肺炎
第2が転倒骨折事故による寝たきり
　この2つに常に注意が必要である．

(3) 嚥下性肺炎（誤嚥性肺炎）について（表6，7）
日本人の肺炎の死亡率：約8%（その92%は65歳以上）といわれている．
東京都老人医療センター（蔵本，1995）の報告では，肺炎による死亡…平均20.6%．
- 65～74歳……15.8%
- 80歳以上……26.4%
- 剖検例（4,591例，平均3.1%に肺炎が認められた）
- 65～74歳……32.2%　　80歳以上……44.6%

表 6 老人性肺炎の病原菌

	細菌種	検出例
グラム陰性桿菌	・黒色集落をとる嫌気性桿菌	23
	・黒色集落をとらない *Prevotella* 菌種	19
	・*Fusobacterium nucleatum*	18
	・肺炎桿菌	6
	・緑膿菌	6
	・大腸菌	6
	・*Enterobacter cloacae*	4
	・その他	9
グラム陽性球菌	・*Peptostreptococcus* 菌種	16
	・*Peptococcus* 菌種	7
	・微好気性菌	9
	・黄色ブドウ球菌	8
	・肺炎レンサ球菌	7
	・腸球菌	2
グラム陰性球菌	・*Veilonella* 菌種	4
グラム陽性桿菌	・*Clostridium* 菌種	5
	・*Eubacterium* 菌種	5
	・*Propionibacterium* 菌種	4
	・*Bifidobacterium* 菌種	2

(Barflet JG, et al.：Am J Med. 56：202〜207, 1974. から改変引用)

表 7 口腔清掃と呼吸器感染症との関連性

口腔清掃不良度	起こる確率（オッズ率）
0	1.00
0.40	1.11
1.16	1.34
2.20	1.74
6.00	4.50

(Scannapieco FA：J Periodontol. 70：793〜802, 1999. から改変引用)

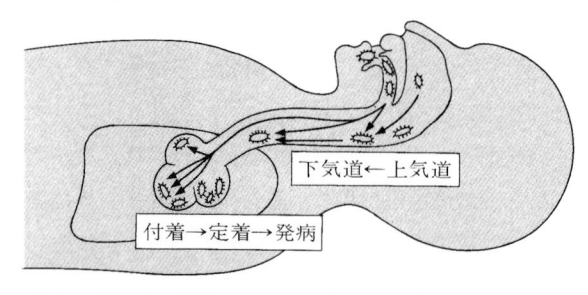

(奥田克爾：老人性肺炎と口腔細菌，日歯医師会誌，49(9)：842, 1996. より引用)

図 4 口腔・咽頭部の細菌が不顕性に吸引され，肺炎を起こす．寝たきりなどの高齢者では嚥下反射および気道の絨毛の排除機能が低下するうえに，肺や気管支に到達した細菌を殺菌するマクロファージの活性も落ちている．

(4) 嚥下性肺炎の原因
・化学性肺炎（メンデルソン症候群）
・経口摂取された非刺激性物質（食物などの固形物）の誤嚥
・口腔咽頭常在菌のマイクロアスピレーション：これが重要な因子であることを忘れない（図4）．

(5) 口腔からのマイクロアスピレーションの誘因
健康者の50％が睡眠中に無症状のまま分泌物を肺内へ吸引しているといわれている．

全身的基礎疾患（免疫抵抗の減弱）＋不潔な口腔＋誤嚥＝嚥下性肺炎

このことは，成人期，壮年期においても，診療室でのプラークコントロールの指導にも含めるべき事項である．

2）在宅療養高齢者の口腔ケアの現状と課題

高齢者は，易感染性宿主として，ハイリスク・グループに入り，嚥下性肺炎等の予防の意味でも，口腔ケアの意義は大きい．しかし，在宅介護の現場では，食事，排泄，入浴といったケアに重点がおかれ，口腔ケアについては，見過ごされることが多いのが実状である．また，高齢者が高齢者を介護するといったケースや独居のケー

スも多くなり，意識や介護力にも問題があり，口腔ケアについては，なかなか習慣づけされにくいことも多い．また，在宅等において，口腔ケア指導，ならびにプロフェショナルケアが行えるような，歯科衛生士の確保と育成が，残念ながらあまりなされていないのが現状であろう．かかりつけ歯科医診療所の歯科衛生士の教育，訪問歯科衛生指導（居宅療養管理指導）への対応は急務である．

大田区は高齢社会に備え，平成7年度から2年間，当時の福祉部に在宅介護推進室を設置し，保健と福祉を統合したモデル事業を展開するとともに，モデル地区を対象とした実態調査を行った．その結果，在宅での介護力の不足の他に，食物形態と機能の不一致や，ADLと嚥下能力との関連，口腔内の不潔など，食生活にかかわる問題を多く抱えていることが判明した（参考資料参照）．このことからも，行政の在宅サービスの中で，歯科衛生士が口腔の清潔のみならず，食生活にかかわっていく必要性が示唆されている．さらに，平成9年度より，区内全域において，在宅療養者に対する総合的在宅サービスを展開し，その中で，歯科衛生士は過去2年間のモデル事業の調査結果をもとに「食生活にかかわるサービス」のシステムづくりを行ってきている．現在は老健法に基づく訪問指導事業の中での訪問口腔衛生指導の一環として，地区の歯科医師会，他職種，他機関と連携しながら，歯科衛生士を中心としたサービスが展開されてきている

が，行政の歯科衛生士だけでは，当然手が足りないわけで，今後歯科医師会としても，対策を考えていくべきであろう．

また，近年の研究結果から歯周組織の炎症は，心臓血管系疾患，糖尿病，呼吸器系疾患，早期低体重児出産などのさまざまな全身疾患の発症，進行などに関与している因子であることが示唆されている．したがって，歯周疾患の治療，予防は，歯の保存という目的以外に，全身の健康への悪影響を防止するためという概念を加える必要があり，かかりつけ歯科医として患者への動機づけにはその配慮が必要であろう．

参考文献

1) 西原達次：身体を蝕むデンタルプラーク，日本歯科医師会雑誌，51 (11)：13～20，1999.
2) 石川　烈，他：全身疾患のリスクファクターとしての歯周疾患，the Quintessence, 18 (10)：97～104, 1999.
3) 奥田克爾：命を狙う口腔細菌，歯界展望，91 (6)：1288～1297, 1998.
4) 君塚隆太，他：健康を脅かす口腔細菌の病原性，37～43, the Quintessence, Year Book, 1999.
5) 石井正敏：歯周病学から歯周病の医学へ，デンタルハイジーン，18 (11)：1041～1044, 1998.

3．臨床栄養学を学ぶ

一般に高齢者は，慢性疾患，社会からの孤立，経済問題，認識力低下，生理的機能低下等により，栄養不良状態に陥ることが多いといわれている．近年の研究からも高齢者の最大の栄養問題は，たんぱく質・エネルギー低栄養状態 (protein energy malnutrition, PEM) であるといわれている．高齢者はたんぱく質，エネルギーの両方が欠乏するマラスムス・クワシオルコル型が多く，PEMに陥ると，日常生活動作の低下，感染症の誘因となるため，適切な栄養スクリーニングを行い，PEMのリスク者を判定し，その栄養アセスメントに基づいて個々の高齢者に適した栄養管理サービスが必要となる（**表8，図5**）．

また，脳血管障害，神経系疾患，老化による機能減退等によって，摂食・嚥下機能障害があり，窒息や嚥下性肺炎，脱水や低栄養の危険，食べる楽しみの喪失といった問題を抱えながら日々を送ってる者は増加していくと考える．これらの者への支援についても大きな課題であり，口腔領域からのアプローチも必要である．経口摂取が不可能な場合も含め，関連する職種が連携を基礎に，それぞれの専門的な立場からのチームアプローチとして取り組んでいく必要がある．特に，栄養管理については，施設や在宅においても重要であり，かかりつけ歯科医として栄養士との緊密な連携が必要である．訪問歯科診療は現在，全国各地で事業拡大がされているが，訪問歯科診療によって，口腔機能が改善され，食生活の改善がなされ，介護者の方々の負担軽減にもつながっており，要介護高齢者のADL, QOLの向上に直接つながる重要な事業であると私どもは認識をしている．要介護高齢者の

表 8 たんぱく質・エネルギー低栄養状態（protein energy malnutrition, PEM）

○成人マラスムス型	悪液質，体筋肉・脂肪の消耗
	血清アルブミン，トランスフェリン値は正常
	プレアルブミンによる診断可能
	エネルギーとたんぱく質の摂取不足が原因
○マラスムス・クワシオルコル型	体筋肉・脂肪の消耗と低アルブミン血症
	ストレスまたはたんぱく質の摂取不足
○成人クワシオルコル型	低アルブミン血症傾向
	体重は標準から肥満傾向
	異化が同化を上回っている

（杉山みち子，細谷憲政，他監修：栄養管理サービス　高齢者の栄養スクリーニングと栄養アセスメント，これからの栄養管理サービス，p. 47，第一出版，東京，1998．より引用）

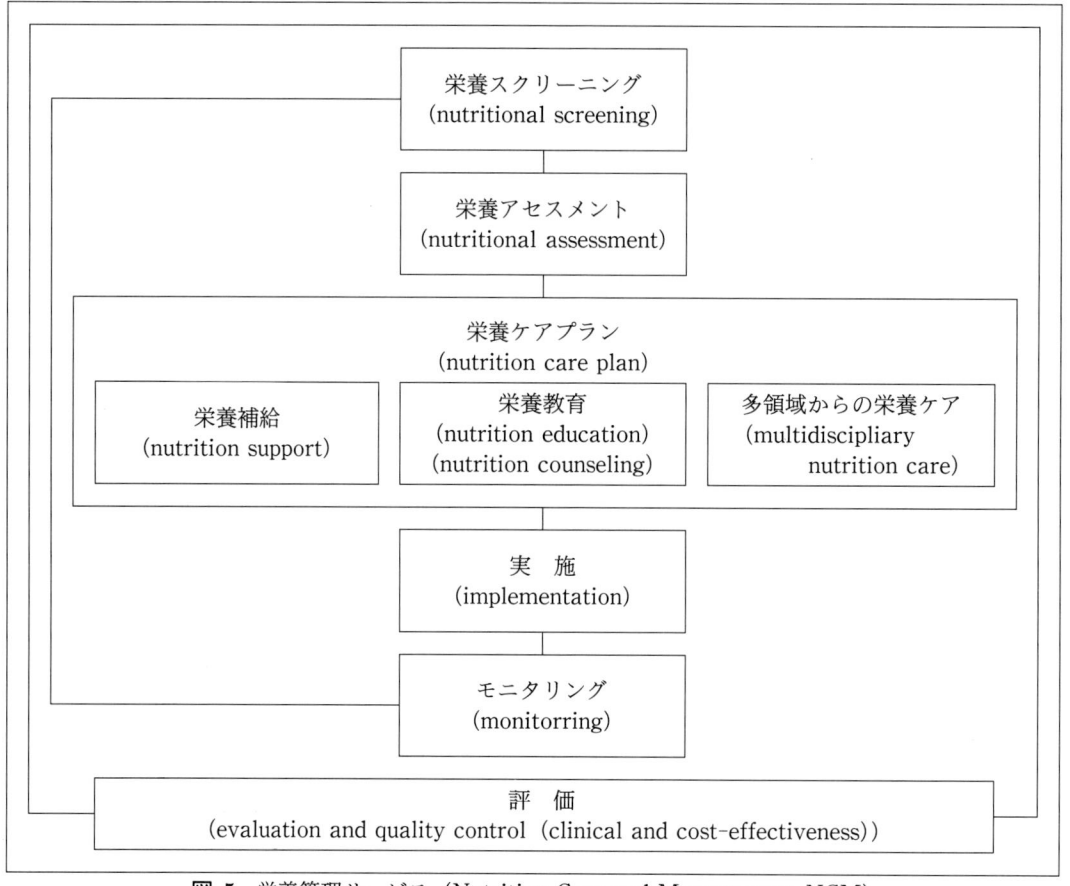

図 5　栄養管理サービス（Nutrition Care and Management, NCM）
（杉山みち子，細谷憲政，他監修：栄養管理サービス　高齢者の栄養スクリーニングと栄養アセスメント，これからの高齢者の栄養管理サービス，p. 45，第一出版，東京，1998．より引用）

口腔機能の回復は，単に歯科疾患治療と咀嚼の改善だけを目的とするのではなく，全身状態，残存する機能と精神面でのケア等を加味しながら，摂食・嚥下リハビリテーションをも含んだ包括的な対応が必要で，単に診療室での治療をいかに在宅等に持ち込むかの視点だけではなく，栄養管理についても十分な理解をしながら，「食」をどのように支援していくのかが重要となってくる．そして，口腔ケアは歯科疾患予防とともに呼吸器と消化器のケアという視点での取り組みが必要である．

また，かかりつけ歯科医として，来院する患者へ正しい栄養，食事療法等についてのアドバイスができることも必要であり，臨床栄養学として，生活習慣病や全身的基礎疾患における病態別食事療法等についても学んでおくことが必要となるだろう．さらに，今後，栄養士が地

域において，栄養アセスメント，栄養管理について活躍する場面が多くなると考えられるが，歯科からの情報提供や，指導が必要になることも多くなることが推測される．

地域において，栄養管理ということについては，栄養評価・補給の医療チーム（Nutrition Support Team：NST）が組織される必要がある．そこへ口腔領域の専門医の立場から「食」を支える歯科医師が参画することが望まれる．高齢者の栄養状態は，全身疾患，医薬品，口腔領域の諸問題，摂食・嚥下障害，日常生活の身体活動量，食事の自立，こころの問題，家族・介護者の意識，協力度，熟練度，居住環境，経済的・社会的問題などさまざまな要因が関連している．したがって，高齢者ケアにかかわる，専門家たちによるアセスメントから，評価判定された栄養，食事の問題がそれぞれに解決，改善されなければ，結果としてその高齢者の栄養問題は改善しないことになる．高齢者の栄養問題は，生存，余命，日常生活動作，生活意欲等に大きくかかわっているだけで

表 9 高齢者の栄養状態の評価・判定に用いられる身体計測値算出式

体重比（%usual body weight, %UBW）

$$\frac{測定時体重}{平常時体重} \times 100$$

高リスク	：75%
中等度リスク	：75〜85%
低リスク	：85<〜95%

体重減少率（%）（%loss of body weight, %LBW）

$$\frac{平常時体重 - 現在の体重}{平常時体重} \times 100$$

6カ月間の体重減少率	高リスク	：>10%
	中等度リスク	：5〜10%
	低リスク	：<5%

上腕筋周囲長（midupper arm muscle circumference, AMC）
　AMC（cm）＝上腕周囲長（MAC, cm）－π×上腕三頭筋皮脂厚（TSF, mm）÷10
上腕筋肉面積（midupper arm muscle area, AMA）
　AMA（cm²）＝（AMC）²÷4π

（杉山みち子, 細谷憲政, 他監修：栄養管理サービス　高齢者の栄養スクリーニングと栄養アセスメント，これからの高齢者の栄養管理サービス，p. 67，第一出版，東京，1998．より引用）

表 10 一般的な栄養スクリーニングの基準

指　標	高リスク	中等度リスク	低リスク
理想体重（BMIより）	0〜69%	70〜79%	80〜93%
体重減少率	>1〜2%/週 >5%/週 >7.5%/週 >10%/週	5〜10%/1〜6カ月	<5%/6カ月
消化・吸収機能	食欲減退6日以上，あるいは嘔吐/下痢3日以上	食欲減退6日以内，あるいは嘔吐/下痢3日以内	食欲に変化がなく，嘔吐/下痢がない
血清アルブミン値	<2.5 g/dl	2.5〜3.5 g/dl	>3.5 g/dl
栄養補給法	a) 静脈栄養 b) 末梢静脈栄養 c) 強制経腸栄養 d) 水分，ブドウ糖補給5日以上	補給方法の移行が安定した状態 治療食の選択が可能な状態	通常，あるいは治療食
リンパ球数	1,200 個/nm³		

資料）Gottschlich, M. M., Matarese, L. E., Shronts, E. P.：Nutrition Support Dietetics Core Curriculum, 2 ed., 1993.
　　（杉山みち子, 細谷憲政, 他監修：栄養管理サービス　高齢者の栄養スクリーニングと栄養アセスメント，これからの高齢者の栄養管理サービス，p. 55，第一出版，東京，1998．より引用）

表 11 栄養状態に影響を及ぼす生活歴

・体重変化	・消化器官系の体質―下痢，便秘，脂肪便
・普通の食事パターン	・生活環境
・食　欲	・間食摂取状況
・食後の不快感	・ビタミン/ミネラル剤の使用
・咀嚼/嚥下機能/口腔疾患	・アルコール/薬物の使用
・好き/嫌い	・食事制限歴（ダイエット歴）
・味覚変化/拒絶	・手術歴/慢性疾患
・アレルギー	・食物の購入・調理ができること
・悪心/嘔吐	・ケアに対し支払い可能で，その意図があること

（杉山みち子，細谷憲政，他監修：栄養管理サービス　高齢者の栄養スクリーニングと栄養アセスメント，これからの高齢者の栄養管理サービス，p.61，第一出版，東京，1998．より引用）

なく，在院日数，介護量，医薬品の使用量等へも大きくかかわっている．したがって，栄養ケアカンファレンスが地域において日常的に開催されて，栄養ケアの目標や情報を共有化することが必要となろう．特に摂食・嚥下障害のある高齢者に対しては不可欠と考える．

1）栄養管理サービスについて

栄養ケアとは，患者個々に，適切な栄養補給を行うために，栄養状態の評価・判定ならびに，食べ物，栄養成分，そして患者の文化的背景ならびに社会経済状態に見合った食事調理に関する情報を基にして，介入ならびにカウンセリングを行うこと．栄養療法は，医学的治療の一部であり，経腸栄養，静脈栄養が含まれる．栄養管理サービスの目標は，高齢者のQOLの向上に寄与することであり，高齢者医療の中にも位置づけられるものであろう．

2）栄養スクリーニングについて

一般に，PEMの栄養スクリーニングを行うには血清アルブミン値と体重減少率が簡便な指標とされている（表9，10）．

(1) 血清アルブミン値

近年の疫学的調査からも，脱水がなければ高齢者の血清アルブミン値は総死亡率（全死因を含む）について，危険因子であることが明らかであり，その値が3.5 g/dl以下の低アルブミン血症者は，死亡リスクが高く，生存年数も低いとされている．また，3.5 g/dlを下回ると内臓たんぱく質の減少が引き起こされ，2.8 g/dlを下回ると浮腫が起こるといわれている．したがって，低アルブミン血症をきたす基礎疾患を除き，血清アルブミン値をPEMの指標として，中長期の診断や予後に適している．また，その他の内臓たんぱくの評価として，トランスフェリンやプレアルブミン，リンパ球数等も指標として利用されている．

(2) 体重減少率

るい痩の指標には一般に成人では，体重と身長の比であるボディ・マス・インデックス（BMI）が用いられているが高齢者では，立位をとることや，脊柱湾曲等により身長計測が困難であったりするため，指標とすることが困難である場合もある．体重は全身のエネルギー貯蔵状態を反映しており，個々の平常時体重（6〜12カ月間安定している体重）を基準にすることが多い．

体重減少率（%Loss of Body Weight, %LBW）は，（平均体重－現在の体重）/平常時体重×100で算出される．通常，5〜8%では，免疫応答能の低下，筋力の低下，呼吸能の低下，温度調整機能障害，うつ状態等が観察されている．10%を超えると，されにこれらの症状は増大し，また，減少率40%では，成人においても死亡率は30%を超えるといわれている．体重減少率が，1年間で5%以上になると褥瘡の出現リスクや食事介助の出現リスクが明らかに高くなることが観察されていることから，施設，在宅等において，栄養スクリーニングが実施されているならば，体重減少率が6カ月で5%以上をそのリスクの指標として用いることができる．

(3) 上腕囲（Arm Circumference：AC）

上腕筋周囲長（Arm Muscle Circumference：AMC）上腕筋肉面積（Arm Muscle Area：AMA）上腕筋周囲比，上腕三頭筋皮脂厚比，上腕三頭筋部皮厚：TSF等を用いて計算する．

3）高齢者の栄養障害の原因について理解する
(1) 食行動による栄養障害（**表11**）
・食事の準備
・調理の問題
・食事環境
　特に高齢者世帯や独居世帯では重要な問題点となる．
(2) 加齢等による栄養障害
・味覚異常
・運動量の減少
・消化吸収障害
・便秘等
(3) 疾病関連による栄養障害
・精神疾患
・摂食・嚥下障害
・薬剤の影響
・口腔内疾患

4）食べられない背景を理解する
(1) 摂食・嚥下障害
・形態的異常　・神経（中枢を含む）筋系の障害
・加齢による機能減退
(2) 心理的状況
・食欲，意欲
(3) 食環境
・人的環境　・物理的環境　・食形態

5）高齢者の味覚について
・食事を楽しむうえで最も重要な情報は嗅覚と味覚である．
・味覚は舌等にある味蕾の味細胞に受容される．
・甘味は加齢によりあまり変化しないといわれているが塩味は感受性が低下する．
・口腔衛生状態で味覚の感受性は左右される：口腔ケアの重要性．
・薬物摂取の影響がある．
・亜鉛欠乏症にも注意が必要である．

6）高齢者に必要な栄養所要量
　現行のエネルギー所要量は，疾病をもたず自立している健常高齢者への適用を原則として，日常生活活動指数は0.35（80歳年齢補正 $0.35 \times 0.70 = 0.25$）である．しかし高齢者の約半数は0.25以下の低い生活活動指数を示す．

　寝たきり（0.00）〜閉じこもりがち（0.25）に対応するエネルギー所要量
　　20.9〜26.81 Kcal/kg BW
　　25 Kcal/kg BW を一応の目安とする

7）高齢者の水分管理
　高齢者は一般に水分や食物の摂取量も少なくなり，また多くの疾患をもつため，脱水，浮腫，電解質異常などをきたしやすく，加齢により細胞内水分量は減少し，腎機能，水・電解質調節ホルモンなどの低下がみられる．
・高張性脱水（水分喪失）
・低張性脱水（ナトリウム喪失）
　尿量を観察しながら1日に，最低でも1,200 ml程度の水分補給は食事以外に必要である．

8）低栄養・脱水対策のポイント
　PEM，脱水に注意する必要から適切なアセスメントが必要である．
・体重減少，皮膚，舌，口腔内の状態，自発性，脈拍，体温，尿所見
・臨床検査所見
　　血清アルブミン（3.5 g/dl），血清タンパク，BUN，Cre（BUN/Cre>25），血算
　　In（摂取量）：水分量，必要熱量，栄養素
　　Out（排泄）：尿量，便（下痢，便秘），発汗
対策
・安全，容易なテクスチャーの間食を計画的に励行する
・経管栄養や点滴の併用
・摂食・嚥下障害へのチームアプローチ（歯科を含む）

9）経口摂取をするための条件
・食欲や食べる意欲が存在すること．
・摂食・嚥下機能が正常に近いこと．
・上部腸管に閉塞性病変等がないこと．
・適正な小腸機能があること．

10）栄養供給方法について
(1) 静脈栄養法（Parenteral Nutrition：PN）
・中心静脈栄養法（Central Parenteral Nutrition：

CPN)
・完全静脈栄養法（Total Parentaral Nutrition：TPN）
・高カロリー輸液（Intervenous Hyperalimentaion：IVH）

（2）経腸栄養法（Enteral Nutrition：EN）
経鼻チューブ，間歇的経口胃管，胃瘻，腸瘻

11）PEG 経皮内視鏡的胃瘻増設術（Percutaneous Endoscopic Gastrostomy）

今後，在宅経腸栄養法として，普及してくると思われる．

適応症：嚥下障害，誤嚥性肺炎をくり返す場合等で，腸管機能がある場合．

TPN と比較して，水分過多にならずに高カロリー補給が可能，腸粘膜萎縮や bacterial translocation の予防ができ，長期管理が容易である．また，摂食・嚥下訓練を実施する際も，経鼻胃管と比べチューブの汚染等もなく行いやすいこともあげられる．今後，在宅等では胃瘻で栄養を摂取しながら，経口摂取への移行や併用が可能かどうか等，主治医との連携を基に考慮する必要が出てくると考えられるので，胃瘻についての知識を学んでおくことも必要である．

胃瘻から栄養摂取する場合の注意点
・経口摂取をしていなくても口腔ケアは重要である．
・経口摂取が安全に少量でも可能かどうかの評価が必要になるケースもある．
・口から食べる希望と喜びと満足感を得ることと誤嚥の危険性とのバランスをどうするかが課題となる．

12）経管栄養への移行について
・障害のレベルに合わせた対応が必要．
・経管栄養への移行の限界要因は大きく分けると誤嚥性肺炎と経口摂取量の限界である．
・誤嚥性肺炎・窒息・低栄養・脱水が注意すべき合併症．
・全身管理が基本：「口から食べることだけにこだわること」が最終ゴールではない．
・退院後の療養の場の介護体制，医療体制も考慮する．

参考文献

1) 杉山みち子：高齢者のたんぱく質・エネルギー低栄養状態（PEM）その評価・改善の方法論，医療'98, 14 (9)：22〜25，1998.
2) 合原康行：医療チームにおける栄養士の役割と存在意義，医療'98, 14 (9)：40〜44，1998.
3) 小園康範：高齢者の栄養アセスメント高齢者の栄養管理とケア，臨床栄養臨時増刊，93 (4)：418〜421，1998.
4) 前沢政次：高齢者の栄養障害，高齢者の栄養管理とケア，臨床栄養臨時増刊，93 (4)：397〜399，1998.
5) 杉山みち子，細谷憲政，他偏：これからの高齢者の栄養管理サービス，第一出版，東京，1998.
6) 藤谷順子：摂食・嚥下障害の緊急対応，要介護者のための摂食機能療法実践セミナーテキスト，日本口腔衛生学会関東地方会：10〜11，1999.

4．全身的臨床検査を学ぶ

開業歯科診療所において，日常診療の中で口腔領域の臨床検査は頻回に行われているが，一般医科が行っている全身的な臨床検査についての頻度は少ない．しかし，全身的な疾患をもって来院する患者が増大することから，医科病院，医科診療所での臨床検査データをもって来院するケースも多くなると考えられる．また，医科との連携においても，全身的な臨床検査データを基に医療情報を共有することも重要となってくることを考えると，われわれかかりつけ歯科医としても，十分な知識をもつことが要求されよう．

一般に，臨床検査は，検体検査と生理機能検査等に分類されるが，詳細については，専門書を参考にされたい．臨床検査を行う場合は，その目的を常に意識しておく必要があろう（**表12**）．

・診断のための検査

表 12　臨床検査の種類

検体検査	生理機能検査
1．血液検査	1．心電図・心音図検査
2．一般検査	2．脳波検査
3．生化学検査	3．筋電図検査
4．免疫血清検査	4．呼吸機能検査
5．細菌検査	5．超音波検査
6．病理組織検査	6．嚥下機能検査

（橋詰直孝：臨床検査，目でみる臨床栄養学，医歯薬出版，東京，p.5, 1998. より改変引用）

表 13　基本検査（1）

いつでもどこでも必要な検査	
1．尿検査	蛋白，糖，ウロビリノゲン，潜血
2．血液検査	白血球数，ヘモグロビン，ヘマトクリット，赤血球数
3．糞便検査	潜血
4．赤沈とCRP	
5．血液化学検査	血清総蛋白濃度，アルブミン・グロブリン比（A/G比）

注1．尿検査：尿検査試験紙を用いるが，市販品の大部分は，1枚の試験紙に上記の蛋白，ブドウ糖，ウロビリノゲン，潜血以外に，pH，ケトン体，ビリルビン，更に105個/ml以上の尿中細菌をスクリーニングする亜硝酸塩が加えられている．また比重とエステラーゼ（尿中白血球のスクリーニング）を加え，9〜10項目の検査ができるものもある．
注2．血液検査：自動血球計数器を用いる場合，全項目の測定が可能であるが，市販の卓上型簡易化学検査機器のみ用いる場合でも，大部分は測定項目にヘモグロビンが加えられている．
注3．糞便検査：感度が低く特異性の高いグアヤック法と感度が高く特異性の低いオルトトリジン法を併用する．下部消化管からの出血をスクリーニングするためには免疫学的便潜血反応薬が市販されており，潜血食を与える必要がないが，高価である．
注4．赤沈とCRP：血液の検査としてただ1つ用いるとすれば，赤沈の有用性は大きい．CRPでは，スライド凝集法のように即時定性法が有用である．
注5．血液化学検査：市販の卓上型簡易化学検査機器の大部分で測定可能な項目は，AST（GOT），ALT（GPT），CK（CPK），アミラーゼ，グルコース，尿素窒素，尿酸，総コレステロール，中性脂肪，総ビリルビン，総蛋白，アルブミンなど．

表 14　基本検査（2）

入院時あるいは外来初診時でも必要のあるとき行う	
1．尿検査	色調，混濁，pH，比重，蛋白，糖（食後2〜3時間尿） ウロビリノゲン，潜血，亜硝酸塩，試験紙による白血球反応（エステラーゼ）；沈渣
2．血液検査	1）CRPとシアル酸（または赤沈） 2）白血球数，ヘモグロビン，ヘマトクリット，赤血球数，赤血球恒数；血小板数，末梢血液像 3）血清総蛋白濃度，血清蛋白分画；総コレステロール，中性脂肪，AST（GOT），ALT（GPT），LDH，ALP，γ-GT，尿素窒素，クレアチニン，尿酸
3．糞便検査	潜血，虫卵
4．血清検査	HBs抗原；抗体検査，梅毒血清反応
5．胸部・腹部単純X線	
6．心電図	

注1．尿沈渣：尿試験紙で異常結果が得られた場合，または泌尿器科的疾患が疑われる場合に行う．検査成績の精度を十分に考慮すること．
注2．CRP：潜在的細菌感染が疑われる場合，新生児・高齢者・免疫不全患者などの炎症病態のスクリーニングの場合など必要に応じて微量定量法を行う．
注3．血小板数：赤血球系数値，白血球系数，末梢血液像で異常がみられた場合，または出血傾向が疑われる場合に行う．末梢血液像：赤血球，白血球，血小板のデータに異常がみられた場合，または血液病が疑われる場合に行う．
注4．AST（GOT）またはLDH：肝障害のスクリーニングには，かならずしもLDHは有効ではない．
注5．虫卵検査：症状，既往歴から必要と考えられる場合に行う．
注6．血清検査：術前スクリーニングまたは当該疾患が疑われる場合に行う．地域または職業などから必要な場合は，ATLA抗体，HIV抗体検査を加える．

・病態把握のための検査
・重症度・活動性判定のための検査
・治療効果判定のための検査
・経過観察のための検査

そして，患者のQOLを考慮した臨床検査であることが重要であろう．

・患者が持参した過去の検査成績を重視すること．
・検査の優先順位，組み合わせ，目的を考えること．

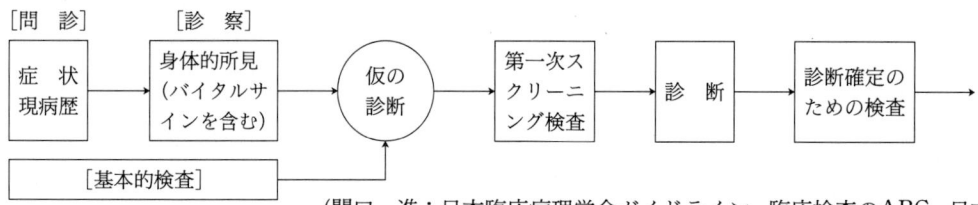

(関口　進：日本臨床病理学会ガイドライン，臨床検査のABC，日本医師会雑誌，112(6)：4〜8，1994．より引用)

図6　基本検査の位置づけ

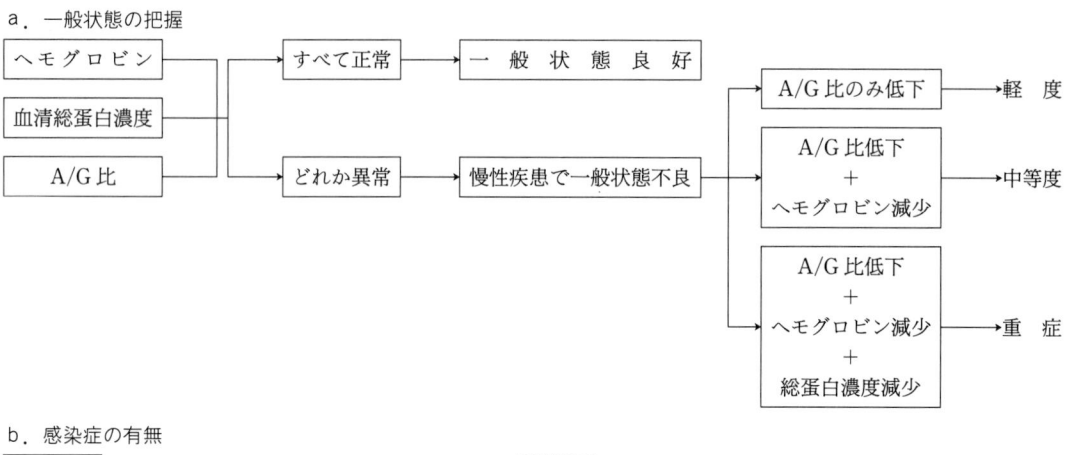

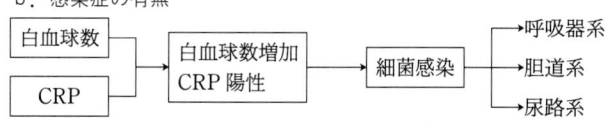

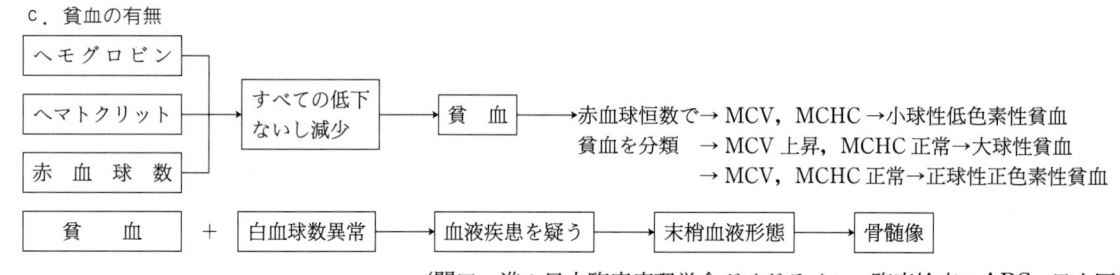

(関口　進：日本臨床病理学会ガイドライン，臨床検査のABC，日本医師会雑誌，112(6)：4〜8，1994．より引用)

図7-1　基本検査の読み方

・患者の生活像を十分知ること．
・検査で被る患者の精神的，肉体的，経済的負担を考えること．
・行う検査の説明と結果の説明を十分行うこと．

　ここでは，一般医科において，臨床検査の中でも基本検査について，日本臨床病理学会から出されているガイドラインを紹介しておく（**表13，14**）．基本検査（1）は，いつでも，どこでも，だれでも，簡単にできる定期検査を主体とした検査項目で，医科診療所など医療の第一線で施行可能なものであり，基本検査（2）は，（1）では不十分な場合や，入院を目的とした場合に行う検査項目で，この中から選択して行うことが望ましいものである（**図6, 7**）．「基本検査」は，医師の治療と並行して施行され，仮の診断のための情報を与えるような位置づけである．基本検査（1）の陽性率は48％，基本検査（2）を加えると89％の陽性率を示し，検査項目の第一次スクリーニングテストとしては十分であるとされている．

d．腎障害の有無

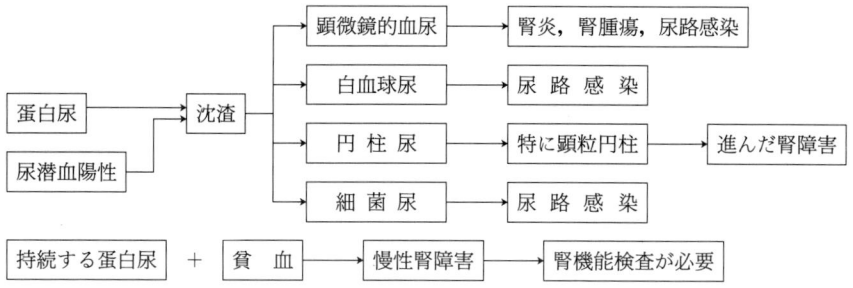

```
蛋白尿 ─┐
        ├→ 沈渣 ─┬→ 顕微鏡的血尿 ─→ 腎炎，腎腫瘍，尿路感染
尿潜血陽性 ─┘      ├→ 白血球尿   ─→ 尿 路 感 染
                  ├→ 円 柱 尿   ─→ 特に顆粒円柱 ─→ 進んだ腎障害
                  └→ 細 菌 尿   ─→ 尿 路 感 染

持続する蛋白尿 ＋ 貧 血 ─→ 慢性腎障害 ─→ 腎機能検査が必要
```

e．肝・胆道系障害の有無

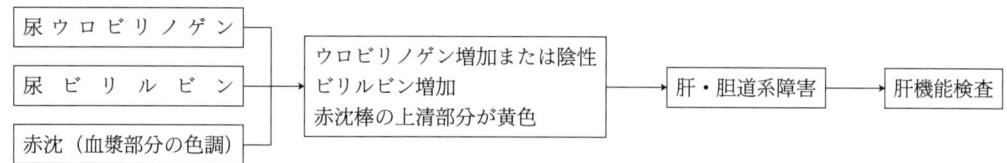

```
尿ウロビリノゲン ┐
尿 ビ リ ル ビ ン ├→ ウロビリノゲン増加または陰性
赤沈（血漿部分の色調）┘  ビリルビン増加
                        赤沈棒の上清部分が黄色  ─→ 肝・胆道系障害 ─→ 肝機能検査
```

f．糖尿病の有無

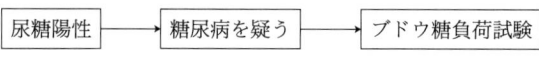

```
尿糖陽性 ─→ 糖尿病を疑う ─→ ブドウ糖負荷試験
```

g．胃腸病の有無

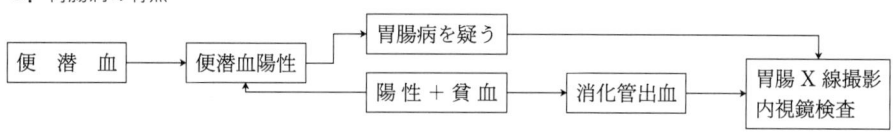

```
便 潜 血 ─→ 便潜血陽性 ─┬→ 胃腸病を疑う ──────────┐
                        └→ 陽性＋貧血 ─→ 消化管出血 ─→ 胃腸X線撮影
                                                     内視鏡検査
```

図 7-2 基本検査の読み方

基本検査以降の検査の流れ

基本検査 (1) (2) と臨床症状と問診により「仮の診断」の方向が出た後，臓器系統別第一次スクリーニング検査，必要であれば，さらに，第二次スクリーニング検査を行うことになるが，これらの検査は，高次医療機関，専門医が行っていく場合が多い（**表15**）．

参考文献

1) 関口 進：日本臨床病理学会ガイドライン，臨床検査のABC，日本医師会雑誌，112 (6)：4〜8, 1994.
2) 橋本信也：臨床検査の役割，臨床検査のABC，日本医師会雑誌，112 (6)：2〜3, 1994.
3) 橋詰直孝：臨床検査，目でみる臨床栄養学，医歯薬出版，東京，1998.
4) 東京都歯科医師会：かかりつけ歯科医意見書及び口腔アセスメント票の記載マニュアル，1998.

表 15 正常値一覧

■血液一般検査

検査項目	正常値	異常値を示す疾患
赤血球数（RBC）	男　427〜570×10⁴/mm³ 女　376〜500	増加：脱水，腎障害，真性多血症など 減少：各種貧血
ヘモグロビン量（血色素）（Hb）	男　13.5〜17.6 g/dl 女　11.3〜15.2	大球性貧血（MCV 増加） 　　悪性貧血，葉酸欠乏，肝障害性貧血，甲状腺機能低下症など
ヘマトクリット（Ht）	男　39.8〜51.8% 女　33.4〜44.9	正球性貧血（MCV 正常） 　　再生不良性貧血，白血病，悪性リンパ腫，骨髄腫，溶血性貧血，サラセミアなど
平均赤血球容積（MCV）	男　82.7〜101.6 fl 女　79.0〜100.0	
平均赤血球ヘモグロビン量（MCH）	男　28.0〜34.6 pg 女　26.3〜34.3	小球性貧血（MCV 低下） 　　鉄欠乏性貧血，鉄芽球貧血など
平均赤血球ヘモグロビン濃度（MCHC）	男　31.6〜36.6% 女　30.7〜36.6	
網赤血球数	男　2〜27‰ 女　2〜26	
白血球数（WBC） 白血球百分率 　好中球 　　棒状核 　　分葉核 　好酸球 　好塩基球 　単球 　リンパ球	4,700〜8,700/mm³ 3〜6% 45〜55 1〜5 0〜1 4〜7 25〜45	好中球：増加；感染症，組織壊死，リウマチ，白血病など，減少；骨髄抑制，再生不良性貧血，重症感染症，悪液質など 好酸球：増加；アレルギー，寄生虫，肉芽腫性疾患など，減少；感染症初期（麻疹，猩紅熱を除く）など 好塩基球：増加；急性感染症回復期など，減少；急性ストレス，甲状腺機能亢進症 単球：増加；急性感染症回復期，膠原病，血液疾患，減少；ステロイドホルモン投与など リンパ球：増加；流行性耳下腺炎，結核，梅毒，リンパ性白血病など，減少；急性感染症初期，免疫不全疾患，悪性リンパ腫
血小板数	15〜40×10⁴/mm³	増加：慢性骨髄性白血病，真性多血症，本態性血小板血症，出血後など 減少：特発性血小板減少性紫斑病（ITP），再生不良性貧血，薬剤，放射線による骨髄抑制，急性白血病，血栓性血小板減少性紫斑病（TTP），DIC，肝硬変など

（東京都歯科医師会：かかりつけ歯科医意見書及び口腔アセスメント票のマニュアル，1998．より引用）

■血液生化学検査

検査項目	正常値	異常値を示す疾患
血糖（BS）	空腹時　　食後 成人　60〜100　60〜160 mg/dl 老人　60〜120　60〜160	増加：糖尿病，慢性肝疾患，膵疾患，慢性腎不全，内分泌疾患，薬剤の影響など 減少：膵臓ランゲルハンス島β細胞腫瘍，下垂体副腎機能不全，肝腫瘍，インシュリン自己免疫症候群，糖尿病など
HbAlc	3.5〜6.5％	増加：過去1〜3カ月間の血糖コントロールの不良
総蛋白（TP）	6.5〜8.0 g/dl	増加：多発性骨髄腫，マクログロブリン血症，肝硬変，慢性炎症，悪性リンパ腫など 減少：ネフローゼ症候群，蛋白漏出性胃腸症，悪液質，重症肝障害，急性感染症など
アルブミン（Alb）	3.9〜5.8 g/dl	減少：肝硬変，ネフローゼ症候群など
アスパラギン酸アミノトランスフェラーゼ（GOT）	8〜40 KU （Karmen単位）	増加：肝炎（急性・慢性），肝硬変，心筋梗塞，アルコール性肝炎
アラニンアミノトランスフェラーゼ（GPT）	5〜35 KU （Karmen単位）	増加：肝炎（急性・慢性），肝硬変，脂肪肝，肝腫瘍，筋疾患
アルカリ性フォスファターゼ（ALP）	成人 　3.0〜10.0 KUA（K-K法） 　60〜220 IU/l（国際単位）	増加：肝・胆道系疾患，骨疾患，副甲状腺機能亢進症，ホジキン病など 減少：低ALP血症，壊血病
γ-グルタミールトランスペプチターゼ（γ-GTP）	0〜50 IU/l	増加：アルコール性肝障害で上昇大，急性肝炎で軽度〜中等度上昇，慢性肝炎，肝硬変でGOT，GPTの変化と比例して変動

■重金属・微量元素

検査項目	正常値	異常値を示す疾患
鉄（Fe）	男　60〜210 μg/dl 女　40〜160	増加：再生不良性貧血，悪性貧血，急性肝炎の初期 減少：鉄欠乏性貧血，出血性貧血，慢性炎症性疾患
銅（Cu）	78〜131 μg/dl	増加：銅中毒（青緑色の下痢便，唾液，急性の溶血，腎機能異常），胆道疾患など 減少：メンケス病，ウィルソン病など
亜鉛（Zn）	65〜110 μg/dl	増加：溶血性貧血，赤血球増多症，甲状腺機能亢進症など 減少：白血病，悪性貧血，アジソン病，味覚異常，ネフローゼなど

■感染症の血清検査

検査項目	正常値	異常値を示す疾患
白血球数 白血球百分率	（前出） （前出）	
A/G 比	1.2〜1.8	増加：まれ 減少：アルブミンの減少かグロブリンの増加を考える
血清蛋白分画	アルブミン（Alb）　61.4〜72.4% グロブリン（Glb） 　α_1　　1.8〜3.4% 　α_2　　4.8〜9.0 　β　　　5.9〜10.4 　γ　　　11.1〜19.5	増加：Alb；まれ 　α_1；急性炎症，慢性炎症，低蛋白血症 　α_2；ネフローゼ，急性炎症 　β；妊娠，溶血，ネフローゼ 　γ；肝硬変，肝障害，慢性炎症，骨髄腫，自己免疫疾患 減少：Alb；低蛋白血症，ネフローゼ，肝障害など 　α_1；急性肝障害 　α_2；低蛋白血症，肝障害 　β；慢性肝障害，低蛋白血症 　γ；ネフローゼ，無γ-グロブリン血症等
赤血球沈降速度 　　（赤沈または血沈）	男　1〜7 mm/hr 女　3〜11	増加：急性および慢性感染症，悪性腫瘍，血液疾患，結合組織疾患，腎疾患など 減少：多血症，異常ヘモグロビン症，低フィブリノーゲン血症など
C反応性蛋白（CRP）	陰性 （毛細管法，SRID法，ラネックス凝集法） 0.35 mg±ml 以下 （レーザーネフェロメリー法）	増加：炎症性疾患，組織崩壊性疾患（心筋梗塞，癌腫，肉腫，ホジキン病）など
溶血毒ストレプトリジンO抗体 　　　　　　　　　（ASO）	成人　166 Todd 単位以下 小児　250 Todd 単位以下	増加：溶連菌感染症（リウマチ熱，扁桃腺炎など），骨髄腫，肝疾患など

■尿検査

検査項目	正常値	異常値を示す疾患
尿量	成人 1,000〜1,500 ml/日	増加：糖尿病，尿崩症，萎縮症，アミロイド腎，腎盂炎 減少：急性腎炎，ネフローゼ，心不全
尿比重	1.002〜1.030 1.015〜1.025（1日尿）	増加：（1.025以上）糖尿病，熱性疾患，水欠乏 減少：（1.010以下）尿崩症，腎不全
反応（pH）	弱酸性（ほぼ pH 6.0）	酸性：糖尿病や腎炎などによるアシドーシス
潜血（血尿，血色素尿）	陰性（試験紙法）	血尿：腎疾患（腎炎，腎出血），尿路疾患（尿路外傷，結石など），出血性素因，薬物中毒，火傷，異型輸血
尿糖	陰性（試験紙法）	陽性：糖の過剰摂取，糖尿病，褐色細胞腫，高度のストレス，甲状腺機能亢進，頭部外傷など
尿蛋白	通常は陰性（健常者でも蛋白を 40〜80 mg/日に尿中に排出している）	病的蛋白尿（1日 150 mg 以上）：中毒疾患，心不全，腎炎，ネフローゼ，膀胱炎など
ウロビリン体	試験紙法で陽性（＋）	強陽性：肝障害，赤血球破壊亢進など 陰性：胆管の閉塞，急性肝炎など
ビリルビン	陰性	陽性：閉塞性黄疸
ケトン体（アセトン体）	陰性	陽性：糖尿病，熱性疾患，飢餓，自家中毒症，重症下痢，肝障害など

5. 口腔領域に関連する神経症候診断学を学ぶ

　超高齢社会を迎え，脳血管障害，神経難病等に罹患しさまざまな障害を背負って生活をせざるを得ない人々が増加してくる．したがって，今後，かかりつけ歯科医として，神経疾患についての知識，中枢神経系の疾病，障害の知識は，ますます重要になってくると考えられる．神経内科学を理解することが必要であるが，特にわれわれの領域である口腔に関する神経症候学診断の知識を実戦的に学ぶことが重要と考える．口腔の機能は，知覚，運動すべて中枢の支配を受けており，顎顔面領域を扱っている歯科が中枢神経系等の疾患についての理解や神経症候学を学ぶ意義は大きい．ここでは，神経疾患の理解に役立つと思われる解剖・生理学的な知識を記載しておく．

1）神経系の分類について

(1) 働きによる神経系の分類

　体性神経系：骨格筋を支配，内臓以外の一般知覚（温痛覚，触圧覚，深部知覚など）・随意．

　自律神経系：内臓の平滑筋や心筋，分泌腺を支配，内臓感覚・不随意（交感＋副交感神経系）．

(2) 部位による神経系の分類

　中枢神経系：大脳，間脳，中脳，小脳，延髄，脊髄（中脳・橋・延髄を合わせて脳幹と呼ぶ）．

　末梢神経系：脳神経12対，脊髄神経31対（頸神経8対，胸神経12対，腰神経5対，仙骨神経5対，尾骨神経1対）．

2）口腔領域に関連する脳神経について

　脳神経は12対あり，それぞれ名前と番号がついているが，口腔の機能に関連した脳神経については十分な理解が必要である．

脳神経　　I．嗅神経
　　　　　II．視神経
　　　　　III．動眼神経（瞳孔を縮小する）
　　　　　IV．滑車神経
　　　　　V．三叉神経
　　　　　VI．外転神経
　　　　　VII．顔面神経
　　　　　VIII．聴神経（内耳神経）
　　　　　IX．舌咽神経
　　　　　X．迷走神経
　　　　　XI．副神経
　　　　　XII．舌下神経

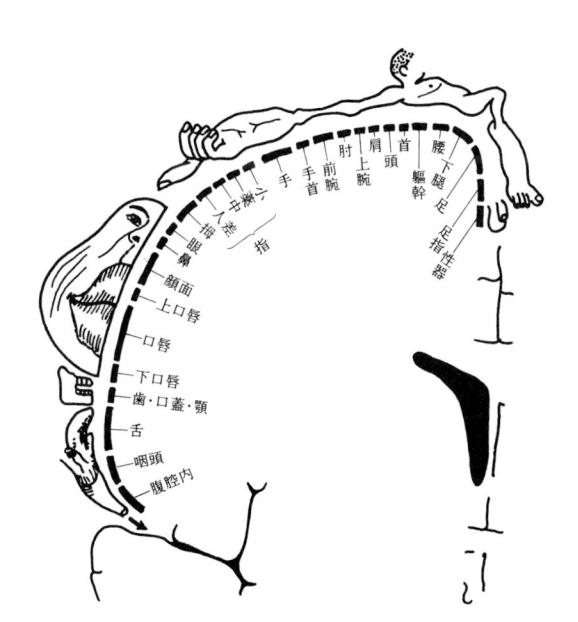

（杉浦和朗：イラストによる中枢神経の理解，p.64，医歯薬出版，1998．）

図8　感覚領における支配区域分布

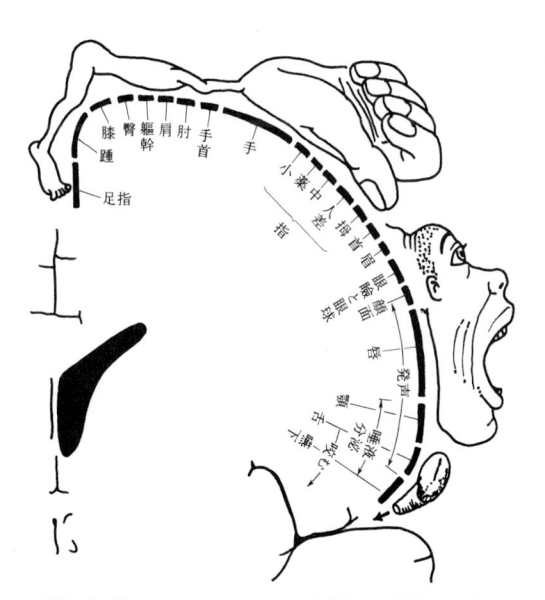

（杉浦和朗：イラストによる中枢神経の理解，p.64，医歯薬出版，1998．）

図9　運動領における支配区域分布

「嗅いで見る,動く車の三つの外,顔聴く舌は迷う副舌」

これらの脳神経の多くは,「食」に関連していることは明らかであり,なかでも三叉神経,顔面神経,舌咽神経,迷走神経,副神経,舌下神経等は口腔領域をはじめ,摂食・嚥下機能,頸部の姿勢等にも影響していることを認識しておきたい.

3）感覚領,運動領の支配区域分布

感覚領と運動領は別になっているが,かなり似ている.顔面,口腔領域については,領野が広いことを覚えておくことが重要である（図8, 9）.

脳神経	I 嗅神経	II 視神経	III 動眼神経	IV 滑車神経	V 三叉神経	VI 外転神経	VII 顔面神経	VIII 蝸牛神経 前庭神経	IX 舌咽神経	X 迷走神経	XI 副神経	XII 舌下神経
効果器（知／運／自）	知：嗅上皮	知：網膜	運：瞳孔括約筋、毛様体筋／上直・下直・内側直・下斜筋、眼瞼挙筋	運：上斜筋	知：顔面、鼻口腔（舌粘膜、角膜）／運：咀しゃく筋群	運：外側直筋	運：顔面の表情筋／知：舌前方2/3味蕾（鼓索神経）／自：顎下・舌下、涙腺	知：蝸牛内コルチ氏器官／三半器官、卵形・球形嚢	知：中耳、頸動脈洞、喉頭粘膜、舌後1/3味蕾、咽頭／運：咽喉頭筋群／自：耳下腺	知：内臓からの知覚／運：咽喉頭筋群／自：胸腹部臓器	運：胸鎖乳突筋、僧帽筋／知：耳介、外耳道	運：舌の筋群
頭蓋骨の出入部	篩板	視神経管	上眼窩裂	上眼窩裂	上眼窩裂1／正円孔2／卵円孔3	上眼窩裂	茎乳突孔（内耳道）	内耳道	頸静脈孔	頸静脈孔	頸静脈孔	舌下神経管
脳の出入部	嗅三角	間脳	中脳腹側	中脳背側	橋	橋・延髄間	橋・延髄間	橋・延髄間	延髄	延髄	延髄・脊髄	延髄
脳内の核（中継路）	(—)	視蓋前域（中脳）→外側膝状体（間脳）→内包後脚後方→視放線	動眼神経核（中脳）→E・W核→動眼神経	滑車神経核（中脳）→MLF→(注視中枢)	三叉神経核（中脳～脊髄）→三叉神経橋核（橋）→視床	外転神経核（橋）→MLF→(注視中枢)→視床	顔面神経核（橋）→内包	蝸牛神経核（橋）／前庭神経核（橋）→外側毛帯→下丘→内側膝状体／小脳や眼運動系と連絡	孤束核（延髄）／疑核（延髄）／下唾液核（延髄）→視床→内包	孤束核（延髄）／疑核（延髄）／迷走神経背側核（延髄）→視床→内包／自律神経性の反射弓を形成	副神経核（延髄へ頸髄）→内包	舌下神経核（延髄）→内包
中枢	側頭葉	後頭葉	前頭葉	前頭・後頭葉	頭頂葉	前頭葉	前頭・後頭葉	頭頂葉／視床下部（側頭葉）	視床下部	視床下部／前頭葉	頭頂葉／前頭葉	前頭葉
働き	嗅覚	視覚	対光反射／瞳孔縮小／眼球運動	眼球運動	顔面の触覚／顔面の温痛覚／顔面の深部覚／咀しゃく	眼球の運動	顔面の運動／舌前方2/3の味覚／唾液・涙の分泌	聴覚／平衡・加速度感覚	唾液腺分泌／咽喉頭の運動	内臓支配／咽喉頭の運動	首の運動／耳の温痛覚	舌の運動

（杉浦和朗：イラストによる中枢神経の理解, p.100, 医歯薬出版, 1995.）

図10 脳神経の構成と働き

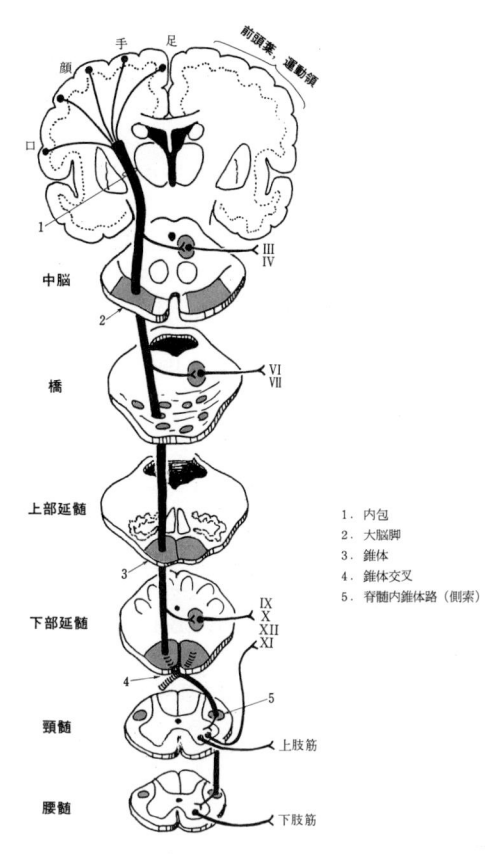

(杉浦和朗：イラストによる神経検査法の理解，p.199，医歯薬出版，1998.)

図 11 錐体路

表 16 病巣と代表的麻痺

病　巣	症　状
大脳皮質または皮質下	単麻痺（一肢だけ）
内包～大脳脚	片麻痺＋顔面下方の麻痺
橋	片麻痺＋反対側顔面上下の麻痺
橋（以下）	片麻痺（顔面の麻痺なし）
頸　髄	四肢麻痺
胸髄（以下）	対麻痺（両下肢）

(杉浦和朗：イラストによる中枢神経の理解，p.120，医歯薬出版，1998.)

4）脳神経の構成と働き（図10）

5）主な神経経路について

(1) 錐体路（Pyramidal Tract）

脳神経内に含まれるものも含めて，随意運動を支配するすべての線維路という意味で用いられることが多い．この錐体路線維は，各脳神経核のすぐ上方で交叉し，反対側の神経核に終わるが，顔面下方と舌の筋群以外の脳神経は，交叉性線維だけでなく，非交叉性線維によっても支配されている（両側性支配）ので，片側だけでの中枢障害では脳神経支配領域の運動障害は現れない．錐体路は，皮質および皮質下では，広い範囲を占めているが，内包，橋，延髄，脊髄と下がってくるに従い，次第に狭い部分をまとまって走行する．したがって，病巣の大きさが同じであれば，下位の病巣ほど麻痺の範囲は広くなる傾向となる（図11，表16）．

表 17　錐体外路に関する神経構造

大脳皮質	前頭葉（第 4・6・8・9 領野） 頭頂葉，側頭葉，後頭葉
大脳基底核	尾状核，被核，淡蒼球
視床	視床，視床下部
脳幹	黒質，赤核，前庭核，脳幹網様体，オリーブ核
小脳*	
代表的経路	視蓋脊髄路，赤核脊髄路，前庭脊髄路，網様体脊髄路，オリーブ脊髄路

 * 小脳もまた，錐体外路系の線維を介し，すべての随意運動に強い影響を与えている．したがって小脳は錐体外路系に含まれるわけだが，臨床的に，便宜上は独立して扱われる．
（杉浦和朗：イラストによる神経検査法の理解，p.199, 医歯薬出版，1998.）

表 18　錐体外路系障害と病巣部位

線条体	——ハンティントン Huntington 舞踏病
被殻	——アテトーゼ，ジストニーなど
ルイス Luys 体	——ヘミバリスムス
赤核	——筋緊張亢進（Benedikt 症候群）
黒質	——パーキンソン Parkinson 病

（杉浦和朗：イラストによる中枢神経の理解，p.68, 医歯薬出版，1998.）

表 19　運動麻痺と障害部位および主な原因

運動麻痺	障害部位	原因
単麻痺	大脳皮質運動領域	血管障害，腫瘍
片麻痺	内包付近，大脳皮質，脳幹，脊髄	血管障害，外傷，腫瘍
対麻痺	脊髄	外傷，脊髄血管障害，脊髄炎，腫瘍
四肢麻痺	大脳の両側，脳幹，脊髄	腫瘍，頸髄損傷，炎症，血管障害

（立野勝彦：中枢神経の評価，臨床リハ別冊リハビリテーションにおける評価（米本恭三ほか編），p.15, 医歯薬出版，1996.）

(2) 錐体外路（Extrapyramidal Tract）

錐体路以外の運動路の総称．意識にはのぼらないが，すべての随意運動を円滑にしている影の力のような働きがある（**表 17～19**）．

・複雑な構造を有する機能的概念
・運動に関与する経路のうち，錐体路以外のすべての経路を含む．
・随意運動を直接支配するものではない．
・筋の緊張，反射運動・姿勢の維持などに繊細な制御を加える．
・随意運動を円滑に遂行するうえで，間接的にきわめて重要な役割をする．

6）感覚経路について

一般に感覚の受容器は，それぞれの感覚に特異的である．感覚刺激は，それぞれ固有の神経線維の中を流れ，後根を経て，脊髄に伝えられる．末梢感覚神経の細胞体は，脊髄の後根神経節の中にある．感覚刺激は，脊髄または脳幹でニューロンを乗り換えながら上行し，最終的にはすべて反対側の視床に達する．そこでまた，ニューロンを乗り換え，最終的には，頭頂葉感覚領野に至る（図 12，13）．

7）感覚線維の配列について

感覚神経線維は，部位ごとに特定の配列をとっており，これを覚えておくことは病変がどこからどの線維群に影響しているかが推定できる．一本の後根により支配され

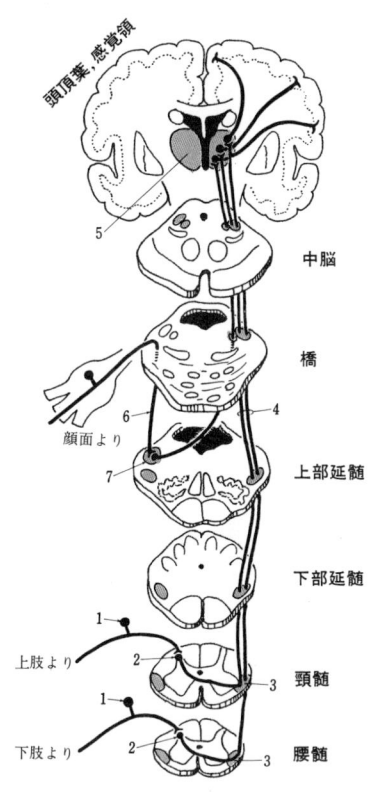

1．脊髄神経節細胞
2．脊髄後角内の第二次ニューロン細胞
3．脊髄側索
4．脊髄視床路
5．視床
6．三叉神経脊髄路
7．三叉神経脊髄路核

(杉浦和朗：イラストによる神経検査法の理解, p.171～172, 医歯薬出版, 1998.)

図 12　温痛覚の経路
後根から入った線維は，ニューロンを乗り換えて，ただちに反対側に移る．図には三叉神経を介する顔面からの温痛覚の通路も描いてある．

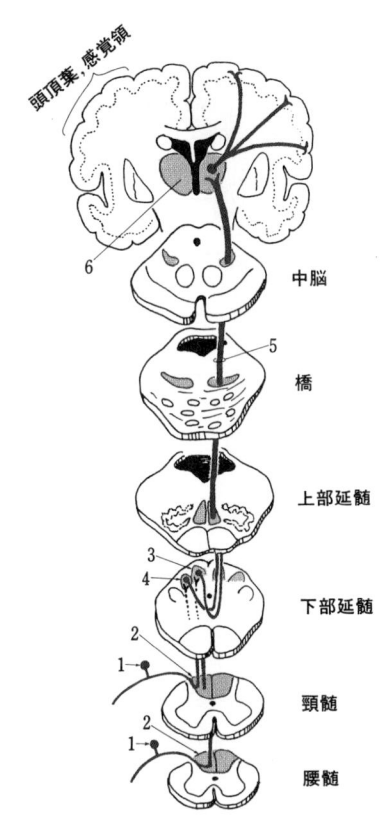

1．脊髄神経節細胞
2．脊髄後索
3．薄束核
4．楔状束核
6．内側毛帯
6．視床

(杉浦和朗：イラストによる神経検査法の理解, p.171～172, 医歯薬出版, 1998.)

図 13　深部感覚の経路
後根から入った線維はニューロンを乗り換えずに，同側を上行，延髄へ行ってから交叉する．

る皮膚区分を皮膚節と呼んでいる（図14, 15, 表20）
脳血管障害等による知覚麻痺等の責任病巣と麻痺の部位についても理解しておきたい（図16～18）．

8）口腔機能に関係する脳神経について学ぶ

口腔領域の機能を支配する脳神経（Ⅴ，Ⅶ，Ⅸ，Ⅹ，Ⅺ，Ⅻ）については，特に詳細にわたって学ぶことが必要である．

9）摂食・嚥下機能に関連する脳神経を学ぶ

今後，摂食・嚥下障害への対応は，かかりつけ歯科医の大きな役割となると考えられる．したがって，摂食・嚥下障害についての知識と摂食・嚥下機能に関連する脳神経系と障害について学んでおきたい（表21, 図19～21, 表22, 23）．

10）球麻痺と仮性球麻痺

(1) 障害部位
・中枢性：皮質延髄路の障害＝仮性球麻痺

(杉浦和朗：イラストによる神経検査法の理解，p.177，医歯薬出版，1993．)

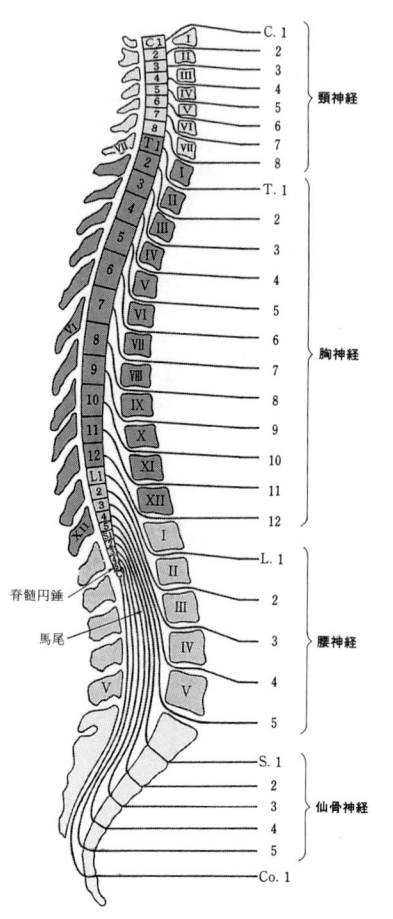

図 14　脊椎・脊髄と脊髄神経

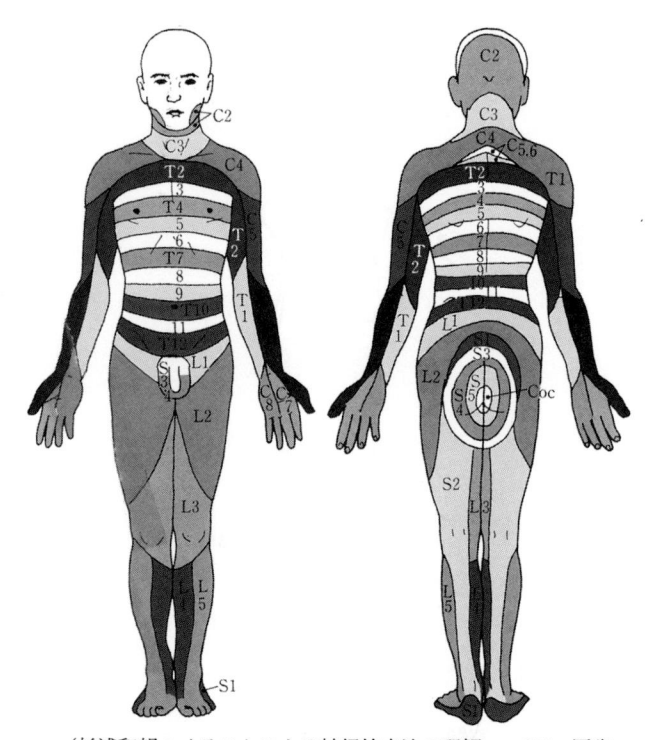

(杉浦和朗：イラストによる神経検査法の理解，p.175，医歯薬出版，1998．)

図 15　現在一般的な皮膚節

表 20　覚えておきたい皮膚節

C 1	感覚枝は存在しない
C 2	後頭部
C 3	項頸部
C 4	肩
C 7	中指（一番棘突起の長い頸椎から出て，一番長い指へ）
T 4	乳頭
T 7	剣状突起
T 10	臍
T 12	恥骨上
L 3, 4	膝
S 1	第 5 足趾
S 3〜5	肛門周囲，サドル部

(杉浦和朗：イラストによる神経検査法の理解，p.177，医歯薬出版，1998．)

I．いのち

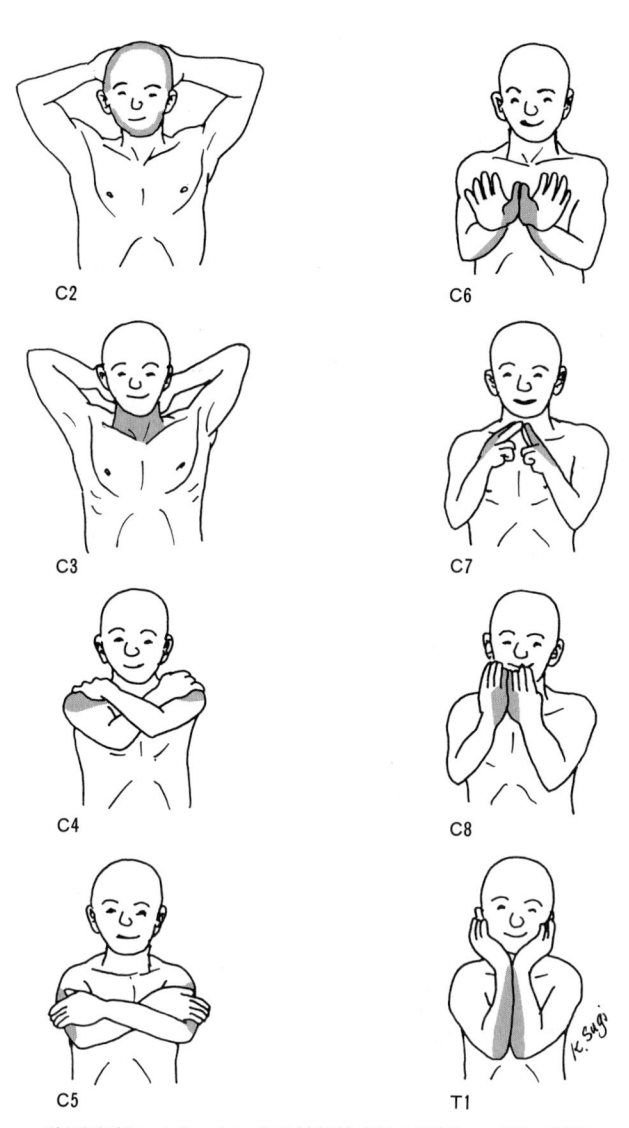

(杉浦和朗：イラストによる神経検査法の理解，p.178, 医歯薬出版，1993.)

図16 C2〜T1の皮膚節の覚え方
一般に皮膚節は覚えにくいが，特にC2〜T1について覚えておくとよいと考える

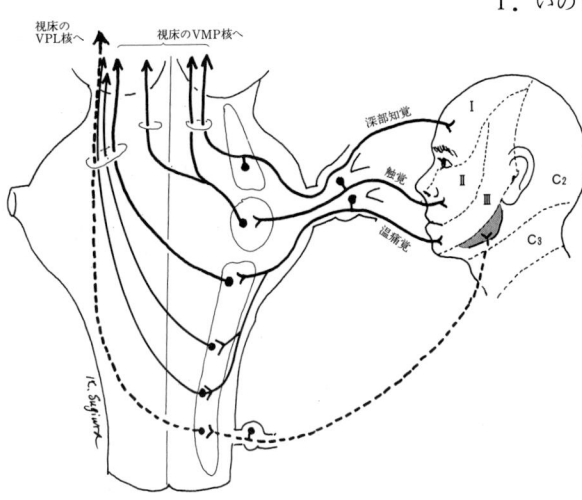

(杉浦和朗：イラストによる神経検査法の理解，p.122, 医歯薬出版，1998. より引用)

図17 三叉神経の感覚枝経路

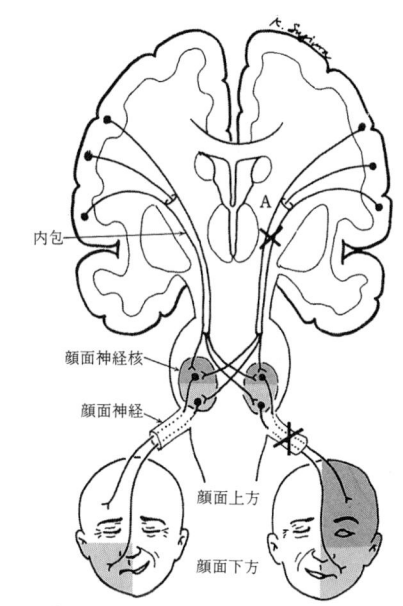

A．左，中枢性顔面麻痺　B．左，末梢性顔面麻痺

(杉浦和朗：イラストによる中枢神経の理解，p.111, 医歯薬出版，1993.)

図18 顔面神経麻痺について

表21 舌咽神経IX，迷走神経X，副神経（延髄根）XIの働き

神経核	通過する脳神経		働き
孤束核	IX，(X)	内臓感覚	味覚（舌後方2/3）
			頸動脈洞
			咽喉頭からの内臓感覚
三叉神経，脊髄路核	IX，(X)	体性感覚	舌・咽喉頭からの温痛覚
下唾液核	IX	副交感	耳下腺の唾液分泌
迷走神経，背側核	X	〃	内臓諸器官へ
疑核	(IX)，X，Cr. XI	体性運動	咽喉頭の運動

(杉浦和朗：イラストによる神経検査法の理解，p.155, 医歯薬出版，1993.)

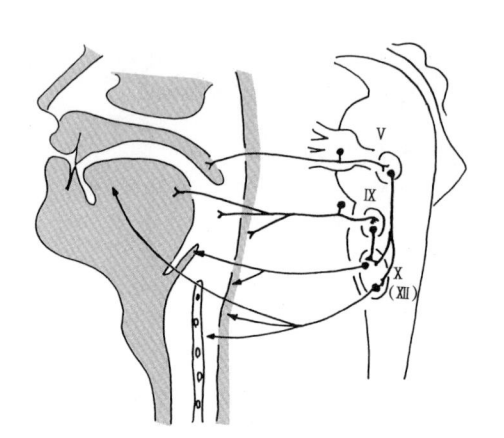

(杉浦和朗：イラストによる神経検査法の理解，p. 155，医歯薬出版，1993．)

図 19　嚥下反射の経路

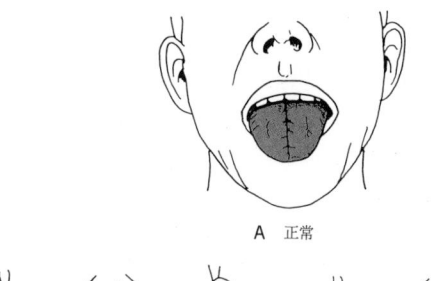

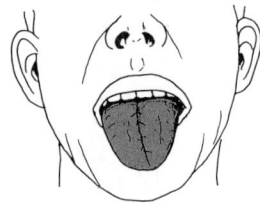

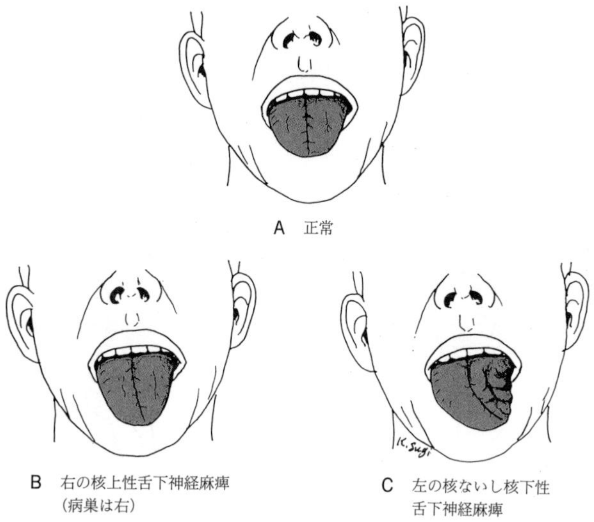

(杉浦和朗：イラストによる神経検査法の理解，p. 167，医歯薬出版，1993．)

図 20　舌の突き出しと舌下神経麻痺

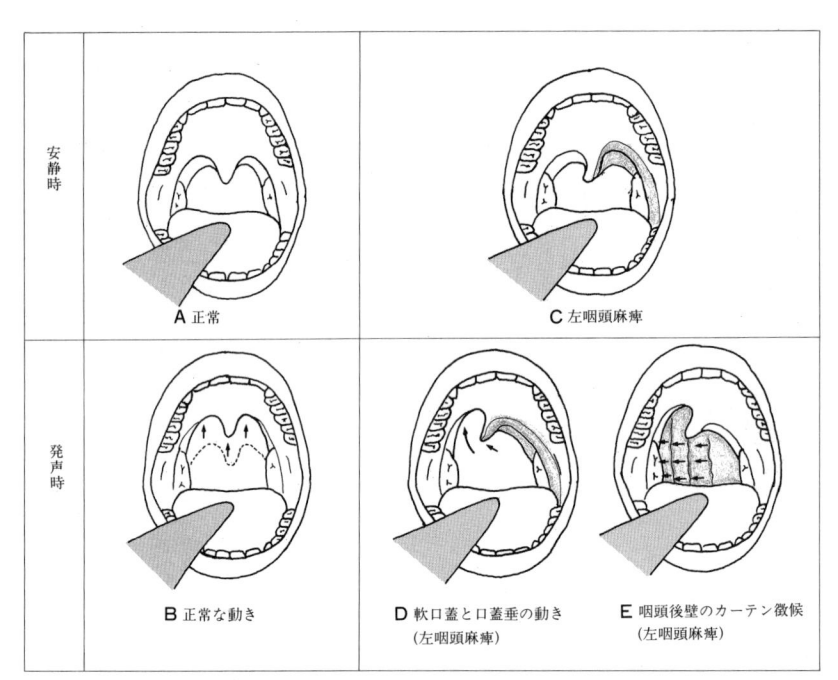

A　正常
B　右の核上性舌下神経麻痺（病巣は右）
C　左の核ないし核下性舌下神経麻痺

(杉浦和朗：イラストによる神経検査法の理解，p. 157，医歯薬出版，1993．)

図 21　咽頭の動きとその異常

A　正常
B　正常な動き
C　左咽頭麻痺
D　軟口蓋と口蓋垂の動き（左咽頭麻痺）
E　咽頭後壁のカーテン徴候（左咽頭麻痺）

大脳運動野から延髄までの錐体路
- 末梢性：球麻痺（bulbar palsy）
  軟口蓋麻痺：三叉神経の口蓋帆張筋枝
  咽頭麻痺：舌咽神経，迷走神経の麻痺（片側性麻痺ではカーテン徴候が出現する）

(2) 鑑別：中枢性（仮性球麻痺）か末梢性（球麻痺）
- 中枢性（仮性球麻痺）では下顎反射が亢進することが多い．
- 舌萎縮を伴っていれば末梢性（球麻痺）
- カーテン徴候は延髄病変（ワレンベルグ症候群など）で出現する．

表22 嚥下障害の原疾患および病態

1. 先行期障害
   【原疾患】
   ・両側性大脳病変を有する仮性球麻痺
   ・劣位半球障害
   【病態】
   ・認知・行動機能異常
   ・情動性機能障害
   ・低介護能力
2. 準備期障害
   【原疾患】
   ・仮性球麻痺
   ・脳幹部病変
   【病態】
   ・口唇閉鎖不全
   ・咀嚼筋・舌筋運動障害
   ・口腔感覚障害
   ・歯牙欠損・義歯不適合
3. 口腔期障害
   【原疾患】
   ・仮性球麻痺
   ・脳幹部病変
   ・パーキンソン病
   ・筋萎縮性側索硬化症
   【病態】
   ・舌による食塊形成・保持・移動の障害
   ・舌の協調運動障害・固縮
   ・舌の不随意突出
4. 咽頭期障害
   【原疾患】
   ・仮性球麻痺
   ・Wallenberg 症候群
   ・進行性球麻痺
   ・筋萎縮性側索硬化症
   ・重症筋無力症
   ・舌, 口腔内の感覚障害

(今泉有美子ほか:摂食・嚥下障害の評価, 臨床リハ別冊リハビリテーションにおける評価 (米本恭三ほか編), p.39〜44, 医歯薬出版, 1996.)

表23 嚥下障害の臨床評価

1. 先行期障害
   ・実際の食事場面の観察 (患者および介護者)
   ・意識レベルの評価
   ・失行・失認・前頭葉症状の程度
   ・患者の情動反応の観察
2. 準備期障害
   ・口唇・咀嚼筋・舌筋の各筋運動麻痺・分離
   ・運動障害や筋萎縮の程度
   ・口腔内感覚障害の程度
   ・歯牙状態・義歯の噛み合わせの観察
3. 口腔期障害
   ・舌の発音・運動機能のチェック
   ・口腔期所用時間の延長の有無
4. 咽頭期障害
   ・舌の発音・運動機能のチェック
   ・口腔期所用時間の延長の有無
   ・嚥下時の食塊の口腔内残留の有無
   ・V, VII, IX, XII チェック
   ・咽頭反射・軟口蓋反射のチェック
   ・嚥下時の鼻への逆流の有無 (鼻咽腔閉鎖障害の有無)
   ・食道への通過不能の有無 (輪状咽頭筋弛緩の有無)
   ・むせこみの有無, silent aspiration との相関性

(今泉有美子ほか:摂食・嚥下障害の評価, リハビリテーションにおける評価 (米本恭三ほか編), 臨床リハ別冊 p.39〜44, 医歯薬出版, 1996.)

(3) 片側性か両側性か
・片側では, 自覚症状がないことがある.
・咽頭麻痺では嚥下障害が出現する.
・片側性障害は局所病変によるものが多く, 両側性障害は運動ニューロン疾患や筋疾患によるものが多い.

II. からだ

1.「健康日本21」への道しるべ

1）成人病から生活習慣病へ

わが国においては，成人期以後に多い疾病を従来から，「成人病」と呼んでいた．成人病は「主として，脳卒中，がんなどの悪性腫瘍，心臓病などの40歳前後から急に死亡率が高くなり，しかも全死因の中でも高位を占め，40～60歳位の働き盛りに多い疾患」としての行政用語である．この成人病の提唱は，昭和32年，厚生省の諮問機関として，「成人病対策協議連絡会」が設置されたことに始まる．当時は，結核の死亡率が低下し，脳血管障害，悪性新生物，心疾患の死亡率が増加してきており，これらの成人期に多い疾患対策が急務とされた時代背景があった．そして，成人病予防対策は，従来からの結核予防対策を受け，疾病の早期発見，早期治療を目指す検診を中心にした二次予防対策を中心に展開してきたのである．その結果，脳血管疾患死亡率の減少をもたらし，世界一の長寿国となる要因にもなったことは事実である．しかし，成熟した高齢社会を迎え，疾病構造変化，国民の疾病に対する意識，健康観等の変化に伴い，二次予防対策だけではなく，一次予防対策の重要性も問われてきたのである．平成8年末に厚生省は，生活習慣病という新しい疾病概念を提唱した．

これは，公衆衛生審議会において，「生活習慣に着目した疾病対策の基本的方向性について」の意見具申が作成され，生活習慣病を従来の成人病に代わって新たに提唱したものである．また，厚生省は，1985年からアクティブ80ヘルスプランを策定し，運動・栄養・休養に関する健康づくりの指針を策定してきているが，国民に広く一次予防としての生活習慣の重要性を認識してもらうことに主眼がおかれているともいえる．従来の成人病は，中高年になって，健診等で発見されるもので，それまでは，心配しなくて良いといった，どちらかといえば，他力本願的な対応としての概念があったが，生活習慣病といった場合，子どもの時から，自分の努力で疾病を予防し，健康をつくりあげていこうといった，ヘルスプロモーションの概念としての捉え方に変化しているということであろう．公衆衛生審議会の意見具申で述べられている生活習慣病（life-style related disease）の定義は，「食習慣，運動習慣，休養，喫煙，飲酒等の生活習慣が，その発症・進行に関与する症候群」としている．口腔内における2大疾患である齲蝕，歯周病もまさに生活習慣病の代表といえよう．高齢者の口腔機能の状況と，全身状態，日常生活動作には密接な関連があり，口腔機能の回復による食生活の改善や口腔ケアの充実が，人々のQOLに直接かかわることは周知の事である．そのためには，乳幼児期からの各ライフステージに沿った口腔保健対策はもちろん，特に成人期の口腔保健が重要であることは十分理解される．

2）生活習慣病対策について

平成9年1月，21世紀に向けた総合的な生活習慣病対策について検討するため，公衆衛生審議会，健康増進栄養部会と成人病難病対策部会の合同部会の専門委員会として，「生活習慣病対策専門委員会」が設置された．ここでは，平成8年12月の公衆衛生審議会意見具申「生活習慣に着目した疾病対策の基本的方向性について」を踏まえ，生活習慣病に関する現状と対策について評価を行い，今後の対策のあり方についての中間報告「今後の生活習慣病対策について」（平成9年7月）を行っている．

生活習慣病に重点をおいた対策の推進にあたっては，「国民に正しい情報を提示し，社会的支援策を用意した上で，その取り組みについては個々の状況に応じて国民が選択する」という考え方を示した上で，以下の7つの課題を示した．

・一次予防の推進
・効果的な二次予防対策の実施
・患者の生活の質の向上を目指した医療技術の開発

・研究の推進
・拠点機能等の整備,充実および情報化への対応
・地域における支援体制および拠点機能の整備
・健康増進および保健医療従事者の資質の向上

これらの検討課題を含めて,今後の生活習慣病対策の具体策について,生活習慣病対策の推進,基盤整備および目標・計画の作成の3つの観点から検討している.

3)「健康日本21」について

少子・高齢化,生活習慣病の増加,要介護高齢者の増加,医療費の増大といった社会背景の下,病気や寝たきり等にならないように,国民一人ひとりが「日頃から健康づくりを実践し,健康で明るく,活力に満ちた社会を国民全体で目指す」ことがわが国の21世紀の大きな課題となっている.厚生省の保健医務局地域保健・健康増進栄養課を主管とした,2000年からの健康づくり運動ともいえる「健康日本21」がスタートする.この運動の基本理念として「すべての国民が健康で明るく元気に生活できる社会」の実現を図るため,

・壮年死亡を減少させる
・痴呆や寝たきりにならない状態で生活できる期間(健康寿命)を延ばす

などを目標に,個人の力と社会の力を合わせて,国民の健康づくりを総合的に推進することとしている.

これからの超少子・高齢社会を活力のあるものとしていくためには,単に病気の早期発見,治療にとどまらず,

・健康増進,発病予防を目的とした「一次予防」を重視する
・生活の質を高め,稔り豊かで満足できる生涯づくりを目指す

ことが重要となる.
各論の具体的目標案として,
(1)栄養・食生活
(2)身体活動・運動
(3)休養・こころの健康づくり
(4)たばこ
(5)アルコール
(6)歯の健康
(7)糖尿病
(8)循環器病
(9)がん

の9つがあげられており,各分科会で改善目標と手段が検討された.

4)「健康日本21」歯の健康の目標値

(1)幼児期のう蝕予防

①う歯のない幼児の増加

　指標の目安　〔う歯のない幼児の割合(3歳)〕

　　　　　　　　　　　　　現状＊　　2010年
　　　6.1a　全国平均　　59.5%　　80%以上

　＊:平成10年度3歳児歯科健康診査結果

②フッ化物歯面塗布を受けたことのある幼児の増加

　指標の目安　〔受けたことのある幼児の割合(3歳)〕

　　　　　　　　　　　　　現状＊　　2010年
　　　6.2a　全国平均　　39.6%　　50%以上

　＊:平成5年歯科疾患実態調査

③間食として甘味食品・飲料を頻回飲食する習慣のある幼児の減少

　指標の目安　〔習慣のある幼児の割合(1歳6カ月児)〕
　　　　　　　　　　　　現状＊,＊＊　2010年＊＊
　　6.3a　全国平均　　29.9%　　　—

　＊:参考値,1日3回以上の間食をする1歳6カ月児の割合(久保田らによる調査,平成3年)
　＊＊:平成12年度中に調査し,設定する
　用語の説明　頻回飲料:間食として1日3回以上の飲食

(2)学齢期のう蝕予防

①一人平均う歯数の減少

　指標の目安　〔一人平均う歯数(12歳)〕

　　　　　　　　　　　　　現状＊　　2010年
　　　6.4a　全国平均　　2.9歯　　1歯以下

　＊:平成11年学校保健統計調査
　用語の説明　一人平均う歯数:一人あたり平均の未治療のう歯,う蝕により失った歯,治療済のう歯の合計(DMF歯数)

②フッ化物配合歯磨剤の使用の増加

　指標の目安　〔使用している人の割合〕

　　　　　　　　　　　　　現状＊　　2010年
　　　6.5a　全国平均　　45.6%　　90%以上

　＊:参考値,児童のフッ化物配合歯磨剤使用率(荒川らによる調査,平成3年)

③個別的な歯口清掃指導を受ける人の増加
　指標の目安　〔過去1年間に受けたことのある人の割合〕

　　　　　　　　　　　　　　　現状＊　　2010年
　　　　6.6a　全国平均　　　12.8%　　30%以上
　　＊：参考値，平成5年保健福祉動向調査(15〜24歳)
　　用語の説明　個別的な歯口清掃指導：歯科医師，歯科衛生士により個人の口の中の状態に基づいて行われる歯磨き指導

(3)成人期の歯周病予防
①進行した歯周炎の減少
　指標の目安　〔有する人の割合〕

　　　　　　　　　　　現状＊　　2010年＊＊
　　　　6.7a　40歳　　32.0%　　22%以下
　　　　6.7b　50歳　　46.9%　　33%以下
　　＊：参考値，平成9〜10年富士宮市モデル事業報告
　　＊＊：3割以上の減少
　　用語の説明　進行した歯周炎：歯周疾患の検査であるCPI検査で4mm以上の深い歯周ポケットのあるもの

②歯間部清掃用器具の使用の増加
　指標の目安　〔使用する人の割合〕

　　　　　　　　　　　　　　現状＊　　2010年
　　　6.8a　40歳（35〜44歳）　19.3%　　50%以上
　　　6.8b　50歳（45〜54歳）　17.8%　　50%以上
　　＊：平成5年保健福祉動向調査
　　用語の説明　歯間部清掃器具：歯と歯の間を清掃するための専用器具（デンタルフロス，歯間ブラシ等）

③喫煙が及ぼす健康影響についての十分な知識の普及（［4 たばこ］参照）
④禁煙支援プログラムの普及（［4 たばこ］参照）

(4)歯の喪失防止
①80歳で20歯以上，60歳で24歯以上の自分の歯を有する人の増加

　指標の目安　〔自分の歯を有する人の割合〕

　　　　　　　　　　　　　　　　現状＊　　2010年
　　6.11a　80歳（75〜84歳）で20歯以上
　　　　　　　　　　　　　　　　11.5%　　20%以上
　　6.11b　60歳（55〜64歳）で24歯以上
　　　　　　　　　　　　　　　　44.1%　　50%以上
　＊：平成5年歯科疾患実態調査

②定期的な歯石除去や歯面清掃を受ける人の増加
　指標の目安　〔過去1年間に受けた人の割合〕

　　　　　　　　　　　　　現状＊　　2010年
　　6.12a　60歳（55〜64歳）　15.9%　　30%以上
　　＊：参考値，過去1年間に歯石除去や歯面清掃を受けた人の割合，平成4年寝屋川市調査

③定期的な歯科検診の受診者の増加
　指標の目安　〔過去1年間に受けた人の割合〕

　　　　　　　　　　　　　現状＊　　2010年
　　6.13a　60歳（55〜64歳）　16.4%　　30%以上
　＊：平成5年保健福祉動向調査

　今後，地区においては，これらの目標の実態を把握するとともに，この数値目標をどのように地区の歯科保健活動の中で生かしていくのかが問われてくるだろう．少子高齢化の中，それぞれの地区の実状に沿った具体的な目標も併せて設定し，行政の保健活動とも連携しながら，かかりつけ歯科医の協力を推進することも地区歯科医師会の役割である．

参考文献

1) 生活習慣病予防研究会編：2000生活習慣病のしおり，8〜9，45〜46，社会保険出版社，東京，2000．
2) 今後の生活習慣病対策について(中間報告)：公衆衛生審議会，健康増進栄養部会・成人病難病対策部会合同部会，生活習慣病対策専門委員会，1997．
3) 瀧口　徹：「健康日本21」と「介護保険」は21世紀超高齢社会保健医療福祉対策の両輪，霞ヶ関レポート，日本歯科評論，687：63〜65，2000．
4) 花田信弘：健康日本21と歯科保健，21世紀の橋わたし，新春展望：21世紀へのトレンド，日本歯科評論，687：73〜88，2000．

2．口腔のケアについて

1）口腔ケアとは

口腔の疾病予防，健康保持・増進，リハビリテーションにより，クオリティ オブ ライフ（QOL）の向上を目指した科学であり，技術である．

(1)口腔ケアの目的

多くの生活習慣病は本人の気がつかない間に進んでおり，早期発見には血液検査や心電図など専門家による検査が必要であるが，口腔の状態は本人や家族が観察することができる．この利点を生かし前記の具体的な口腔ケアにより，う歯，歯周疾患を予防し，80歳になっても20本以上の歯を残す（8020運動）ことを目標とする．療養者や高齢者も，基本的には前記の健康人の目標と同じであるが，以下に具体的目標を列記する．

  1）疾病予防……………①う歯，歯周疾患
         ②口臭
         ③口腔乾燥
         ④舌苔
         ⑤口内炎
         ⑥口腔内細菌感染
         ⑦カンジダ症
         ⑧嚥下性肺炎
  2）口腔の障害の改善…①疼痛の軽減
         ②潰瘍などの創傷治癒の促進
         ③口腔乾燥の軽減
         ④味覚の維持
  3）栄養の摂取…………①血行をよくする
         ②唾液の分泌促進
         ③食欲の増進
         ④栄養の摂取
  4）生きがい，爽快感…①言語が明瞭になる
         ②対人関係の円滑化
         ③適切な義歯
         ④美しさの保持
         ⑤生活に対する意欲

これらのことにより，最終的にはQOLの向上につながるのである．

(2)口腔ケアの目標

口腔環境の改善→食生活の改善→栄養状態の改善→身体機能の改善→生活意欲の回復（生きる喜び，自立とQOLの向上）

・自立支援ならびにリハビリテーションの意味からも，自主的な口腔ケアの確立を目指す．
・口腔ケアが結果的に介護負担軽減につながる．
  食生活の介助の軽減
  会話などのコミュニケーションの改善
  口臭などの不快感の軽減
  身体機能の回復（着替え，移動，排泄等）

(3)要介護者の口腔ケアと支援体制（**図1**）

(4)口腔ケアの内容

  1．口腔清掃
    1）含嗽法……含嗽剤
    2）歯磨き法…歯磨き剤
    3）フロッシング
    4）歯間清掃法
    5）綿棒，ガーゼ，スポンジ等による清拭
    6）吸引器による洗浄法
    7）歯垢，歯石除去
  2．フッ素化合物の塗布
  3．義歯の装着と手入れ……洗浄剤，安定剤，接着剤，義歯の保管
  4．咀嚼
  5．摂食・嚥下……………摂食訓練，嚥下訓練，誤嚥・誤飲の防止
  6．口臭の除去
  7．口腔乾燥の防止…………脱水の状況，人工唾液
  8．口腔の痛みの軽減………含嗽剤，口腔用軟膏
  9．口腔出血の防止
  10．歯肉，頬部のマッサージ
  11．咀嚼筋，口腔周囲筋，舌の運動
  12．リハビリテーション
  13．食事の介護……………介護用品など
  14．口腔の健診……………自己健診法
  15．口腔の美容

2）口腔ケアに必要な用具

口腔ケアに使用する物品は，次の5つに大別される．

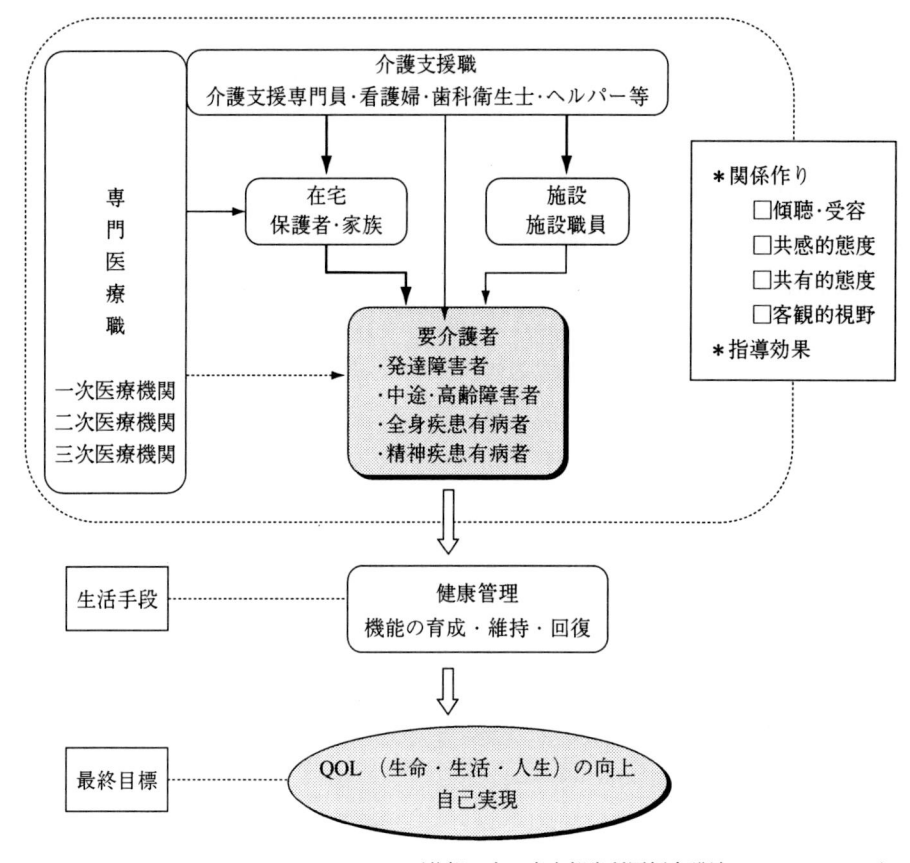

(芳賀 定：東京都歯科医師会講演テキスト，1999．)

図1 要介護者の口腔ケアと支援体制

＊口腔ケアの目標を達成するためにはどのようなことが大切か
1) 専門医療職，介護支援職として自分や医療機関としての果たす役割・機能を明確にすること．
2) 地域口腔保健医療システムの中で，医療機能連携の重要性を認識すること．
3) 介護者（保護者・介助者等）とのかかわり形成と適切な情報収集の重要性について認識すること．
4) 要介護者を取り巻く生活環境をはじめとして，全身状態や口腔に関する適切なアセスメントと再評価の重要性について認識すること．
5) 要介護者や介護者とかかわる際に，現実的な目標と指導計画の立案が大切である．
6) 専門職としての接遇態度の重要性について認識すること．

1．歯に対する清掃用具
2．粘膜に対する清掃用具
3．口腔ケアに使用する薬剤（歯磨剤を含む）
4．注・排水用具
5．清掃を補助する用具

以下各々について簡単に説明する．

(1)歯に対する清掃用具

歯に対する清掃用具は，歯ブラシをはじめ多種多様な物品が考えられる．主な物品を列挙し，簡単な説明をつけ足すと次のようになる．

①歯ブラシ…年齢や歯並び，歯数，疾患等状態に合わせて選択する．基本的には歯ブラシの柄がしっかりと持ちやすく，少し小さめのヘッド，粘膜を傷つけないためにも毛先は柔らかい物を使用する．

②歯間ブラシ…歯と歯の間にある空隙を清掃する．各種サイズがある．

③デンタルフロス…歯ブラシ，歯間ブラシの挿入が困難な部分，歯と歯の間の清掃に使用．

④電動歯ブラシ…老人，身体的な障害により歯ブラシが上手に使えない場合に使用を指導すると有効．反面，決められた方向にしか運動をしないので，細かい部

分を磨き残す可能性がある．
⑤ウォーターピック…何らかの制約があり，歯ブラシ等が使用できないときに使い，歯肉へのマッサージ効果も期待できる．完全な歯垢除去は困難で，補助的な清掃用具として使用．
⑥義歯用歯ブラシ…義歯に付着した歯垢の清掃に使用．
⑦その他…巻綿子や綿棒など，歯や粘膜，両方の清掃に使用できる．また，疾患や症状に合わせた改良ブラシなどがある．

(2)粘膜に対する清掃用具

粘膜に対して使用する清掃用具は，粘膜が易出血性で傷つきやすい性質から，機質的に柔らかな，機械的刺激が少ないものを使用することが望ましい．
①巻綿子…金属，割りばし等細い棒状のものに，綿花，ガーゼを巻いたもの．歯ブラシの使用，含嗽ができない患者に使用．歯にも使用できる．
②歯肉マッサージブラシ…歯ブラシの毛の部分が柔らかいシリコンゴムでできており，歯肉にマッサージを行うよう，小さな振動を与えながら使用．
③舌ブラシ…主に食べかすなどからできる舌苔を取り除く，舌専用のブラシ．
④その他…幼児用ゴム歯ブラシ（ゴムの指サックに短いゴムの毛がついたもの）など．

(3)口腔ケアに使用する薬剤（歯磨剤を含む）

口腔ケアに使用する薬剤は，主に含嗽剤と歯磨剤の2つに分けられる．最近，イオン効果や歯垢分解酵素などにより，歯面に一層被膜を作り，歯垢の付着を阻害させたり，あるいは歯垢を取りやすくするデンタルリンスなども販売されている．他に外用剤としてトローチ剤，口腔用軟膏剤，貼布剤，その使用法によって，噴霧する薬剤などあるが，症状に合わせ使用する薬剤であり，ケアよりキュアに用いる薬剤だと思われるため，詳しい説明は省く．
①含嗽剤…含嗽剤には，市販されているものと，病院などで処方・調合されるものがある．
②歯磨剤…歯磨剤は，多数の種類が市販されているが，その作用としてほとんどが研磨作用（歯面の付着物を機械的に除去する作用），吸着作用（歯面の汚物，口腔内細菌，口臭などを除去），発泡作用（界面活性剤により，歯磨剤を泡とともに口腔すみずみに拡散）があり，他の添加物を加えて歯垢溶解作用，中和作用，抗菌作用，抗酵素作用などの特徴をもたせている．口腔ケアを行う場合，基本的には歯磨剤は必要ないかもしれないが，患者の爽快感などが得られるため，使用するときは少量がよい．

(4)注・排水用具

さまざまなものが使用されているが，生活用具のなかにも使用できるものが多数ある．
①注入用具
 a．コップとストロー…ストローは，曲げられるものが介護される患者にはよい場合が多い．
 b．吸いのみ…吸引力の弱い患者に有効．反面注入量の調節が難しい．
 c．注射器…注射器の先にチューブを取り付け使用．排水にも使用できる．
 d．その他
②排水用具
 a．ガーグルベースン
 b．ボール，丸型容器（カップめんなどの空容器でもよい）
 c．吸引器，注射器，など

(5)清掃を補助する用具

口腔ケア，あるいは清掃時，使用すると清掃効果が得られるもの．
①舌圧子
②開口器あるいは割りばしなどにガーゼを巻いたもの
③懐中電灯などの照明器具
④その他（鏡，リップクリームなど）

3）高齢者の口腔ケア

(1)高齢者の口腔ケアの目標，誤嚥性肺炎の予防
　①口腔ケアの目的と目標
　　＜口腔ケア→口腔環境の改善＞
　　・誤嚥性肺炎の予防

表 1 口腔ケアの自立度の判定基準

		自 立	一部介助	全 介 助
B D R	ブラッシング	a．ほぼ自分で磨く a1．移動して実施する a2．寝床で実施する	b．部分的には自分で磨く b1．座位を保つ b2．座位を保てない	c．自分で磨けない c1．座位，半座位をとる c2．半座位もとれない
	義歯着脱	a．自分で着脱する	b．着脱のどちらかができる	c．自分ではまったく着脱しない
	うがい	a．ブクブクうがいをする	b．水を口に含む程度はする	c．口に水を含むこともできない
歯と義歯の清掃状況	巧緻度	a．指示どおりに歯ブラシが届き自分で磨ける	b．歯ブラシが届かない部分がある．動きが十分にとれない	c．歯ブラシがほぼつかえない
	自発性	a．自分から進んで磨く	b．言われれば自分で磨く	c．自発性はない
	習慣性	a．毎日磨く a1．毎食後 a2．1日1回程度	b．ときどき磨く b1．週1回以上 b2．週1回以下	c．ほとんど磨いていない

- う蝕の予防，歯周病の予防と治療
- 唾液分泌の促進
- 口腔領域の脱感作
- 口腔粘膜の健全化
- 口臭の除去
- 爽快感
- 生活のリズム作り
- 正常な味覚の保持
- 摂食，嚥下のリハビリテーション

(2)口腔ケアの自立度判定基準（**表1**）

①情報収集―口腔ケアは，口腔内をよく観察することから始まる―

要介護高齢者本人，家族等の介護者の状態，状況，口腔ケアを行う環境等の情報の効率的な収集が必要．

- 口腔内の状態
- 口腔ケアの自立度の把握

②口腔清掃自立についてのアセスメント

口腔清掃自立の3要素

- 歯磨きが自分でできるか．
- 義歯の着脱ができるか．
- うがいができるか．

(3)口腔ケアを行う環境整備

①本人のもつ機能を維持し，継続して口腔ケアができるような環境の整備と生活習慣としての採り入れが重要．

②洗面所での実施が可能か．立位，座位

③車椅子上での実施か．

④ベッド上での実施か．

体位，姿勢の確保が可能か．

⑤実施に際して，誤嚥や窒息，嘔吐などを招来しないような配慮と吸引装置等の検討．

⑥口腔ケアはその習慣づけがまず重要であるので，口腔ケアそのものが苦痛にならないような環境の整備が必要である．

(4)高齢者の口腔ケアの注意点

①口腔ケアの時期

- 経口摂取可能であれば，食事の前と食後しばらくしてできるだけ行うことが望ましい．
- 特に嚥下障害がある人は，食事の最初の一口でむせることが多いので，誤嚥性肺炎予防のためにも食前の口腔ケアは重要である．
- 摂食，嚥下のための準備体操として，粘膜への刺激導入も含めて考える．
- 胃瘻，経管栄養の場合は，経管栄養スケジュールに合わせて，嘔吐等を誘発しないように注入前に行うか1～2時間してから．
- 介護者の都合で毎食後できない場合もあるが，夕食後は必ず行い，少なくとも義歯の清掃は毎食後行う．

②口腔ケアの一般的注意点

- 口腔細菌が全身性疾患へどのようにかかわるかを

理解させる．
- 口腔ケアは，口腔をよく観察することから始まる．
- 口腔乾燥への対応
- 歯，歯肉，口腔粘膜の状態，舌の状態と動き，口唇の状態と閉鎖の仕方，唾液の分泌状態，口腔内の汚れ等の観察，鼻呼吸の可否も注意する．
- 補綴物（入れ歯など）の使用状態の観察．
- 患者本人の痛みや不快な部分の訴えの確認．
- ケアする側が勝手な判断を下さず，歯科医等に必ず報告，相談する．

(5) 自立者の口腔ケア
①高齢者の口腔内の特徴に合わせた口腔ケアが大切．
②口腔ケアの声かけをする→習慣づけの確立
③可能な限り，洗面所で行ってもらうほうがよい．
④洗面所では無理な場合は，ベッドサイドに歯磨きセット（歯ブラシ，コップ，ガーグルベースン等）を用意する．
⑤高齢者は歯みがきの方法が雑になりやすく，歯肉の抵抗も弱くなるので，歯ブラシ圧に注意が必要（特に麻痺がある場合は，その部分に強い力が加わりやすい）．
⑥歯ブラシの形状は？
- 持ちやすい太めのハンドルのもの．
- 歯肉の状態によって，傷つけない柔らかい毛先のもの．

⑦歯根の露出が多いので，その部分を十分にきれいにする．
⑧歯間ブラシで爽快感を．
⑨歯肉からの出血については，十分説明する．
⑩孤立歯や入れ歯のバネのかかる鉤歯は，特に注意して磨く．
⑪セルフ・ケア後の口腔内のチェックを．
⑫義歯の清掃も忘れずに．
⑬歯がない場合，柔らかい歯ブラシで顎堤，粘膜も清掃する．
⑭舌の表面もきれいにすること．
⑮歯ブラシの工夫を考える．
⑯温かい見守りが重要．

(6) 一部介助者の口腔ケア
①本人と介助者の役割分担を明確にする．
自立磨き＋介助者磨き
②介助者によるケア
- より小さい歯ブラシや歯間ブラシの使用
- 本人ができない部分を支援する視点
③本人の握力が弱い場合や，届きにくい場合は，歯ブラシの柄の工夫をする（ビニールホースを被せたり，形状記憶の柄のついた歯ブラシも市販されているので，利用してもよい）．
④電動歯ブラシの検討
電動歯ブラシの選択基準は？
- 細かい，優しい動きであること．
- 細長いネックで，柔らかい毛先
- 全体が軽く，持ちやすいもの．
- スイッチが押しやすいもの．

⑤歯ブラシをリハビリの道具として，筋機能訓練にも利用してみる．
⑥本人の残された機能を最大限，維持し引き出すようにすることが基本，どうしてもできない部分を，介助者がフォローする．

(7) 全介助者の口腔ケア
①基本ケア
- 口腔ケアの必要性の理解を得ること．
- 方法の説明と承諾
- 適切な姿勢，体位（誤嚥防止）
- 座位がとれない場合，30〜45度程度上体を起こし，枕や毛布で姿勢を確保する．
- 麻痺や，意識障害があって起こせない場合は，側臥位とし，誤嚥を防ぐ．
- 片麻痺の場合，側臥位では，麻痺側を上にしたほうが誤嚥が少ない．
- 側臥位も無理な場合は，頸部を患側に向け咽頭部を狭くして，誤嚥を防ぐ．
- 疲れないように手早く行うために，清掃用具，薬液，吸引器等の準備をよく整えてから行う．
- うがい，歯磨き，義歯の清掃．
- スポンジブラシ（トゥースエッテ®），口腔清拭用綿棒，巻綿子，ガーゼ等をうまく利用して，短時間で行う．
- 舌，口唇，口角に対する処置．
- 終了後のねぎらいと次への期待．

②全介助で自分の歯がある場合

- 歯ブラシの毛先は柔らかく，大きさが小さいもの．
- 歯磨剤は，なしで可．
- 柔らかい歯ブラシを水，イソジン® 希釈液，含嗽液等に浸して毛先磨きを行う．
- 舌の清掃も忘れずに．
- 吸引しながら，注射筒，吸い飲み等で洗浄．
- 麻痺側は感覚の低下により食物残渣が溜まりやすいので，よく注意する．

③全介助で歯がない場合
- 義歯の有無にかかわらず，口腔粘膜，舌をよく観察する．
- 義歯をはずし，口腔内を清掃．
- 舌と顎堤との間もよくみる．
- 舌も忘れずに．

④うがい（含嗽）について

a．自分でうがいができる場合（洗口してもらう）
吸い飲みやストローの先端を口角に入れ，うがい水を適量含ませる（誤嚥を防ぐため1回20〜30ml）．
- 口腔全体を十分すすがせる．
- ガーグルベースン等（カップラーメンの容器に切れ目を入れたり，大きめのペットボトルの横に穴を開けてもよい）を頬にしっかり密着させて，吐き出させる．
- うがいの後は，咳払いをさせ，むせや誤嚥を防止する．

b．自分でうがいができない場合（介助者による洗浄を行う）
- 顔を手前に向け，ガーグルベースン等を密着させる．
- 吸引器のカテーテルを挿入する．
　一般に口腔内吸引用カテーテルは柔らかく，先がつまりやすいので，歯科で使用するディスポのプラスチック排唾管が吸引器に接続できれば，利用すると便利である．
- 注射筒などを利用して，吸引しながらぬるま湯等で洗浄，柔らかい歯ブラシなどで洗い流す．
- 吸引器がない場合は，下になっている頬部にガーゼをつめ，水分を吸い取ることも考える．
- 吸い飲みは1回量の調整が難しいので，誤嚥に十分注意する．

(8)口腔ケアの問題点への対応

①口を開いてくれない
- 口を開けるのを嫌がる，意思疎通が困難，恐怖心，警戒心，羞恥心が強いなど，現場では，口腔ケアを行う以前の問題のあるケースがある．
- 無理やり開けさせようとしていきなり指を口腔内に入れても，開けてもらえないことが多い（特に，全介助で経口摂取をしていないケースや，痴呆症がある場合等）．羞恥心が強いケースや，口腔周囲，口腔内が過敏になっている場合は，触らせてもらえないケースもあることを念頭に入れておくこと（心理的拒否と身体的拒否）．
- まず，コミュニケーションがとれているかどうかの確認．
- 姿勢の確認と，信頼関係を得られるような位置関係（こちらの動作がみえるようにする）．
- 声をかけながら，少しずつ体幹の外側から（肩，頸部，頬，口唇など）リラクゼーションをしていく．また，顎関節や咀嚼筋のマッサージも必要．
- 頬や口唇に触れさせてもらえたら，口輪筋等の緊張を取りながら，口腔前庭に指を滑り込ませて，脱感作を進める．咬筋付着部，内側翼突筋部の振動刺激
- 口腔内が乾燥している場合は，指にサリベート®や冷水，洗口剤等を少しつけて滑りをよくしながら，少しずつ開口させていく．
- 少し開口してきたら，左手の中指を右下頬側に入れ，人差し指を左下頬側へ入れ（左手の中指と人差し指を開く），頬側から右手で歯ブラシを滑り込ませる．さらにリラックスさせながら，少しずつ開口させる．歯の内側，歯肉，口蓋，舌などを手早く歯ブラシできれいにする（タイミングと方向に注意）．
- 誤嚥に十分注意すること．

②口腔乾燥への対応

a．口腔内が乾燥している場合の留意点．
- 脱水，口呼吸，唾液腺機能低下，薬剤副作用等により口腔内は乾燥しやすい．
- 唾液の自浄作用がなくなる…口腔細菌増殖
- 義歯の吸着を阻害しやすい．

b．対応としては以下の事項があげられる．

- 口腔ケアの徹底が必要．
- 口腔ケアを兼ねて唾液腺マッサージが効果的．
- レモン水や含嗽剤等の利用．
- 人工唾液（サリベート®等）の使用．

③流涎（よだれ）が多い場合への対応
- 口唇の閉鎖ができない，唾液の嚥下がうまくできない．唾液の分泌量が多い．心理的な原因等による．
- 原因の確認．
- 寒冷刺激器等で顎下腺，耳下腺上の皮膚のアイスマッサージ．1日3回，1回5分から10分．
- 口唇の閉鎖訓練（口輪筋訓練）．
- 抗コリン剤等や抗うつ剤の使用が，効果的な場合もある．

④口腔ケア指導の一般的な留意点
- 理論を押しつけないこと．
- 最初は確実にできる内容で，メニューを最初から多くしないこと．
- 口腔ケアが苦痛にならないよう，常に次につなげるケアであるよう心がけること．
- ケアチームの口腔ケアについての認識と指導は，できる限り統一しておくこと（人によっていうことが違うと，家族等が迷うことになる）．ケアプラン作成会議等での，具体的な検討が必要．
- 自立の程度は，一進一退であることを念頭に入れる．
- 結論を急がないこと．
- 口腔ケア自体で誤嚥させないように注意する．
- 義歯の取り扱いについて．
- 在宅から医科病院等への入院・入所の場合，義歯の管理について必ず申し送りを行う（義歯の有無，清掃，容器等）．入院・入所先で，義歯の紛失のないよう十分注意する．

(9)義歯の清掃方法
①機械的清掃：流水下で義歯用歯ブラシを使用し，食物残渣を洗い落とす．しかし，義歯に付着したプラーク（デンチャープラーク）は，ブラシでは完全に落ちないため，これだけでは不十分である．

部分的義歯は鉤（バネ）の部分は汚れが付きやすいため，十分に磨く必要がある．また，歯磨剤，研磨剤により床表面を傷つけたりするため，これらは使用しないほうがよい．

②化学的清掃：市販されている義歯洗浄剤の種類は多く，作用としてタンパク質を分解し，臭いを除去し殺菌効果がある．

使用の場合は，説明書をよく読む．

③その他：義歯にも歯石が沈着するので，無理に自分で取ろうとせず，歯科受診して除去し，研磨してもらう．

④義歯洗浄が必要なとき：食物を口にしたら義歯を外して洗浄する習慣が大切で，流水下の洗浄は毎回行ったほうがよい．

⑤保管：十分に洗浄した後，義歯保管容器に乾燥させないために，水を入れて保管する．水は毎日取り替えて，清潔にするとともに，容器も清潔にしておく必要がある．

終わりに：部分義歯の場合，長い間使用していないと入らないことがあり，無理に入れようとすると歯や義歯に無理な力が加わり，歯の痛みや義歯の破損の原因になる．そのため，長い間使用していない場合は，歯科医師に相談し，適切な処置を受けるようにする．

参考文献

1) 鈴木俊夫：口腔ケア・実践マニュアル，日総研出版，名古屋，1994．
2) 愛知県歯科医師会，埼玉介護力強化病院研究会歯科部会：介護保健と口腔ケア—基礎から実践まで—，口腔保健協会，東京，1997．
3) 訪問口腔ケア指導マニュアル：東京都歯科医師会，東京，1998．
4) 芳賀　定：東京都歯科医師会講演会資料，1999．

3．口腔ケアプラン

1）介護保険下での口腔ケアプランのあり方

- 介護保険のなかで要介護認定を受けても，受けるサービスの種類や内容は，一人ひとりの状態によって異なってくる．よって，一人ひとりの状態に合わせ，

どれだけ適切なケアプランが立てられるかで，利用者や家族の**生活の質（QOL）**が大きく左右されることになる．

- 口腔清掃に関して十分な管理ができていないと，おいしく食事が食べられないだけでなく，口腔内の細菌を誤嚥し肺炎を引き起こす原因にもなりかねない．また，高齢者は特に口腔清掃はもとより，摂食・嚥下機能障害についても十分な専門的なアドバイスが必要となってくる．
- しかし，口腔内の問題点は本人や家族はもとより，歯科専門職以外のケアマネージャーには，認識しづらい項目である．次に掲げる6種類の課題分析（アセスメント）方式の特徴を考慮しながら，口腔ケアプラン作成のポイントを述べたい．

2）各課題分析方式の比較

```
(1)〜(6)課題分析方式の種類
①開発責任団体
②特徴
③口腔に関する項目（全項目のなかから抜粋）
```

(1) MDS-HC
① インターライ日本委員会　国際的（14カ国）な研究家と臨床家のグループ
② ・福祉分野のアセスメントの不足
　・問題領域からの計画展開が困難
　・科学的に分析できる
　・ケアマネージャーの教材として有効

③
```
L1．口腔状態　　すべてチェック
　a．咀しゃくないし嚥下に問題（たとえば，食べている時の痛み）
　b．食事中に口の中が「かわいている」と感じる
　c．歯みがきや入れ歯みがきに問題
　d．上記のいずれでもない
```

(2) 日本訪問看護振興財団
① 財団法人日本訪問看護振興財団
② ・看護系以外は使いにくい
　・ケアの優先順位が整理できる
　・生活全体がみえにくい
　・医療依存度の高い者に有効

③
```
1．食事・栄養状態
　②食べ方の状況　0．固いものも普通に噛める
　　　　　　　　　1．刻み食なら噛める
　　　　　　　　　2．軟食・ペースト状なら飲める
　　　　　　　　　3．咀嚼できない
　　　　　　　　　4．胃瘻，腸瘻，経管栄養のため咀嚼できない
　③嚥下の状況　　0．何でも普通に
　　　　　　　　　1．流動食や軟食・ペースト状なら飲める
　　　　　　　　　2．水や流動食は時々むせるが飲める
　　　　　　　　　3．水や流動食はむせる/誤飲する
3．歯，口腔
　①歯口腔内の状態及び病気の予防
　　a．自分の歯や，入れ歯がない
　　b．治療していない虫歯がある
　　c．歯が折れている，ぐらぐらしている
　　d．歯ぐきの炎症，腫脹，出血，口腔内膿，発疹等がある
　　e．食べカスが口腔内に存在する
　　f．歯又は入れ歯を毎日磨かない，口臭，うがいをしない
```

(3) 三団体ケアプラン策定委員会
① 三団体ケアプラン策定委員会
　全国老人保健施設協会
　全国老人福祉施設協議会
　介護療養型医療施設連絡協議会
② ・予防的ケアの対応面が不足

- 施設等で，生活の様子を常時観察できる状況には使用しやすい
- 在宅のケアにはそぐわない
- 身体状況とケアチェック表が別なので使用しづらい
- 要介護認定調査票と統合した形式

③
```
１．食事，水分摂取等に関するケア
    ◎咀嚼機能面での問題等
    ◎嚥下機能面での問題等
４．洗面，口腔清潔，整容，更衣に関するケア
    ◎口腔清潔面での問題等
    ◎入れ歯の手入れ面での問題等
```

(4) 日本介護福祉士会
① 日本介護福祉士会，ケアマネジメント研究会
② ・ヘルパーにわかりやすい
- 保健，医療領域が不足
- 客観的な判断，比較ができない
- 記述欄が多い

③
```
体の健康
  口腔（現状・状態・本人の対処）  ┐
     （本人の望み・意欲・関心）    │ すべての項目に記述式
     （本人が行う際の困難度）      │ で記入
     （連携が必要な関係機関）      ┘
```

(5) 日本社会福祉会
① 社団法人日本社会福祉会
② ・ニードとディマンドが区別しにくい
- 記入者によって差が出やすい
- 全体像がみえる
- 潜在的ニーズが出にくい
- 要介護認定調査票と統合した形式

③
```
口腔内の状態および食事の状況
  １．口腔の炎症  ２．むし歯  ３．義歯不良
  ４．咀嚼困難   ５．口臭・口腔の不潔
  ７．その他              （複数回答）

           対応レベル５
           口腔・食事の状況
           ┌───┬───┬───┬───┬───┐
           │ 0 │ 1 │ 2 │ 3 │ 4 │
           └───┴───┴───┴───┴───┘
```

(6) 大田区（在宅サービス台帳）
① 大田区
② ・要介護認定調査票と統合した形式
- 認定調査～計画作成まで１つの様式で対応できる
- 潜在的なニーズを出しやすいが，記入者の力量に頼るところが大きい
- 生活の全体像が把握できる

③
```
健康管理・歯科
  ◎咀嚼の状況
  ◎嚥下能力
  ◎歯・入れ歯の手入れ
  ◎口腔内状況（口臭・口渇感がある・歯や入れ
              歯が痛む・歯茎が痛い・歯茎から
              出血する・歯がぐらつく・口内炎
              がある・その他）
  ◎入れ歯の具合
  ◎入れ歯の必要性
  ◎かかりつけの歯科医
  ◎口の中で困っていること（          ）
```

3）ケアプラン作成の実例

以上６種類の課題分析方式の特徴と歯科の項目を比較してみたが，これらの項目が客観的にチェックされても，歯科のニーズが他のニーズのなかで優先順位から大きくはずれ，サービス計画のなかに口腔ケアプランとして，盛り込まれる例はきわめて少ない．

実際に課題分析表を使用して，ケアプランを作成した例を職種別に比較してみると，以下のような特徴がみられた．

（例１）MDS-HC 方式にて保健婦によるケアプラン

介護認定のモデル事業の一次判定結果で調査項目 **(7) 嚥下ができない，(23) 食事摂取介助** と判定され，なおかつ課題分析表の口腔状態の項目で**嚥下に問題あり**とチェックされていても，問題点としてあげず，実際のケアプランのなかには反映されてこない．

（例２）MDS-HC 方式にて看護婦によるケアプラン

課題分析表の口腔状態の項目で**嚥下に問題あり**とチェックされている．この項目の問題点の検討と分析の結果は，**嚥下困難，食べこぼしがある，**

また,**入れ歯が合わない**,となっているが,実際の口腔ケアプランとしては,食事中の見守り,安全の確保として,サービス提供者は家族が担当する方向で終わっている.

口腔の問題点の抽出まではなされているが,その後のサービス提供者の段階で歯科専門職につながらない.

(例3) MDS-HC方式にて歯科衛生士によるケアプラン

介護認定のモデル事業の一次判定結果で調査項目 (7) **嚥下は見守りが必要**,(23) **食時摂取は見守り**と判定され,また課題分析表の口腔状態の項目で**嚥下に問題あり**にチェックされた.

このケースの口腔ケアプランとして,口腔機能と食事形態のチェックを専門職(歯科医師,歯科衛生士,栄養士)につなげる内容になっている.

以上のように,介護認定審査会で判定された結果と,課題分析表で抽出された口腔に関する問題点が,口腔ケアプランに反映されるには,同じ医療専門職の間でも大きく異なってくる.

このため,今後,ケアプラン作成の段階で,口腔ケアの重要性をいかに訴えていくかが大きな課題になってくる.ケアプランナーへの働きかけはもとより,介護認定審査会での審査会意見として(例:口腔ケアに留意等)明確に訴えていくことが必要と思われる.

そして,この一連の作業が軌道に乗ってくると,在宅高齢者へのかかりつけ歯科医としての役割はますます大きくなってくると思われる.

4.各ライフステージに沿ったかかりつけ歯科医機能とは

[ライフステージの事業の検討と努力目標]

各ライフステージに沿った,口腔領域からの全身的,精神的な健康・疾病情報の発信と相談・指導機能を持つのがかかりつけ歯科医である.大田区における生涯を通じた一貫性のある口腔保健・地域医療活動を目指して,歯科医師会の受託事業他,今後の各事業の現状,課題,問題点,具体的目標等について考えてみるとともに,ライフステージに沿った一貫性のある口腔保健対策と地域医療への取り組みを考えたい.そのためには,各ステージに含まれる現在の事業についての検討が必要である.それぞれのステージについて,検討事項・課題,短・中・長期的努力目標を設定しなければならない.

次に各事業の短中長期的展望と努力目標の目安を考えるが,その目安としては,短期目標2~3年,中期目標4~5年,長期目標6~10年であり,これはあくまで,努力目標としての目安であり,今後の事業経過,対応をみて必要に応じて変更していくことを前提と考える.

さらに個人目標とキャッチフレーズを設定することは,目標達成のために有効な方法である.すなわち,年齢ごとの個人目標と口腔保健医療に対するキャッチフ

表2

参考例:福岡県歯科保健医療計画から
・むし歯のない3歳児55%以下
・3歳児の平均むし歯2本以下
・むし歯のない6歳児20%以上
・12歳児の平均むし歯3本以下

個人目標	(キャッチフレーズ)
3歳むし歯2本以下	(歯磨き仕上げはお母さん)
6歳むし歯2本以下	(6歳臼歯を大切に)
12歳むし歯3本以下	(目標! むし歯3本以下)
20歳歯ぐきに炎症なし	(受けよう20歳の歯科健診)
30歳歯ぐきから出血なし	(30歳は歯ぐきの曲がり角)
40歳歯ぐきから出血なし	(40歳歯ぐきの手入れ忘れずに)
50歳26本保持	(めざせ! 55歳で25本)
60歳24本保持	(還暦に孫と一緒に歯科健診)
70歳22本保持	(ゴールは近い! 抜かないぞ)
80歳20本保持	(みんなでいこう! よい歯の表彰)

レーズの設定と，口腔保健目標達成のための個人の努力目標の設定も必要であろう（**表2**）．

［各事業共通の課題］

各事業に共通の課題がある．以下の6点を基本にして各ステージの内容を検討しなくてはならない．

* 厚生省の生涯を通じた歯科保健対策に準拠（特に主な具体策の再検討）
* 胎児から高齢期までの一貫性のある口腔保健対策と医療・介護との連携
* ノーマライゼーションとバリアフリーの概念の定着化
* 健診・検診の統一化，継続化，口腔機能評価の位置づけ（新しい口腔データベースの構築）
* 保健・医療・介護情報ネットワークの構築（多職種との連携）
* 将来構想である地区口腔保健センターの必要性とそのソフト・ハード・ヒューマン

［ライフステージの組替え］

ワーキングで検討した，ライフステージを以下のように組替える．

(1) 妊産婦期（胎児期）
(2) 発育期
　乳幼児期
　学校歯科保健
　　・小学校（低学年，高学年）（学童期）
　　・中学，高校（思春期）
(3) 成人期
(4) 高齢期
　　・健康高齢者
　　・療養高齢者
(5) 障害児（者）の口腔保健対策

［各ライフステージにおける口腔保健］

1）妊産婦期と乳幼児期における口腔保健

（メインテーマ）

顎，顔面の正常な発育に必要な咀嚼，栄養等の指導を通じて，咬合の育成を促し，学童期につなげる．

(1) 妊産婦期の現在の保健事業
　・妊産婦歯科健康診査
　・母親学級，育児学級等の健康教育
①妊産婦歯科健康診査の現状（図2-a〜c）
②妊産婦歯科健康診査の問題点

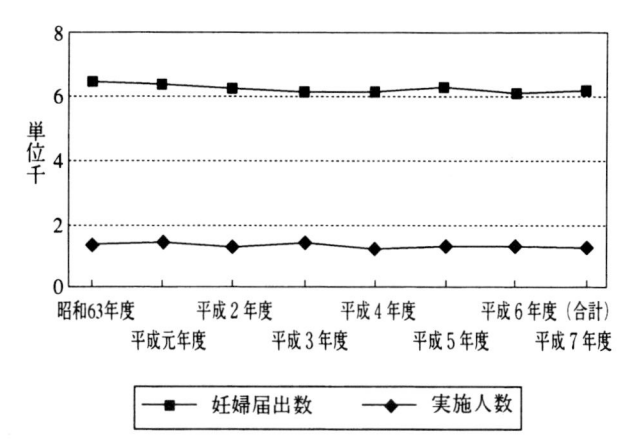

a．妊婦歯科健康診査実施数の推移

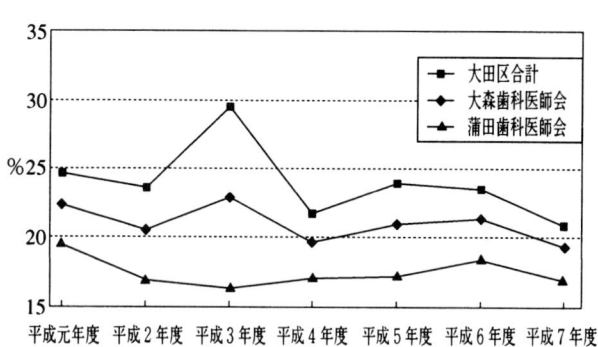

b．妊婦歯科健康診査・届出数に対する実施数の推移％

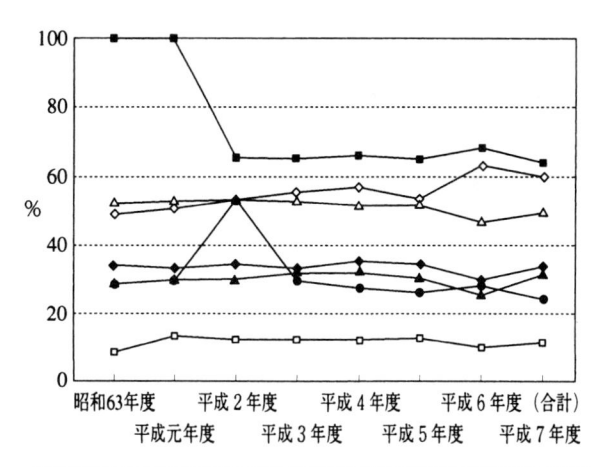

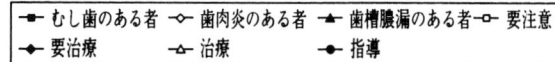

c．妊産婦歯科健診（大田区）結果％

図2

・妊婦届け出数に対して実施人数が少ない
　過去7年間で平均21％程度で増加がない．平均50％以上の実施があってもよいのではないか？
・むし歯，歯肉炎等の罹患者率も改善されていない
　むし歯65％，歯肉炎60％，歯槽膿漏（歯周炎）30％．

- ・健診時期が不定である．
③妊産婦歯科健康診査に対する検討事項・課題・目標
イ．健診時期の検討と統一化
短期目標
- ・妊娠初期の健診の勧奨
中期目標
- ・妊娠以前の成人女子の健診と指導（成人歯科健診との関連）
ロ．妊婦に対する指導方法
短期目標
- ・出産後から1歳6カ月までの口腔機能の発達についての指導マニュアルの作成
ハ．会員に対する研修
短期目標
- ・妊婦への指導マニュアルに基づく会員研修
ニ．医師会との十分な連携（産科，小児科）
短期目標
- ・連絡会，研修会の開催（年1～2回）
中長期目標
- ・妊産婦健診に関する医師会との協定書
ホ．全体としての長期目標
- ・胎児期から出産後，乳幼児期までの口腔機能の発達およびそれを促す咀嚼，栄養等の指導が重要
- ・パンフレットの作成
- ・母子手帳の内容の検討
④母親教室に対する検討事項・課題・目標
イ．参加人数
短期目標
- ・母親へのリーフレット作成
- ・保健婦との連絡会の開催
中期目標
- ・保健所のみでなく，開催場所，方法の検討
長期目標
- ・インターネットの活用
ロ．保健婦に対する歯科保健指導
短期目標
- ・保健婦へのリーフレット作成
- ・地区母子保健協議会の利用
- ・指導内容の検討
ハ．母子手帳の内容の検討と改訂
長期目標
- ・健診要項の検討
ニ．母親学級と両親学級
中期目標
- ・両親学級の検討
ホ．育児学級についての資料
＊妊産婦期

胎児から出産までの間は，生まれた子どもに母親の影響が大きい．子どもは母親からいろいろな要素をもらい受ける．免疫や細菌など．

生まれたばかりの子どもは口腔内に細菌（アクチノマイセス等の嫌気性菌やミュータンス等）の存在がないといわれている．そして生まれた後に獲得して口腔内に存在し続ける．それは母親や家族の口腔内からの接触感染が主な原因となる．

その予防のために必要なことは
- ・口腔衛生の啓蒙
- ・母親自身の口腔内の健診および治療
- ・口腔からの体の発育や栄養摂取による全身への影響および働きを伝える
- ・接触感染（母子感染）であることへの理解
- ・胎児期において歯の形成が始まることへの十分な情報提供
- ・ホルモンのバランスの変化における口腔内（母親）への影響の理解

(2) 乳幼児期の現在の保健事業
- ・1歳6カ月児歯科健康診査
- ・3歳児歯科健康診査
- ・乳幼児歯科相談
- ・幼児歯科健康診査およびう蝕予防（フッ化物塗布）
- ・保育園歯科健康診査

イ．1歳6カ月児歯科健康診査の現状（図3-a～c）
ロ．1歳6カ月児歯科健康診査の問題点
- ・年度ごと対象者数の減少に伴って実施人数は，減少し，75％の程度の実施である．
- ・むし歯のある者は，全体として，例年10％前後で，あまり変化しなかったが，平成6年度，平成7年度と7％まで減少してきた．
- ・各保健所管内別にみると，雪谷が一番少なく，大森，蒲田，糀谷と順に多くなっている．これも，年度ごとには変化がない．
- ・区内での格差があるが，健診担当医の違いもある

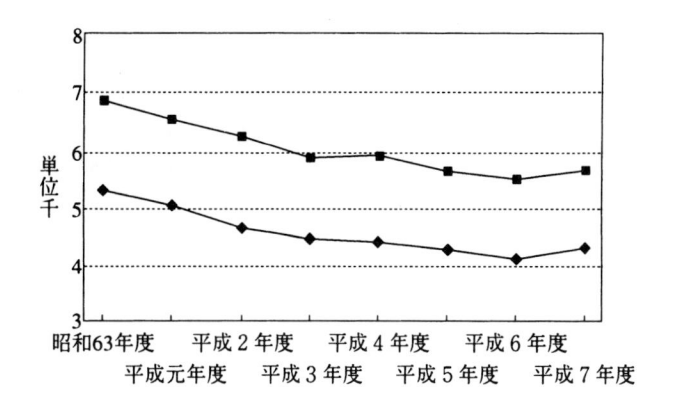

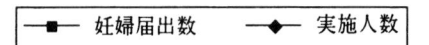

Ⅱ．からだ

a．大田区1歳6カ月児歯科健診・対象者数と実施人数の推移

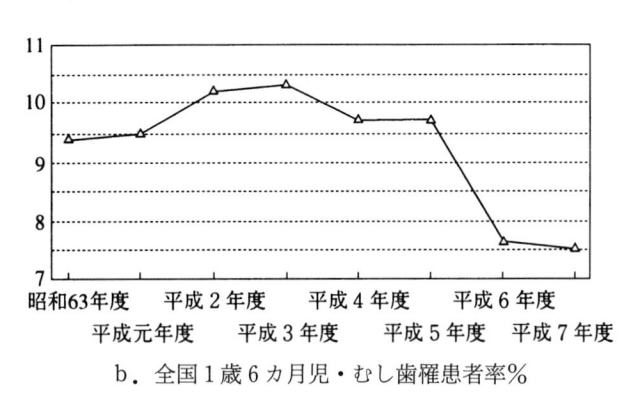

b．全国1歳6カ月児・むし歯罹患者率％

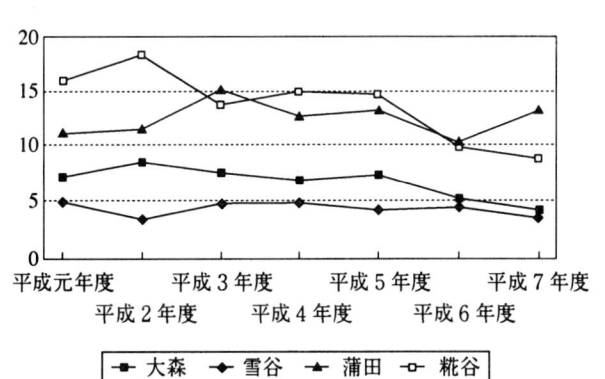

c．大田区1歳6カ月児・むし歯罹患者率％

図3

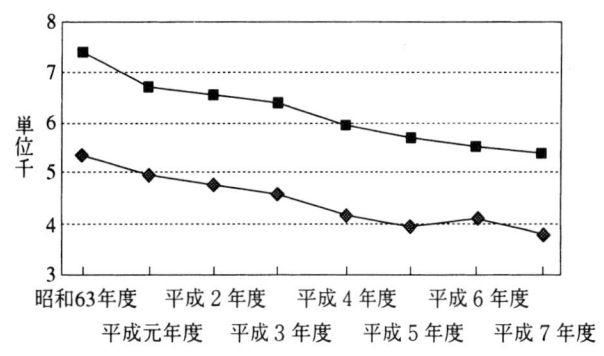

a．大田区3歳児歯科健診・対象者数と実施人数の推移

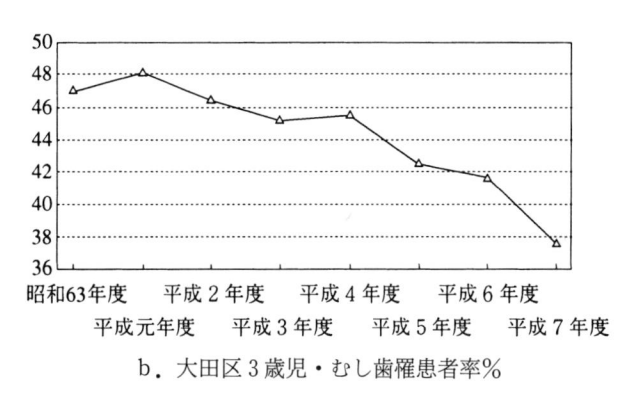

b．大田区3歳児・むし歯罹患者率％

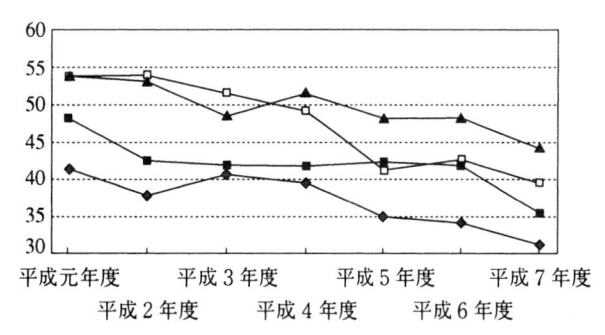

c．大田区地区ごとの3歳児・むし歯罹患者率％

図4

と考える．

ハ．3歳児歯科健康診査の現状（**図4-a～c**）
ニ．3歳児歯科健康診査の問題点
・実施者数は対象者の70％前後で変化はあまりない．
・1歳6カ月児健診の実施者数の率と比較すると5％の減少がある．
・むし歯の罹患者率は，45％前後であったが，年々減少し，平成7年度30％台に減少してきた．
・やはり，区内格差がある．

ホ．1歳6カ月児～3歳児歯科健診の問題点
・過去8年間のむし歯の罹患者率の推移をみると，健診の受診率はあまり変化しないにもかかわらず，左下がりで推移して減少してきているのは，乳幼児期の口腔保健に対する意識の向上も原因しており，各診療所における指導の効果が出ているのではないだろうか？

- 問題は，むし歯の罹患者率，過去8年間の平均で，1歳6カ月児9.2%から3歳児44.2%と急上昇している．しかも，健診の受診率がほぼ70〜80%である．
- その原因の分析と対策
  乳幼児歯科相談の今後のあり方
  各診療所における，さらなる口腔保健指導と予防処置
- 乳幼児期の口腔機能の評価をどのようにするのか？
  摂食機能の発達についての評価について

ヘ．乳幼児歯科相談（歯科衛生相談室）の現状（図5-a〜d）

ト．歯科衛生相談室の問題点
- 来所者数は，例年横這いであったが，平成6年度より減少してきている．
- 1歳6カ月児健診対象者数に対する，健診初診者数の比率（受診者率）は減少している．
- 予防処置は，例年来所者数の33%に実施されていたが，平成6年度より減少している．
- 予防処置の中で，フッ素塗布については，各保健所によって，実施状況に大きな差があるが，減少してきている．
- フッ化銀塗布は，全体では平成3年よりやや少なくなってきている．
- 刷掃指導は，保健所によってかなりばらつきがあり，雪谷が多いが，全体として増加している．
- 東京都の平均よりむし歯の罹患率が高いことをどのように考えるか．
- 区内での地域差をどのように考えるか．

チ．1歳6カ月児・3歳児歯科健康診査・乳幼児歯科相談に対する検討事項課題・目標

a．う蝕罹患率と指導の区内格差

短期目標
- 大森・蒲田両歯科医師会と保健福祉センターとの連絡会（仮称）を開催（年1回）

b．1歳6カ月児から3歳児までの保健指導，健診方法の研究

短期目標
- ハイリスク・グループへの対策（各診療所での個別健診への移行）

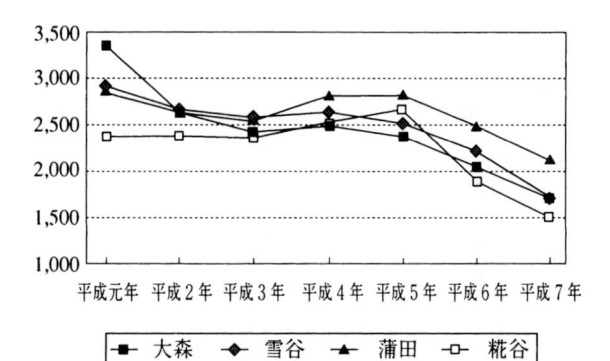

a．大田区歯科衛生相談室・各保健所別来所者総数の推移

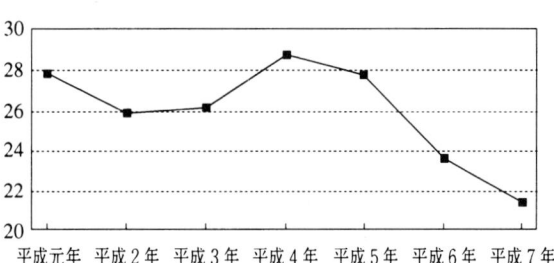

b．歯科衛生相談室・受診者率%

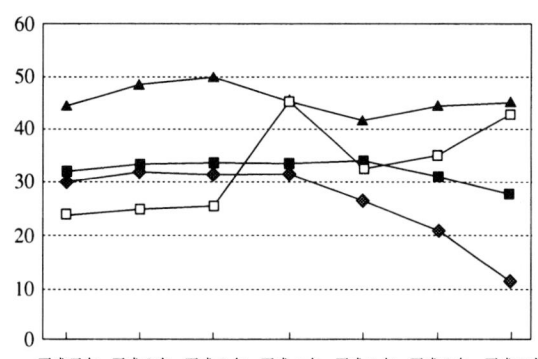

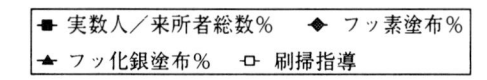

c．歯科衛生相談室・予防処置の推移

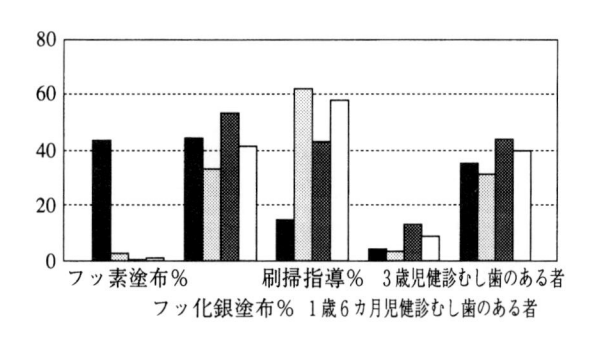

d．平成7年度歯科衛生相談

図5

表3

	現 状	短期目標	中期目標
1歳6カ月児健診	76%	80%	85%
3歳児健診	70%	75%	80%

表4

	現 状	短期目標
1歳6カ月児健診	7.5%	5%以下
3歳児健診	37.6%	30%以下

c．正常な発育に必要な栄養，咀嚼についての指導の必要性

短期目標
- 乳幼児に対する機能評価の研究

中期目標
- 機能評価を加えた健診要項の作成

d．フッ化物塗布，フッ化銀塗布，刷掃指導の内容の検討

短期目標
- フッ化物塗布，フッ化銀塗布に対する学術的検討

e．各健診の実施率の向上（**表3**）

f．う蝕の罹患者率の改善（**表4**）

リ．幼児歯科健康診査・う蝕予防の現状（**図6-a〜c**）

ヌ．幼児歯科健康診査・う蝕予防の問題点
- 実施人数は，全体としては横這いで，3歳児はやや減少，6歳児はやや増加．
- むし歯罹患者率は，全体としては平成7年度に初めて70%以下なったが，年齢が進むに従って罹患者率が高くなる傾向は変わらない．
- 処置歯のある者の%は，各年度全体としては，減少してきている．

ル．幼児歯科健康診査・う蝕予防に対する検討事項・課題・目標

a．委託事業の達成

短期目標
- 100%実施

中期目標
- 事業の拡大を検討

b．予防処置の実施

短期目標
- フッ化物の重要性についての啓蒙
- 歯のパスポート（シーラントも含む）の検討

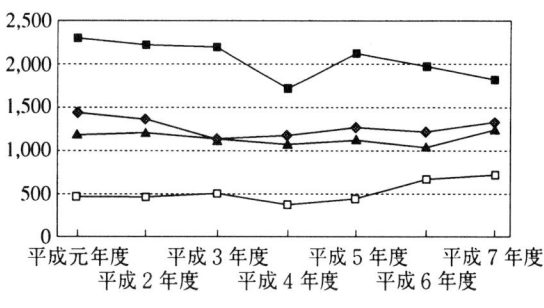

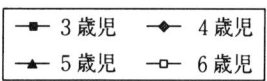

a．幼児歯科健康診査・各年齢の実施人数の推移

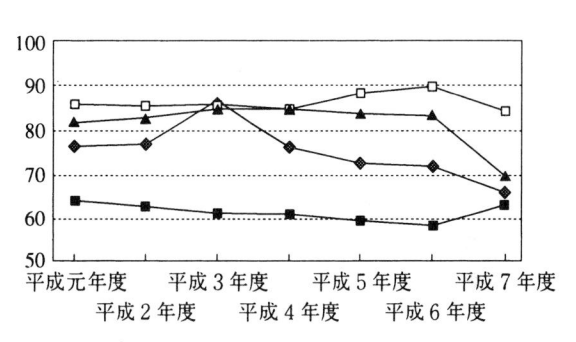

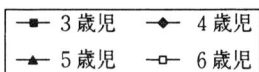

b．幼児歯科健康診査・むし歯のある者の%の推移

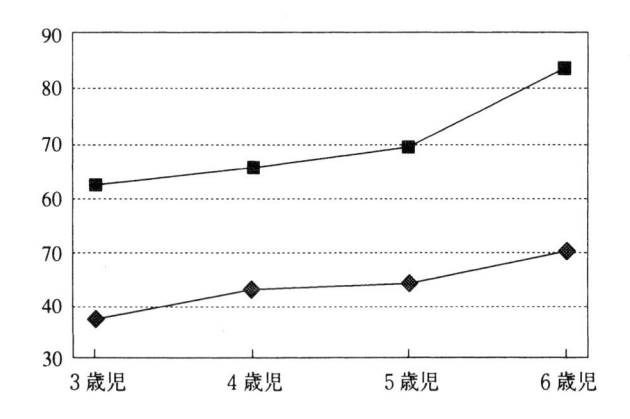

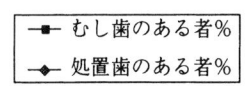

c．平成7年度幼児歯科健康診査

図6

中期目標
- 行政との交渉開始

長期目標
- データ分析（実績の分析，検討）

c．4，5歳児対策（各診療室の役割の確立）

短期目標
- 就学前の期間を空白にしないように㊙（大田区乳幼児医療費補助事業）などを活用して各診療室での健診，指導の確立

d．休甘日の設置

短期目標
- 安全な甘味料の知識の普及

e．成人女子，妊娠婦人，父親等の家族の協力と指導の徹底

ヲ．保育園歯科健康診査の問題点
- 未処置歯等の対策
  健診が受診につながらない
- 保護者の協力体制
  保護者の認識
- 健診データの把握

ワ．保育園歯科健康診査に対する検討事項・課題・目標

a．保護者へのさまざまな提案（予防歯科に対する理解と実践方法について）

短期目標
- 保育園に対する教育，指導

長期目標
- 行政，社会（会社など）の受診への理解と協力
- 受け入れ体制の整備

b．モデル保育園を作る

短期目標
- 保育園の選定　2〜3ヵ所
- 6歳臼歯の保護
- シーラントと咬合の育成

中期目標
- データ収集

長期目標
- データに基づく，全保育園への対策

c．食事も含めた指導方法の研究

短期目標
- マニュアルの作成
- 会員研修（マニュアルに基づく）

中長期目標
- 各保育園での実践

d．児童部保育計画担当との連携

短期目標
- 児童部連絡会へ児童部保育計画主査の出席

2）学校歯科（学童期，思春期）における口腔保健

（メインテーマ）

小学校低学年の永久歯う蝕の発生期，高学年の永久歯う蝕の多発期，中学・高校期の歯周疾患多症期への対策を通じて，自己健康管理教育，生活習慣の確立を目指す．さらに，発育期全体における指導は咀嚼系の正常な発育促進指導と機能評価，成人期，高齢期へ確実につながる意味で重要である．

学校歯科保健の現在の事業
- 定期健康診断等
- 健診
- 保健教育

(1) 学童期の課題

小学校低学年（1〜3年生）
- 永久歯のう蝕の発生期
- CO，GO に対する経過観察の必要性
- 不正咬合について
- 咀嚼，栄養指導，フッ化物塗布
- 養護教諭との連絡会

小学校高学年（4〜6年生）
- 永久歯のう蝕の多発期対策
- 歯肉炎への注意
- 不正咬合への注意

(2) 思春期（中学校・高校）の課題
- 歯周疾患の発症期
- 顎関節疾患への注意
- 健康診断後の措置としての治療の受け皿

(3) 学童期・思春期の共通課題
- 自己健康管理教育
- 生活習慣の確立
- 咀嚼指導・栄養指導
- CO，GO に対する経過観察の必要性
- 未処置歯対策
- 不正咬合への注意

(4) 学童期・思春期の学校歯科保健目標

短期目標
- 健診要項改正後のデータの収集
- 自己健康管理の具体策
- モデル校の設定
- 無影灯の設置

中長期目標

表 5
年度別 12 歳児 DMFT 指数（中 1）

年度	受検者数	男	女	計	全国
平成 3	5,246	3.18	3.98	3.55	4.29
4	4,892	3.27	3.98	3.58	4.17
5	4,606	3.07	3.72	3.38	4.09
6	4,468	3.13	3.71	3.40	4.00
7	4,324	2.81	3.51	3.13	3.72
8	4,284	2.56	3.25	2.88	3.51
9	4,188	2.65	3.06	2.84	3.34
10	4,021	2.34	2.98	2.64	3.10

（学校保健統計調査）

年度別 11 歳児 DMFT 指数（小 6）

年度	受検者数	男	女	計
平成 3	6,019	2.60	3.18	2.89
4	5,688	2.39	2.46	2.42
5	5,595	2.48	2.85	2.66
6	5,447	2.33	2.84	2.57
7	5,324	2.04	2.48	2.26
8	5,280	2.18	2.57	2.36
9	5,094	1.90	2.34	2.11
10	4,634	1.88	2.17	2.02

大田区地区別 DMFT 指数
平成 9 年度

	調布地区	大森地区	蒲田地区	大田区全体
11 歳	1.95	2.26	2.09	2.11
12 歳	2.58	3.10	2.80	2.84

平成 10 年度

	調布地区	大森地区	蒲田地区	大田区全体
11 歳	1.69	2.28	1.98	2.02
12 歳	2.38	2.75	2.70	2.64

・大田区では平成 8 年に 2000 年数値目標 12 歳児 DMFT 3 以下を達成
・区内で地域差がある

・洗口設備の整備・拡充（洗口場の設置・歯ブラシ保管庫の設置）
・校医の選定・教育（新任の学校歯科医研修会）
・学校歯科健診用器具滅菌（センター方式）について要望

＊モデル校の選定にあたって
1．養護教諭の研修，協力方法
2．歯科衛生士の派遣
3．1 学年のみを対象
4．歯科的教育授業の取り組み
5．自己健康管理教育の推進
6．資料づくり

＊健診要項改正後のデータ
大田区定期健康診断結果（表 5）

3）成人期における口腔保健

（メインテーマ）
歯周疾患予防，咬合の維持安定を通じて，全身の機能低下を防ぎ，健康な高齢期へつなげる．

(1) 成人歯科健康診査の現状（図 7-a〜e）
(2) 成人歯科健康診査の問題点
・年齢別実施者数の推移は，平成 5 年度までは，35〜50 歳が中心で，平成 6, 7 年度は 30 歳が多かった．
・各年齢ごとのむし歯の罹患者率は，55％前後でほぼ横這い状態が続き，平成 6 年度は 30 歳が低下したが，平成 7 年度より全体的に高くなってきている．
・未処置のある者の率は，平成 4, 5 年度は若干低くなったが，平成 6 年度，7 年度と上昇してきている．
・歯周組織の健全な者の推移は 20％前後であったが，平成 6 年度，7 年度と低下している．
・歯周組織に軽度の所見がある者の推移は，平成 3 年度から 65％前後であったが，平成 7 年度は増加している．
・歯周組織に重度の所見のある者は，平成元年度より平成 4 年度まで減少したが，平成 5 年度より増加に転じ，平成 7 年度から再び減少している．

(3) 成人歯科保健に対する検討事項・課題・目標
成人歯科健診について
①受診率の拡大
短期目標
・対象者全年齢への通知
・次回の健診につながり，受診意欲を持たせるような健診内容，項目の検討
②対象年齢層の拡大
短期目標
・18〜65 歳への拡大
③歯周疾患検診の検討
短期目標
・健診要項の検討
・CPITN の導入とその利用方法

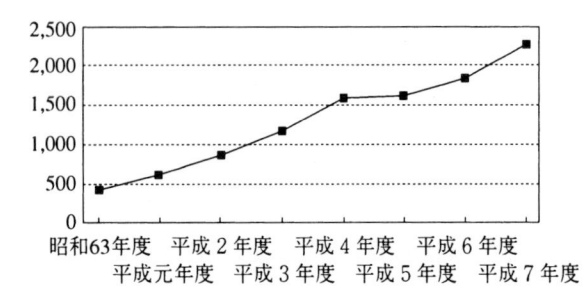

a．大田区成人歯科健診・実施人数の推移

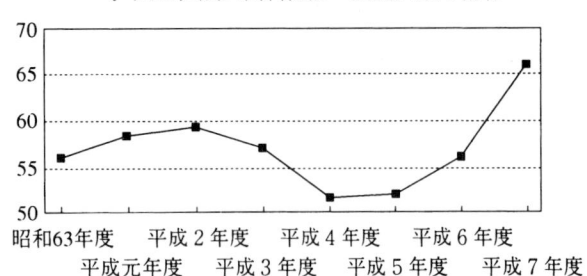

b．むし歯（未処置）のある者％

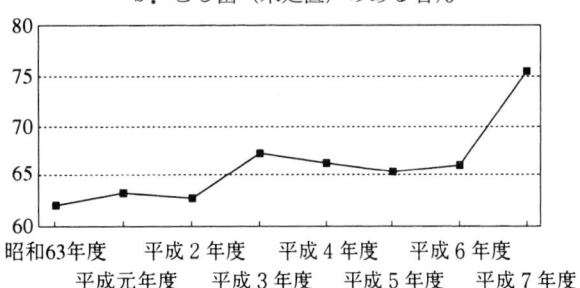

c．歯周組織に軽度の所見のある者％

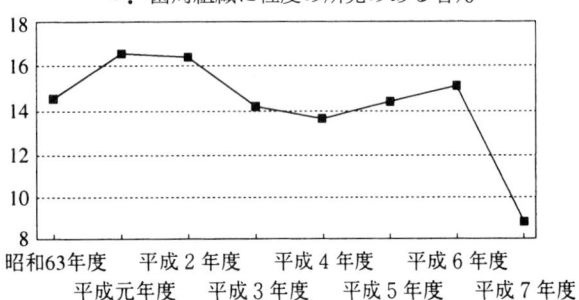

d．歯周組織に重度の所見のある者％

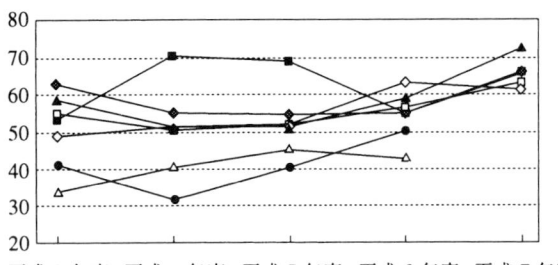

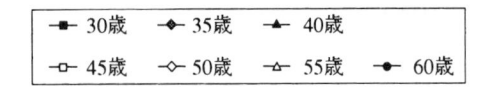

e．成人歯科健診・各年齢ごとのむし歯罹患者率％

図7

- 歯周疾患治療の受け皿対策
- 会員の研修

中期目標
- 健診表の改定

④口腔粘膜疾患（口腔癌を含む）検診の検討

短期目標
- 他地区からの資料に基づく，具体的検討
- スクリーニング表の検討
- 会員の研修

⑤顎関節症への対応の検討

短期目標
- 診断基準
- 指導，治療の受け皿の検討
- 会員の研修

⑥成人病と歯科疾患との関連の検討

中期目標
- 医師会，薬剤師会との連携

⑦成人期全体としての長期目標
- 口腔保健センターの設立
- 会員の研修
- 成人期全体に関する見直し
- 情報の分析，ネットワークづくり
- 疫学的調査研究

(4) 産業歯科保健に対する検討項目・課題・目標

課題
- 事業所における企業歯科健康診査の実態の把握（中小企業での健診）
- 今後の産業歯科医の在り方
- 現在の労働環境と生活習慣・テクノストレスと顎・口腔疾患との関連
- 妊娠歯科健康診査と成人歯科保健との関連
- 業種別による口腔疾患調査
- 労働環境保健問題との連携

長期目標
- 企業歯科健康診査の将来的検討

4）高齢期における口腔保健

（メインテーマ）

医療モデルから生活モデルの転換を基本に，高齢者の自立の促進とQOLの向上を図る．

(1) 健康高齢者の口腔保健・医療に対する検討事項・

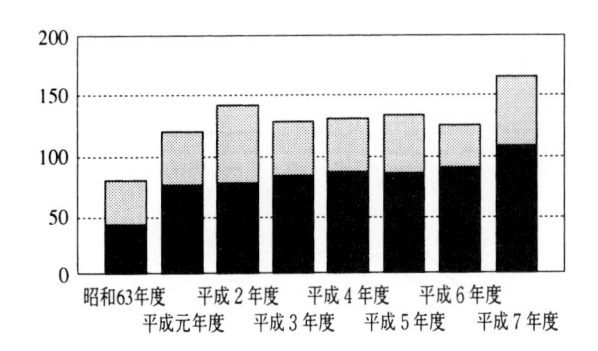

II. からだ

a. 寝たきり高齢者訪問歯科診療・各歯科医師会依頼件数の推移

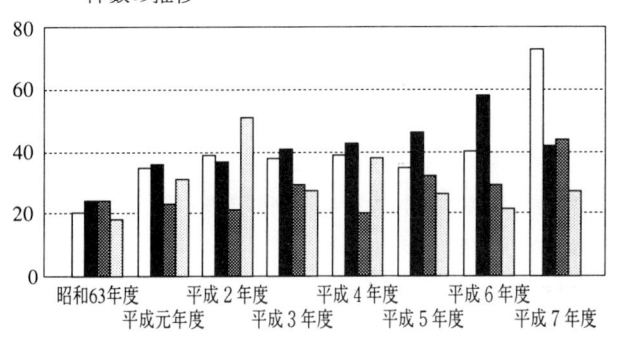

（凡例：大森歯科医師会、蒲田歯科医師会）

b. 保健所別取り扱い件数

（凡例：大森保健所、雪谷保健所、蒲田保健所、糀谷保健所）

図 8

課題・目標
- 健康なときからの口腔健診と診療の必要性と重要性の啓蒙
- 退職後のかかりつけ歯科医とのかかわり
- 生活環境のかかわり
- 寝たきりをつくらない対策

短期目標
- 定期的健康診査の徹底（各診療所の受診率の拡大）

(2) 療養高齢者の口腔保健・医療に対する検討
- 寝たきり高齢者訪問歯科診療
- 特別養護老人ホーム歯科診療
- 口腔の介護への取り組み

①寝たきり高齢者訪問歯科診療の現状（図8-a，b）
②寝たきり高齢者訪問歯科診療に対する検討項目・課題

- 現在の訪問歯科診療の限界
- 行政の役割としての搬送の問題
- 高次医療機関との連携の不備
- 診療後のケア体制の問題
- ケアチームとの連携
- 現状の訪問歯科診療のシステムの見直し
- 状況調査時のシステム
- 口腔ケアの継続と充実
- 摂食・嚥下リハビリテーションへの歯科からのアプローチ

短期目標
- 受診率の拡大
- 診療内容の検討
- 訪問歯科衛生士の確保
- 各ライフステージにおける栄養指導

中期目標
- 医師会，薬剤師会，ケアチームとの連携体制の確立
- ADLの改善とQOLの向上
- 病院歯科連絡会（仮称）の設置

長期目標
- 口腔保健センターの設置

③特養ホーム歯科診療に対する検討項目・課題・目標

検討項目
- 歯科診療室の利用日の検討
- 他科医師との連携
- 口腔ケアの徹底
- 口腔機能の改善と全身の反応への対処
- 診療の安全確保と救急対応
- 摂食機能療法

短期目標
- 歯科衛生士の配置
- 他の医療，介護にかかわるスタッフとのネットワークづくり
- 摂食機能の評価，診断，治療のシステムの確立
- ADLの改善，QOLの向上への取り組み
- 評価，診断，治療のシステムの確立
- 技工士会との連携
- 施設でのデータのまとめと発表（報告）

長期目標
- 全身の健康度の改善

・入居者以外の通所者の歯科診療

今後の療養高齢者歯科保健医療の課題
- a．民設民営の特別養護老人ホームでの診療
- b．歯科の併設のない医科病院における訪問歯科診療，口腔衛生指導
- c．訪問歯科診療を困難な状況で受けないですむような口腔保健，医療対策

　　高齢期になってから慌てることのないように，各ライフステージにおける口腔保健，医療の充実が重要

・地域保健対策のより一層の努力
・歯科診療所における高齢期に向かっての保健指導，口腔医療

④口腔介護についての検討項目・課題・目標

課題
　口腔介護の位置づけ

短期目標
- ・アセスメント表の作成
- ・行政との連携
- ・特養ホームに歯科衛生士の配置
- ・ケアチームとの連携（第一段階）（口腔ケアの重要性の認識）
- ・共同研究（摂食嚥下障害への対応）
- ・口腔保健センター設立検討

中期目標
- ・アセスメント表の再検討（評価方法の再検討）
- ・口腔保健センター設立準備
- ・口腔の介護における実施要項の検討（評価，診断，治療，システムの確立）
- ・会員の研修

長期目標
- ・口腔保健センターの設立

5）障害児（者）における口腔保健

（メインテーマ）

　ノーマライゼーションを基本に，障害児（者）の各ライフステージに沿った，きめ細かい歯科保健対策を目指す．また，関連する分野についての知識を学ぶことが重要である（図9）．

障害児歯科相談

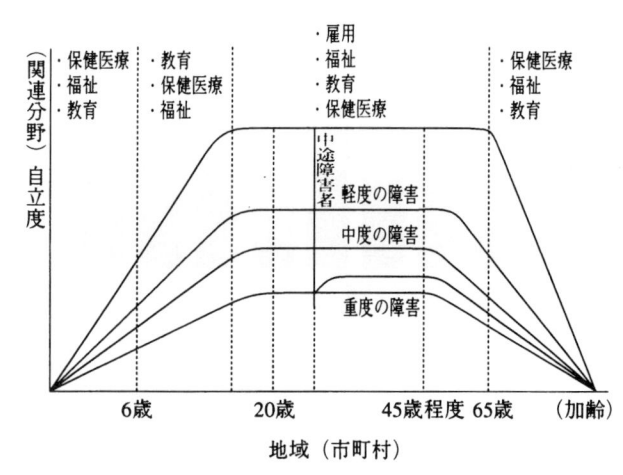

（大森歯科医師会：公衆衛生・地域医療事業連絡会，ワーキングからの第一次報告書，地域口腔保健・口腔医療・口腔介護への提案，1997．）

図9　障害者のライフステージと自立

障害者歯科相談（民間施設）

区立障害児（者）施設の歯科健康診査

障害児（者）歯科衛生相談

検討事項
- ・実態調査
- ・障害者治療の検討

短中期目標
- ・障害者施設における健診データの収集と分析
- ・アンケート調査
- ・障害児（者）治療の研修
- ・健診表の検討
- ・行政との障害児（者）歯科保健に関する協議会の設置
- ・福祉団体との連携の推進

長期目標
- ・口腔保健センターの設立

参考文献

1) 大森歯科医師会：公衆衛生・地域医療事業連絡会，ワーキングからの第一次報告書，地域口腔保健・口腔医療・口腔介護への提案，1997．
2) 大森歯科医師会会報140号：ワーキングからの報告，1998．
3) 大森歯科医師会会報145号：平成10年度におけるワーキングのまとめ，1999．

6) 大田区における生涯を通じた一貫性のある口腔保健・地域医療活動の推進を目指して（1997年3月）
ライフステージに沿った事業の課題・努力目標（その①）

		課題	短期目標	中期目標	長期目標
妊産婦期（胎児期）		妊産婦期、乳幼児期共通のテーマ：顎、顔面の正常な発育に必要な咀嚼、栄養等の指導を通じて、咬合の育成を促し、学童期につなげる			
	妊産婦歯科健康診査	健診時期の検討と統一化	妊娠初期の健診	妊娠以前の成人女子の健診と指導	
		妊婦に対する指導方法	指導マニュアルの作成		
		会員に対する研修	指導マニュアルに基づく研修		
		医師会との十分な連携	連絡会、研修会の開催	妊産婦健診に関する医師会との協定書	
	母親教室	参加人数	母親へのリーフレット作成	開催場所、方法の検討	インターネットの活用
		保健婦に対する歯科保健指導	保健婦との連絡会の開催		
			保健婦へのリーフレット作成		
			地区母子保健協議会の利用		
		母子手帳の内容の検討と改訂	指導内容の検討		
		母親学級と両親学級		両親学級の検討	健診要項の検討
		育児学級についての資料			
発育期	乳幼児期	う蝕罹患率と指導の区内格差	保健福祉センターとの連絡会		
	1歳6カ月児 3歳児歯科健康診査 乳幼児歯科相談	3歳までの保健指導、健診方法	ハイリスク・グループへの対策		
		咀嚼、栄養についての指導	乳幼児に対する機能評価の研究	機能評価を加えた健診要項の作成	
		フッ化物塗布、フッ化銀塗布、刷掃指導	学術的検討		
		1歳6カ月児健診の実施率　76%		85%	
		3歳児健診の実施率　70%		80%	
		1歳6カ月児のう蝕の罹患率　7.5%	5%以下		
		3歳児のう蝕の罹患率　37.6%	30%以下		
	幼児歯科健康診査	委託事業の達成	100%実施	事業の拡大	
	う蝕予防	予防処置の実施	フッ化物の重要性についての啓蒙 歯科パスポートの検討	行政との交渉	データ分析
		4、5歳児対策	各診療所での健診、指導の確立		
		休日の設置	安全な甘味料の知識の普及		
		成人女子、妊娠婦人、父親の協力と指導			

ライフステージに沿った事業の課題・努力目標（その②）

ライフステージ		課題	短期目標	中期目標	長期目標
発育期	乳幼児期	保育園歯科健康診査	予防歯科に対する理解と実践方法	保育園に対する教育、指導		行政、社会の受診への理解と協力　受け入れ体制の整備
			モデル保育園を作る	保育園の選定　6歳臼歯の保護　シーラントと咬合の育成	データ収集	データに基づく全保育園への対策
			食事も含めた指導方法の研究	マニュアルの作成　マニュアルに基づく会員研修	各保育園での実践	
			児童部保育計画担当との連携	児童部連絡会へ保育計画主査の出席		
	学校歯科保健	小学校低学年の永久歯う蝕の発生期、高学年の永久歯う蝕の多発生期、中学、高校の歯周疾患発症期への対策を通じて、自己健康管理教育、生活習慣の確立を目指す			
		小学校低学年（学童期）	永久歯のう蝕の多発生期　CO、GOに対する経過観察の必要性　不正咬合について　咀嚼、栄養指導、フッ化物塗布　養護教諭との連絡会　目標：歯や口の中の観察や課題の発見	健診要項改正後のデータ収集　自己健康管理の具体策　モデル校の選定　無影灯の設置　養護教諭との連絡会	洗口場の設置　校医の選定・教育	
		小学校高学年（学童期）	永久歯のう蝕の多発期対策　歯肉炎への注意　不正咬合への注意　目標：歯や口の中の課題を自分で発見・解決			
		中学・高校（思春期）	歯周疾患の発症期　顎関節疾患への注意　健康診断後の事後処置としての治療の受け皿　目標：歯や口の課題を解決し毎日の生活に生かし、健康に良い生活行動の実践			
成人期	成人歯科健診	歯周疾患予防、咬合の維持安定を通じて、全身の機能低下を防ぎ、健康な高齢期へつなげる			
		受診率の拡大	対象者全年齢への通知　健診内容、項目の検討		口腔保健センターの設立　会員の研修
		対象年齢層の拡大	18～65歳への拡大		成人期全体に関する見直し
		歯周疾患検診の拡大	検診要項の検討　CPITNの導入とその利用方法　歯周疾患治療の受け皿対策　会員の研修	検診表の改定	情報の分析・ネットワークづくり　疫学的調査研究

ライフステージに沿った事業の課題・努力目標（その③）

ライフステージ		課題	短期目標	中期目標	長期目標
成人期	成人歯科健診	口腔粘膜疾患（口腔癌を含む）検診	他地区からの資料に基づく検討 スクリーニング表の検討 会員の研修		
		顎関節症への対応の検討	診断基準 指導、治療の受け皿の検討 会員の研修		
		成人病と歯科疾患との関連の検討		医師会、薬剤師会との連携	
	産業歯科保健	企業歯科健康診査の実態の把握 健康保険組合などでの対応 今後の産業歯科医の在り方 労働環境と生活習慣・テクノストレスと顎・口腔疾患との関連 妊婦歯科健康診査と成人歯科保健との関連 業種別による口腔疾患調査 労働環境保健問題との連携	アンケート調査		企業歯科健康診査等の将来的検討
高齢期		医療モデルから生活モデルへの転換を基本に高齢者の自立の促進とQOLの向上を図る			
	健康高齢者歯科保健	口腔健診と診療のかかわり 退職後のかかりつけ歯科医 生活環境とのかかわり	定期的健康診査の徹底 かかりつけ歯科医についての周知		
	療養高齢者歯科保健 寝たきり高齢者訪問歯科診療	現在の訪問歯科医療の限界 行政の役割としての搬送の問題 高次医療機関との連携の不備 診療後のケア体制の問題 ケアチームとの連携 現行の訪問歯科診療のシステムの見直し 状況調査時のシステム 口腔ケアの継続と充実 摂食・嚥下リハビリテーションへの歯科からのアプローチ	受診率の拡大 診療内容の検討 訪問歯科衛生士の確保 各ライフステージにおける栄養指導	医師会、薬剤師会、ケアチームとの連携 ADLの改善とQOLの向上 病院歯科連絡会（仮称）の設置	口腔保健センターの設置
	特養ホーム歯科診療	歯科診療室の利用目の検討 他科医師との連携 口腔ケアの徹底 口腔機能の改善と全身の反応への対応 診療の安全確保と救急対応 摂食機能療法	歯科衛生士の配置 他の医療、介護とのネットワーク 摂食機能の評価、診断、治療システム ADLの改善、QOL向上への取り組み		全身の健康度の改善 入居者以外の通所者の歯科診療、指導

ライフステージに沿った事業の課題・努力目標（その④）

		課題	短期目標	中期目標	長期目標
高齢期	療養高齢者歯科保健	特養ホーム歯科診療	評価、診断、治療のシステムの確立 技工士会との連携 施設でのデータのまとめと発表		
		口腔の介護	口腔介護の位置づけ	アセスメント表の作成 行政との連携 特養ホームに歯科衛生士の配置 介護職との連携 共同研究 口腔保健センター設立検討	アセスメント表の再検討 口腔保健センター設立準備 口腔介護における実施要綱の検討 会員の研修	口腔保健センターの設立
障害児（者）	ノーマライゼーションを基本に、障害児（者）の各ライフステージに沿った、きめ細かい歯科保健対策を目指す				
		障害児（者）治療の検討	実態調査 アンケート調査 障害児（者）治療の検討 健診表の検討 行政との障害児（者）歯科保健の連携 福祉団体との連携の推進	障害者施設における健診データの収集と分析	口腔保健センターの設立
口腔機能リハビリテーション		摂食・嚥下リハビリテーションへの歯科からのアプローチ 摂食機能障害の検査・診断・評価・プロセス・再評価の確立 口腔ケアの充実 口腔の形態回復、補綴（義歯等） 基礎訓練と摂食訓練 様々な職種によるチームアプローチの確立とネットワーク 口腔の介護とともに考える	池上特養での研究結果の検討 会員の研修 食べ方トレーニング（摂食機能療法）の展開	食べ方トレーニングの充実	

生涯を通じた歯科保健対策と主たる疾病等について

対象	歯科的問題点	むし歯	歯周病	不正咬合	摂食・嚥下機能障害
胎児期	（アンバランスな栄養摂取）	・妊産婦歯科保健指導（母子保健法）			
乳児期		・乳児歯科健康診査（母子保健法）			
幼児期 1〜3歳	乳歯むし歯が発生しやすい（甘味の不規則摂取等） 乳歯むし歯の急増	・1歳6カ月児歯科健康診査（母子保健法） ・3歳児歯科健康診査（母子保健法） ・幼児歯科保健指導（母子保健法）		・1歳6カ月児歯科健康診査（母子保健法） ・3歳児歯科健康診査（母子保健法）	
4〜5歳	永久歯むし歯が発生しやすい	定期歯科健康診断（学校保健法）			
学童期（小学校）6歳〜	永久歯むし歯の多発	就学時歯科健康診断（学校保健法） 定期歯科健康診断（学校保健法）	定期歯科健康診断（学校保健法）	就学時歯科健康診断（学校保健法） 定期歯科健康診断（学校保健法）	
（中学校）12歳〜	歯ぐきの炎症が始まる	歯の保健指導（学校保健法）	歯の保健指導（学校保健法）	歯の保健指導（学校保健法）	
（高等学校）15歳〜	むし歯が放置されやすい 歯周疾患の発生が始まる				
心身障害児（者）	むし歯が広範に発症等 咀嚼・発音障害	・在宅心身障害児（者）歯科保健推進モデル事業	・在宅心身障害児（者）歯科保健推進モデル事業		・在宅心身障害児（者）歯科保健推進モデル事業
成人期 20歳〜	歯周疾患の急増	・成人歯科保健推進事業（8020運動推進事業）	・成人歯科保健推進事業（8020運動推進事業）		
「妊産婦」	むし歯の増加 歯周疾患の急増（生理的変化）	・妊産婦歯科健康診査及び歯科保健指導（母子保健法）	・妊産婦歯科健康診査及び歯科保健指導（母子保健法）		
40歳〜	咀嚼機能の低下が始まる	・健康教育・健康相談（老人保健法） 事業所等歯科検診（労働安全衛生法）	・健康教育・健康相談（老人保健法） ・歯周疾患検診（老人保健法） 事業所等歯科検診（労働安全衛生法）		・健康教育・健康相談（老人保健法） 事業所等歯科検診（労働安全衛生法）
老年期 65歳〜	咀嚼機能の低下		・健康教育・健康相談（老人保健法）		・在宅寝たきり老人歯科保健推進モデル事業
「寝たきり老人」	（義歯装着者急増）		・訪問口腔衛生指導（老人保健法）		・訪問口腔衛生指導（老人保健法）

（厚生省監修：歯科保健指導関係資料2000年版，P.26．口腔保健協会，2000）

5．ヘルスプロモーションについて

1）ヘルスプロモーションとは何か

日本には4つの方向からヘルスプロモーションが入ってきた．1つ目は1960年代にアメリカからレベルとクラークによって提唱された一次予防，二次予防，三次予防の中の一次予防の方法としての医学的なヘルスプロモーションが，2つ目は，1970年代にカナダから，ラロンドによって提唱された健康を支える4つの条件，1．ヘルスケア，2．ライフスタイル，3．環境，4．遺伝，の中の「2．ライフスタイルと3．環境」を意識したヘルスプロモーションが，3つ目は1980年代にWHOヨーロッパ地域事務局から，キックブッシュ等によって提唱された社会科学的なヘルスプロモーションである．4つ

目は，1990年代になって，再びアメリカから，健康教育の展開にWHOが提唱したヘルスプロモーションの考え方を取り入れたグリーンによって創られたプリシード／プロシードモデルである．

ここでいうヘルスプロモーションとは，人々が自らの健康をコントロールし，改善することができるようにするプロセスである．またヘルスプロモーションの究極の目標は，すべての人々があらゆる生活舞台─労働・学習・余暇そして愛の場─で，健康を享受することのできる公正な社会の創造にある（WHO：ヘルスプロモーションに関するオタワ憲章，1986）．すなわち，ヘルスプロモーションはWHOの健康の定義である「身体的，精神的及び社会的に良好な状態」を求めるために，活動の方法として，

(1) 健康的な公共政策づくり
(2) 健康を支援する環境づくり
(3) 地域活動の強化
(4) 個人技術の開発
(5) ヘルスサービスの方向転換

以上の5項目を挙げている．健康づくりに対しての公共政策づくりや環境づくりを掲げていることが特徴といえる．

武藤と福渡は，健康教育とヘルスプロモーションの違いを図10のような概念図によって明確に区別している．この論文では特に(2)の概念に基づいている．

2）ヘルスプロモーション活動のプロセスと方法

(1) ヘルスプロモーションの3つのプロセス

ヘルスプロモーションとは具体的には，伝統的なヘルスサービスを超えた新しいタイプの制度要求；病気を治すという発想から健康をつくるという発想への転換，コミュニティ権限を付与した健康づくり運動，そしてこれらを可能とさせる新しい技術とトレーニング法を開発することである．このような意味合いは，オタワ憲章では次の3つのプロセス─(1)唱道（Advocate），(2)能力の付与（Enable），(3)調停（Mediate）─の中にすべて表現されている．

- 唱道：これは辻説法である．「健康には価値がある」「健康であることは意義あることである！」ということを，あらゆる場で先頭にたって説法することである．

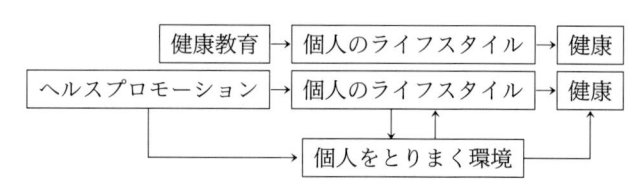

（東京都歯科医師会：地域保健医療活動の今後の展開，p 26，1999．）
図10 健康教育とヘルスプロモーションの違いの概念図

- 能力の付与：いくら唱道をしても，人々が健康を獲得する能力を持たなければ意味がない．それゆえ，保健医療従事者は，健康にかかわる知識，技術というものを健康教育，学習の方法を駆使し，きちんと人々に伝えていかなければならないのである．
- 調停：健康問題は保健医療のみでは解決することはできない．なぜならそれは，健康問題が保健医療の分野を超えた問題を含んでいるからである．このような意味合いから「分野間協力」の大切さを，われわれは意識しなければならないのである．

それ以上に重要なことは，健康のための基盤としての平和・住居・食べ物・収入・安定した生態的・生存のための諸資源，社会的正義と公正の確保である．

以上のようにヘルスプロモーションとは，人々が自らの健康をコントロールし，改善することができるようにするプロセスである．

3）オーラルヘルスプロモーションと保健指導

環境を変化させるには，教育的，政治的，法律的，組織的支援も関与してくる．カットフードとナットビーム（1984）は支援を，「生活している環境を変化させたり（上水道フッ素化）あるいは障害を取り除くこと（財源）で，個人が健康になる機会を利用できるようにすることである」と捉え，さらに，「健康教育とヘルスプロモーションは深く関わり合っている」と強調している．

ところで，歯科診療室の状況はどのようなものであろうか．歯科診療室は多くの人に口腔健康教育を継続して提供できる場所である．しかし，現在の口腔健康教育は形式的，便宜的なもので，専門的情報提供が優先的に行われており，患者が予防的メカニズムや解剖的，病理的な知識，治療と費用など自分の口腔保健状態について多くの情報を知りたがっていることに気付いていない．

ファレンポート（1987）は，歯科診療室での健康教育

は「患者のコンプライアンスや行動の変化に重点をおきながら，受動的な患者のために計画が作られ，結局患者の依存性を生み，規範的ニードによる決定が行われる予防モデルは，患者中心モデルに変わるべきである．診療室でヘルスプロモーションを発展させるには受診や利用の便宜性，経済性，受け入れ体制など，受けやすい方策を適用することである．」と提案している．

日本においては，上水道フッ素化はあまり普及していない．上水道フッ素化は多くの人に影響を与えるものである．

今後，有効な手段であると歯科医師会と行政が判断したら，データおよび理由を示して区民に選ばせるのも区民参加の健康教育である．対象者を主体的に学習に巻き込むには，集団内での相互関係の中で主体的参加の役割を強調しているグループダイナミックス・アプローチも1つの方法である．人々は，話の中で語られた方向へ流れ，他人の主張より自分が行った主張を，より覚えているものである．体験学習は頭だけでなく，体や心にも働きかけるので，思考を頭の外へ出すことにより，「気づき」が得られ問題発見も行いやすい．さらに学習は段階的に確認しながら行っていくことである．

小学校における健康教育を例にとると
　　学習課題―（歯肉炎）
　　健康教育の行動過程
1．知識の理解
　　知識の理解はわかること．
2．態度の変容
　　意欲が起こると，やってみようという気になる．やってみて歯磨きで歯肉炎は治る．健康な歯肉が作られることを確認する．
3．行動の変容
　　確認できたことで，健康な歯肉と歯肉炎の歯肉を見分けることができ，きれいに磨けた．歯肉炎が治ったことを体験する．
4．行動の習慣化（生活化）
　　体験したことで，自分が注意すること，改善すべきことを具体的につかみ，自信と成就感を味わい，また，生涯の健康生活，身体全体の健康状態を観察できるようになり，自分の健康づくりに活かされるようになる．

学習過程で生じた学童の疑問や興味がクラスで，友人間で話題になる．家庭では子どもの話題，質問に答えるために学習することになり，親の勉強会へ発展するという健康教育の過程ある．

ここでの支援環境は，学校・家庭，支援者は教師・歯科医・歯科衛生士・友人・両親・兄弟姉妹その他の家族である．さらには，PTA，地域役員，歯科医師会，歯科衛生士会，行政などの組織とも連携することでより多くの人々へ健康教育が行えるのである．

ライフスタイルを通しての健康への道は，個人パワーで昇るには急で困難な坂道も，環境支援（人的支援）を得ることで緩やかな坂となり，昇ることの可能な人を増やすことになるのである．

8020運動は国際的な広がりをみせている．新しい健康教育の視点から取り組むことで，口腔の健康を通して，人々のQOLを高めることができる．一方疾病の変化も感染症，成人病（生活習慣病），AIDS，ストレスなどの精神問題にとどまらず，さらに生活の時代的変化，地球環境の破壊，人口動態の変化などもあり，それらへの的確な対応が，健康なライフスタイルを形成するのである．

この健康なライフスタイルを形成する上で特に注意しなければならないのが生活習慣病である．この特徴は，慢性の経過をもち，発症前の長い無症時期と発症後も急性増悪と回復のサイクルのくり返しを経て，次第に生理的機能が失われていくことである．したがって，三大成人病を中心とする疾病対策については，治療のみならず，生活習慣の改善や病気あるいは危険因子の早期発見，早期治療によって病気を予防することがきわめて重要である．疾病の予防対策は，一般に一次予防から二次予防，三次予防のいずれか，あるいはそれらを複合して進められる．

一次予防とは，疾病の発生を未然に防ぐことで，生活習慣が疾病の発生につながる疾病では，健康教育によって，住民の意識と生活態度，行動を変えることである．二次予防とは，発生した疾病を早期の段階で治癒させ，障害の発生を防ぐことであり，健康診査や定期的診察によって早期発見，早期治療を進めることである．三次予防とは，疾病によって生じた障害を除去し，また新たな発症を防ぐために，機能回復や機能訓練を行うことである．歯科治療の多くはこの三次予防にあたる．

保健対策は，これらのあらゆる局面で進められる必要があるが，どの段階に重点をおくかは疾病の性格によって異なる．つまり，発生を食い止めることは困難である

が，判定できる早期の段階であれば大事にいたらずに対処できる技術的手段があるような疾病においては，二次予防の手段が重視され，一方発見された段階での対処には限界があるが，発生に関与する要因が比較的明らかな疾病については，一次予防の手段が重点的にとられる．

たとえば，わが国で胃癌検診や子宮癌検診が積極的に進められるのは前者にあたり，肺癌予防が検診よりもむしろ禁煙運動として進められるのは後者にあたる．ここで疾患の二次予防として，早期発見のために行われるものに，「検診」と「健診」の2つがある．これらは発音が同一であることから，しばしば混同して使用されている．かならずしも厳密に区別して使用する必要はないが，少なくともそれぞれの主旨を確認しておくことが，事業の目的を理解するためには重要である．

「検診」とは，検査等の手段により最終的には診断を下すことを目的としており，自覚症状が現れてからでは対処に限界がある疾患について，有病と認識されない段階で発見するために行われる事業である．そこで発見されるものは疾病の症例であり，確定したときにとられるのは，手術などの医療行為により早期治療を図ることである．症例（Case）を発見する，つまり Case Finding がそのおもな目的である．

これに対し「健診」は，健康状態の検査であり，現在の健康状態を把握することによって，将来は発病するかもしれないという危険性をもつ人々を特定し，予測される疾病の進行を防止するために行われる．ここで発見されるべきものは疾病にかかりやすい傾向やその危険性であり，事後には生活内容の改善や医療の管理，保健指導などにより，疾病のリスクの除去あるいは疾病のコントロールが行われることになる．危険性（Risk）を発見することから，Risk Finding ともいわれる．ここで疾病の発生を予測するリスクを評価するためには，診断と異なり，なんらかの判定基準が用いられる．

4）歯科保健指導

保健指導とヘルスプロモーションの位置関係は図11に示すようであると考える．すなわち，健康教育（＝広義の保健指導）はヘルスプロモーションの一部であり，マンツーマンをより強調した指導（狭義の保健指導）は，

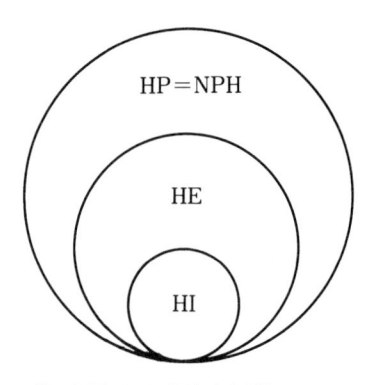

（江島房子，島内憲夫編著：オーラルヘルスプロモーション．歯科保健指導のすすめ方―，p72，垣内出版，1997 より引用）

図11 ヘルスプロモーション，保健教育，保健指導の位置関係
HP：ヘルスプロモーション
NPH：新しい公衆衛生
HE：広義の保健指導（健康教育）
HI：狭義の保健指導―人対人をより強調したもの

さらにその中の一部をなすものである．

また，歯科保健指導とは，「対象が健康な状態を維持するのに必要な個人の生活行動（ライフスタイル）の変容，並びに環境の改善の認識をうながすために face to face の関係の中で行う，歯科分野からの働きかけ」である．

歯科保健指導の目的は，歯科分野からの働きかけ（助言や援助）により，対象者自らが，目的達成のために，生活習慣などになんらかの具体的な変容を起こすことである．"歯科"保健指導は，口腔あるいは歯の健康のみを願うものではなく，口腔や歯の健康を通して，全身の健康を求めるものである．

参考文献

1) 新庄文明：成人歯科保健．地域保健と歯科診療室を結ぶ8020運動の指針，医歯薬出版，東京，1992.
2) 江島房子，島内憲夫編：オーラルヘルスプロモーション 歯科保健指導のすすめ方，垣内出版，東京，1997.
3) 東京都歯科医師会 公衆衛生委員会編集：地域保健医療活動の今後の展開（21世紀の新たな地域歯科保健医療に向けて），東京都歯科医師会，1993.

6. 口腔領域の先進医療

かかりつけ歯科医機能を推進する中で，歯科先進医療を習熟，実践することは，必要な機能である．自らが先進医療を実践しない場合でも，その医療の内容を理解し，必要に応じて紹介することもかかりつけ歯科医の機能である．

先端的歯科医療としては以下のものが考えられる．

1）口腔インプラント

口腔インプラントは，歯学はもとより，理工学その他の学際領域の研究成果を導入して発展してきた分野である．1930年代後半のバイタリウム鋳造合金の検討が近代インプラントの幕開けであった．その後1960〜1980年までの20年間は，バイタリウム・チタン・酸化アルミナ等の生体不活性材料による，線維性骨結合を期待した時代であった．1978年のハーバード会議によるインプラント評価基準の作成と相前後して，骨結合が支持され始め，2回法骨内インプラントが提唱されフィクスチャーの形態も人口歯根型に移行した．

この間埋入されたインプラント周囲組織について組織学的に検討され，生活反応期・組織浄化期・組織修復期・組織再構築期における状態，さらには創傷治癒に及ぼす因子等についても検討が加えられた．インプラント周囲に歯根膜を作るという天然歯に近いインプラント結合様式の発想からの実験は行われてはいるものの，現段階ではオステオインテグレーションが主流である．一方，骨の力学的適応変形の視点から，コンピュータシミュレーションによる生体力学的な検討も加えられている．天然歯が歯根膜の衝撃緩衝機能によって過大な応力を回避しているように，インプラントにおいても同様の衝撃緩衝機能があれば，歯頸部周囲骨における応力を減少させることが可能で，同部位における過大応力によるリモデリング現象として骨吸収が防止できると期待されている．最近では，種々のタンパク質の応用，イオン注入法等が研究されているが，現段階では異物と組織表面の関係は変わっていない．

臨床面では，特に診断に関して，X線CTの積極的利用が行われている．パノラマX線撮影，断層撮影以外に，X線CTの応用により，歯槽骨の三次元的情報を入手，分析し，予知性の高いインプラント治療が始まっている．X線CT撮影を大学病院に依頼し，その撮影によって光ディスクに記録されたデータを専門施設で多断面再構築画像とすることにより，治療計画に応用できる．

埋入システムも規格化されており，フィクスチャーの埋入である一次手術と，アバットメント連結を行う二次手術の間は，上顎で4〜6カ月，下顎で3カ月とされている．インプラント埋入に際して，補助的併用療法も盛んに行われている．その1つが骨移植であるが，骨採取部位としては小範囲では口腔内のオトガイ孔間下顎骨・下顎臼歯部・埋入部位・同一手術野・骨瘤が，顎骨の連続性が失われた場合は腸骨移植等が行われる．もう1つはGBRであり，骨の再生を期待したものである．併用療法の他に，インプラントの適応症の拡大として，サイナスリフトと下歯槽神経血管束移動が行われることがある．

歯科の最新技術としての審美的観点からも，審美的補綴物装着のためのティッシュマネージメント法，審美アバットメントの開発が行われている．さらにインプラントの予後を良好にさせるためのメインテナンスリコールプログラムの確立と，セルフケアの方法も提案されている．インプラントの予後の評価についても検討を加えるべき時期にきており，従来の1回法インプラントに対する評価方法とは異なった，成功基準と治療成績への評価基準の作成が必要である．現在日本で販売されているインプラントシステムは，**表6**のようである．

2）レーザー（Lite Amplification by Stimulated Emission of Radiation）

レーザーは，高出力では組織を切開，凝固，気化蒸散させ，低出力では疼痛緩解，創傷治癒促進作用がある．電磁波スペクトルの単一波長の規則正しい電磁波を取り出し，増幅して用いることがレーザーの基本原理である．レーザー装置は，レーザー発生媒体，励起装置，光共振器からなる．

レーザー波長は発生装置の媒体によって異なり，炭酸ガス，半導体，YAG，ガラス，ルビー，ヘリウム，アルゴン等がある．レーザー光用染料を使用すれば，健康な生体を損傷することなく有効な処置が行える．現状では

表 6 インプラントシステム分類
Implant systems and its characteristics

商品名	製造会社（国名）	術式	フィクスチャー形状	母材	表面処理	直径 (mm)
Brånemark	Nobel Biocare (Sweden)	2回法	スクリュー	純チタン	機械仕上げ	3.3, 3.75, 4.0 5.0, 5.5
ITI	Strauman (Swiss)	1回法 2回法	充実スクリュー 中空スクリュー 中空シリンダー	純チタン	TPS	3.3, 3.5, 4.1 4.8
POI	京セラ（日本）	1回法 2回法	スクリュー	Ti 6 A 14 V	Blast＋ 陽極酸化 HAP Coat	3.2, 3.4, 3.7 3.9, 4.2
IMZ	Friatec (Germany)	2回法	スクリュー シリンダー	純チタン	TPS 酸エッチング	3.3, 3.8, 4.0, 4.5 5.5, 6.5
Steri-Oss	Steri-Oss (USA)	2回法	スクリュー シリンダー	Ti 6 A 14 V	TPS HAP Coat	3.25, 3.8, 4.5 5.0, 6.0
3 i	Implant Innovations (USA)	2回法	スクリュー シリンダー	純チタン Ti 6 A 14 V	機械仕上げ 酸エッチング	3.25, 3.3, 3.75 4.0, 5.0, 6.0
Calcitek	Calcitek (USA)	2回法	シリンダー	Ti 6 A 14 V	HAP Coat	3.25, 4.0, 5.0
Astra	Astra Tech (Sweden)	2回法	スクリュー	純チタン	TiO Blast	3.5, 4.0
Screw-Vent	Core-Vent Bio-Engineering (USA)	1回法 2回法	スクリュー シリンダー	純チタン Ti 6 A 14 V	酸処理 TPS	3.3, 3.5, 3.7, 4.5 4.7
AQB	アドバンス（日本）	1回法	スクリュー	純チタン	HAP Coat	3.75, 4.0, 5.0
Impla-Med	Impla-Med (USA)	2回法	スクリュー	純チタン	機械仕上げ	3.75, 4.0, 5.0
IAT	石福金属興業（日本）	2回法	シリンダー	純チタン	放電加工	3.8, 4.5, 5.0
Endopore	Innova (Canada)	2回法	シリンダー	Ti 6 A 14 V	Porous coat	3.5, 4.1
GC	ジーシー（日本）	2回法	シリンダー	純チタン	TPS	4.0
Ankylos		2回法	スクリュー	純チタン		
プラトン	プラトン（日本）	1回法 2回法	スクリュー	純チタン	Grid Blast＋ 放電加工	3.3, 3.7, 4.0, 4.5 5.0, 6.0

＊上部構造物の固定法の比率は，各メーカーのコンポーネント出荷状況および聞き取り調査による推定値．
The ratio of the methods for superstructure fixation are dependent on the commercially used components at each company and the market research from users.

レーザーは以下の歯科医療に応用されている．

う蝕予防，う蝕除去，象牙質知覚過敏，止血・凝固，歯肉・小帯切除，膿瘍切開，ブリーチング，ドライソケット，粘膜疾患処置，歯内療法，歯周疾患，開口障害等

3) 歯のホワイトニング

「歯の色調を明るくしたい」という要望から，ホワイトニングの研究が盛んになり，審美歯科の分野でも脚光を浴びてきた．変色歯の漂白には以下の方法がある．

(1) 無髄歯の漂白

過硼酸ナトリウムの粉末を約30％の過酸化水素水で練和したペーストを根管充填された髄腔内に入れ，セメントで仮封する方法（ウォーキングブリーチ法）

表6 つづき

商品名	植立法	アバットメント接合様式	審美性への対応	他社との互換性	印象法	上部構造体の固定
Brånemark	プリタップ セルフタップ	外側6角	粘膜下接合 セラミック	3i, Steri-Oss Impla-Med	間接印象	スクリュー（90％） セメント（10％）
ITI	プリタップ	コニカルシール	前歯部用フィクスチャー	プラトン	間接印象 直接印象	スクリュー（60％） セメント（40％）
POI	セルフタップ	内側6角	粘膜下接合	プラトン	間接印象 直接印象	スクリュー（25％） セメント（75％）
IMZ	プレスフィット セルフタップ	内側ノッチ嵌合 外側6角 外側角なし	粘膜下接合	なし	間接印象 直接印象	スクリュー（10％） セメント（90％）
Steri-Oss	プレスフィット プリタップ	外側6角 外側角なし	粘膜下接合，審美的アバットメント	Brånemark	間接印象 直接印象	スクリュー（50％） セメント（50％）
3i	プリタップ セルフタップ	外側6角 内側6角	粘膜下接合	Brånemark	間接印象 直接印象	スクリュー（80％） セメント（20％）
Calcitek	プレスフィット	外側角なし 内側8角 Spline inteface	粘膜下接合	なし	間接印象 直接印象	スクリュー（40％） セメント（60％）
Astra	セルフタップ	コニカルシール	粘膜下接合，前歯部用フィクスチャー	なし	間接印象 直接印象	スクリュー（70％） セメント（30％）
Screw-Vent	プリタップ セルフタップ プレスフィット	内側6角とテーパーロック	粘膜下接合	なし	間接印象 直接印象	スクリュー（30％） セメント（70％）
AQB	プリタップ	フィクスチャー・アバットメント一体型	なし	なし	直接印象	セメント（100％）
Impla-Med	プリタップ	外側6角	粘膜下接合	Brånemark 3i	間接印象	スクリュー セメント
IAT	プレスフィット	内側6角	粘膜下接合	なし	間接印象	スクリュー セメント
Endopore	プレスフィット	外側6角	粘膜下接合	なし	間接印象 直接印象	スクリュー（30％） セメント（70％）
GC	プレスフィット	外側6角	粘膜下接合	なし	間接印象 直接印象	スクリュー セメント
Ankylos	プリタップ	コニカルシール	粘膜下接合 解剖学的アバットメント	なし	間接印象 直接印象	スクリュー セメント
プラトン	セルフタップ	コニカルシール	前歯部用フィクスチャー	ITI, POI	直接印象	セメント（100％）

（坪井陽一，飯塚忠彦：国際口腔インプラント会議編，インプラントの臨床，1998．より）

(2) 有髄歯の漂白
①オフィスブリーチ
・松風ハイライト®……35％過酸化水素水と触媒粉末を緩和したペーストをエナメル質表面に塗布し，5分程化学反応を進行させてから可視光線を照射して，光反応でさらに活性化する方法．

・レーザーブリーチ……50％の過酸化水素水を含むペーストを歯面にのせ，最初にアルゴンレーザー，ついで炭酸ガスレーザを照射する方法．
・パワーブリーチ……35％過酸化水素水と触媒GELを練和し，エナメル質表面に塗布し，プラズマアークライトやキセノンハロゲンライトを光源とする

照射器で照射する方法．照射器としては，ウェーブライト®，アポロ 95 E®，PAC®，マッハ 2000® 等がある．
②ホームブリーチ
漂白用トレーに漂白ゲルを入れて行う．

4）GTR 法

組織誘導再生法（Guided tissue regeneratoin techinqe）は，歯根膜線維から誘導された細胞からのみセメント質・歯根膜・歯槽骨が再生することをもとに開発された方法である．GTR 法はメンブレンを用いた歯周組織の再生法として確立された．

現在では吸収性メンブレンの出現，骨形成タンパク（BMP），歯胚由来のエナメルマトリックスの出現により，再生療法も確実になってきている．

5）歯科領域における高度先端医療

1998 年 4 月 1 日現在，歯科における高度先進医療は以下の 10 分野である．

インプラント義歯，顎顔面補綴，顎関節の補綴学的治療，歯周組織再生誘導法，レーザー照射による初期う蝕の進行抑制療法，X 線透視下非観血的唾石摘出術，接着ブリッジによる欠損補綴ならびに動揺歯固定，光学印象採得による陶材歯冠修復法，レーザー応用によるう蝕除去・スケーリングの無痛療法，顎関節鏡下レーザー手術併用による円板縫合固定術

7．障害について学ぶ

1）障害とは

1948 年 12 月 10 日の国際連合，第三回総会で採決された「世界人権宣言（the Universal Declaration of Human Rights）」に端を発する障害を持つ人への世界的関心は障害に対する概念を大きく変えた．

(1) 障害とは

発達期に発病する脳性麻痺，発達遅滞や自閉症候群，老年期に発病する老人性痴呆症や脳卒中の後遺症を一般的には障害名と考えるが，リハビリテーションでは疾患名と考える．現在の医学では治すことの難しい疾患であり，これから派生する問題に障害があり，その障害には階層性があると考えられる．疾患から直接派生する障害を一次レベルの障害，機能形態障害（Impairment）といい，一次レベルの障害や疾患から派生する障害を二次レベルの障害，能力障害（Disability）という．二次レベルの障害や一次レベルの障害や疾患から派生する障害を三次レベルの障害，社会的不利（Handicap）という．重要なことは一次から三次レベルに順番に重症になってくるのではなくて，周りの対応や環境などによって障害のレベルが変わってきてしまうということである．

(2) 口腔機能の発達の特徴

口腔機能は生物として生存に必要な摂食機能，呼吸機能が含まれているために，原始反射から早い時期に成熟する機能である．また，口腔機能は全身発達と関連が強く，全身の発達が障害されていると口腔の機能が障害されていて，口腔の機能が障害されていると全身の機能も障害されている（**表 7，図 12**）．

2）リハビリテーション口腔保健医療と診療のシステム

(1) 歯科診療の目標
①口腔の三大疾患の予防治療の意義
②口腔の健康とは，正常な口腔機能の維持・増進
③人間らしく生きるために必要な正常な口腔機能

(2) 口腔の健康管理体系（**図 13**）
①地域医療の中における口腔健康管理体系
―プライマリ・ケアを中核とした地域医療―

地域医療とはいつでも，どこでも，誰でも質の高い医療の提供を受けることができることである．

a．地域包括医療体制とは，地域住民のニーズに応じ，医療側の積極的な配慮による連続性，専門性，地域性，包括性のある歯科医療を促進する医療対策．

```
Disease      Impairment       Disability       Handicap
疾患 ──→ 機能形態障害 ──→ 能力障害 ──→ 社会的不利
          一次レベル        二次レベル       三次レベル
          生物レベル       日常生活レベル   社会生活レベル
```

（大竹邦明：リハビリテーション口腔保健医療についての提言，p. 51，クインテッセンス出版，1995．より引用）

表7 日本版デンバー式発達スクリーニング検査

口腔機能の障害の程度	修正年齢	個体-社会	微細運動	言語	粗大運動
重　度	48%	4.5歳	10カ月	4カ月	4カ月	7カ月
中程度	35%	4.1歳	11カ月	9カ月	1.1歳	10カ月
軽　度	14%	2.8歳	1.11歳	1.8歳	1.8歳	1.2歳

(東京都立心身障害者口腔保健センター：歯科医師・歯科衛生士障害歯科個別研修会，p.19，1999．より引用)

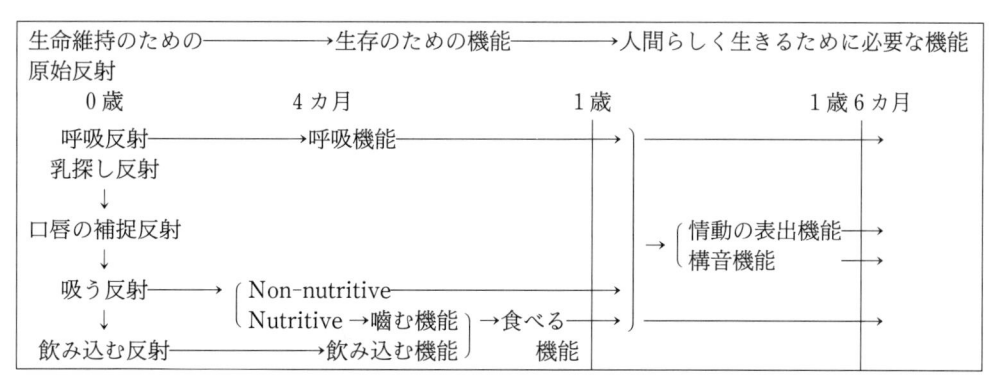

図12

(大竹邦明：リハビリテーション口腔保健医療についての提言，p.42，クインテッセンス出版，1995．より引用)

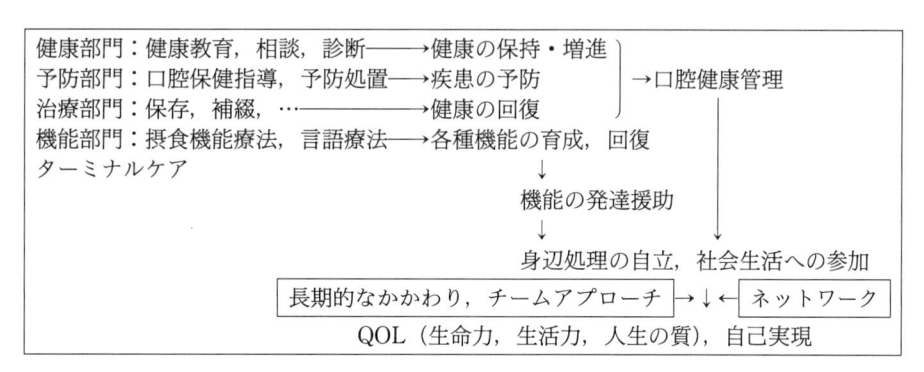

図13

b．ライフサイクルの中における正常な口腔機能の育成と維持・増進という目標を達成する．
c．正常な口腔の育成を阻害する要因を見つけ，その要因を排除する．
d．正常な口腔機能の維持・増進を阻害する要因を見つけ，その要因を排除する．
e．口腔の三大疾患の特徴
a) 自然治癒のない疾患　—歯科治療の限界—
b) 慢性疾患　—食生活の乱れ—
f．予防の重要性

早期発見，適切な受診の指導，衛生管理上の連絡通報，社会復帰の促進，再発防止などがあげられる．疾病管理では，常に早期発見，治療，予防などの可能性が追求さjust れなければならない．指導方針としては，基本的態度としての疾患の認知，医療指導としては定期健診受診の説得，生活指導としての食生活の改善と日常生活の指導というのが基本である．その中でも早期発見，早期治療は疾患管理の中核というべきものである．

a) 慢性疾患の予防(食生活のコントロール)，成人病，老人疾患の予防
b) 患者の協力
c) 平均寿命の伸びと歯の寿命
g．定期健診の必要性

口腔疾患の予防も定期健診の受診もすべて，その個人の問題ではある．くり返しの定期健診によって患者に口腔疾患の予防の重要性を認識させることが大切である．

a）動機付けとしての定期健診

　C2をC2の状態で止めておくためには，Temporary Restorationの欠点を補う上で定期的にみていく診療システムが必要である．

　b）治療，予防の反省

　人工臓器はあくまでも人工修復物であって自然の歯に勝るものではなく，100％その機能を回復しうるものではない．う蝕や歯周疾患のような慢性的な疾患で何年にもわたって，徐々に破壊された口腔の機能は，数日あるい数カ月で元の状態に回復するのは困難である．

　c）疾患の原因の早期発見，早期排除

　初期う蝕の状態で発見し，予防歯科のプログラムを行うためにも，また，咬合の異常を初期の段階で捉え，あるいは予測を可能にするためにも，定期的な管理が行えたほうが確実である．それ以上に定期管理の重要なことは，う蝕や歯周疾患の予防のために，それらの原因を早期に発見して排除できることである．このような観点からみれば，定期的な管理は「定期健診」ということになる．

　d）患者側のできない予防面の援助

　スケーリング，歯牙のクリーニングなど．

(3) Persons with Oral Disabilities (POD) とは

①リハビリテーション口腔保健医療の概念
　―口腔における障害とは―

　『リハビリテーション医療』より障害とは疾患「何らかの原因で生体に起こった形態・機能上の異常であり，苦痛，生命の危険あるいは障害を起こしているか，あるいは起こす可能性のあるもの」によって起きた生活上の困難，不自由，不利益であり，一時的な問題も含め，生活にマイナスの影響が及ぼされている状態すべてが含まれる．

②障害の程度および疾患の重症度の把握

　a．身体障害者手帳
　　　1～7級
　b．療育手帳（愛の手帳）
　　　1～4度，6度まで・7～17歳まで・18歳～成人まで

③POD：上記の基礎疾患を有した上に，歯科診療の目標を達成する上で何らかの問題を生じる可能性のある人

④口腔的障害（Oral Disabilities）
　a．予防，治療を進める際に，特別な配慮が必要な状態
　b．通常の予防，治療では口腔を健康にできない状態

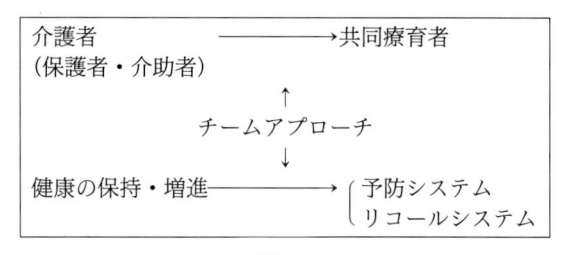

```
介護者　　　　　　　　　→共同療育者
(保護者・介助者)
　　　　　　　↑
　　　　　チームアプローチ
　　　　　　　↓
健康の保持・増進　　　　→ 予防システム
　　　　　　　　　　　　　リコールシステム
```

図 14

(4) PODに対する口腔保健医療の診療体系

目標を具体化するためのシステム（**図14**）

①リハビリテーション口腔保健医療で基本的な考え方
　―障害のある人達に対する歯科医療とは―

　育成的アプローチ，あるいは訓練的アプローチ，適応的アプローチ，環境改善的アプローチ，心理的アプローチを統合したアプローチが必要になる．

　a．PODを含めた歯科診療の目標

　歯科医療の目標は，より早期にアプローチして正常な口腔機能を発達させ，正常に発達させた口腔機能を障害する要因である口腔の三大疾患の予防治療を行い，正常な口腔機能を保持することが歯科医療の目標と考える．

　ライフサイクルの中で，障害された総合咀嚼器官を最大限に利用して，総合咀嚼器官を構成している系が環境の変化にすばやく適応しうるようなバランスの保たれた状態，つまり恒常性のあるその人なりの口腔機能を育成し，その恒常性を死ぬまで増進させることが歯科医療の目標といえる．

　b．PODに対する目標の達成

　a）最終目標　―リハビリテーション口腔保健医療の
　　　　　　　　目標に沿って―

　全身の健康増進のための恒常性のある口腔機能を育成，その恒常性を維持・増進させることを通じて，日常生活習慣の自立，社会生活への参加，社会復帰を促す．
→障害の軽減・支援が目標である．

　b）各ライフステージにおける目標

（a）生まれてから死を迎えるまでのライフステージ
　　における目標とそのライフステージの設定
　―口腔健康管理計画―

（b）定期健診ごとにおける目標の設定
　―処置計画・口腔保健計画―

　c．地域医療の重要性

　a）地域包括医療体制のピラミッド構造における一

次，二次，三次医療の役割と第一線歯科医療従事者の役割の認識

一次（一般医），二次（専門医），三次（高度専門医）と順番に紹介を受けるようなシステム．

(5) Oral Disabilities を引き起こす疾患の分類

疾患による特徴は個人によっても違いがあるため，疾患を重要視するのではなく，あくまでも個人一人ひとりをみて考えることが重要である．

口腔機能が出生から死にいたる一連の変化の中で遭遇する最初の問題は発達で，最後の問題は老化に関連するものである．これらは表と裏の関係であり，同じような障害として捉えることができる．つまり，発育障害と老年期障害のどちらの障害も脳の障害によって発生したものであり，外傷等の後天的に生じた脳の障害も同じと考える．脳における障害は人類が系統発生的に進化してきた過程で起きた系統発生的な異常である．そこで起こった障害は，個体が系統発生的な発達過程を反復する中で，その個体の機能の発達を障害し，結果として，歯科領域においては，正常に口腔機能が発達するのを障害するか，正常に発達していた口腔機能が障害される，いわゆる口腔機能不全になる．口腔機能は主に顎・顔面の骨格系，神経・筋系，歯・歯列系などで構成されている総合咀嚼器官が機能を営むことである．その機能を営む主要素は神経・筋系である．神経・筋系の異常は主に，脳の機能と関連があり，発達期障害あるいは老年期障害を有する人の問題として現れる（図15）．

次に重要な要素は顎・顔面の骨格系で，異常は主に，形成あるいは整形外科的な障害を有する人の問題として現れる．また，歯・歯列の異常は，う蝕・歯周疾患・咬合の異常となり，それらの予防，治療をするうえで問題となり，主に，知覚中枢の障害，精神と神経の障害，医学的な心身障害を有する人の問題となる．脳の障害による発達性あるいは老化による心身の障害のなかでも，知的障害，自閉症，老人性痴呆症等がこの問題を有する人である．

これらの障害を有する人達の歯科的管理を通じて，全人間的復権に役立つためには，生物として生存に必要な摂食機能や呼吸機能を統合したうえに形成させる高次の脳機能である人間らしく生きるための発声・発語機能と表情の表出機能の恒常性の増進が歯科専門分野の課題となる．そして，リハビリテーション医学において，より

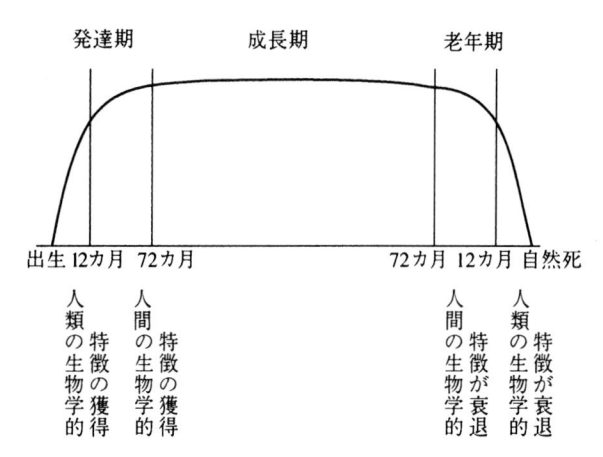

(大竹邦明：リハビリテーション口腔保健医療についての提言，p.37，クインテッセンス出版，1995．より改変引用)

図 15

積極的なリハビリテーションを包含するその課題は，リハビリテーション医学の目標とする基本的人権の行使の制約を取り去り，正当な社会的役割を果たすうえで大いに役立つものであると考える．以上のことを基本として，臨床歯科学の目標である「口腔機能の恒常性の増進」を阻害する障害について考えてみる．

Persons with Oral Disabilities を上記の観点から考えてみると，6つに分類できる．

①発達期障害を起こす疾患
　a．知的障害（Mental Retardation）
　b．脳性麻痺（Cerebral Palsy）
　c．自閉症候群（Autistic Disorder）
　d．筋ジストロフィー
　e．てんかん
　f．ダウン症
　g．その他

②老年期障害を起こす疾患

健常者であった人が下記の病気や，交通事故などをきっかけに障害をもってしまう．
　a．老人性痴呆症
　b．脳卒中
　c．その他

③形成あるいは整形外科的な疾患
　a．唇顎・口蓋裂
　b．二分脊椎症
　c．脊髄損傷
　d．その他

④知覚障害を起こす疾患
　a．聴覚障害
　b．視覚障害
　c．その他
⑤精神と神経の障害を起こす疾患
　a．精神病
　b．心身症
　c．ヒステリー
　d．その他
⑥純医学的な疾患
　a．循環器系疾患
　b．呼吸器系疾患
　c．消化器系疾患
　d．腎・泌尿器系疾患
　e．血液疾患
　f．内分泌系疾患
　g．アレルギー性疾患
　h．代謝性疾患
　i．自己免疫疾患
　j．後天性免疫不全症
　k．その他
(6) 個々のPOD特有の問題点
①特有な問題点
　a．全般的な問題点
　疾患によっては特徴があるが，個人個人で細部についてはまちまちなので注意が必要である．→行動観察を十分に行う．
　b．特有な口腔疾患
②取り扱い上の問題点
③歯科的侵襲による全身への影響
④歯科処置の目標の制限
⑤口腔機能の障害

3）チームアプローチの必要性とコ・デンタルスタッフの役割（図16）
(1) 歯科診療の目標と達成する上で問題となる点
　口腔健康管理とは健康の保持・増進，疾患の予防，健康の回復が含まれる．すなわち，QOLの向上や自己実現とも考えられる．
①患者側の問題点
　アンケートや問診時に集めた情報を元に目標や問題点を分析し，検討することが重要である．
　a．対応上の問題点
　a）対応の目標
　　（a）心理的な目標
　　（b）生理的・身体的な目標
　　（c）教育的な目標
　b）その目標を阻害する要因
　　（a）精神遅滞
　　（b）老化
　　（c）伝達手段
　　（d）身体障害　―歩行手段，静止状態の制限
　b．歯科的侵襲による全身への障害
　a）アレルギー
　b）禁忌
　c）出血傾向
　d）易感染性
　e）内臓疾患
　c．歯科処置の目標の制限
　a）予防上
　　（a）知的レベル
　　（b）運動機能レベル
　　（c）協力性
　b）治療上
　　（a）対応手段　―抑制，鎮静，全麻―
　　特異的行動（問題行動）
　　疾患特性（疾患に伴う特定の症状）
　c）管理上
　　（a）歯科的IQ
　　（b）身体的
　　（c）時間的
　　（d）経済的
　d．口腔機能の状態
　a）摂食機能障害
　　（a）食事様式
　　（b）食形態
　b）発声・発語機能
　　（a）構造
　　（b）運動
　　（c）知的
　　（d）知覚
　　（e）失語

II．からだ

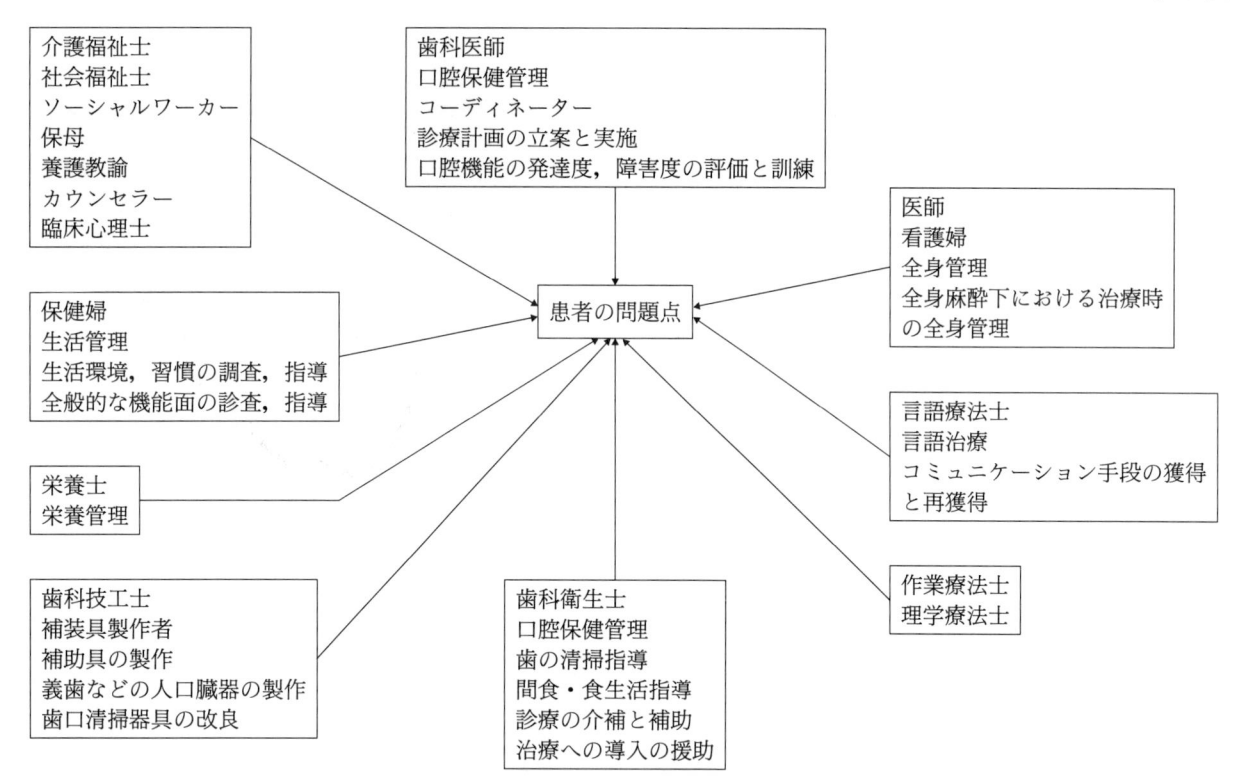

```
介護福祉士                   歯科医師
社会福祉士                   口腔保健管理
ソーシャルワーカー          コーディネーター
保母                         診療計画の立案と実施          医師
養護教諭                     口腔機能の発達度，障害度の評価と訓練  看護婦
カウンセラー                                                全身管理
臨床心理士                                                  全身麻酔下における治療時
                                                            の全身管理
保健婦
生活管理
生活環境，習慣の調査，指導                                  言語療法士
全般的な機能面の診査，指導          患者の問題点            言語治療
                                                            コミュニケーション手段の獲得
                                                            と再獲得
栄養士
栄養管理
                                                            作業療法士
                                                            理学療法士
歯科技工士                   歯科衛生士
補装具製作者                 口腔保健管理
補助具の製作                 歯の清掃指導
義歯などの人口臓器の製作     間食・食生活指導
歯口清掃器具の改良           診療の介補と補助
                             治療への導入の援助
```

（大竹邦明：リハビリテーション口腔保健医療についての提言，p.69，クインテッセンス出版，1995．より改変引用）

図 16

②介護者側の問題点（保護者，介護者）

障害者の療育，福祉などの面からも重要な Key Person として捉えている．

a．障害の認知，能力評価の不適切さ

疾患や障害を正しく認識していない．例えば，障害はなおると考えている人がいる．

能力の評価が不適切な場合（過大，過小評価）．

b．療育方針や療育態度に関する問題点

着衣・食事訓練，言語訓練などを行っている場合がある．「早く，上手に，たくさん，ちゃんと……」などという禁止，命令の言葉には反応するが，誉めることには反応しない．誉めることのほうが大事ということを教える．

c．心理的受容段階上の問題点

かかわり形成を円滑に行うため．共同療育者へ育てるため．

a）疑惑の時期―生後6カ月ごろ

b）ショックの時期―1年6カ月ごろ（現在は1年以内）

c）悲しみ・怒り・拒否の時期（診断を受けた直後から始まる）

夫や家族などがどのような反応をするかによって変わってくる．

d）必死の時期―2歳～4歳6カ月ごろ

障害を克服しようとする．

e）疲弊の時期

表情は下向きかげんであまり目を合わせない．ほとほと疲れている．注意が必要である．

最初はブラッシングだけでも良いので愛情,母性本能,認識をさせることによって快感を与える．

（a）ショックの時期（怒りの時期）

小学校の入学．就学時健診．

（b）必死の時期

早く他の子どもと同じようにしようとする．養護学校で早くよくなると考える．

（c）疲弊の時期（諦観の時期）小学校3～4年生

諦めが起こる．

f）荒れの時期（思春期）

心身のアンバランス．アンビバレンス時期(両面価値)

g）ショックの時期

施設を探す．

d．家族内問題解決処理能力（家族療育）

保護者，介護者だけではなくてその他の家族の協力な

どによって変わってくる．
③医療者側の問題点
　a．目標の設定をどこに置くか
　b．診療システム（患者，スタッフ，診療室）
目標を具現化するためのシステム
　c．接遇態度
　a）情念
情熱と信念を持って．
　b）哲学
思想，概念にふれる．
　c）科学
専門家としての知識と技術．
　d）システム
ネットワーク，チームワーク．
　e）人間性（人格）
　d．対応の基本理念
　a）リハビリテーション
「全人的権利の獲得あるいは再獲得」「人間らしく生きる権利の獲得あるいは再獲得」
　b）ノーマライゼーション
「ごく普通の生活と環境」
　c）QOL
　d）自立，自律的生活
　e）自己実現
④社会福祉・行政上の問題点
　a．偏見
　b．差別
　c．社会資源の不足
(2) それらの問題点を解決する手段とチームワーク
　　　　（図17）
①情報の収集，評価
　a．予診用紙
　a）予診アンケート用紙
　b）予診記録用紙
　b．調査資料の選択とその評価
　a）調査資料
　　（a）初診診査用紙
　　　ⓐ口腔健康管理アンケート用紙
　　　ⓑ行動観察記録用紙
　　　ⓒ一般診査用紙
　　　ⓓ総合咀嚼器官診査用紙

・情報を的確に把握‥‥問題点
・かかわり形成
・適切な診療計画と実際の指導，治療，Char side での教育
↕
チーム医療（各種の専門によるかかわり）
診療システム（かかわり形成（信頼関係を構築する），情報収集）

図 17

　　　ⓔ口腔保健指導診査用紙
　　　ⓕ口腔機能発達度診査用紙
　　　ⓖ口腔機能老化度診査用紙
　　　ⓗ定期健診診査用紙
　　（b）一般臨床検査
　　　ⓐX線検査
　　　ⓑ口腔模型
　　　ⓒ咬合検査
　　　ⓓ一般医学臨床検査
　　　ⓔADL検査
　　　ⓕQOL検査
　　　ⓖJDDST検査
　　　ⓗ老人性痴呆症診断テスト
　　　ⓘ発音検査（発声・発語器官の随意運動検査，構音検査）
　　　ⓙ栄養検査
　　（c）特殊な臨床検査
　　　ⓐ摂食機能検査
　　　ⓑ発声・発語機能検査
　b）資料の評価
　　（a）処置計画
　　　ⓐ治療
　　　ⓑ口腔機能訓練
　　　　ア．診療目標の設定
　　　　イ．対応手段の選択
　　（b）口腔保健計画
　　　　ア．定期健診
　　　　イ．歯口清掃指導
　　　　ウ．間食および食生活指導
　　　　エ．予防処置
　　　　オ．相談
②保護者，介護者を共同療育者に育成
これが最終目標である．ただし，3カ月間（2週間に1

回）様子をみて何も変わらないときは医療側に問題があるか，患者側に問題があるか見直さなくてはならない．
③チームアプローチの必要とコ・デンタルスタッフの役割

4）診療のシステム —診療目標の具体化—
歯科診療の目標である口腔機能の恒常性の増進のために．
(1) 診療のシステム（図18）
①予診
予診とは，患者の振分けと保護者，介助者へのシステム説明，および情報の整理の場．
a．予診の目的
a）患者の振分けの場
医療機関への紹介．担当スタッフの振分け．
b）かかわり形成
傾聴，受容
c）問題点の概要把握の場
大まかな問題をみておく．最終的には初診時に必要なものから詳しく問診をしていく．
入退室やユニットからおりるまでの観察．
d）動機づけの場
保護者研修に出席してもらう．
b．予診の取り方
　a）主訴・動機
　訴え，要望（全身麻酔を使って早くいっぺんにやってほしいなど）．
Dental historyの記入．
　b）障害
　（a）疾患名，手帳の有無，等級
　手帳がない場合は障害を正しく認識していない，職業上隠している，障害に対して受容しきれていない場合が考えられる．
　（b）施設名：指導方針，教育方針
　（c）知的障害，精神，機能
　コミュニケーション能力（理解力，表現力）．
　（d）日常生活動作（ADL），自立度
　着衣，食事，就寝，身の清潔，排便など総合能力を評価できる．
　（e）特記すべき疾患，感染
　（f）特異的行動の有無

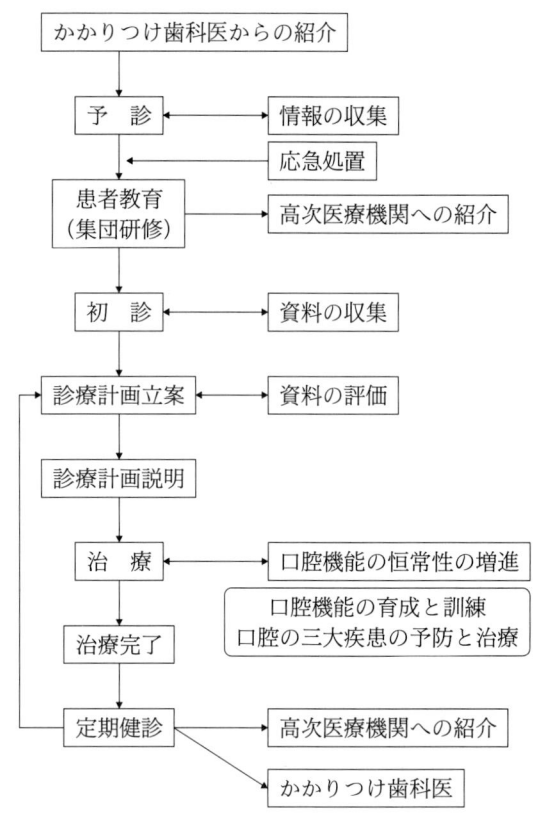

（東京都立心身障害者口腔保健センター：歯科医師・歯科衛生士障害歯科個別研修会，p.15，1995．より改変引用）
図 18

いつ，どこで，誰と，何を，なぜ，どうなるを必ず問診する．
　c）Dental IQ, E. Condition
　食生活，間食，歯口清掃の自立習慣．経済力．
　d）所見
　導入の手順，口腔内の清掃，軟組織の所見，歯列・咬合関係などを記載する．
　e）方針
　チームで話し合って記載する．
c．予診の要約と予診記録用紙
初診時の問診時に聞くことなどを要約しておく．
②患者教育（対応を含めて）
治療は患者側の協力なくしては成功できない．大きく捉えれば，口腔保健医療の目標は患者側の協力なくしては達成できないといえる．患者側へわれわれの考えている概念としての口腔保健医療の目標を提示し，それをよく理解してもらうところから診療を開始しなければならない．そのためには，集団教育による一般論としての概念の提示をし，次に個別指導による教育があるという二

段構えの教育システムが必要とされる．その目標は，口腔の健康に対する認識を高めることにより，価値観を変容させ，保持・増進するための努力を自らさせるようにすることにある．そして，その目標を達成させるために，くり返し行う定期健診が動機づけとして重要となる．

　a．保護者教育

　a）教育の概念

　　（a）歯の持つ役割：口腔の役割「食べること，話すこと，結果としての顔の審美性の保持」

　　（b）その口腔の役割を守ることの重要性：口腔保健医療の目標「口腔機能の保持・増進」

　　（c）このことに関しては，障害のある人達にとって，何らかの制限が生じる．

　　（d）その役割を守るためにその役割を障害する疾患：う蝕，歯周病，咬合異常の発病とその原因，このことに関しては，障害のある人達では何らかの配慮が必要である．「保護者，介助者の問題，運動機能，知的障害，情緒障害，口腔機能障害，歯の問題，歯列の問題」

　　（e）これらの疾患は，口腔の役割を障害する以外にも，全身にも障害を及ぼす．そして，その障害とは何か．このことに関しては，障害のある人達では，特に問題となる．

　　（f）そのような疾患を予防する重要性「自然治癒のない疾患の治療」：このことに関しては，障害のある人達では，特に必要である．「治療内容の制限，治療限界の狭小化」．

　　（g）予防する手段
　　　　障害のある人達に何らかの配慮が必要である．

　b）教育の目的

　　（a）価値観の変容　―動機づけ―

　　（b）協力性の確保

　c）地域歯科医療の中における集団教育と個別教育

　　（a）集団教育：生まれてから死を迎えるまでのライフサイクルにおける口腔の健康の育成と保持・増進するための問題の解決法の指導

　　障害のある人達，障害のある子供たちの保護者同士の仲間意識が育つこと，他の障害のある人の経験や他の保護者の指導経験を参考にできること，障害に対する知識や理解が深まること，その人や保護者の情緒の安定が図れること，コミュニケーションしやすいという利点があげられる．

　　（b）個別指導：個別化されたライフサイクルにおける教育指導

　　（c）慢性疾患の予防は個の問題

　b．対応

　a）対応の目標

　b）心理的，教育的な取り扱いの具体化

　　（a）患者の歯科処置への協力性の予測

　　　ア．問診　―アンケートの利用―

　　　イ．行動観察

　　（b）協力性を得るために

　　　ア．一貫した診療の流れ

　　　イ．保護者，介助者のカウンセリングと教育

　　（c）PODの対応

　c）対応の基本と手段

　　（a）対応の目標の達成のために

　　（b）対応の手段の選択

　　　ア．通常

　　　イ．抑制

　　　ウ．鎮静

　　　エ．全麻

　d）その具体化

　　（a）各々のPODの特徴

　　　ア．発達期障害

　　　イ．老年期障害

　　　ウ．形成，整形外科的な障害

　　　エ．知覚中枢の障害

　　　オ．精神と神経の障害

　　　カ．純医学的な障害

　　（b）各々のPODに対する歯科処置上の問題

　　　ア．予防上

　　　イ．治療上

　　　ウ．管理上

　c．指導

　指導とは，発達に基づいて学習を成功させる過程をいう．発達とは，成熟と成長をその過程にみ，学習によって起こる変容である．特に，発達に障害がある人達においては指導において，取扱いという側面が重要視されるので，教育的な考慮が必要とされる．そのため，教育的な立場から，指導を進めていくには，発達の過程をよく熟知しなければならない．そして，学習を成立させるた

II. からだ

めに，学習能力，学習刺激（質，頻度，強度），学習意欲が必要となる．

健常な子どもは自分で学習する能力—自由で旺盛な好奇心と消化力，柔軟な適応力，選択性，天性の生命力などが複雑で雑多な環境の中から，適切に自然のうちに感じたり，自ら選んだりして，血肉化し，力をつけることができる力—がある．しかし，発達障害をもつ子どもでは，自ら学習する能力が欠落したり，弱いために，発達の歩みが遅いとか，発達の諸側面において，不均衡があったり，次の発達段階へ歩み出せないという停滞が長く続いたり，あるいは，健常であれば，1歩で登れるところを3歩も4歩もかけないと登ることができないという多様で複雑な状態にあるということである．つまり，雑多な環境の中から，適切なものを感じたり，選んだりして，それを血肉化する力が極めて弱いのである．その上，障害のために刺激を与えられる機会が少ないので，より学習しにくいこととなる．

発達過程における中枢神経系の解剖学的な構造の変化は，動的であり，数多くのニューロンやシナプスの形成と消滅の連続である．そのために，より多くの機会を与えることと，その雑多な環境を整理し，発達の段階に応じて，適切な刺激を順序よく与えることが必要である．そこで，発達を連続過程として，障害のある人達の歩幅にあった small step として段階づくりをする必要がある．

a）指導の目標

例えば，歯口清掃指導をする場合，指導という面からの具体的な目標は，dental plaque を取り，う蝕や歯周疾患の予防，治療をするということになるが，それを指導することは，実はその子どもの手の感覚を鋭敏にし，指先の力の入れ方を指導し，注意の集中力，目と手の協調性を養い，手の巧妙さの訓練をすることであり，鏡の前で何分間もじっとして，静かに座っている訓練をしていることでもある．さらに，障害ゆえに，刺激を受ける機会が極めて少なかったため，知覚感覚が正常に発達していない口腔に多くの刺激を与えることにより，知覚感覚の正常化にも繋がることにもなり，感覚系としての口腔に多くの刺激を与えることによって，中枢神経系を復活させる可能性もある訓練をしていることを忘れてはならない．最終目標は食事・排泄・衣服の着脱などの身辺の自立から，次第に物事を自分で判断し，処理する問題解決の段階へ，さらに進んで経済的・社会的自立へという過程を経て，社会のなかで何らかの役割を分担して生きていける人間になるための一助となるものでなければならない．

b）日常生活指導の意義

障害のある人達は決して力がないのではない．弱いながらも，小さな力をもっている．しかも伸ばされていない力なのである．このことを彼らとかかわりをもつ人すべてが，正しく認識し，本人にも理解させていく努力をしなければならない．障害のある人達の生き方について，life cycle において捉え，「しこみの時期」，身につけた力を「発揮する時期」，さらに「高齢に入っての時期」などの違いをふまえながら，かかわりの在り方を考えていかなければならない．身の回りのことを自分でやること，作業に自分の場を得ること，いろいろな場や機会に自分の力を発揮することによって，自分自身力があることを認識しているのである．しかし，取り巻く人たちは往々にして，力がないと誤解していることが多々ある．この場合，障害のある人達自身もこのまわりの人々の考え方の影響を全面的に受けてしまうので，力があるとは思えず，自分にはできないと思い込んでしまう．その結果，萎縮した依存性の強い人間に育ってしまうのである．障害のある人達は，自ら力を養っていくということが弱い．しかし，育てられ方によって萎縮をしている力はどんどん発揮させられ，人生に意欲的に取り込む人間になっていくことができる．何とかここで真の姿を捉えなおし，育て方そのものを改めることによって真の力を，たとえ小さく，弱いものであったとしても100％発揮させることができるようにしなければならない．だからこそその自主性を大切に育てながら，適応能力を養うことは大切なことである．人間らしく生活をするうえで大切な身辺自立のできる自主性を持った人間に育ってほしいと願うとき，生活の基本となる日常生活においての指導の進め方は，最も重要になる事柄といえる．そのために障害のある子どもたちなどの周囲の物的，人的環境の整備が最初に必要とされる．

c）指導にあたっての留意点

（a）指導にあたっての基本的留意

ア．本人のやれる程度とやり方を知る．

イ．本人の実力をはっきりと把捉することからはじめる．どのようなやり方をして，どの程度できるかをとらえることである．

表 8

Step 1.	目的の理解 —やってみせる—	これは指示の内容をわかりやすくするために，視覚からも伝え，指示の目的を理解させようとする段階である．
Step 2.	動作介補 —手をとって一緒にやる—	動作の起こし方・進め方を，手を添えて動作を指示していく．この段階は動作の全面介助のレベルから，部分的に少し動作介助をするレベルまでを包含する．この段階は，本人が自立していく過程の一部としての動作伝授であることをふまえ，考えながらの介助のあり方でなければならない．
Step 3.	安心感をもたせる —みていてやらせる—	動作の獲得ができたら一人で行えるわけだが，もう一段階そばで見守っている段階をふむと，本人は安心して行っていくようになる．しかし，この段階で，行い方の曖昧さやいいかげんさを見落とさないようにしないと，定着が確かなものになりにくい．この段階は中・軽度の障害のある人達であれば，1カ月位かかると思われるし，重度の障害のある人達であれば，さらに長く続いていくと考えなければならない．
Step 4.	条件つき意識づけ —必ず事後確認する—	動作がマスターできれば，次は自立へ向けての気持ちをいかに高めていくかということになる．この段階での対応は，面倒と思わず丁寧に，単なるあら探しでなく，認め，励ましの機会とするつもりで当たるとよい．
Step 5.	身辺自立への意識の確立 —予告せず事後確認を時々行う—	

 ウ．動作分析をしてわかりやすくする．
 エ．1歩の課題を失敗せず達成するために必要な動作としては，どのような行程になるかを考える．
 オ．動作分析した行程を手順として組む—pattern化する—

課題達成に必要な動作行程を1 patternとして組み，それらを一連のものと教えていく．pattern化することによって，どのようにしたらできるのかわからなかった状態から，どのようにすればできるのかが理解でき，自分で行うことができるようになる．また，動作の伝達は，くり返しの学習によって身につけやすいものであるだけに，課題達成の可能性が高い．その実績のもとに自分で行っていくという体験を重ね，自信をつけてもくるのである．

 カ．くり返しの学習による技能の獲得 —継続することの大切さ—

学習能力が弱いため動作を獲得するために，同じ手順と方法で何度もくり返し行うことが必要である．教えられながらも習得していく姿，そして自分で行っていく姿の実績自体が本人の主体性の育ちに直結するようになっていく．本人を取り巻く人達に，指導方法を教育し，日常生活のなかで実践していくように心がける必要がある（**表8**）．

 キ．ほめること・しかること

子どもが育つとき，障害があってもなくても，ほめられることの体験がいかに喜びの感情を育て，自信や意欲づけの基礎をなすかということは明らかなことである．

ほめることに対応して「しかる」ことについても，再認識しておかなければならない．しかるということは理性で処するものであり，怒るということは感情で処していることである．判断力を養っていくための扱いの1つである「しかる」ということは，わからせるための「しかり方」にならなければならない．しかるときは，はっきりとした態度でまず話して聞かせることである．危険なことを行ったときはその行為をやめさせてから，話して聞かすことである．

d）発達の評価

訓練や指導のための前提として，発達を正確にとらえることが大切である．正確とは，現在の発達水準が同じであっても，障害の程度あるいは，個体差によって発達していく歩幅がそれぞれ違うのであるから，その歩幅にあった診断をするために，発達学的な視点にたって，small stepをとらえるということである．と同時に指導すべき目標を達成するために，そのことに関連するあらゆる動作なり行動が，どのような機序で，どのような意味をもって表現されるかあるいは，発揮されてくるかを分析的に解析することでもある．

③初診
a．目的
a）かかわり形成
共感的態度

Ⅱ．からだ

　b）初診とは，資料の収集の場
予診時に渡したアンケートを回収し，足りないことを問診する．
行動観察を行う．
　c）開口導入の場
診査，協力性を評価する．
　b．初診の取り方と初診診査用紙
個別化された初診診査用紙
　a）調査資料の選択
　　（a）年齢別
　　（b）Oral Disabilities 別
　b）診療室への導入
　c）身長，体重の測定
　d）自己紹介，事前説明
心の準備，目標，目的を明確化
　e）一般診査の問診
　　（a）身長，体重
　　（b）体温
　　（c）話し方
発語なし
1語発語（1歳）
2語発語（2歳）
3語発語（3歳）
単語発語
　　（d）知覚障害
問診による．
　f）アンケート問診
かかりつけの病院あるいは医院を必ず聞く．重篤（てんかんなど）な発作が起きたときの注意を問い合わせるため．
　g）施設アンケートのチェック
第三者が書いているため重要．
④診療計画用紙
　a．処置計画用紙
　b．口腔保健計画用紙
　a）年齢別
　b）Oral Disabilities 別
⑤診療結果の要約
　a．診療結果の要約と診療結果の要約用紙
　a）医学的問題点
血液型，特記すべき疾患，合併症．

　b）POD の分類
手帳の種類，等級，疾患名
　c）問題点
　　（a）対応上の問題点
　　　ア．知的精神機能：コミュニケーションの方法
　　　イ．適応能力，恐怖対象
　　　ウ．特異的行動の有無
　　　エ．デンタルヒストリー（過去にどのような治療，
　　　　　態度）
　　　オ．疾患特性
　　（b）歯科的侵襲
　　　ア．物理的侵襲：光，（音程），振動，味，匂い
　　　イ．禁忌，アレルギー，出血傾向
　　（c）診療の目標の制限
　　　ア．予防
Dental IQ，運動機能，協力性
　　　イ．治療
協力性
　　　ウ．管理
　　（d）口腔機能上
　　　ア．摂食
　　　イ．言語
　　（e）介護者や患者の性格等
　　　ア．過保護，過干渉
　　　イ．過大，過小評価
　　　ウ．放任，無視
　　　エ．養育方針，態度
　b．歯口清掃の目標と small step
診療場面，生活場面での目標を設定する．
　c．診療計画立案
一口腔単位での総合的な診療．
効率的な治療．
インフォームド・コンセントや患者の教育に役立つ医療者側の変更
　d．対応
パターン化……低年齢児や恐怖心の強い人には有効．
身長，体重……日常性．
刺激の量と質．パターン化していく．
モデリング学習．
⑥定期健診
　a．動機づけとしての教育および疾患原因の早期発見

と早期排除の場
　b．定期健診の進め方と定期健診用紙
　a）進め方
　　（a）定期期間中に起こった問題
　　（b）全身の状態
　どんな病気をしたか
　てんかんなどの発作の状況
　常用の薬
　保護者の健康状態
　　（c）起床
　自律・他律起床か
　就寝時間
起床時間から出かけるまでの時間に朝食，ハミガキ，排泄，着替えを行っているか
　帰り道の買い物の状況
帰宅から夕食まで，間食をしているか，していれば内容，量，飲み物
　保護者がかまうことができないときに何をやっているか
　　（d）身長・体重
　体重の増加は口腔内も要注意
　　（e）話し方
　理解力や表出の状況
　　（f）口腔内診査
　　（g）保護者に対しての動機づけ
目標の設定→努力（手段，方法）→達成についての評価
　b）個別化された定期健診用紙
　　（a）年齢別
　　（b）Oral Disabilities 別
⑦予防
アンケート，問診，行動観察を基に下記のことを調べていく．
　a．日常生活習慣
　b．食生活・間食
　c．歯口清掃習慣，状況
　a）本人磨き
　　（a）本人磨き
テーブルに必要なものを載せて「ハミガキをしてください」というような指示をしてその後の行動を観察する．
　　（b）レベルチェック
口頭指示（上を磨いてなどの簡単な指示）
模倣
指当て指示
手添え指導
　b）介助磨き
うまくできるように手伝っているか．
　c）介助者磨き
家での磨き方とできるだけ同じように磨いてもらう．それにより，家でのかかわり方が観察できる．
　d）洗口
　　（a）本人
「ぶくぶくして」などと指示
　　（b）レベルチェック
口頭指示
模倣

参考文献

1) 東京都立心身障害者口腔保健センター：歯科医師・歯科衛生士障害歯科個別研修会，1999．
2) 大竹邦明：リハビリテーション口腔保健医療についての提言，クインテッセンス出版，東京，1995．
3) 大竹邦明：リハビリテーション歯科医療 理論編(1)，三樹企画出版，東京，1994．

8．リハビリテーションについて学ぶ

1）はじめに

　一般の人々は，「リハビリテーション」という言葉からどのようなことを連想するだろうか？　おそらく，脳卒中等の人が体を動かす訓練をすることがリハビリテーションであると考えることが多いと思われる．現在，「リハビリテーション医学」，「リハビリテーション医療」といった言葉が頻繁に使われ，また，介護保険下においても，訪問リハビリテーション，デイケア（通所リハビリテーション）など「リハビリテーション」は一般的な言葉になってきている．しかしながら，リハビリテーションの

本来の意味は，機能訓練だけではなく，もっと深い意味づけがなされていることを十分理解しておきたい．また，障害の概念についても把握すると同時にノーマライゼーションの理念についても理解したい．

1980年，世界保健機構（WHO）は疾病とその帰結についての統一的な概念モデル（障害モデル：機能障害—能力低下—社会的不利）とそれの基づく3つのレベルに対応した国際障害分類（The International Classification of Impairments, Disabilities, and Handicaps：ICIDH）を提案し，障害の概念はこの枠組みにより広く理解されるようになった．ICIDHは個人ケアのレベルから施設管理レベル，地域疫学レベル，政策立案レベルまで活用されてきている．

疾病への医療モデルとしての対応は

病因→病理→発現（症状と徴候）→診断・治療→回復・死

であるが，疾病Diseaseの帰結（事故・慢性疾患）としての障害への対応を理解しておくことがリハビリテーションを学ぶ上でも重要である．

- 疾病　Diseaseの帰結
  ↓
- 機能障害　Impairments（臓器レベル）
  ↓　　疾病等の個人への機能的帰結
- 能力障害　Disabilities（個人活動レベル）
  ↓　　機能的制約・客観化の過程
- 社会的不利　Handicaps（社会的レベル）
  　　個人の社会的役割行動の制約・社会化

2）リハビリテーション＝訓練ではない

ジャンヌ・ダルクが1431年，宗教裁判において破門され，「魔女」として，火あぶりの刑に処せられたことは，周知のことである．その25年後に再審が行われ，魔女ではないこと，そして破門が取り消されたのであるが，この再審は，「リハビリテーション裁判」と呼ばれたとのことである．すなわち，無実の罪の取り消し，破門の取り消し，名誉の回復といった，全人間的な名誉や尊厳にかかわることがリハビリテーションということであった．ラテン語ではrahabilitare（適合させる，re「再び」＋habilitas「能力」）で，その過去分詞は「適する（fit），身につける，身支度をする」を意味し，中世のフランスやイギリスでは，habilisは「できる（able）」の意味に使われたという．リハビリテーションの本来の意味は，「訓練」でもなく単なる「社会復帰」でもない．「再び適したものにする」「再びふさわしいものにする」ということ，すなわち，さまざまな理由により，人間として望ましくない，ふさわしくない状態へと突き落とされた場合，それを再び望ましい状態へと立ち戻らせることであり，「人間の尊厳の回復」すなわち「全人間的復権」を意味するのである．この理念は常に頭の中に入れておく必要がある．

1968年，WHOはリハビリテーションとは，「能力低下の場合に機能的能力（functional ability）が可能なかぎり最高の水準に達するよう個人を訓練あるいは再訓練するため，医学的，社会的，職業的手段をあわせ，かつ調整して用いること」と定義し，1981年の国際障害者年には「リハビリテーションは能力低下やその状態を改善し，障害者の社会的統合を促すための全体としての環境や社会に手を加えることも目的とする．そして，障害者自身，家族の住んでいる地域社会が，リハビリテーションサービスの計画や実行にかかわり合わなければならない」としている．

また，1993年の障害者基本法では，障害者とは「身体障害，精神薄弱又は，精神障害があるため，長期にわたり日常生活または社会生活に相当な制限を受ける者」と定義し，「国および地方公共団体は，障害者が生活機能を回復し，または取得するために必要な医療の給付を行うために必要な施策を講じなくてはならない」としている．

3）リハビリテーション医学について

リハビリテーション医学は，従来からの治療医学とは異なった面をもつ医学であるといわれている．その目的は，「復権」であり，「人間らしく生きる権利の回復」であり，その対象とするものは，疾患そのものではなく「障害」であり，「能力」である．すなわち重層的な構造をもつ障害に対応して，そのアプローチも重層化した性格をもっていること．また，その方法は，「教育的で代償的」であることがあげられている．運動療法，作業療法，言語療法等においても「訓練」という面が持つが，その本質は「障害の受容」を含め「可能性を引き出し，発展させる」という教育的な面をもっているのである．さらに，介助具，自助具を用いることにより，現存する機能を活用，開発することで能力障害の克服を図るなどの「代償的」な面がある．また，予防医学としての側面があり，特に廃用症候群の予防はさらなる「障害の予防」という

意味でも重要である．

4）リハビリテーション医療と口腔領域のリハビリテーションについて

リハビリテーション医療とは，リハビリテーション医学を医療に応用することを通じて，障害を有する患者を可能なかぎり人間として望ましい生活ができるように支援することである．

障害児等の発達期の障害と事故や疾病による中途障害への対応があるが，脳卒中を例にあげると一般にリハビリテーション医療は，

- 急性期リハビリテーション
- 回復期リハビリテーション
- 維持期リハビリテーション

に分類されている（図19）．

脳卒中による障害が生じた場合，リハビリテーションは，まず，二次性障害や合併症の予防，特に廃用症候群の予防は重要である．廃用症候群では，障害は，時間依存性に拡大し，リハビリテーションを困難にしていくといわれている．したがって，ベットサイドから「急性期リハビリテーション」が開始され，次に，リハビリテーション病棟，専門病院等において，専門的な理学療法，作業療法，言語療法等による機能回復訓練を行う「回復期リハビリテーション」が行われる．さらにその後，地域（老人保健施設，地区医療機関，在宅等）において，体力や機能の維持，改善，生活環境整備，社会参加の促進を含め自立生活支援を目的に「維持期リハビリテーション」を行っていくこととなる．地域のかかりつけ歯科医が具体的にかかわることが多いのは，この「維持期リハビリテーション」であり，地域リハビリテーションの枠組みの中で，他職種とともにチームアプローチとしてのかかわり方を考えておく必要があろう．特に摂食・嚥下障害への歯科からのアプローチは重要課題である．また，急性期から回復期，維持期へとリハビリテーションが移行していく中で，保健，医療，福祉，介護が円滑に連携してそれぞれの個人ニーズに応じたリハビリテーションを地域の中で，どう提供していくかが大きな課題である．そのためには，地域リハビリテーションの中核となる施設の整備等が求められている．その場の移行の過程においては，引き継ぎを含めて関連病院，施設等の連携は非常に重要であり，急性期，あるいは専門的リハビリテーションを担っている所から地域への申し送りとその受け皿づくりは急務である．口腔領域においては，前述の摂食・嚥下障害へのリハビリテーションの拠点づくりと高次医療機関（専門外来）等との連携の確立が必要であり，急性期，さらに回復期における専門病院での摂食・嚥下訓練等が在宅等においても継続して行え，必要な検査，指導が受けられるようなシステムを地域に早く構築していくことである．地区歯科医師会においても，会員の中でこの分野の専門医の育成を図っていくことと同時にこれらの地域における受け皿のシステムの構築をするべきである．

5）評価について

障害やリハビリテーションについては，評価という言葉がよく使用されが，一般のかかりつけ歯科医にとっては診断とどう違うのかということが疑問となろう．一般に疾病は何らかの病因に基づいて発症する．医療においては，医師，歯科医師は症状や検査等から病因を明らかにし（診断），治療を行っていく．しかし，より人間とし

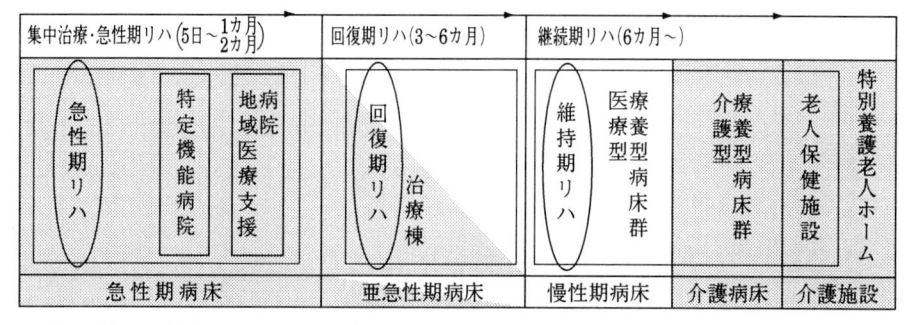

集中治療・急性期リハ（5日～$\frac{1}{2}$カ月）			回復期リハ（3～6カ月）		継続期リハ（6カ月～）				
急性期リハ	特定機能病院	地域医療支援病院	回復期リハ	治療棟	維持期リハ	医療療養型病床群	介護療養型病床群	老人保健施設	特別養護老人ホーム
急性期病床			亜急性期病床		慢性期病床			介護病床	介護施設

（堀尾愼彌：介護保険カウントダウン-リハはどう変わるか，病院では．クリニカルリハビリテーション，医歯薬出版，p.11～15, vol.9 No.1, 2000.）

図19 第四次医療法改正後の病床区分のイメージとリハビリテーションの関係

II．からだ

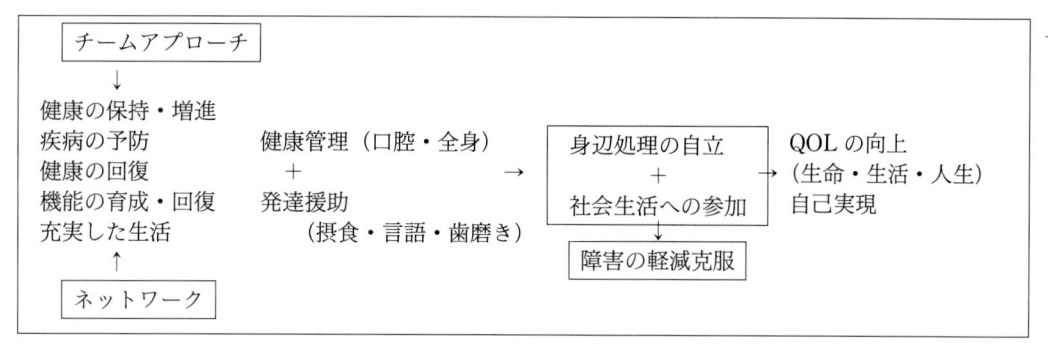

```
┌─────────────────────────────────────────────────────────────┐
│            チームアプローチ                                   │
│                ↓                                             │
│    健康の保持・増進                                           │
│    疾病の予防         健康管理（口腔・全身）   ┌身辺処理の自立┐  QOLの向上       │
│    健康の回復             ＋          →  │    ＋    │→（生命・生活・人生）│
│    機能の育成・回復     発達援助              └社会生活への参加┘  自己実現        │
│    充実した生活      （摂食・言語・歯磨き）      ┌─────────┐                │
│                ↑                        │障害の軽減克服│                │
│            ネットワーク                      └─────────┘                │
└─────────────────────────────────────────────────────────────┘
```

（芳賀　定：障害児の歯科診療の実際，大森歯科医師会講演会資料，2000．より引用）
図 20　リハビリテーション口腔保健医療の概要

て望ましい生活を取り戻すリハビリテーション医療においては，疾病の帰結として心身の形態や機能の損なわれ具合を調べる必要があり，そのためには診断以外に「評価」が重要となり，機能障害の評価が治療の出発点となるのである．リハビリテーションは評価に始まり評価に終わるともいわれているのである．したがって，口腔機能の評価方法について理解をしておきたい．特に摂食・嚥下障害の評価は重要である．

医学的評価法について
　(1) 経時的評価
　　　・初期評価，中間評価，最終評価
　(2) 評価の内容
　　　形態評価：長育測定，量育測定，幅育測定，体格指
　　　　　　　数，姿勢，変形，歯の欠損等
　　　運動機能評価：関節可動域測定，筋力測定，各種反
　　　　　　　　　射検査，感覚・知覚テスト等
　　　口腔機能，嚥下機能評価
　　　生理機能評価：呼吸機能テスト，循環機能テスト
　　　その他：知的・精神活動性評価，言語能力評価等

6）リハビリテーション口腔保健医療の概要（図20）

参考文献

1) 上田　敏：リハビリテーションの思想・人間復権の医療を求めて，医学書院，東京，1995．
2) 上田　敏：リハビリテーション医学の世界，21～22，三輪書店，東京，1999．
3) 林　泰史：リハビリテーション医療，リハビリテーションマニュアル，日本医師会編，2～5，日本医事新報社，東京，1994．
4) 林　泰史：医学的評価とその役割，リハビリテーションマニュアル，日本医師会編，6～9，日本医事新報社，東京，1994．
5) 脳卒中対策に関する検討会中間報告：2000 生活習慣病のしおり，生活習慣病予防研究会編，社会保険出版社，東京，2000．
6) 今田　拓：リハビリテーション医療をめぐる社会保障制度総説，リハビリテーションマニュアル，日本医師会編，282～289，日本医事新報社，東京，1994．
7) 西村尚志：国際障害分類とリハビリテーションにおける評価，リハビリテーションにおける評価　臨床リハ別冊，6～14，医歯薬出版，東京，1996．

9．摂食・嚥下障害を学ぶ

1）摂食・嚥下機能の3段階

人間は食物を食べることによって生命活動を維持している．食物を摂り込み，胃に送り込むための一連の流れが摂食・嚥下であり，そのために働く運動機能が摂食・嚥下機能である．摂食・嚥下機能は，人間のライフサイクルからみて，「発達期」「維持期」「減退期」の3段階に分けられる．発達期は出生時の哺乳機能から固形食を摂食する摂食・嚥下機能が獲得される時期であり，基本的機能の獲得期とそれに続く習熟期に区別される．この時期には，摂食・嚥下機能や発声機能の発達・獲得を可能にするような，形態面での変化も起こっている．

　(1) 摂食機能獲得段階の特徴的な動き
　①経口摂取準備期
　　　哺乳反射，指しゃぶり，玩具なめ，舌突出（安静

時）など

②嚥下機能獲得期
　下唇の内転，舌尖の固定（閉口時），舌の蠕動様運動での食塊移送（姿勢の補助）など

③捕食機能獲得期
　顎・口唇の随意的閉鎖，上唇での摂り込み（擦り取り）など

④押しつぶし機能獲得期
　口角の水平の動き（左右対称），扁平な赤唇（上下唇），舌尖の口蓋皺襞への押しつけなど

⑤すりつぶし機能獲得期
　頬と口唇の協調運動，口角の引き（左右対称），顎の偏位など

⑥自食準備期
　歯がため遊び，手づかみ遊びなど

⑦手づかみ食べ機能獲得期
　頸部回旋の消失，前歯咬断，口唇中央からの捕食など

⑧食具（食器）食べ機能獲得期　1．スプーン使用　2．フォーク使用　3．箸使用
　頸部回旋の消失，口唇中央部からの食器の挿入，口唇での捕食，左右の手の協調など

このようにして，獲得され，成人期を通して維持される，摂食・嚥下機能も，次に示すような加齢変化とともに，減退期を迎えていく．

(2) 摂食・嚥下機能の加齢変化
　口腔機能の加齢変化
　・臭覚の低下
　・味覚の塩味閾値の上昇
　・安静時唾液流量の減少
　・咀嚼筋力の低下
　・嚥下までの咀嚼ストローク数の増加
　・嚥下までの咀嚼時間の延長
　・口唇運動機能の低下
　・舌圧の低下
　・舌骨運動時間の延長

(3) 咽頭・食道運動機能の加齢変化
　・食塊の咽頭流入（口腔での食塊保持能力の低下）
　・咽頭期開始（嚥下反射）の遅れ
　・咽頭分割嚥下
　・安静時の咽頭の低位

・食道入口部の前方偏位と開大時間の短縮

2）摂食・嚥下の過程

・摂食・嚥下とは食物が認知されて口腔内に摂り込まれ，咽頭，食道を経て胃に至るまでのすべての過程を指し，Leopoldらはこの過程を，食物が通過する5つの期（five stage of ingestion）に分類している．

・準備期と口腔期をあわせた時期は，広義の咀嚼（食物を摂取してから食塊形成して嚥下するために，口腔内で行われるすべての生理的過程）に相当し，4つの段階に分けられる．

・摂食・嚥下障害とはこの摂食の5期（咀嚼の生理的過程を4つに分けると下記の7段階）のいずれかに機能の異常が起きたものをいう．

3）摂食・嚥下運動の7段階（図21，22）

(1) 先行期（認知期）
　食物が口腔に入る前の時期で，何をどのくらい，どのように食べるか決定し，行動する段階（咀嚼・嚥下しやすい姿勢を無意識のうちにとり，唾液の分泌が亢進されるなど）

(2) 捕食（口腔への摂り込み）期
　手と口が協調し，口腔内に食物を摂り込む．このとき，頸部・上体が補助的に運動する．口腔への摂り込み時に口唇が機能の中心を果たし，箸・スプーンから食物を擦り取る．

(3) 咀嚼（食物の処理）期
　さまざまな食物が口腔内に摂り込まれるが，口腔内で咀嚼し，嚥下しやすい物性（十分な水分量を含み，形状が小さく，舌などの圧力により形を変えることが容易で，まとまりやすく，べとつかない物性）に変化させる必要がある．咀嚼時には，舌および頬が協調して歯の咬合面上に食物を保持させ，食物の粉砕，唾液との混和を助ける．

(4) 食塊形成期
　食物が咀嚼されると口腔内にかなり散らばった状態になる．この散らばりをまとめて一塊にすることを食塊形成という．食塊は舌と頬の協調により舌の正中部に集められる．このとき下顎は補助的に運動する．通常，食塊形成時に，舌尖は口蓋の切歯乳頭へ，舌側縁は上顎歯槽堤舌側に押し付けられ，最終的には下顎はほぼ閉口した

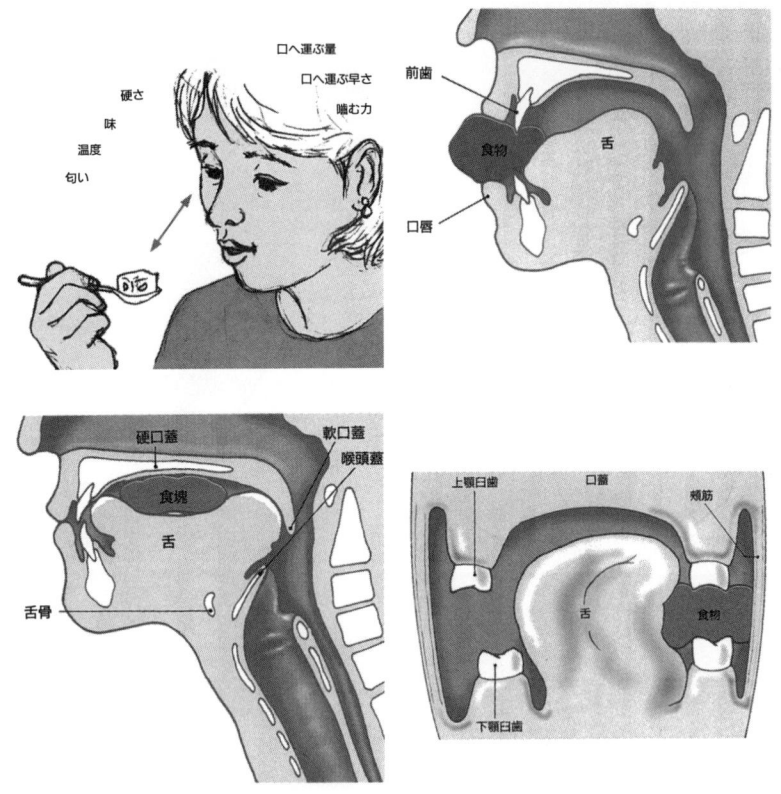

(植田耕一郎, 藤谷順子：摂食・嚥下リハビリテーションマニュアル；摂食・嚥下に関する生理学的知識, p.18〜19, 医学書院, 東京, 1996. より引用)
図21

状態となる．いうなれば食塊形成は嚥下の開始時であり，うまく食塊形成がなされないと後に続く嚥下動作がスムーズに遂行されない．

(5) 嚥下口腔期（食塊の咽頭への移送）：嚥下第1相
舌が尖端部より徐々に挙止し，口蓋に強く押し付けられ，食塊を奥舌部，咽頭へと送り込む．食塊が反射誘発域（口峡部・舌根部・咽頭後壁など）に達すると嚥下反射が誘発される．舌が口蓋に押し付けられやすいように下顎は閉口状態で固定される必要がある．

(6) 嚥下咽頭期：嚥下第2相
喉頭が挙止し，喉頭蓋が喉頭口をふさぐとともに，咽頭括約筋が収縮し，食塊を上方（口腔）から下方（食道）へ蠕動運動により移動させる．この間，わずか0.5秒ほどの過程ではあるが，誤嚥（食塊が誤って気管へ流入すること）など重大な障害が起こりうる非常に重要な時期である．

(7) 嚥下食道期：嚥下第3相
通常，咽頭と食道は，食道上部括約筋が収縮することにより分離されているが，嚥下時にはこの筋が弛緩し，食塊が通過できるようになる．食道上部を通過した食塊は約2〜5秒かけて胃に送りこまれる（**表9**）．

4）摂食障害の分類

摂食障害（広義）は，「摂食・嚥下障害」，「一時的摂食・嚥下障害」，「心理的摂食障害」の3つに大別できる．これらの内「摂食・嚥下障害の原因」は形態異常・神経（中枢を含む）筋系の障害・その他老人性（生理的）機能減退などがあげられる．

- 摂食・嚥下障害とは摂食・嚥下に必要な機能や形態そのものが永続的，固定的に障害されている場合である．
- 一時的摂食・嚥下障害とは，摂食・嚥下機能は正常であるが，短期間，一時的に機能が発揮できない状態のことである．その原因としてはう蝕，歯周疾患，そのほかの口腔，咽頭領域の感染症（炎症），上部消化器官やその周辺領域の手術後等があげられる．

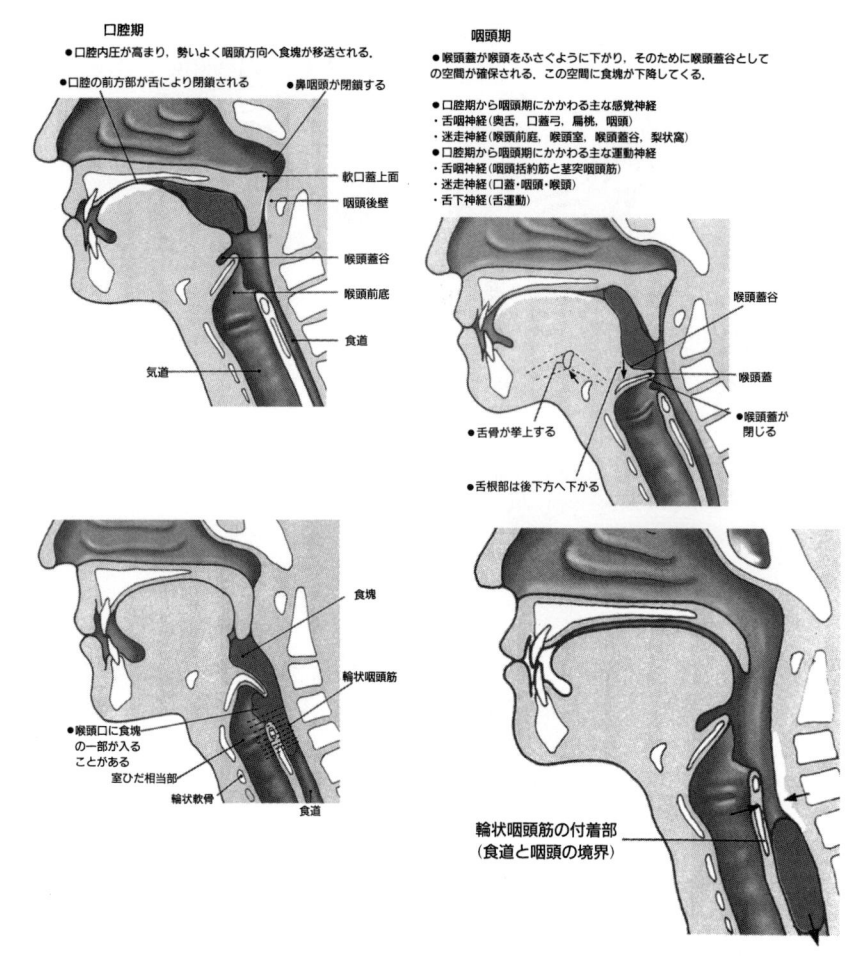

(植田耕一郎,藤谷順子:摂食・嚥下リハビリテーションマニュアル;摂食・嚥下に関する生理学的知識,p.20〜22,医学書院,東京,1996.より引用)

図 22

・心理的摂食障害には心因性,神経性,精神病性の拒食症,過食症,異食症等があるが,一般にはこの状態のものを摂食障害,(狭義)と呼ぶことがあるので注意が必要である.

(1) 摂食・嚥下障害の分類

表10のような摂食・嚥下障害は,発達の面から分析する必要があり,障害の発生は,加齢と機能の発達程度の各ステージに分けられる.発達障害に対しては,"リハビリテーション(まだ獲得されていない機能を獲得させる)"という考え方で発達療法を行っていく.

一方,主として成人期の問題である中途障害は,一度獲得した機能が,種々に障害あるいは喪失された状態であり,"リハビリテーション(失われた機能の再獲得)"の考え方で対応していく.

5) 嚥下障害に影響を与える因子

疾患による摂食・嚥下障害は,さまざまな要因により影響される(**表11**).

・加齢
・体力:疲れて食事も摂れないことがある.
・頸部体幹筋力:頸の可動域を十分に確保し,姿勢を保持できることは,嚥下に際し有利である.
・意欲:気力
・低栄養:嚥下も筋肉の運動であるから重要.
・脱水:唾液も減り,意識障害も起きうる.
・呼吸機能:呼吸困難のときは嚥下は続けられない.
・薬剤:薬剤性の嚥下障害をきたす主な薬剤
　　ベンゾジアゼピン系薬剤…脳幹の鎮静と抑制
　　向精神薬………………………錐体外路系の副作用,口腔乾燥
　　副腎皮質ステロイド………ミオパチー

II．からだ

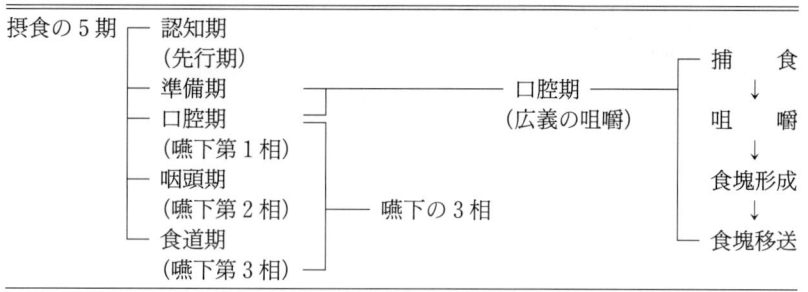

表 9

摂食の5期
- 認知期（先行期）
- 準備期 ─┐
- 口腔期 ─┴─ 口腔期（広義の咀嚼） ─ 捕食 → 咀嚼 → 食塊形成 → 食塊移送
  （嚥下第1相）
- 咽頭期（嚥下第2相） ─┐
- 食道期（嚥下第3相） ─┴─ 嚥下の3相

（瀧口　徹，鴨井久一，向井美惠，丹羽源男編集：介護保険対応型歯科保健・医療ガイドブック，p.93，永末書店，1999．）

表 10

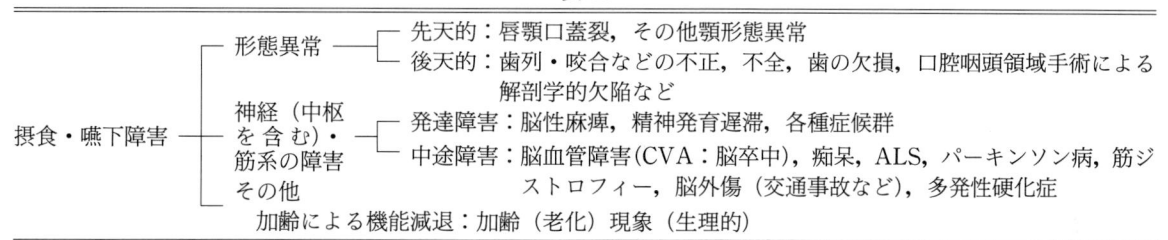

摂食・嚥下障害
- 形態異常
  - 先天的：唇顎口蓋裂，その他顎形態異常
  - 後天的：歯列・咬合などの不正，不全，歯の欠損，口腔咽頭領域手術による解剖学的欠陥など
- 神経（中枢を含む）・筋系の障害
  - 発達障害：脳性麻痺，精神発育遅滞，各種症候群
  - 中途障害：脳血管障害（CVA：脳卒中），痴呆，ALS，パーキンソン病，筋ジストロフィー，脳外傷（交通事故など），多発性硬化症
- その他
  - 加齢による機能減退：加齢（老化）現象（生理的）

（金子芳洋：摂食・嚥下リハビリテーション，金子芳洋，千野直一監修，p.67，医歯薬出版，1998．改変引用）

表 11

適切な形態で味の良いものの提供が難しい
↓

抑圧の低下・知的低下など	→	形態は危険でも好みのものを食べたがる
上肢巧緻性の低下・知的低下・介護者要因など	→	適切な Bolus control ができない
知的低下・持久力の低下・注意力の低下など	→	適切なテクニック（体位，咳払い，嚥下など）を毎回継続して行えない
上肢巧緻性の低下・知的低下・介護者要因	→	口腔衛生の不良　→　口腔内細菌の繁殖
上肢体幹持久力の低下・半側空間無視	→	摂取量の低下
体幹筋力の低下	→	喀痰排出の障害

脳の障害
↓
基本的な嚥下障害（口腔・咽頭の障害）

↓
誤嚥性肺炎，窒息・脱水
栄養障害・食べる楽しみの低下

（藤谷順子：嚥下障害食のつくりかた，p.7，日本医療企画，1999．）

抗コリン作動薬……………口腔乾燥，運動障害
三環系抗うつ薬……………口腔乾燥，筋機能障害
利尿薬………………………口腔乾燥
抗癌剤………………………口腔乾燥

・介助技術：食べさせ方など
・提供する食品のテクスチャー・味・外見
・食事姿勢の適切さ・食具・食器の適切さ
などがきわめて重要となる．

6）介護における指導訓練（食のリハビリテーション）（図23～26）

(1) 摂食・嚥下リハビリテーション

種々の病気や障害等で，食事介護の支援が必要となった人に対して，その人のもつ能力を生かし，自立した食生活を営めるようにしていくための取り組みとして，摂食・嚥下リハビリテーションがある．

摂食・嚥下リハビリテーションには，医療・介護とい

う2つの側面があり，また誤嚥や窒息など危険を伴うために，安易に取り組めるものではない．しかしながら医療と介護の両面からこの問題を考え，正しい知識によって障害のある人々を支援していく必要がある．

(2) 診断・アセスメント

患者に摂食・嚥下機能に障害が認められた場合，まずはじめに行うべきことは，医師，歯科医師による摂食・嚥下機能の診断である．これに基づき，コ・メディカルスタッフは，患者や，介護者の口腔の健康に対する理解を得ながら，摂食・嚥下機能のアセスメントに移っていく．

摂食・嚥下機能は，「食物を認知して，食具や手指で口に運び，運ばれた食物を口唇で捕食し，口腔内で処理しながら唾液と混和して食塊形成し，それを舌で移送して嚥下して，咽頭から食道，そして胃に送る」一連の過程である．したがってこれらの過程のどの部分に障害があるか，評価しなければ，適切な訓練，指導は行えない．

(3) 問診

過去1年程度の肺炎，発熱，脱水などの既往をきく

(4) 口腔内診査（**表12**）

①咬合状態（上下臼歯部の対合支持による安定した顎位）

嚥下時には顎が安定した状態で静止し，その間舌骨および喉頭が十分に挙上しなければならない．多数歯欠損やオーラルディスキネディアなどにより顎の安定が不可能な場合は喉頭挙上不全を招くことが多い．したがって，義歯があれば評価は義歯の入った状態で行う．

②残存歯（歯の喪失部位）

前歯欠損により，舌尖の固定ができず移送力が弱くなったり，臼歯部の欠損により舌の側方へのスラストにより食塊形成が阻害されるため，テストフードを使用し機能時の状態評価が確認できる．

③義歯の使用状況（口腔粘膜の過敏状態）

義歯の未装着者や長期経管栄養摂取者は過敏の有無を評価する必要がある．強い拒否反応を示す場合は，脱感

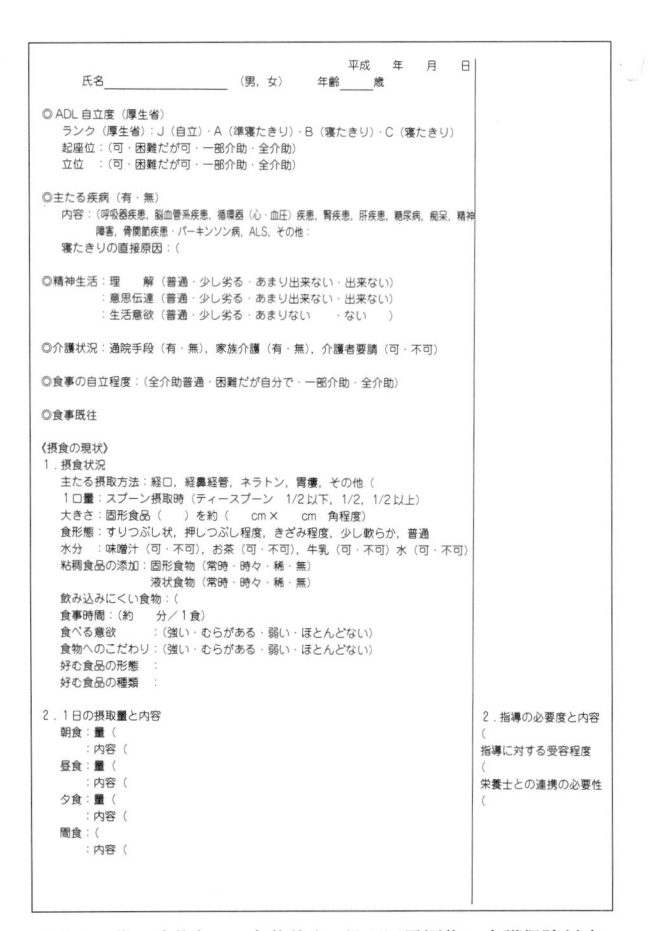

(瀧口　徹，鴨井久一，向井美惠，丹羽源男編集：介護保険対応型歯科保健・医療ガイドブック，p. 132～133，永末書店，1999)
図23

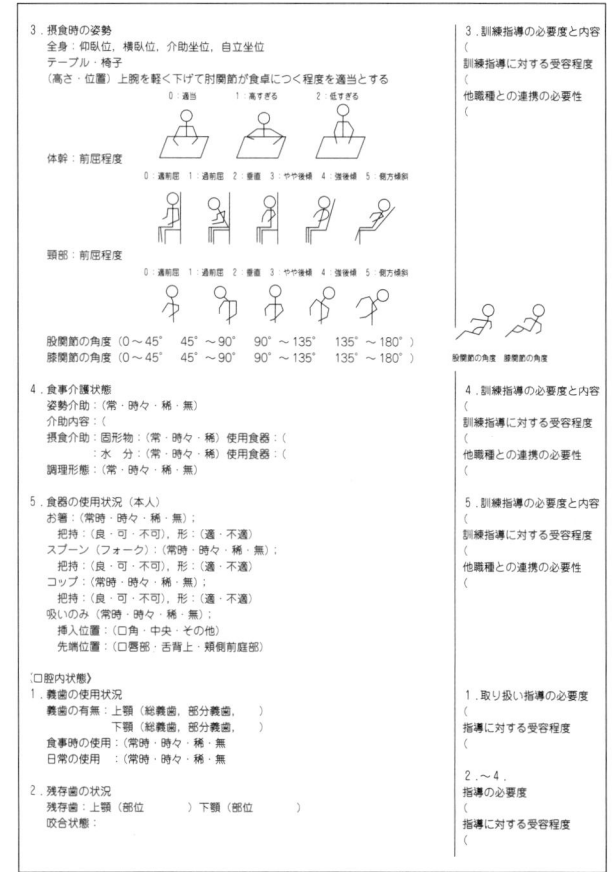

(瀧口　徹，鴨井久一，向井美惠，丹羽源男編集：介護保険対応型歯科保健・医療ガイドブック，p. 132～133，永末書店，1999)
図24

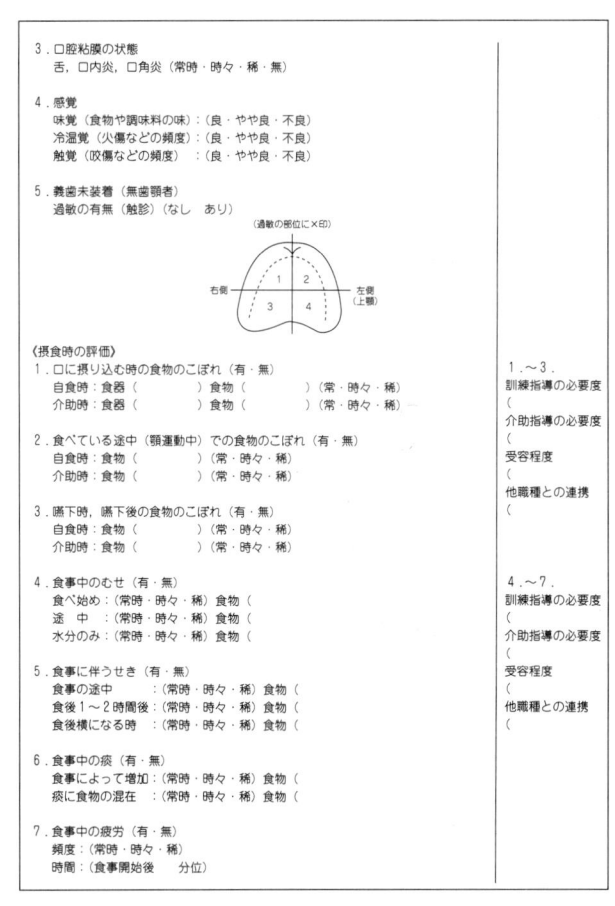

(瀧口　徹，鴨井久一，向井美惠，丹羽源男編集：介護保険対応型歯科保健・医療ガイドブック，p.134〜135，永吉書店，1999)
図 25

(瀧口　徹，鴨井久一，向井美惠，丹羽源男編集：介護保険対応型歯科保健・医療ガイドブック，p.134〜135，永吉書店，1999)
図 26

表 12　口腔内診査内容

診査内容	嚥下時の異常運動	機能不全内容	指導（訓練）内容
咬合状態…上下咬合の有無	下顎の固定不全	喉頭挙上不全	嚥下促通法・呼吸法
残存歯…歯の喪失部位：前歯	舌の前方突出	食塊移送不全	舌・口唇筋訓練
：臼歯	舌の側方突出	食塊形成不全	舌・頬筋訓練
義歯未装着…過敏の有無	下顎の固定不全	喉頭挙上不全	脱感作の指導
	舌の側方突出	食塊形成不全	
	舌の前方突出	食塊移送不全	

(向井美惠：老年者の摂食・嚥下機能障害とリハビリテーション，歯界展望，91(2)：311，1998)

作を行う．

(5) 機能評価

RSST，フードテストはVF，エコー装置などが使用できない在宅では有効なスクリーニング方法である．しかし，意志の疎通が不可能な者に対しては不可能な場合が多くなる（**表13**）．

①反復唾液嚥下テスト（RSST；Repetitive saliva swallowing test）

　a．方　　法

・検査の意味内容を説明し理解を促す．

・基本的には座位であるが，不可能な場合は日常の摂食姿勢下で行う．

・検者は患者の喉頭隆起・舌骨に指腹をあて，30秒間嚥下運動をくり返させる．

・喉頭隆起・舌骨が，嚥下運動に伴って指腹を乗り越え，上前方に移動し，元の位置に戻った時点で嚥下完了としカウントする．触診で確認し，30秒間に起こる嚥下回数を数える．口渇の場合は人工唾液や少

表 13 嚥下機能検査内容

検査の種類	検査内容	機能不全内容
1）RSST	30秒間の嚥下回数（最大努力下）（誤嚥スクリーニング）（2 cc の水 or 人工唾液）	嚥下機能不全（誤嚥）（3回を目安）
2）フードテスト	嚥下時のむせ 口腔内の食物の残留	嚥下機能不全 舌背面：食物移送不全 口腔前庭：食塊形成不全

（向井美惠：老年者の摂食・嚥下機能障害とリハビリテーション，歯界展望，91(2)：314，1998．）

表 14 摂食時の評価項目と機能不全に対する指導

評価項目	評価内容	機能不全内容	指導（訓練）内容
テーブル・椅子（高さ・位置）	目手口の動きの非協調	食具からの捕食不全	摂食姿勢の調整
姿勢体幹の安定性	ずれ下がり，横倒れ		摂食（介助）指導
頸部の角度	前頸筋の運動制限	嚥下機能不全	摂食姿勢の調整
股関節の角度	下肢と体幹の角度	摂食・嚥下諸筋の緊張	
膝関節の角度	上肢と体幹角度への影響	伸展反応の誘発	摂食姿勢の調整
摂食動作	口と上肢，手指の非協調性	食具からの捕食不全	摂食姿勢の調整
食器と食具の形態	捕食機能との不一致	食具からの捕食不全	摂食姿勢の調整
食物形態	硬さ，大きさ，粘稠性の機能程度との不一致	咀嚼・嚥下機能不全	捕食介助指導 食具の工夫 食器（具）の工夫（捕食指導） 食形態指導（咀嚼・嚥下訓練）

（向井美惠：老年者の摂食・嚥下機能障害とリハビリテーション，歯界展望，91(2)：314，1998．）

量の水を使用する．

b．評　価

3回/30秒未満の者を誤嚥の疑陽性とし，他の評価と照らし合わせ必要に応じて VF 検査などを行う．

②フードテストによる評価

テストフードの残留状態による口腔諸器官の機能評価，嚥下機能のスクリーニング

　a．方　法

・テスト方法を説明し，理解してもらう．プリンと同様のテクスチャーの物でも可．

・テストフード（プリン）をティースプーン1/2程度捕食させる．

・初回嚥下時のむせの有無とテストフード残留部位の評価を行う

　b．評　価

むせがある場合は，再評価・検査を行う．

残留部位により以下の機能不全を疑う．

　口腔前庭：前歯部→口唇機能不全

　　　　　　　　　食塊形成不全

　臼歯部　　　　→頰筋の協調不全

　口腔底：舌の機能不全

　舌背：食塊の移送不全（塊のまま残留していれば，押しつぶし不全も疑う）

(6) 摂食時の評価（**表14**）

①嚥下機能不全の診査（評価）の流れ（**表15**）

(7) 指導法

摂食・嚥下の指導法については，①摂食姿勢および食環境の指導，②食形態の指導，③食事介助と機能回復の指導(訓練)，の3つに大別して，指導内容を組み立てるとよい．

①摂食・嚥下障害者への対応法（**表16**）

(8) 摂食姿勢および食環境の指導

①食卓・椅子の選択

体幹保持の困難な者には，抑制帯や，背もたれが頭部まである，車椅子や補助椅子を用いる．椅子は，股関節，膝関節の角度が約90度に保たれ，足底部がしっかりと床や台につくものがよい．また，特に自食を行っている場合には，テーブルと体幹の間に握り拳一個分の距離を置き，テーブルに肘を軽く乗せて肘関節が約90度になる高さが望ましい．テーブルとの位置関係が，不適になると，必

表 15　嚥下機能不全の診査（評価）の流れ

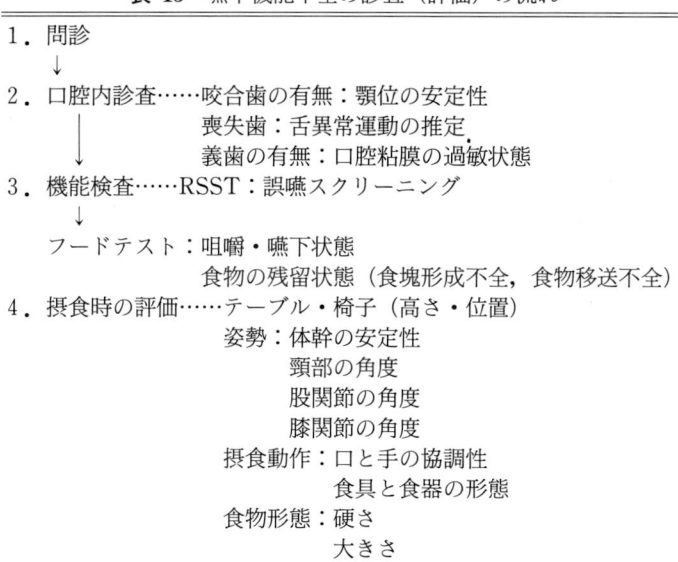

1．問診
　　↓
2．口腔内診査……咬合歯の有無：顎位の安定性
　　　　　　　　　喪失歯：舌異常運動の推定
　　↓　　　　　　義歯の有無：口腔粘膜の過敏状態
3．機能検査……RSST：誤嚥スクリーニング
　　↓
　　　　　　　　フードテスト：咀嚼・嚥下状態
　　　　　　　　　　　　　　　食物の残留状態（食塊形成不全，食物移送不全）
4．摂食時の評価……テーブル・椅子（高さ・位置）
　　　　　　　　　　姿勢：体幹の安定性
　　　　　　　　　　　　　頸部の角度
　　　　　　　　　　　　　股関節の角度
　　　　　　　　　　　　　膝関節の角度
　　　　　　　　　　摂食動作：口と手の協調性
　　　　　　　　　　　　　　　食具と食器の形態
　　　　　　　　　　食物形態：硬さ
　　　　　　　　　　　　　　　大きさ
　　　　　　　　　　　　　　　粘稠性

（向井美惠：老年者の摂食・嚥下機能障害とリハビリテーション，歯界展望，91(2)：310，1998．）

表 16　摂食・嚥下障害者への対応法

口腔機能の維持・回復
├─ 摂食姿勢や食事環境の指導
│　├─ 心理的配慮
│　├─ 食事の雰囲気づくり
│　├─ 介助者への心遣い
│　├─ 食卓・椅子の選択
│　├─ 摂食姿勢の工夫
│　└─ 食具・食器の選択
├─ 食事形態の指導
│　├─ 食品（固形，液状）の指導
│　├─ 調理・再調理方法
│　└─ 粘食品・栄養補助食の使用方法
└─ 食事介助と機能回復の指導（訓練）
　　├─ 食事動作の直接訓練
　　│　├─ 嚥下訓練
　　│　├─ 捕食訓練
　　│　├─ 水分摂取訓練
　　│　└─ 自食訓練
　　└─ 間接訓練
　　　　├─ 摂食・嚥下体操
　　　　├─ 口腔・頸部・ROM 訓練
　　　　├─ 姿勢保持の指導（訓練）
　　　　├─ 脱感作の指導（訓練）
　　　　├─ 呼吸法の指導（訓練）
　　　　├─ 嚥下促通法の指導（訓練）
　　　　├─ 筋訓練（口唇，頰，舌）
　　　　└─ 発声・発語指導

（(社)日本歯科衛生士会 監修：歯科衛生士が行う要介護者への「専門的口腔ケア」―実践ガイドライン，p.34, 1999. 改変引用）

然的に姿勢が不安定になり，むせや食べこぼしを引き起こすことにもなりかねない．体幹保持のためには，カットテーブルを使用して肘をその上に乗せると，安定が保たれる場合もある．

②摂食姿勢（図 27）
姿勢や食形態の不適で，機能障害を増悪している場合が多いことから，姿勢を整える指導は重要である．数十分間の食事時間の間，あまり疲れず食べられる姿勢を，原則とすべきであり，理学療法士との連携が必要となる．

頭頸部が基本姿勢をとるための基準は，一横指から一横指半開口した状態で，舌背と床面と，平行になる状態を目安とする．麻痺がある場合には，健側が下に，患側

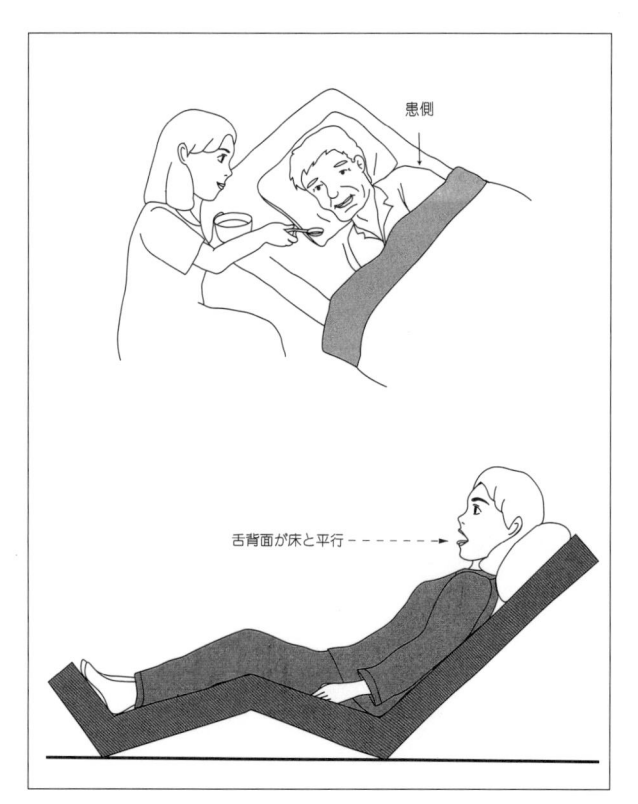

(瀧口　徹，鴨井久一，向井美惠，丹羽源男編集：介護保険対応型歯科保健・医療ガイドブック，p.97～98，永末書店，東京，1999)

図 27

（麻痺側）が上になるように，体幹や頸部に若干の傾斜をつけると，食物の咽頭通過がスムーズになることがある．

また食物の，逆流（胃食道逆流現象）を防止するために，食後も30分から2時間程度（食物が，直腸に達する時間）は上体を挙上しておく必要がある．

摂食動作に関しては，作業療法士と連携し，専門的なアドバイスを受けることも検討すべきである．

③食具，食器の選択

握力の低下した者には，食具の握りの部分（グリップ）を太くする工夫を行う．腕の関節可動域が狭く，口唇の中央部まで食具が届かない場合には，食具の握りの部分を変形させた，いわゆる曲がりスプーン・フォークを活用する．

また箸を使用している要介護者も多いが，手指の微細運動機能が不全であると，ほとんどが口に運ぶまでにこぼれてしまう．食事には多くの筋や骨，器官，そして呼吸との協調がなされなくてはならないため，食事時間が長くなると疲労が起こり，むせや誤嚥の誘因になりかねない．食事が長時間にわたる背景には，手指機能の不全が原因となっていることも多いため，食器，食具を摂食機能に合わせることによって，改善を図ることも重要である．

麻痺などのために食器が支えられずうまく食べられない場合には，食器の下に滑り止めマットを使用するとよい．このとき反対側の腕は，体幹の傾きを支えるために食卓の上に置いておく．

(9) 機能回復の指導（訓練）

指導（訓練）は，介護者によっても簡便に行えるようなものがよい．機能療法の一環ではあるが，介護として行う場合には，要介護者本人や介護者が家庭や施設，病院内で毎日施行してもらうことを目的とし，安全に，食べるためのケアとして行うべきである．

①摂食・嚥下体操（口腔・頸部ROM訓練）

食べるためには，口腔周囲筋の，協調が営まれなければ，舌による食塊形成や咽頭への送り込み等，摂食・嚥下機能がうまく働かない．そのため，食事の前の準備体操として，食事の際に使う筋肉や関節を動かすことにより，リラクゼーション効果を与え，食事の開始直後の数口に引き起こされやすい，「むせ」や「誤嚥」を予防する訓練をする．

摂食・嚥下機能の低下がみられる要介護者に対しても，危険なく行える訓練であるが，要介護者の負担にならない程度に毎食ごとに続けていくことが効果的である．通法としては，頸部，肩甲骨周囲，前胸部のマッサージを行った後，各運動方向に対して5～10秒間の持続的ストレッチを行うものであるがここでのROM（Range of motion；関節可動域）は，手，首，肩関節のみならず，顎，舌，口唇の可動域も含んでいる．

②姿勢保持訓練

食事を行う際には，食事に要する一定の時間，呼吸と協調した適切な姿勢を安定して保持できることが重要である．そのため食事以外の時間に，姿勢保持訓練を行う．

はじめは，短時間から徐々に長時間へと姿勢を保持できるようにしていく．この時，全身の呼吸や循環動態，(血圧，脈拍，動脈血酸素飽和度など)をモニタリングしながら行うと，食事時間や適正姿勢を決定する目安となる．

また姿勢保持のためには，頸部と体幹のコントロール訓練を行う必要があり，端座位での体幹伸展位の促通と保持，骨盤を前傾させながらの起立訓練，立位での体幹の屈曲・伸展運動等を行う．頸部に対しても同様に，頸部のコントロールを促し，固定性を高めるために，伸展運動等のアプローチを行う．

③脱感作

要介護者では，長期間にわたる入院生活や寝たきりの生活の中で，義歯を入れずに過ごしていたり，どろどろの食形態の食物しか口腔を通過しなかったり，経管栄養により全く食物が口腔内を通過しなくなるような状況に陥る．さらに口腔ケアがおろそかになったりして口への刺激が乏しくなり，口蓋粘膜が触覚に対して過敏症を呈するようになる．心理的な拒否や義歯床が粘膜に当たるための疼痛が原因の場合もあるが，このような症状が原因となり，口に触れることもままならず困難を極める．

このような場合，口腔内の過敏を評価し脱感作を行う．過敏の部位の評価を行う際には，要介護者の身体の末梢から順に「腕→肩→首→顔（頬）→口唇→口腔内」へと，身体の中心部へ向かって行う．評価の方法は，患者の表情をみながら指の腹で，口腔内を触診（指を押し当てて動かさない）し，表情が強く歪んだり，強い拒否動作がみられるかをチェックする．脱感作は，食事前，中を除き，過敏の存在する部位について評価と同じ順番で行う．介護者が，手や指を使って，要介護者の過敏の部位に対し，過剰にならない程度の感覚刺激を少しずつ与え，刺激に慣れさせながら，随意運動を引き出すようにする．口腔内に行う場合には，まず指の腹で，歯肉，頬の内側，口蓋等を触れていき，徐々に，綿球，スポンジブラシや軟毛ブラシ等の用具を用いて，段階を踏んで工夫して行うとよい．また，脱感作床による療法も有効である．

④呼吸法

食事を摂取するためには，鼻呼吸できることが前提となるが，要介護者の中には，常に口を開けて，口呼吸している者がみられ，特に経鼻経管栄養患者では，必然的にこのような状況に陥る．経管栄養患者に経口摂取へのアプローチを行う際にも，鼻呼吸ができるようにならないと，嚥下と呼吸がうまく協調できない．そのため，鼻呼吸が不可能な者には，鼻呼吸を促していくことが大切で，この練習を行う際に，鼻疾患があるかどうかを調べ，必要があればそちらを優先する．鼻呼吸の確認は，顎と口唇を閉じさせたままの状態で行い，鼻息鏡（ティッシュペーパーを，数ミリの幅に細長くちぎったものを利用してもよい）を外鼻孔に当て空気が通るかを確認する．この際，すぐに，息苦しくなってしまうようであれば鼻呼吸の訓練をする必要がある．苦しくならない程度から始め，徐々に持続時間を長くしていく．

⑤嚥下促通法

嚥下機能促通法は，冷刺激，味覚，唾液または少量の水を用いて嚥下の動きを促すもので，重度の，嚥下障害者や経管栄養摂取者では，正しい嚥下機能を獲得させることはきわめて大切であり，まずはじめに練習しなければならない．

嚥下促通法の中でも比較的簡便に行える，味覚刺激の方法は，要介護者の好む味覚によって引き出される刺激唾液を使って行う．

まず最初に，飴等の要介護者が好む食物の味物質だけを下唇の内側に塗る．味物質が，口腔内に広がっていくとともに舌尖が動き出して下唇を探る動きが起こり，唾液の分泌が増加してきたら，顎を介助して閉鎖させ，嚥下が確認できたら介助を終了する．

⑥筋訓練（口唇，頬，舌）

比較的重要な役割を担い，かつ外部からアプローチしやすい口輪筋，頬筋，舌筋を食前に動かし，口腔の協調運動を促す目的で訓練を行う．これには，口唇の引き，突き出し，頬の膨らまし，すぼめ，舌の上下左右への突き出し，移動の訓練などがあるが，意思の疎通がある程度可能な者でないと行うのは難しい．

⑦発声，発語

要介護者が，50音の発声，歌を歌う，本や詩の朗読等を，指導者や介護者とともに行うことである．これの指導が，摂食・嚥下に使う諸器官の動きを促し，口腔機能の回復を図ることに繋がっていく．

(10) 摂食機能療法訓練

①呼吸訓練

a．声門閉鎖訓練（pushing・pulling・lifting exercises）

嚥下時の声門閉鎖が不十分である場合に行う訓練であり，声門の閉鎖機能および軟口蓋の筋力強化，呼気圧の上昇による咽頭残留物の除去を目的としている．「押し運動」（pushing exercises）が一般的であり，椅子に腰掛けて両手で机や椅子を押しながら強く「アー」などと発声する方法である．

b．呼吸嚥下協調訓練（supraglottic swallow）

嚥下障害患者では呼吸と嚥下のタイミングがうまくとれず，誤嚥につながっている場合が多いとされ，嚥下時に意識的に呼吸に注意を向けさせることが大切である．この嚥下と呼吸の関係を協調させる方法がsupraglottic swallow（声門越え嚥下）であり，嚥下時の呼吸パターン

を学習する方法．

最初に大きく息を吸い，止めたら空嚥下（唾液または少量の水）させる．その直後に，咳払いを行わせる．これは，喉頭や気道に入り込んだ食物が肺に入る前に，咳払いによって排出できるようにするためである．口腔内が不潔であると，誤嚥した場合に肺炎の原因となることがあるため，訓練前には口腔清掃を必ず行う．

②嚥下促通訓練

a．ガムラビング

歯肉マッサージともいい，これには嚥下運動を誘発させるだけでなく，口腔内の感覚を高めたり，唾液の分泌を促す効果もある．マッサージの刺激は，口の中を4分割して各1/4ずつ行う．人差し指の腹の部分を歯と歯肉との境目に置いてリズミカルにマッサージする．刺激を入力していくために，敏感な身体の中心の前歯部から鈍感な末梢の臼歯部へ向かってこすり，戻るときはこすらずに指を軽く浮かすようにする．

b．寒冷刺激法（thermal stimulation）

嚥下反射の低下が認められた場合に，前口蓋弓を刺激し，嚥下反射を誘発する訓練である．嚥下反射を引き起こすのは冷たい刺激とは限らないが，比較的強い温度刺激を入力するため，安全な寒冷刺激を用いる．冷たく冷やした喉頭鏡や，水分をふくませて凍らせた綿棒などで刺激する．

c．メンデルゾーン手技（mendelsohn maneuver）

咽頭部の梨状窩と喉頭蓋谷に残留した食物を除去する方法の1つである．喉頭挙上の不十分な咽頭期嚥下障害患者に対し，喉頭の最大挙上位で徒手的に保持する手技であり，上部食道括約筋の解放時間の延長が得られるとされている．

d．ルード法

皮膚や粘膜の表面よりも，さらに深部にある知覚に感覚を入力することにより，運動機能を発現させようとするものである．訓練には「筆」と「氷」を用いる方法とがある．慣れの現象を防ぐために1日1回のみ，毎日欠かさずに長期間行う．刺激を入力してその後嚥下反射が誘発されるまでは，必ず顎，口唇を閉鎖させることが大切である．

③筋訓練（口唇，頬，舌）

a．バンゲード法Ｉ

口唇，頬，舌の筋肉群を刺激することにより，嚥下，

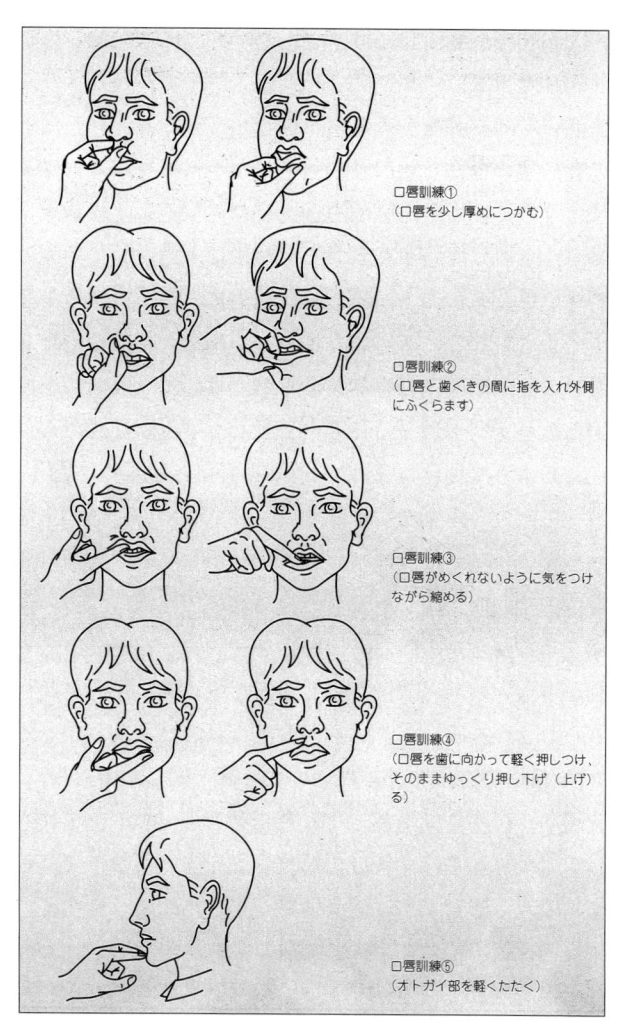

（瀧口　徹，鴨井久一，向井美惠，丹羽源男編集：介護保険対応型歯科保健・医療ガイドブック，p.107，永末書店，東京，1999.）

図 28　口唇訓練

口唇訓練①（口唇を少し厚めにつかむ）
口唇訓練②（口唇と歯ぐきの間に指を入れ外側にふくらます）
口唇訓練③（口唇がめくれないように気をつけながら締める）
口唇訓練④（口唇を歯に向かって軽く押しつけ，そのままゆっくり押し下げ（上げ）る）
口唇訓練⑤（オトガイ部を軽くたたく）

捕食，咀嚼のパターンを改善することを目的としている．比較的本人の協力が得にくい場合に適している．食前に1日2〜3回，5〜10分程度，毎日行うようにし，口唇，頬，舌訓練の順に行う．顎を閉鎖した状態にし，皮膚の表面ではなく，筋肉に刺激を入れるように，指の腹を使って行う．

b．受動的刺激法

要介護者本人の協力が全く得られない場合に，応用される頻度が最も高い．

c．口唇訓練（図28）

口唇部を4ないし6分割し，口輪筋の走行に対し，垂直または水平に刺激する方法である．この訓練は5種類あり①口唇を少し厚めにつかむ，②口唇と歯ぐきの間に指を入れ外側にふくらます，③口唇がめくれないように

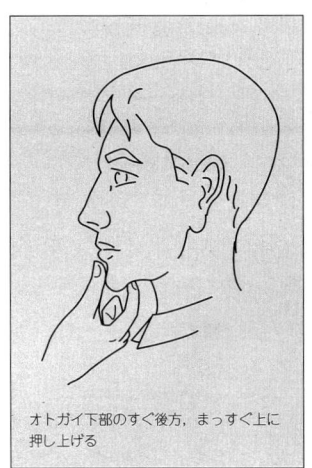

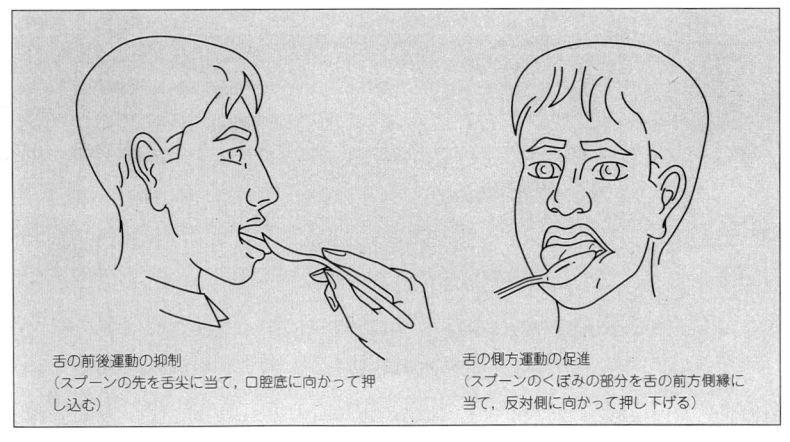

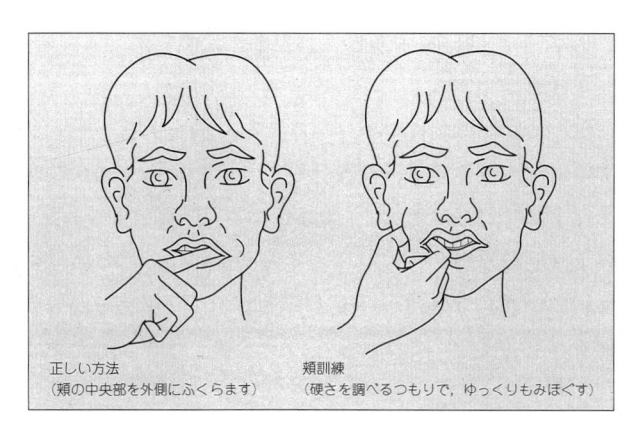

図 29-2 舌訓練
オトガイ下部のすぐ後方，まっすぐ上に押し上げる
舌の前後運動の抑制（スプーンの先を舌尖に当て，口腔底に向かって押し込む）
舌の側方運動の促進（スプーンのくぼみの部分を舌の前方側縁に当て，反対側に向かって押し下げる）

正しい方法（頬の中央部を外側にふくらます）
頬訓練（硬さを調べるつもりで，ゆっくりもみほぐす）

（瀧口　徹，鴨井久一，向井美惠，丹羽源男編集：介護保険対応型歯科保健・医療ガイドブック，p. 108～109，永末書店，東京，1999．）
図 29-1　頬訓練

気をつけながら縮める，④口唇を歯に向かって軽く押しつけ，そのままゆっくり押し下げ（上げ）る，⑤オトガイ部を軽くたたく，という方法である．

d．頬訓練（図 29-1）

頬筋は口輪筋に入り込んでいるため，口輪筋が動かないような場合，頬筋の動きも必然的によくないといえる．頬訓練には 2 種類あり①人差し指を頬の中央部に入れ，外側に膨らます，②人差し指と親指で，頬の硬さを探るようにゆっくりともみほぐす方法とがある．

e．舌訓練（図 29-2）

訓練にはⓐ口外法　皮膚を介して舌を間接的に刺激する方法
　　　　　ⓑ口内法　口腔内で舌を直接刺激する方法

特に口外法は指を使って行うため，刺激部位を誤らなければ危険が少ないので，訓練に多用されている．

f．半能動的刺激法

要介護本人が自分からは完全に能動的に動作を行えない場合，介護者が足りない部分を受動的に刺激しながら，能動的な動きを引き出すという方法である．

g．能動的刺激法

要介護者本人が自分の姿を確認できるように鏡等を前に置き，介護者が手本をみせながら，同じ動作を要介護者に行わせるものである．模倣行動ができる等，本人の協力が比較的得られる場合に行う．

h．抵抗法

外部から要介護者の筋肉に対して力を加え，要介護者がそれに対して抵抗することで，より一層筋力を高めようとする方法である．これまでの方法に比べ，筋肉への刺激効果は高いが要介護者の積極的な協力が得られないと実施するのは難しい．

i．バンゲード法 II

嚥下，捕食，咀嚼のパターンを改善するだけでなく，言語発声のパターンの改善も目的としている．バンゲード法 I が口唇，頬，舌の筋群をそれぞれ個別に刺激するのに対して，バンゲード法 II はこれらの筋群を総合的に刺激しようとするものであり，ストローや飲み物を用いた「吸う訓練」，おもちゃやローソク，水等を用いた「吹く訓練」，甘い食物を用いた「舌訓練」等がある．口唇，頬，舌の筋を協調して動かすことが必要であり，ある程度指示に従って模倣することのできる人が対象となる．

○発達障害児に対する摂食・嚥下障害に対する訓練指導法

ⓐ経口摂取準備期…脱感作法，呼吸訓練，姿勢訓練，

　　　　　　　嚥下促通訓練など
　ⓑ嚥下機能獲得期…嚥下促通訓練，摂食姿勢訓練，
　　　　　　　顎運動訓練など
　ⓒ捕食機能獲得期…捕食（顎・口唇）訓練，口唇（口
　　　　　　　輪筋）訓練など
　ⓓ押し潰し機能獲得期…捕食（顎・口唇）訓練，舌
　　　　　　　（舌筋）・頬（頬筋）訓練など
　ⓔすり潰し機能獲得期…咀嚼訓練，咬断訓練，舌（舌
　　　　　　　筋），側方運動訓練など
　ⓕ自食準備期…摂食姿勢（自食）訓練，手と口の協
　　　　　　　調訓練など
　ⓖ手づかみ食べ機能獲得期…手指からの捕食・咬断
　　　　　　　訓練・種々の作業療法
　　　　　　　など
　ⓗ食器食べ機能獲得期…食器からの捕食訓練・種々
　　　　　　　の作業療法など
○中途障害・高齢者に対する機能訓練の内容
　直接訓練─→嚥下反射が誘発され，安全な嚥下が可
能になってから行う訓練である．間接的訓練法と並行
して行い，安全性に留意し次第に難易度を増していく．
　嚥下訓練─→意識しての嚥下，空嚥下，横向き嚥下，
　　　　　　うなずき嚥下，味覚刺激嚥下
　捕食訓練─→捕食介助訓練（食具の位置・角度），顎・
　　　　　　口唇の介助訓練
　咀嚼訓練─→咬断，臼磨訓練（歯根膜感覚と顎運動），
　　　　　　口唇・頬・顎運動の協調訓練
　水分摂取訓練─→スプーンからの摂取訓練，コップ
　　　　　　からの摂取訓練，増粘剤の利用
　自食訓練─→口と手の協調訓練（手づかみ食べ訓練，
　　　　　　食具食べ訓練）
☆脳血管障害急性期の経口摂取開始基準
　ⓐ意識が刺激をしなくても覚醒している状態
　ⓑ重篤な心肺合併症や消化器合併症がなく，安定し
　　た全身状態であること
　ⓒ脳血管病変の進行がないこと
　ⓓ水飲みテストで嚥下反射を認める
　ⓔ十分な咳（随意性または反射性）ができる
　ⓕ著しい舌運動，喉頭運動の低下がない
　　の6項目を満たす患者に開始する
④間接訓練
　食物を口腔内に摂り込ませないため，意識状態が安定
しない患者や誤嚥が疑われる患者にも行うことができる．
　摂食嚥下体操─→口腔周囲筋のストレッチ
　口腔清掃─→歯，舌，口腔粘膜の健康保持（清拭，粘
　　　　　　膜刺激），補綴物の清掃・管理
　姿勢保持訓練─→仰臥位頸部前屈姿勢，半側臥位，座位
　脱感作療法─→腹式（深）呼吸訓練，声門閉鎖訓練，
　　　　　　腹筋強化，呼吸嚥下協調訓練（supraglottic swallow），
　　　　　　鼻呼吸訓練
　嚥下促通訓練─→ガムラビング，thermal stimula-
　　　　　　tion, pushing exercises, Mendelsohn maneuver，ルー
　　　　　　ド法
　筋訓練─→口唇（口輪筋）訓練，頬（頬筋）訓練，舌
　　　　　　（舌筋）訓練，咀嚼筋訓練（受動法，能動法，抵抗法）
⑤食事訓練
　食べるための動作が不十分なために摂食・嚥下機能が
十分に営めない場合，介護者が不十分な動作を補うこと
を食事動作の基本とする．食事介助を行う際には，摂食・
嚥下機能の評価を行ったうえで，摂食動作のどの部分を
介助すれば次の機能がうまく引き出されて安全に食べら
れるかを考えなくてはならない．過剰な介助は，要介護
者の本来もっている機能までも制限し，低下させること
があるので注意が必要である．
　a．嚥下訓練
　嚥下反射が誘発されにくい場合には，舌骨を引き上
げるとともに，喉頭の挙上を促すための顎介助を行う．常
にむせが生じる者には，あらかじめ唾液の嚥下を捕食と
捕食の間に数回行わせる空嚥下という方法をとる．唾液
の分泌量が少ない高齢者等にとっては空嚥下を行うのは
難しいため，水やthick liquidを交互に飲む方法をとる
こともある．喉頭蓋谷に残留物があるような場合，頸部
回旋による「横向き嚥下」や，いったん頸部を後屈して
残留物を後方に押し出し，次に頸部を前屈して空嚥下す
る「うなずき嚥下」等の方法がある．
　b．捕食訓練（図30）
　スプーン上の食物を口唇で摂り込めない，前歯で嚙み
ちぎれないといった捕食不全や，食べこぼしがみられる
者などに，捕食介助を行う．介助方法としては，介護者
が要介護者の前方，側方，後方いずれかに位置し，顎と
口唇の介助を行い，捕食時の口唇閉鎖機能を補助する．
多くの場合に，顎や口唇に直接的な介助をしなくても，

ては，食具の改善や手の可動域の不十分な部分を介助し，口への摂り込みを容易にする．

訓練の実際
①嚥下の意識化（think swallow）
②空嚥下と交互嚥下
③声門越え嚥下（supraglottic swallow）
④下顎固定・口唇閉鎖の介助

以上の訓練法を機能不全の器官や部位や内容によって組合せ用いる．訓練後の評価は必ず行う．

参考文献

1) 金子芳洋，向井美惠：摂食・嚥下リハビリテーション，48〜58，医歯薬出版，東京，1998．
2) 向井美惠，石本和彦：食べる機能の障害：その考え方とリハビリテーション，9〜42，87〜130，医歯薬出版，東京，1997．
3) 向井美惠，瀧口　徹，他：介護保険対応型　歯科保健・医療ガイドブック，92〜147，永末書店，東京，1999．
4) 向井美惠，蒻島弘之：障害者歯科ガイドブック，98〜106，医歯薬出版，東京，1999．
5) 向井美惠：実践予防歯科，124〜128，医歯薬出版，東京，1999．
6) 才藤栄一，向井美惠，半田幸代，藤島一郎編集：JJNスペシャル：摂食・嚥下リハビリテーションマニュアル，18〜22，医学書院，東京，1996．
7) 藤島一郎：嚥下障害の実践的アプローチ，臨床リハ，8：713〜720，1999．
8) 才藤栄一，他：摂食・嚥下障害への多面的アプローチ，臨床リハ，7：635〜666，1997．
9) 藤谷順子：嚥下障害―栄養管理とリスク，臨床リハ，8：697〜701，1999．
10) 小椋　修，他：嚥下障害の臨床：リハビリテーションの考え方と実際，14〜26，医歯薬出版，東京，1998．
11) 藤島一郎：嚥下障害：その病態とリハビリテーション，17〜47，医歯薬出版，東京，1996．
12) 植田耕一郎：脳卒中患者の口腔ケア，61〜81，医歯薬出版，東京，1999．
13) 藤谷順子：嚥下障害食のつくりかた，3〜12，日本医療企画，東京，1999．
14) 山田好秋：よくわかる摂食・嚥下のしくみ，88〜100，医歯薬出版，東京，1999．
15) 蒻島弘之：摂食・嚥下技術セミナー：第5回日本摂食・嚥下リハビリテーション学会学術大会，19〜25，1999．
16) 才藤栄一（分担研究）：個人の摂食能力に応じた「味わい」のある食事内容・指導に関する研究，摂食機能の減退に対する診断方法の開発（分担課題），平成8年度厚生省健康政策調査研究事業，1997．
17) 向井美惠：老年者の摂食・嚥下機能障害とリハビリテーション，歯界展望，91(2)：309〜318，医歯薬出版，東京，1998．

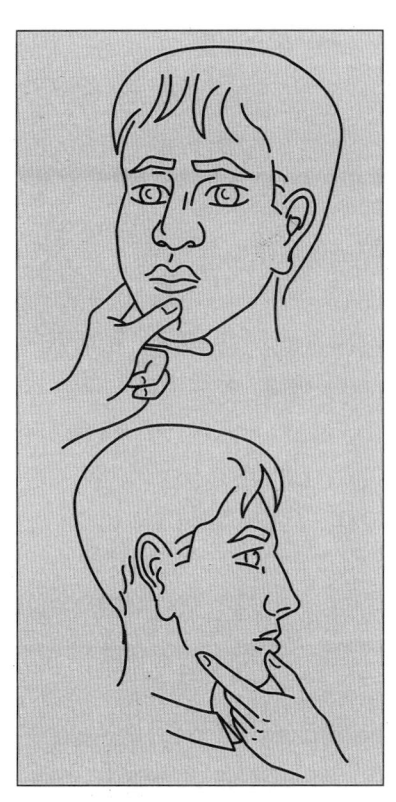

（瀧口　徹，鴨井久一，向井美惠，丹羽源男編集：介護保険対応型　歯科保健・医療ガイドブック，p.112，永末書店，東京，1999．）

図30　捕食介助

スプーンを下口唇に乗せ，食物を口腔内に入れずにそのままもっていると，上唇が下りてきて捕食が可能となることから，過介助による機能減退への影響も考慮しなければならない．

　c．水分摂取訓練

脱水を予防するためには不可欠であるが，流れが速く広がりやすい水分は摂食・嚥下機能障害がある場合にはむせやせきこみを誘発しやすく，誤嚥の危険性も引き起こす．水分に増粘剤等を加えてとろみをつけるとともに，口唇を閉鎖して口腔内の容積を最小にして，上唇で水分を感知しながら摂り込む介助を行う．顎と口唇を閉鎖させ，コップや横向きにしたスプーンの縁を下唇の上に置き，水分量をコントロールをする上唇に水分が触れるように介助する．

　d．自食訓練

自食が可能であると，摂食・嚥下は問題はないと見過ごされがちであるが，上肢機能不全があると疲労や食事時間の延長に繋がるので，手と口の協調不全の者に対し

III．こころ

1．はじめに

　プライマリ・ケアにおける診療は，患者の身体的，心理的な両面からのアプローチに配慮することが重要である．かかりつけ歯科医として診療所での治療はもちろん，地域保健，地域医療，地域の介護や福祉事業へのかかわりにおいても，患者やその家族等の心理状態を理解し，さまざまな心理的バックグラウンドを把握することを必要とする．また，現代の成熟社会においては，社会・経済的問題や人間関係の問題等が多いことからも，さまざまな精神的な問題を抱えて生活をしている人々が増加していることも事実である．したがって，精神面でのケアについて，十分な知識が必要である．また，診断の基本ともいえる問診，面接，そしてカウンセリングについても一般医科診療所等で行われている内容を理解するとともに，心療内科，精神科といった専門医での対応についても，学んでおくことが連携をする上でもよいと思われる．これらの「こころ」についての知識は，口腔領域に関する「こころ」の問題に対して診断や治療への足がかりになると考える．さらに，超高齢社会において，痴呆症への対応は重要であり，その診断，ケアは在宅，施設等でも大きな課題となってきている．痴呆症の知識とその対応，介護についても併せて理解をしておきたい．

2．患者の心理状態の理解

　現在の複雑化された患者のニーズへかかりつけ歯科医として適切に対応するためには，患者心理と家族，介護者，医療スタッフの心理状況についての理解と配慮はインフォームド・コンセントを成就する意味でも重要である．
　患者心理の理解のために必要な基本的事項とは？
　1）患者心理をふまえた医療を実践するという医療理念をもつこと
　2）医療心理学についての基礎的知識をもつこと
　3）患者心理を把握し理解するための技法を修得すること
　4）自分をよく知ること（性格，心理状態，認知・判断力，人間理解の力量など）
　5）患者心理は一定ではなく，状況や相手によって変わりうることを知ること
　6）表情や態度，行動など非言語的なことからも患者心理を読み取ること
　7）患者本人からだけでなく，家族や医療スタッフからの情報を得るようにすること
　8）医療の流れのなかで，患者心理を読み取り理解していくこと

　現在，インフォームド・コンセントに基づく医療を行うことが求められているが，患者心理の理解なくしては，効果的に実践することは不可能である．疾病だけでなく，病んでいる人を全体的，包括的に診ていく全人的医療を行い，患者やその家族のQOLを高め，より質の高い医療を提供していくためにも，患者心理をふまえた医療，人間学をベースとした医療が必要である．患者心理を理解することは，日常歯科診療においても非常に重要である．口腔には，人間の基本的な機能である呼吸，咀嚼，発語，情動表出，嚥下，外皮感覚，味覚，分泌といった多機能があるが，いずれも心理的な影響を受け，口腔疾患の症状が心理的加重，心理的修飾を受けやすいといえる．また，さまざまな精神障害の症状も発現しやすい．したがって，基本的な心療内科，精神科的知識も必要である．
　患者心理についての基礎的知識等を理解しておくことが要求されよう．
　1）基礎的な精神分析の知識：抵抗，転移，防御，

適応などの概念
2）行動医学,科学の基本的知識：行動変容,行動分析など
3）疾患と性格行動特性の知識
4）心理・性格テストについての基本的な知識
5）ストレスと心身相関に関する基本的な知識
6）精神発達とライフステージに関する基本的知識：思春期,更年期,老年期の心理

参考文献

1）河野友信：患者心理の理解,研修医ノート（医の技法）改訂第2版,診断と治療社,東京,1996.
2）河野友信（編著）：医療学,朝倉書店,東京,1990.
3）中野弘一：プライマリ・ケアにおける心療内科,日本プライマリ・ケア学会誌,22(3)：179〜181, 1999.
4）中村延江：日常診療の中で心理をどう捉えるか,日本プライマリ・ケア学会誌,22(3)：187〜190, 1999.

3．問診と面接技法について

　問診（History Taking）は,ここでいうまでもなく診断学の中で重要な役割を果たしており,基本的な診察の技術であり,普遍的,科学的な医学知識に基づいて行われるものである．そして,問診により正確な病歴等を得ることは,鑑別診断の根拠など正しい診断への道であり,経過を観察するための基本的な技法である．しかし,開業臨床歯科医としては,単に口腔内の診療に役立つ情報だけ得られればよいというわけではない．患者の性格,生活背景,社会背景などを把握することは,口腔疾患治療や指導には非常に重要なポイントであり,疾患の病歴だけの把握だけでは対応が困難なことが多い．口腔領域のプライマリ・ケアを継続的に提供していく,かかりつけ歯科医にとって,患者の生活のバックグラウンドを把握することは必須であろう．問診ではくみ取れない,その患者,家族や取り巻くさまざまな環境を把握し,患者の人間理解のために必要なのが面接（Medical interview）である．

　面接は,あくまで患者が主役であり,患者の気持ちを自由に語らせ,患者とのコミュニケーションをとる基本的な技法である．人間としての患者の理解,良好な医師・患者関係の形成と確立,患者の教育,治療への動機づけなどを目的とし,全人的医療を行う第一歩となる技法である．患者のしぐさ,表情,語調,表現などを含めて,患者が語ることには,診断学としては,一見,無価値,無意味のように見えても患者の人間理解のために重大な情報が含まれていることを忘れてはならない．また,在宅ケアにおいては,患者や介護者が主人公であり,心理社会的側面にも踏み込んだ会話が必要となる．従来からの一方的な問診では,心理社会的な情報を得ることは困難である．

　望ましい面接する時の条件を理解しておく．
1）挨拶をする（最も基本的なことである）
2）目線の高さを同じにする
3）時間を十分とる（診療時間以外の時間をあてる必要がある場合もある）
4）プライバシーに配慮する
5）話しやすい雰囲気にする
6）問診や面接は尋問ではない
7）わかりやすい,温かい,思いやりのある態度やことばを使う
8）常に開放型の質問内容として,閉鎖型の質問は極力少なくする．また,主観的な意見が入らない中立的な質問を入れ,率直に話すきっかけを与える

・closed question（直接的質問法）
医学的問診：断定的な「はい・いいえ」でしか答えられない
器質的疾患中心の医療においては,身体症状等を早く把握する質問といえる

・open ended question（自由質問法）
医療面接で重要である：「〜がストレスなのですか？」という聞き方ではなく「それをどのように感じているのですか？」といった聞き方で,自由にそれに答えることができるような質問である

・neutral question（中立的質問法）
医療者の意見や考えをいれずに患者や介護者の話し

を促進させる質問
「それはどういう意味ですか？」
「もっと具体的に話してみてください」
「それで」
- focused question（重点的質問法）
自由質問法で，ある程度の問題点を把握した上で，この質問法を用い，問題点を具体化する
この質問法は，問題に焦点はあてるものの，あくまで，open-ended であり，closed の質問ではない
「その痛みについて，もう少し詳しく話をしてください」
「食欲は，どんなふうですか」
- multiple choice question（多項目質問法）
2, 3項目の選択ができる質問法である
「痛むのは，右ですか左ですか」

患者が「診療所そして，診療室に入って来たときから診察は始まる」といわれる．しかし，一般開業歯科医院においては，患者が歯科ユニットのイスに座ってから診察，診療が始まるという場面が多い．

確かにわれわれの診療領域は口腔であり，患者が口を開けて初めて，診療が開始されると錯覚しやすいが，それ以前からよく患者を観察しておくことが重要である．

1）対人認知…人物評価
医療人としての身だしなみに注意すること
服装，白衣の状態等，患者はわれわれが観察する以上にわれわれを観察している
2）対人空間
距離と目の高さには，常に注意が必要
3）話しの進め方
質問方法を十分理解する
最後には要約を入れ，話したりないことがあるかどうかも確認すること
4）言葉づかい
あくまで，相手の人格を尊重した言葉づかいが重要

患者の観察について
診療所の来院の状態
受付での対応
電話での対応
患者が入室する状況，顔色，態度，歩き方等，治療イスに座る前から観察をしなければならない
歯科治療上での留意点
1）ユニット上の患者を水平に倒して，患者の上方から重要な話をするようなことは避ける
2）治療の説明等はできればユニットから降りて，別のイスに座ってもらうと良い
3）マスクをはずし，患者と同じ目の高さで話をするように心がける

これらは，かかりつけ歯科医としてのマナーである．
その上で，Listen to the patient. He is telling you the diagnosis. ということを理解するべきである．

患者との良好な関係を築くためのコミュニケーションでの留意点
1）患者の考え方，感じ方，価値観，人生観を理解すること
医療担当者側の価値観を押し付けない
2）患者のもつ考えの枠組みを理解し，現在の症状，治療についての必要性を十分説明する
3）患者自らが適切な治療の選択に関する意思決定（自己決定）ができるようにサポートする自己決定支援型コミュニケーションを考える
4）医療担当者側が十分，患者自身の考えを理解してくれていることを認めて，その上での自己決定がなされることが重要

参考文献

1) 橋本信也：患者を"診る"症候から診断へ，日本医師会雑誌，生涯教育シリーズ45，4〜15，1998．
2) 鈴木壮一，他：実地医家の診療百科，実地医家のための会，南山堂，東京，1999．

4．カウンセリングについて

医療が高度化し，専門化するにしたがい，患者や家族が直接医師や歯科医師とふれあう機会が乏しくなる傾向があり，心理・社会的側面の問題が浮上してきている．身体的な問題，簡単な説明では理解できない診断や治療

についての疑問，予後への不安，死への恐怖，医師，看護婦，病院等に対する不信，家族や職場の人間関係への気遣いなど，数多くの情緒的問題を抱えているのが実際である．

このような心理面に配慮して精神療法的面接：カウンセリングが行われるが，その結果，情緒的，感情問題が正しく言語化され，緊張感等から解放されることなどにより事態処理の緒が得られるなど，精神療法として期待される．すなわち，カウンセリングとは，心理学的に問題を抱えたクライアント（心理療法では患者という言葉を避ける）に対して専門家が行う，心理療法の1つのテクニックである．

カウンセリングを行うにあたっての留意点
1）クライアントと一対一で対面，面接するので，こちら側が相手を観察すると同時に，相手も同時にこちらを観察することになることを忘れない．医療的な専門知識以外にも，こちら側の人間性等を逆に評価されているということである．したがって，身なり，服装，そして，十分な知識に裏付けられた話術が求められる．まず，安らぎのあるこころの交流であることが第一である．その上で，面接者と被面接者のこころのずれを少なくすることが重要である．
2）歯科医院を訪れる患者は，最初から心理的な治療を希望してくることはほとんどない．しかし，さまざまな主訴をもっており，その中には，心理的な治療が必要と思われるケースも少なくないことは事実である．したがって，初対面時において，心理的な治療，アプローチが必要であるかどうかを判定することから始めなければならない．そのために必要な心理分析についての知識が必要となる．
3）当然，歯科だけのアプローチでは，困難なケースがあり，精神科，心療内科の専門医との連携が非常に重要である．必要があれば，臨床心理士・ケースワーカーなどへの連携も考慮する．
4）過去の歯科治療に対する，不満や不安等が引き金になっているケースも多い．したがって，前医の治療を批判することなく，新たな治療が必要なのかどうか，歯科治療と心理的対応を誠実に，確実な記載のもとに行う必要がある．
5）深い心理までに入り込むことは避けたほうがよい．精神分析的心理療法では，患者と治療者との感情転移を重視し，その性質と起源について洞察させることを治療目標としているが，それには専門の知識と経験を要する．かかりつけ歯科医としてできることは，面接によってまず，患者を受容し，当面の不安，不満，葛藤による混乱を軽減し，適応力を回復させて，現実状況への再適応を少しでも促すようにすることまでであろう．

カウンセリングの順序
1）クライアントの訴え，意見，相談を批判を加えずにありのままにまずよく聞くこと（傾聴）．
2）そのままをカルテに記載し，重要なことなので記録しておくことを見せる．すなわち，クライアントに対して，「あなたの言っていることは，きちんと聞いているし，重要なことなので記録している」ことを，見せること．マスクをとって，リラックスした姿勢で対面し，こちらの表情と動作が見えるような配慮が必要である（受容）．
3）検査が必要であることのインフォームド・コンセント
症状に関連する検査，診査を行う．
診断を誠心誠意行っているという態度，姿勢を見せることが重要．
4）検査結果を十分説明し，クライアントのいうことが正しい場合は，その旨を明確に伝え，理解し，同情を与える（支持）．
5）訴える症状の考えられる原因等について説明，治療方法や治療の結果などの予想，対症療法について明確に伝える（保証）．

・日常の忙しい時間の中で，このカウンセリングの時間をつくることは，難しいところもあるが，必要であれば，診療とは別の時間，予約をとって行うことを検討する．
・憶測，予想を排して，事実関係とその時点での医学的観点からの話を中心にすること．

参考文献

1）新津ふみ子：面接の方法，在宅ケアマニュアル，医学書院，東京，1996．

2）挟間秀文：一般医に必要な精神療法的面接，今日の治療指針1998年版/(C)，医学書院，東京，1998．

3）東京都歯科医師会編：口腔健康診断と健康相談マニュアル（心理学の手法を応用して），お口のアメニティ7，1998．

5．精神障害について

　日常の歯科臨床において，精神疾患を併せもつ患者への対応は注意深い配慮が必要となる．訴えるその症状と口腔領域の器質的，機能的障害の因子との関連が不明である場合もあり，絡まった糸をどう解いていくのか対応に苦慮するとも少なくない．舌痛症，口腔乾燥症，味覚異常，咬合異常感，口臭症，癌ノイローゼなどの他，慢性の口腔顔面痛，顎関節症をはじめ，日常診療でこれらの訴えをもつ患者に遭遇することは多い．口腔領域におけるさまざまな症状に関連する潜在的寄与因子として全身の病態生理的因子と，心理社会的因子等があげられるが，特に心理社会的な因子として，精神障害についての知識は重要と考える．精神障害は，感情，知覚，認知，行動，人間関係調整における適応機能の欠落という心理学的，あるいは器質的原因の症候群である．

　一般歯科診療において，患者とのインフォームド・コンセントのもとに，十分に患者の気持ちに配慮した診療が行われているが，専門的な知識をもって，患者の精神的な問題に対応することとは意味が違うことも理解しておくことが必要である．歯科診療において問題となるのは，通常の歯科疾患では理解できない症状や治療への不信感，恐怖感を訴えるケース等であろう．

・顎関節症の症状と不定愁訴が絡まったケース
・ブラキシズムや睡眠障害を訴えるケース
・舌の疼痛，異常感，味覚異常，口臭
・口腔内に違和感を訴えるケース
・非定型歯痛，非定型顔面痛のケース
・セネストパチー（体感症）と思われるケースなど

　今後は，歯科においてもコンサルテーション・リエゾン精神医学がさらに理解され，リエゾン外来のある高次医療機関との連携ができるような方向づけがなされる必要があるだろう．かかりつけ歯科医として，単に「へんな患者」ということですませるのではなく，何がへんなのか？という視点をもち，適切に専門医への連携を行えるようにしたい．口腔領域における原因のはっきりしない身体愁訴についても，素人的な常識ではなく，精神医学の知識に基づいた診断，治療が必要であり，そのためにも，精神疾患の知識をもつことが重要である（**表1**）．

　神経症：心因性精神障害であり，精神的葛藤，外界の環境による圧力など，危機的状況にうまく対応できず，心理的に不安定となって，検査所見では現れない非器質性で可逆的な障害を心身両面に生じるものである．

不安神経症
恐怖症
強迫神経症
ヒステリー
抑うつ神経症
心気神経症
離人神経症

　心身症：身体疾患の中でその発症や経過に心理社会的因子が密接に関与し，器質的ないし機能的障害が認められる病態をいう．ただし，神経症やうつ病など他の精神障害に伴う身体症状は除外するものである（**表2**）．

表1　精神障害の成因

身体因	内因（素因）：精神分裂病，躁うつ病	
	外因（身体的外因）：器質性精神病	
心因：神経症		

（大熊輝雄：現代臨床精神医学，金原出版，東京，1990．より引用改編）

表2　神経症と心身症の比較

項　目	神経症	心身症
1．情動の認知	ゆたか	乏しい
2．情動の言語化	ゆたか	乏しい
3．外見	神経症的	正常
4．表情	表情に富む	硬い
5．ファンタジー，夢	ゆたか，「敗北者的」	乏しい
6．幼児体験の想起	比較的容易	困難
7．身体の意識	過剰	乏しい
8．身体への態度	大事にしすぎる	大事にしない
9．社会適応	不適応	過剰反応
10．心理的面接	比較的容易	困難

（筒井未春：ストレス状態と心身医学的アプローチ，診断と臨床社，東京，1989．より引用改編）

1）精神科が対象とする精神障害

外因性精神障害
　脳梗塞，脳炎などによる脳器質性精神病
　肝性脳症，甲状腺疾患などによる症状精神病
　アルコール・覚醒剤などによる中毒性精神障害
内因性精神障害
　精神分裂病
　躁うつ病
心因性精神障害
　神経症

2）心療内科

心療内科が対象とする中心は主に心身症である．心身症は，「身体疾患の中でその発症や経過に心理社会的因子が密接に関与し，器質的ないし機能的障害が認められる病態をいう．ただし，神経症やうつ病など，他の精神障害に伴う身体症状は除外する」とされている．消化器潰瘍，気管支喘息など内科的身体疾患でその病態にストレスなどが深く関わっている場合などで，明らかな精神分裂病や難治性うつ病，薬物などの中毒性精神障害は原則として対象ならない．

3）神経内科

神経内科が対象とするのは，主に中枢神経や末梢神経および筋の器質的障害が中心である．具体的には，脳血管障害，脳・脊髄腫瘍，変性疾患，脱髄疾患，筋疾患等である．

今後，何らかの精神疾患をもつ患者の歯科医院への来院は，増えてくることが予想される．口腔領域への不定愁訴の原因が，口腔領域の疾病が起因しているのかそれとも精神疾患の一症状として発現しているのかの診断が必要となり，医科との連携の基に，精神疾患についての知識を学び，その対応をかかりつけ歯科医として考えておく必要があろう．

4）精神分裂病

精神分裂病は，青年期から壮年期にかけて知覚・思考・感情・行動面等の特徴的な症状で発症し，多くが慢性経過し，社会適応が困難になる精神障害である．精神症状は，陽性症状（幻覚，妄想，滅裂思考，緊張病症状，奇異な行動など）と陰性症状（感情の平板化，意欲低下，社会的引きこもりなど）に分類されている．経過は多様で，残遺，欠陥症状（陰性症状が支配的）を伴う慢性化に至る．病態の特殊性から，早期発見・治療，社会復帰活動，再発予防といった一貫した包括的治療体系の確立が望まれている疾患である．

5）躁うつ病

躁うつ病には，その両状態像の症状が同時に存在するか，あるいは急激に交代する混合状態もある（表3）．
(1) うつ状態
①抑うつ気分：憂うつ，もの悲しい気分，興味や楽し

表3　躁状態，うつ状態の精神・身体症状の比較

	感情			意欲・行為		思考		身体機能
	気分	身体感情	自我感情	個人面	社会面	形式面	内容面	
躁状態	爽快 好機嫌 易刺激	好調 健康感 疲れず	高揚 自己評価 過大 自信過剰 楽観的	亢進 多弁・多動 行為心拍 精神運動興奮	やりすぎ 脱線 労費 外出・訪問 暴力	観念奔逸	誇大的	不眠（早朝覚醒） 食欲亢進 性欲亢進
うつ状態	憂うつ 悲哀，淋しい 不安，焦燥 苦悶 無感情	不調 不健康感	低下 過小 自責 劣等感 悲観的 絶望	制止 寡言，寡動 昏迷 焦燥，徘徊	閉居 厭世 自殺	制止	微少的：罪責・貧困・心気（妄想） 虚無妄想	不眠（浅眠，早朝覚醒），朝方抑うつ 食欲低下，やせ 便秘 性欲低下 日内変動 頭重，頭痛，肩こり，しびれ，発汗，口渇，倦怠

（大熊輝雄：現代臨床精神医学（第6版），金原出版，1995.）

みのなさ，ときには高度の不安・焦燥感，些細な失敗に対する深い自責感等がある．朝方調子が悪く，午後から夕方にかけて上向くといった，気分の日内変動がみられることが多い．

　②思考の異常：思考の進行が渋滞し，自分を過小評価し，悲観的で取り越し苦労をする．

　③意欲・行動の異常：表情に生気を欠き，動作がおそく，口数も少ない．わずかな選択や決定に手間どり，重症になると動きの停止した抑うつ性昏迷の状態を呈する．逆に不安や焦燥感が強いと，落ち着きなく俳徊することがある．また強い絶望感や無力感から，希死念慮が出現し自殺企図に至ることがある．

　④身体症状：躁状態とは異なり，身体症状を訴えることが多く診断的に重要である．不眠，とくに早朝覚醒や熟眠感の喪失，全身倦怠感，頭重感，胸内苦悶，息苦しさ，便秘，口渇，寝汗，性欲減退，月経不順などがあげられる．

（2）うつ病患者への歯科治療上の注意
- 支持的に接することが何よりも大切である．うつ病患者への安易な励ましはしないこと．
- 安心感を与える安定した態度で接すること．
- 咬合位の安定を考慮し，咬合の不安定が引き金にならないように配慮すること．
- 精神科医等の専門医との連携を考慮する．
- 自殺の危険にも注意を払う

参考文献

1) 三浦貞則：精神分裂病，今日の治療指針 1998 年版/(C)，医学書院，東京，1998．
2) 小山　司：躁うつ病，今日の治療指針 1998 年版/(C)，医学書院，東京，1998．
3) 本橋伸高：難治うつ病．今日の治療指針 1998 年版/(C)，医学書院，東京，1998．

6．痴呆症について

　高齢社会を迎え，痴呆症については介護，医療ともに大きな課題であり，介護保険の要介護認定においてもその判定に課題を残しているともいえる．痴呆性高齢者への施策は，痴呆性高齢者デイホーム事業，痴呆性高齢者グループホーム事業や痴呆性高齢者総合ケア連携システムモデル事業等が行われているが，いまだ不十分といわざるを得ない状況である．一般にかかりつけ歯科医の診療所において，重度の痴呆症患者を治療することは，少ないが在宅，施設等においてはかかわることが多くなると考える．また，重度の痴呆症となると摂食・嚥下障害を併せもつケースも多く，痴呆症患者の栄養管理を含め，食に関することは，生活モデルとしてのかかわりにおいては非常に重要である．したがって，かかりつけ歯科医として，痴呆症の十分な知識をもつことは必要である．痴呆症の代表的なものはアルツハイマー病と脳血管性痴呆であるが，ともに高齢期痴呆では，頻度の高い疾患であり，8～9 割を占めているといわれている．また，近年アルツハイマー病が脳血管性痴呆を上回るとの報告もあり，痴呆性疾患の疾患構造が変化してきていることにも注目したい（図 1）．

　痴呆は，一般用語である「ぼけ」とは，医学用語であるということだけでなく，概念的にも異なる．「ぼけ」のもつ意味の中には，痴呆だけでなく，生理的加齢に伴う正常な知的機能低下が含まれる．したがって，病的過程の痴呆の方が狭い概念である．

- 痴呆は 1 つの症候群であり，中核症状と随伴症状に分けられる．
- 中核症状は知的機能障害である
- 随伴症状は精神症状や問題行動である

診断は，意識障害や身体疾患を除外する．

　一般に，老年期に出現する記憶低下すなわち，良性健忘は，「あるエピソードは覚えているが，その詳細は忘れてしまっている．固有名詞などはすぐには出てこないが，別の時に思い出し得る．痴呆はなく日常生活に支障のないもの」をいう．また，健常老年者の老年性記憶障害は，「50 歳以上で徐々に記憶障害が出現，人名や電話番号を急に思い出すことができず，物を置いた場所を忘れることは少ないが，知的機能はメンタルテストでは保存されており，急速に悪化することもないもの」と定義されている（図 2）．

　また，大友は，外来等での簡単な痴呆の診断に役立つ 2 つの症候群を紹介している．

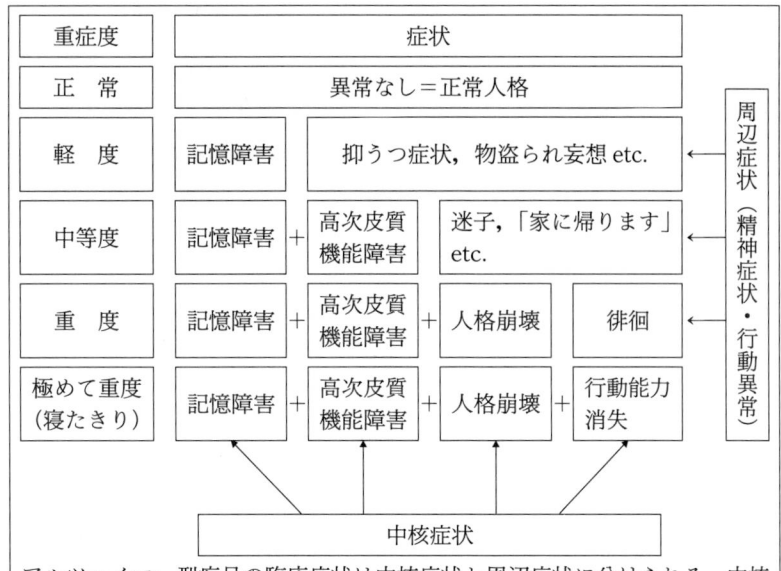

III. こころ

重症度	症状			
正　常	異常なし＝正常人格			
軽　度	記憶障害	抑うつ症状，物盗られ妄想 etc.		
中等度	記憶障害 ＋	高次皮質機能障害	迷子，「家に帰ります」etc.	
重　度	記憶障害 ＋	高次皮質機能障害 ＋	人格崩壊	徘徊
極めて重度（寝たきり）	記憶障害 ＋	高次皮質機能障害 ＋	人格崩壊 ＋	行動能力消失

周辺症状（精神症状・行動異常）

↑中核症状

アルツハイマー型痴呆の臨床症状は中核症状と周辺症状に分けられる．中核症状は記憶障害，高次皮質機能障害，人格崩壊と行動能力の消失を軸にして，進行によって重層的に重症化する．周辺症状はこの中核症状の段階の変化に対応して随伴して出現する．

（一瀬邦弘，他：アルツハイマー型痴呆の症状と経過，62〜95，中央法規出版，東京，1992．より引用）

図1　アルツハイマー型痴呆の重症度による中核症状と周辺症状

①左右見上げ症候群

これは座っている患者が，主訴その他の質問に対し，左，あるいは右に立っている付き添いの人（配偶者，子供など）を見上げ，答えて欲しい，教えて欲しいという動作をすることで，まず痴呆と見当をつけてよい症候である．

②頭もたげ症候群

臥床している患者を診察する際，患者が頭を枕から離し，もたげる所作であり，頭部をもたげたままのことが多い．胸部，腹部の診察に際して，出現する．「頭をあげなくてもよいですよ．枕につけておいてください」とこちらが頭を枕に押しやってもまた，頭をもたげてくるものである．この発現機序は明らかでない．また，左右見上げ症候群ほど痴呆に特有とはいえないが，相当信頼できる症候群である．

この2つの症候群は，歯科診療室や在宅等での痴呆の診断にも参考となると考える．特別養護老人ホーム等において，歯科治療を行う時，車椅子に安頭台を付与して行う場合もあるが安頭台に頭をつけずに常に，頭をもたげる患者には痴呆症が多いのも事実である．

痴呆性疾患は緩徐に進行するために，初発期をとらえ

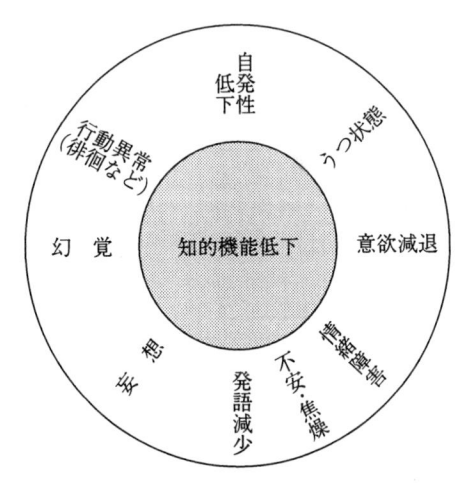

（大友英一：痴呆の診断と介護保険，東京プライマリ・ケア研究会誌，11(2)：31〜38，1999．より引用）

図2　老年期痴呆の症候

内円：知的機能低下
外円：自発性低下，うつ状態，意欲減退，不安焦燥，発語減少，妄想，幻覚，行動異常（徘徊など）

ることが必ずしも容易ではないが，診断にあたって臨床徴候の確認が重要であって，アルツハイマー病と脳血管性痴呆ではまず痴呆診断が重要といわれる．

痴呆による障害は認知，記憶，判断をはじめ，言語，感情，性格に認められ，日常生活や社会生活を営めなくなることによって明らかになる．

痴呆症の診断ポイント
(1) 記憶障害は，体験のすべてを忘れる，同じことを何回も聞くなどが家族や介護者から指摘される．
(2) 時間の失見当識が早期にみられ，進行すると場所の見当識障害や人物誤認がみられる．
(3) 日常生活での認知障害がみられるために，抽象思考，判断，言語の障害が観察され，会話，理解，説得が困難
(4) アルツハイマー病の発症は潜在性であり，経過は進行性であり，脳血管性痴呆では階段状に悪化する．前者の障害は全般性であり，後者は斑状にみられる．
(5) 身体所見や検査所見などから意識障害，特にせん妄，うつ病などの機能性障害を除外する必要がある．

最近の痴呆診断の診断基準としては，DSM-III-R が最も理解しやすい．これはかつての診断基準では通用しない treatable dementia, preventable dementia の指摘がもたらした痴呆の概念について最近最も好んで用いられている．

日常の問診には，本邦では長谷川式簡易知能評価スケール（改訂）（図3）や，mini-mental-state examination (MMSE) がよく用いられる．

米国精神医学会での診断マニュアル（DSM-III-R）
(1) 記憶（短期，長期）の障害
(2) 次のうち1つ
　①抽象的思考の障害
　②判断の障害

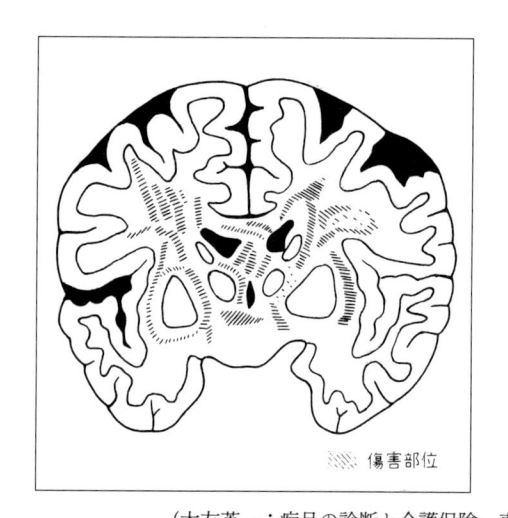

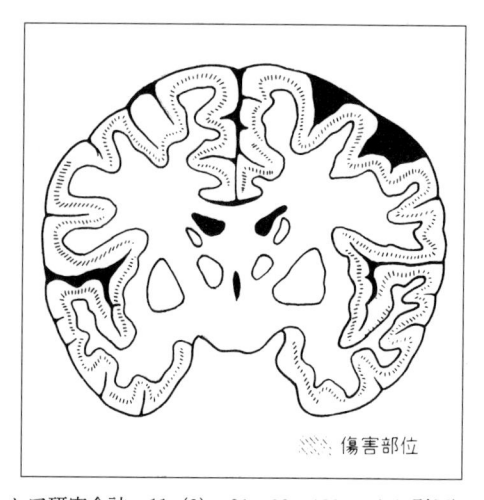

図3 改訂長谷川式知能評価スケール（HDS-R）

（大友英一：痴呆の診断と介護保険，東京プライマリ・ケア研究会誌，11 (2)：31～38，1999．より引用）

図4 Alzheimer 型痴呆
肉眼的に白質，基底神経核部には病巣はなく，司令部に相当する大脳皮質が原発性に傷害された形である

図5 脳血管性痴呆
大脳皮質下白質，基底神経核部などに病巣（梗塞巣）が散在している．すなわち大脳皮質（司令部に担当）に出入する情報を運ぶ．通路が冒された形である

表4 アルツハイマー型老年痴呆と脳血管性痴呆の鑑別

	アルツハイマー型	脳血管性
発症年齢	65歳以上	50～60歳より
性	女に多い（2.1～3.0倍）	男に多い
発症経過	緩徐，進行性	比較的早い，段階的
病識	早くから消失	末期に消失
人格	崩壊著明	末期まで保たれている
知的機能	全面的に低下	低下がまだら
感情失禁	少ない	きわめて多い
対人接触	異常のことが多い	よりまともなことが多い
多弁		＞＞＞
多幸性		＞＞
身体的症候	少ない	多い
治療に対する反応	きわめて少ない	あり得る

（大友英一：痴呆の診断と介護保険，東京プライマリ・ケア研究会誌，11（2）：31～38，1999．より改変引用）

③高次皮質機能障害（失語，失行，失認，構成障害）
④性格変化
(3) A，Bの障害により，仕事，社会活動，人間関係が損なわれる．
(4) 意識障害のときには診断しない．
(5) 病歴や検査から脳基質性因子の存在が推測できる．

アルツハイマー病は脳の変性疾患であり，その過程には一定の原則がある．すなわち側頭葉，頭頂葉，前頭葉が順次変性し，これに対応して記憶障害，失語や失行，失認，人格変化などの症状が出現してくるといわれている（図4）．一次運動・感覚野は障害されにくく，運動機能・感覚障害は重度に至るまで出現せず，俳徊の目立つ症例が多い．これらの症状は痴呆の中核症状とよばれ，治療困難であり介護により対処する．薬物療法の適応は周辺症状である．アルツハイマー病の痴呆の特徴は，全般的で一般に高度である．初期には，記銘・記憶障害が目立ち，注意力の低下，多幸，抑うつ，妄想，急性錯乱，俳徊などを認める．緩徐に発症し，進行性である．

脳血管性痴呆はアルツハイマー病が一定の傾向をもって進行していくのに対し，脳血管性痴呆では症例によってさまざまな神経症状，高次皮質機能障害，精神症状を呈する（図5）．残存能力と脱落した機能の差も大きく，個々の症例において症状を正確に把握して介護にあたる必要があるといえる．まだら痴呆があり，初期には，頭痛，めまい，しびれ，感情失禁，せん妄を認める．急性に発症し，階段状に増悪，症状は動揺性である．脳血管性痴呆はCT，MRIで梗塞，出血，多発性梗塞を認め，PVLは中等度以上の所見を認める．

共通する障害として前頭葉の血流低下を指摘する報告が多く，自発性や意欲の低下，食思不振がみられることがある（表4）．

いずれにしても痴呆症は知能の著しい低下であり，記憶力障害，見当識障害，一般知識の低下，計算力の低下，判断力・理解力の低下として現れ，その他，日常生活能力の障害（着脱衣行為，食事摂取行為，排便・排尿行為，入浴行為，歩行などの障害），異常言動および随伴精神症状（俳徊，独語，叫声，昼夜の区別不能，不潔行為，不眠，興奮，せん妄，幻覚，妄想，人格変化など）および身体症状（片麻痺，言語・構語障害など）を伴うものである．これらの特徴をもつ痴呆性老人をケアしていくにあたっては，知能の低下や日常生活能力の低下に対しては介護が必要となるし，随伴精神症状や異常言動に対しては精神科治療や看護が求められる．痴呆性老人のケアに際して最も重要なことは，在宅・地域の福祉保健施設・病院などのサービス機関を有機的に連携させて利用することである．

実際の介護に当たっての留意点は以下の事項である．
・危険から守る，孤独を避ける
・自尊心を保ち役割を与える
・活動量を保つ
・ストレスを軽減するなどの原則に即し，患者の性格や家庭環境に留意して創意工夫する
・サービス機関の利用と介護の実施に際しての大きな障害は，精神症状，問題行動，身体合併症である

痴呆症患者の口腔疾患について
　痴呆症がすすんだ患者では，痛みや不快感の表出ができずに疾病が顕在化し，放置されやすいといえる．特に口腔疾患については，注意が必要である．
- 急に食事量が減る，食べなくなる
- 開口しない
- いつもとちょっと違う感じがする
- 口腔ケアを拒否する
- 食事以外にも拒否が出ている
- なんとなく手が口にいく

などの症状が出ている場合には，口腔内に何か問題がある場合もあるので，介護者等に注意するように指導をしておくことも重要である．

痴呆症の食行動を理解しておきたい
- 食事をしたことをすぐに忘れて食事を要求する
- 自分と他の人の食べ物の区別がつかない
- 一口量の加減がわからない
- 異食（食べものでないものを口にする）
- 一品ずつ食べる
- 主食と副食を混ぜて食べる
- 手づかみ食べ
- 食べ物や食器で遊んで食べようとしない
- 日によって食欲（食べる量）にむらがある
- 食べ物の好き嫌いがわからなくなる
- 食事の時間がわからなくなる．食事時間が長い
- 食べ物を丸のみする（咬もうとしない）
- 食べ物を口一杯に詰め込む
- 拒食，食べようとしない
- 箸やスプーンなどの使い方を忘れる
- 食事中，おちつかない
- 食べ物の名前を忘れる
- 食べ物と食器の区別がつかない
- 皿をなめる
- 声をかけたり，そばにだれかいないと食べない
- 食べることに関心を示さない
- 口に運ぼうとしない
- 色のきれいなものから食べる
- 主食ばかりを食べる
- 果物から食べ始める

　痴呆症が高度になると食事自体が理解ができなくなり，また，食事に集中ができなくなり，誤嚥しやすくなるので，十分な注意が必要となる．

痴呆症・自発性低下症例の評価の留意点
- 必要な摂食・嚥下の評価ができなくても，食卓の雰囲気で食物をみると食べられる症例もある
- 症状にムラがある
- 嚥下造影では誤嚥がなくても食事全体の中では誤嚥することが多くある
- 口腔に食物を保持している時間が長い症例は要注意
- 意欲の低下，集中力の低下，易疲労性等により，食事量が確保できないことが多々ある
- 味やテクスチャーが少しでも気に入らないとして食べないことがある．おいしさと食べやすさに注意する

参考文献

1) 笠原洋勇：アルツハイマー型および血管障害型の痴呆，今日の治療指針1998年版/(C)，医学書院，東京，1998.
2) 三山吉夫：痴呆，今日の治療指針1998年版/(C)，医学書院，東京，1998.
3) 田中邦明：痴呆性老人のケア，今日の治療指針1998年版/(C)，医学書院，東京，1998.
4) 大友英一：痴呆の診断と介護保険，東京プライマリ・ケア研究会誌，11(2)：31〜38，1999.
5) 日本医師会編：痴呆性疾患診断ガイドブック，日本医師会雑誌，120(7)：16，1998.
6) 東京都：高齢者福祉推進プラン'99，1999.
7) 一瀬邦弘，他：アルツハイマー型痴呆の症状と経過，清水　信編，老年期痴呆の診断と治療―痴呆の医学的対応について〈高年期の痴呆シリーズ2〉，62〜95，中央法規出版，東京，1992.
8) 藤谷順子：嚥下障害―栄養管理とリスク，臨床リハ，8：697〜701，1999.

IV. かかわり

1．地域医療・地域保健を学ぶ

1）保健医療計画

(1) 東京都保健医療計画

①第三次東京都長期計画

東京都の基本計画である第三次東京都長期計画～マイタウン東京—21世紀をひらく～は平成2年11月に策定されたが，これは，長期総合計画として，都の行財政運営の基本的指針となるものである．同時に都民，企業，区市町村，国などに対して，都がめざす方向を示すことにより，その参加と協力を求めていくものである．計画期間は平成3年度から12年度までの10年間である．

②東京都保健医療計画

この基本計画に沿って分野別計画として，東京都保健医療計画を策定している．21世紀に向けての都民の生命と健康を守る保健医療のあるべき姿を示し，保健と医療の連携を図る包括的な保健医療体制の整備を進めるための基本方針となる．計画期間はおおむね5年間で，平成10年12月に改定された．この中で，歯科保健医療の部分において施策の方向として以下の記載がある．

- 生涯を通じた歯科保健対策の充実
- 障害者・高齢者等歯科保健医療体制の整備

③東京都歯科保健医療推進計画（平成5年6月）に記載されている提言

—21世紀に向けた都民の歯の健康づくりの推進—

- 歯科保健対策を推進するための具体的な到達目標の設定とそのモニタリングシステムの確立を図るべきこと
- 歯科保健目標達成のためのキャンペーンやイベント等の広報宣伝活動を強化し，都民の歯科保健意識の向上を図るべきこと
- 都民のライフステージに沿った効果的な歯科保健体制の整備を図るべきこと
- 一般の歯科医療機関では対応が困難な心身障害者や寝たきり高齢者等の総合的な歯科保健医療体制の整備を図るべきこと
- 歯科疾患の有病者が多く，また，歯科医療の確保が困難な状態にある島しょ・へき地の歯科保健医療体制を整備し，地域差の是正を図るべきこと
- 歯科保健医療対策の推進及び体制整備のための組織の強化を図るべきこと
- 歯科保健医療に関する研修，研究体制の整備を図るべきこと

④東京都地域保健医療計画

東京都保健医療計画に明記されている13保健医療圏ごとの計画．東京都保健医療計画の一部として，この計画の着実な実現達成のため，原則として二次医療圏ごとに，地域の特性や実状に即した保健医療サービス等の推進策を定めたもの．

⑤保健医療圏（保健医療体制整備のための圏域）

a．一次保健医療圏

プライマリ・ケアを基本とする地域住民の日常的で頻度の高い一般的な傷病の治療や健康管理をはじめ，住民に密着した保健医療サービスを，福祉サービスとの連携を含め包括的に提供していくうえでの圏域であり，その体制の整備を図るための地域的単位である．

b．二次保健医療圏

特殊な医療を除く入院医療を圏域内で基本的に確保するとともに，医療機関相互の機能分担に基づく連携および保健サービスと医療サービスとの連携などにより，都民に包括的な保健医療サービスを提供していくうえでの圏域であり，その整備を図るための地域的単位である．13の二次保健医療圏が設定されている（**図1**）．

また，医療法第30条の3第2項第1号の規定に基づき，病院臨床の確保を図るべき地域的単位として設定する「医療計画」上の区域である．

c．三次保健医療圏

特殊な医療サービスや広域的な保健サービスなどを提

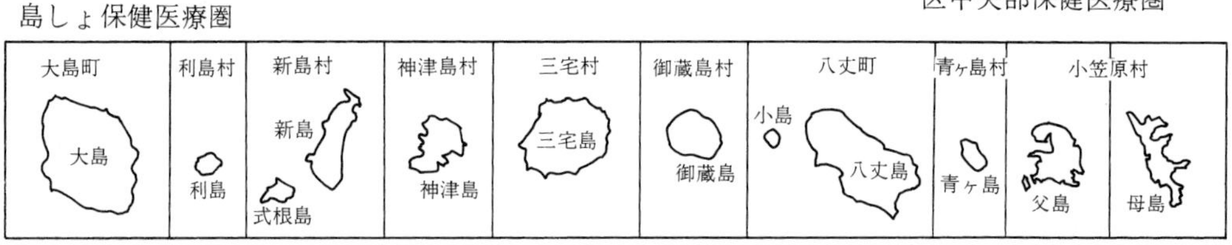

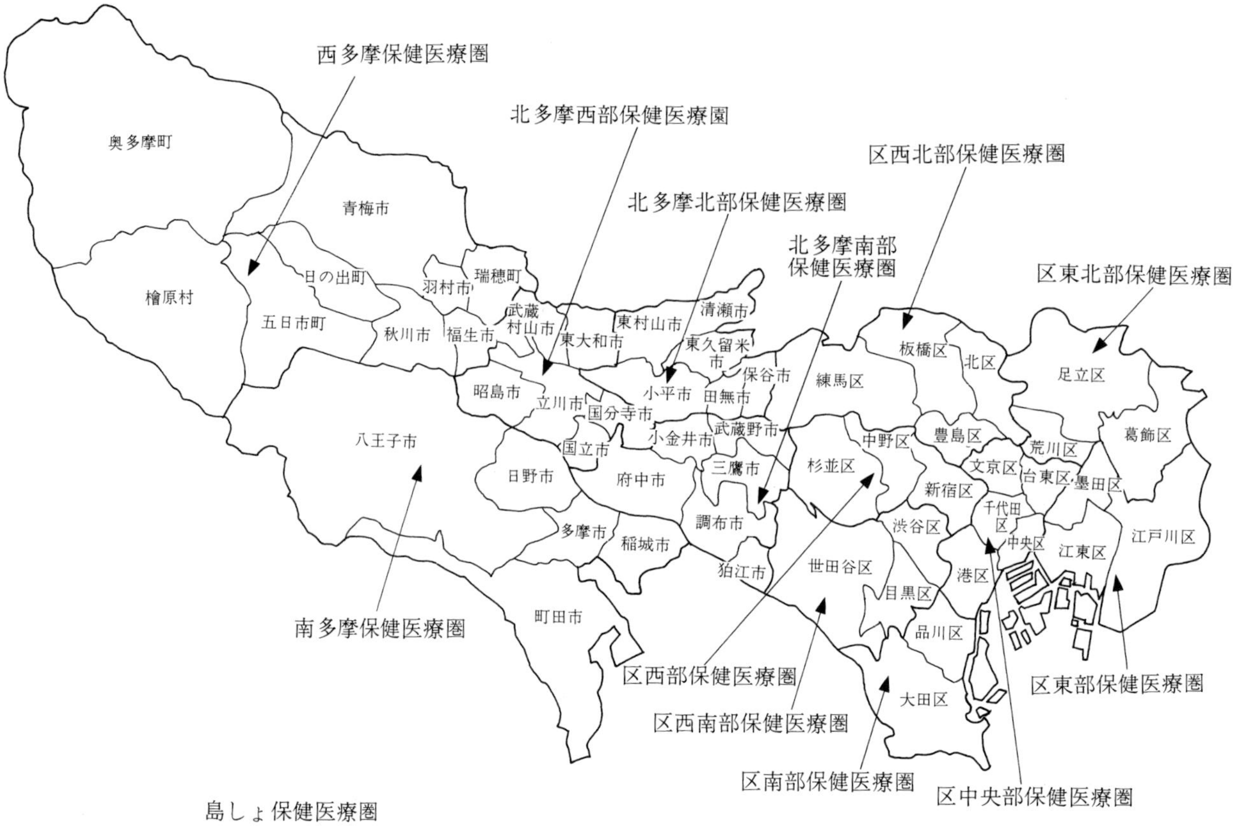

圏域名	構成区市町村	面積(km²)	人口(人)
区 中 央 部	千代田区，中央区，港区，文京区，台東区	63.49	583,133
区 南 部	品川区，大田区	78.98	977,775
区 西 南 部	目黒区，世田谷区，渋谷区	87.89	1,219,610
区 西 部	新宿区，中野区，杉並区	67.84	1,125,287
区 西 北 部	豊島区，北区，板橋区，練馬区	113.93	1,755,127
区 東 北 部	荒川区，足立区，葛飾区	98.19	1,244,564
区 東 部	墨田区，江東区，江戸川区	102.71	1,185,687
西 多 摩	青梅市，福生市，秋川市，羽村市，瑞穂町，日の出町，五日市町，檜原村，奥多摩町	572.71	385,484
南 多 摩	八王子市，町田市，日野市，多摩市，稲城市	324.53	1,224,607
北多摩西部	立川市，昭島市，国分寺市，国立市，東大和市，武蔵村山市	90.25	577,411
北多摩南部	武蔵野市，三鷹市，府中市，調布市，小金井市，狛江市	95.82	900,121
北多摩北部	小平市，東村山市，田無市，保谷市，清瀬市，東久留米市	76.58	660,123
島 し ょ	大島町，利島村，新島村，神津島村，三宅村，御蔵島村，八丈町，青ヶ島村，小笠原村	400.91	31,658
計		2,183.44	11,870,587

(備考) 1．面積は，平成4年9月4日現在
    2．人口は，平成5年8月1日現在

図1 二次保健医療圏

供するうえでの圏域であり，その体制を整備していくための地域的単位である。また，医療法第30条の3第2項第2号の規定に基づき，特殊な医療などを提供する病院病床の確保を図るべき地域的単位として設定する「医療計画」上の区域である。

⑥東京都区南部保健医療圏地域保健医療計画

大田区と品川区は，第二次保健医療圏では，区南部保健医療圏となっている。この中で「保健医療対策の充実」として，ライフステージに応じた保健対策の充実を掲げている。なお，平成8年10月1日現在大田区における歯科診療所数は480施設で，人口10万人当たり75.4施設となり，全国の47.6施設（総数59,357施設）よりは多いが，東京都の79.6施設（総数9,384施設）および23区94.0施設（総数7,485施設）と比べると少ない状況にある。

(2) 大田区における保健医療計画

①大田区長期基本計画（第一次改定，平成元年9月）
　──基本計画

大田区民が心のふれあいと生きがいをもって生活できる地域社会を育て，活気と希望に満ちた職場を作り，明日のくつろぎの都市を築くため，大田区基本構想に示された次の基本理念に基づき，まちづくりをすすめる。

- 人間性の確保と尊重
- 安全性の確保と強化
- 地域個性と連携の重視

目標年次は2001年

②大田区地域福祉計画（平成6年3月）──課題別個別計画

地域に住むだれもが，住み慣れた地域で安心して生き生きとした生活を続けることができるように，地域福祉を総合的・計画的に推進するために策定した。計画期間は平成5年度から平成12年度までの8年間である。

この計画の中で，地域歯科診療の充実として以下の項目が記載されている。

- 厚生省の「8020運動」，東京都の「いい歯いきいきキャンペーン」，文部省発行の「小学校歯の保健指導の手引き」の普及を図り，歯科保健医療事業を推進する。
- 6歳臼歯の虫歯予防を目標とし，保育園，幼稚園，歯科医師会と連携して，4歳から就学までの歯科保健管理と教育の充実を図る。
- 小・中学校における歯科健康教育を充実する。
- 保健所，歯科医療機関等での共通理解と一貫した保健医療を推進する。
- 障害者や寝たきり高齢者が，必要な歯科医療や保健サービスをうけられるような体制を整備する。
- 高齢者地域歯科保健診療拠点づくりの検討を行う。
- 都立荏原病院障害者診療事業との連携を進める。

③大田区実施計画（平成4年2月）

「大田区基本構想」「大田区長期基本計画」「大田区課題別個別計画」に基づく総合的な行財政計画であり，これらの理念を実現するために必要な施策を具体化し，区内外に示すことにより区政の継続性と計画性を確保し区民福祉の総合的な向上を図る。

この実施計画の中の「保健衛生分野」に，保健サービスの向上として「歯科保健事業」が，地域医療の整備として，「歯科休日応急診療」が記載されている。

(3) 老人医療圏

市町村の老人保健福祉計画の達成を支援するため，広域的な見地から，施設の整備量の目標を定めるために設定された圏域のことで，通常，保健・医療・福祉の連携の観点からは，医療計画に基づく二次医療圏に合致させることが望ましいと考えられる。老人医療圏の数は，1994年で47あり，ほぼ二次医療圏数に相当する。

2) 関連法規

(1) 地域保健法と保健所法

昭和22年（1947年）制度公布された「保健所法」は，平成9年（1997年）に全面改正され「地域保健対策強化のための関係法律に関する法律案」（地域保健法）となった。人口の高齢化と出生率の低下・疾病構造の変化，ニーズの多様化，生活環境問題への住民意識の高まりをその背景とし，サービスの対象者の増加・多様なニーズに対応したきめ細かなサービス・生活者主体のサービスを課題としている。その目指す方向として，市町村の役割の重視・保健所の機能強化・保健医療福祉の連携・マンパワーの確保充実があげられており，「生活先進国」の実現を目標としている。

(2) 母子保健法

昭和40年（1965年）制度公布されたもので，「母性ならびに乳児および幼児の健康の保持および増進を図るため，母子保健に関する原理を明らかにするとともに，母

性ならびに乳児および幼児に対する保健指導，健康診査，医療その他の措置を講じ，もって国民保健の向上に寄与することを目的とする」としており，1歳6カ月児，3歳児歯科健診はこの法律で規定されている．

(3) 学校保健法

昭和33年(1958年)に，学校における保健管理および安全管理に関し必要な事項を定めたもの．学校保健法，同施行令，同施行細則によって，学校環境衛生，健康診断，事後措置，健康相談，予防措置，学校歯科医の職務などが定められている．

(4) 老人保健法

「国民の老後における健康の保持と適切な医療の確保のため，疾病の予防，治療，機能訓練等の保健事業を総合的に実施し，もって国民保健の向上及び老人福祉の向上を図ること」を目的に，昭和57年(1982年)制定された．この法律により，以下の保健事業が定められている．
・健康手帳の交付，健康教育，健康相談，健康診査，医療等，訪問指導

対象者は，医療については70歳以上の者および65～69歳の寝たきり老人等，医療以外の保健事業は40歳以上の者である．

(5) 児童福祉法

児童福祉の理念およびそれを保障する理念を明らかにするとともに，児童の健全な育成とその生活を保障するための諸種の事項を規定した，昭和22年(1947年)に制定された法律．

(6) 老人福祉法

「老人の福祉に関する原理を明らかにするとともに，老人の心身の健康の保持，生活の安定のために必要な措置を講じ，もって老人の福祉を図ることを目的とする」

表1 「高齢者保健福祉推進十カ年戦略」の見直し―新ゴールドプランの概要―

(平成6年('94)12月18日大蔵・厚生・自治3大臣合意)

1．整備目標の引き上げ等(平成11年度末までの当面の整備目標) 　(1) 在宅サービス 　　・ホームヘルパー　　　　　　　　10万人→17万人 　　　(ホームヘルパーステーション　－　→1万カ所) 　　・ショートステイ　　　　　　　　5万人分→6万人分 　　・デイサービス　　　　　　　　　1万カ所→1.7万カ所 　　　(デイ・ケアを含む) 　　・在宅介護支援センター　　　　　1万カ所→1万カ所 　　・老人訪問看護ステーション　　　－　→5,000カ所 　(2) 施設サービス 　　・特別養護老人ホーム　　　　　　24万人分→29万人分 　　・老人保健施設　　　　　　　　　28万人分→28万人分 　　・高齢者生活福祉センター　　　　400カ所→400カ所 　　・ケアハウス　　　　　　　　　　10万人分→10万人分 　(3) マンパワーの養成確保 　　・寮母・介護職員　　　　　　　　－　→20万人 　　・介護職員等　　　　　　　　　　－　→10万人 　　・OT・PT　　　　　　　　　　　　－　→1.5万人 2．今後取り組むべき高齢者介護サービス基盤の整備に関する施策の基本的枠組みの策定 《基本理念》 　利用者本位・自立支援，普遍主義，総合的サービスの提供，地域主義 《サービス基盤の整備》 　(1) 在宅サービス 　　・かかりつけ医の充実強化 　　・ケアプランの策定 　　・配食サービス，緊急通報システムの普及 　(2) 施設サービス 　　・特別養護老人ホームの基準面積の拡大(個室化の推進)	・充実した介護力を整えた老人病棟の整備推進 ・福祉用具の積極的導入による施設機能の近代化 　(3) 寝たきり老人対策〈新寝たきり老人ゼロ作戦の展開〉 　　・地域リハビリテーション事業の実施，市町村保健センターの整備 　(4) 痴呆性老人対策の総合的実施 　　・痴呆性老人の治療・ケアの充実（グループホームの実施等） 《支援施策》 　(1) マンパワーの養成確保 　　・養成施設の整備，研修体制の整備 　(2) 福祉用具の開発・普及の推進 　(3) 民間サービスの活用 　　・民間サービスの積極的活用によるサービス供給の多様化・弾力化 　(4) 住宅対策・まちづくりの推進(建設省と協力して推進) 　　・シルバーハウジング等の高齢者対応型住宅の整備 　　・高齢者・障害者に配慮されたまちづくりの推進 《施策の実施》 　これらの目標を具体化するために，国，都道府県，市町村等がそれぞれの役割を踏まえ，適切に実施するとともに，地方公共団体が地域の特性に応じて自主的に行う高齢者介護施策を支援． 3．5年間の総事業費 　　9兆円を上回る規模 今後取り組むべき高齢者介護サービスの基盤の整備及び当面の整備目標の更なる充実については，消費税率の見直しに関連して行われる検討の中で，財源の確保を含め，改めて検討．

(国民衛生の動向　1998)

3）高齢者保健福祉推進十カ年戦略（新ゴールドプラン）と寝たきりゼロへの 10 カ条

(1) 新ゴールドプラン

21 世紀に向かって，高齢化がさらに進行することが予想されるため，平成元年（1989 年）12 月，厚生大臣，大蔵大臣，自治大臣の 3 大臣の合意事項として，「高齢者保健福祉推進十カ年戦略（ゴールドプラン）」が策定され，平成 5 年度（1993 年度）には，地域の実状に応じたサービスの展開を図るため，全ての市町村・都道府県において，地域の高齢者のニーズを踏まえ，将来の保健福祉サービスの具体的な目標を設定する老人福祉計画が作成された．さらに，平成 6 年（1994 年）12 月には，この老人福祉計画を踏まえてゴールドプランの全面的な見直しが行われ，各種高齢者保健福祉サービスの整備目標の引き上げや，今後取り組むべき施策の基本的枠組みの提示を内容とする新ゴールドプランが策定された（表1）．

(2) 寝たきりゼロへの 10 カ条

平成 2 年度からスタートした「ゴールドプラン」の主要な柱として位置づけられたもの（表2）．

表 2　寝たきりゼロへの 10 カ条

第 1 条	脳卒中と骨折予防　寝たきりゼロへの第一歩
第 2 条	寝たきりは　寝かせきりから作られる過度の安静　逆効果
第 3 条	リハビリは　早期開始が効果的　始めようベッドの上から訓練を
第 4 条	くらしの中でのリハビリは　食事と排泄，着替えから
第 5 条	朝おきて　先ずは着替えて身だしなみ　寝・食分けて生活にメリとハリ
第 6 条	「手は出しすぎず　目は離さず」が介護の基本　自立の気持ちを大切に
第 7 条	ベッドから　移ろう移そう車椅子　行動広げる機器の活用
第 8 条	手すりつけ　段差をなくし住みやすくアイデア生かした住まいの改善
第 9 条	家庭（うち）でも社会（そと）でも　よろこび見つけ　みんなで防ごう　閉じこもり
第 10 条	進んで利用　機能訓練　デイ・サービス　寝たきりなくす人の和　地域の輪

（国民衛生の動向　1998）

2．介護保険を知る

1）介護保険制度（平成 9 年 12 月公布，平成 12 年 4 月施行）

(1) 制度の背景

わが国の高齢者人口は，諸外国に比して他に類をみない速さで増加してきた．

そのため，老後の最大の不安要因である介護を社会全体で支える必要に迫られた．介護を医療保険から切り離すことにより，医療制度の抜本的改革を実施すると同時に，民間業者の参入を促進することにより，サービスの向上・多様化を図るとともに，民間保険の活用を図ることが必要となった．

そのため制度の創設は，一方では社会保障構造改革の第一歩となる．

(2) 介護保険の目指すところ

- 利用者が自由にサービスを選択できる
- 介護に関する福祉と医療のサービスの総合・一本化
- 多様で効率的なサービスの供給
- 社会的入院等の医療費の無駄を解消

(3) 介護保険制度をめぐる経緯

平成 6 年 9 月	社会保障制度審議会（首相の諮問機関）「第 2 次報告書」 財源を主として保険料に依存する公的保険制度を提唱
10 月	老人保健福祉審議会（厚相の諮問機関）
平成 7 年 7 月	老人福祉審議会中間報告
平成 8 年 1 月	老人福祉審議会第 2 次中間報告
4 月	老人福祉審議会最終報告「高齢者介護保険制度の創設について」
6 月	社会保障制度審議会，老人保健福祉審議会「介護保険制度案大綱」答申
11 月	第 139 臨時国会に介護保険法案提出
12 月	衆議院で継続審議
平成 9 年 5 月	第 140 通常国会衆議院本会議で可決
6 月	参議院で継続審議
12 月	第 141 臨時国会

12月3日参議院本会議で可決，12月9日衆議院本会議で可決

12月7日介護保険関連三法公布

(4) モデル事業実施

実施に先立ち，厚生省は平成8～10年にかけて全国でモデル事業を実施した．

①平成8年度モデル事業

全国58地域において，介護認定審査を実施（東京都では品川区と保谷市）

②平成9年度モデル事業

- 全国416地域（905市町村）における介護認定の試行的実施

  このモデル事業における認定審査会委員の構成のうち，歯科医師は7.7％であった（ちなみに医師は33.3％）．

- 平成8年度からの58地域と平成9年度の6地域の合計64地域での介護サービス計画の作成にかかる試行的事業

- 認定審査について

  二次判定対象者40,801人のうち，

  二次判定で変更されなかった件数：30,703件（75.3％）

  変更された件数：9,459件（23.2％）

  再調査等：639件（1.6％）

- 介護サービス計画（アセスメント票）について

  使用した課題分析手法はMDS-HCが40.1％と最も多かった．

- 介護サービス計画作成各過程の平均時間

  アセスメント：2時間29分

  サービス計画原案作成：2時間59分

  サービス担当者会議資料作成作業：1時間29分

  サービス担当者会議：1時間09分

  その他：1時間19分

③平成10年度モデル事業

全国すべての自治体で介護認定およびケアプラン作成の事業が行われた．

④大田区におけるモデル事業の実施結果

a．平成9年度

a) 調査対象者（在宅50名，施設50名）

b) 介護認定調査

調査員5名（1人20ケース）

調査時間（1ケース平均2時間2分）

c) 認定審査会

審査会委員6名（医師3，歯科医師1，特養ホーム関係2）

1ケース平均所用時間6分（最短1分，最長17分）

d) 二次判定の結果（100ケース中）

一次判定より重く変更されたケース：21

一次判定より軽く変更されたケース：21

再調査：2

　すなわち100ケースのうち42ケースに変更があった．これはモデル事業を行った他の自治体よりも多い変更数であったが，自治体によって変更に対する考え方に開きがあったためと思われる．

b．平成10年度

a) 調査対象者（在宅50名，施設50名）

b) 介護認定調査

調査員64名

調査時間（1ケース平均2時間）

c) 医師が「かかりつけ医意見書」作成に要した時間：平均8日

d) 介護認定審査会

審査委員19名（医師8，歯科医師2，特養ホーム関係9）

e) 二次判定の結果

基本調査結果修正：46件

二次判定変更：11件

f) 平成9，10年の両年度にわたって審査された要介護者は57名であったが，平成10年度は，平成9年度より要介護認定がかなり軽度に変更された．

2) 介護保険の概要

(1) 制度の概要

- 保険者は市町村等の自治体であり，国・都道府県・医療保険者・年金保険者が重層的に支え合う制度．

- 被保険者は1号（65歳以上）と2号（40歳以上65歳未満の医療保険加入者）

  ※2号保険者は初老期痴呆や脳血管障害等老化に起因する疾病（特定疾病）のみ適用（表3）

- 財源は保険料と公費で賄う．

  保険料50％，国25％，都道府県12.5％，市町村12.5％負担

- 保険料の徴収
 65歳以上：年金から天引き（特別徴収）または直接（普通）徴収
 40歳以上65歳未満：医療保険料に含めて徴収
- 給付サービスは居宅と施設がある（**表4**）.
- 予防給付
 要支援者に対して，介護給付と居宅サービスがある．
- 利用料は原則サービスの一割負担
- 事業者および施設
 都道府県知事の指定を受けた事業所および施設がサービスを行う．
 指定居宅介護支援事業者（介護サービス計画作成機関）および介護保険施設には介護支援専門員が必置．
- 公費負担
 総額の1/2を公費で負担する．
 国：都道府県：市町村の割合は2：1：1
- 市町村への支援
 都道府県に財政安定化基金をおく．
 総給付費の5％に相当する国費負担額を市町村に交付する．
- 制度の見直し
 施行後5年をめどに必要な見直しを行う．
- サービス提供事業者
 医師・歯科医師・薬剤師・保健婦（士）・看護婦（士）・歯科衛生士・OT・PT・社会福祉士・介護福祉士・ホームヘルパー等の専門職種がサービス提供事業者となる．それぞれのサービスの種類ごとに都道府県知事より事業者の指定を受ける．病院，診療所は保険医療機関の指定を受けることにより，「居宅療養管理指導」を提供するサービス事業者とみなされる．
 さらに，民間の事業者や非営利組織がこれらのサービス事業者として参入すると思われる．
- 不服審査請求
 保険給付，保険料等徴収金に対して不服がある場合，介護保険審査会に審査請求ができる．この審査会は，被保険者代表，市町村代表，公益代表の三者構成とされているが，特に要介護，介護認定にかかわる審査請求に対しては，公益代表委員からなる合議体で取り扱う．

(2) 流れ
 申請からサービス給付までの流れは，**図2**のようで

表3 特定疾病一覧

1. 筋萎縮性側索硬化症
2. 後縦靱帯骨化症
3. 骨折を伴う骨粗鬆症
4. シャイ・ドレーガー症候群
5. 初老期における痴呆
6. 脊髄小脳変性症
7. 脊柱管狭窄症
8. 早老症
9. 糖尿病性神経障害，糖尿病性腎症及び糖尿病性網膜症
10. 脳血管疾患
11. パーキンソン病
12. 閉塞性動脈硬化症
13. 慢性関節リウマチ
14. 慢性閉塞性肺疾患
15. 両側の膝関節又は股関節に著しい変形を伴う変形性関節症

表4 サービスの種類

	在宅サービス	施設サービス
要介護者	ホームヘルプ 訪問入浴 訪問看護 訪問リハビリテーション 通所リハビリテーション 居宅療養管理指導 デイサービス ショートステイ グループホーム 有料老人ホーム等における介護 福祉用具の貸与・購入費支給 住宅改善費の支給	特別養護老人ホーム 介護老人保健施設 療養型病床群 老人性痴呆疾患療養病棟 介護力強化病院 （施行後3年間）
要支援	同上 （グループホームを除く）	

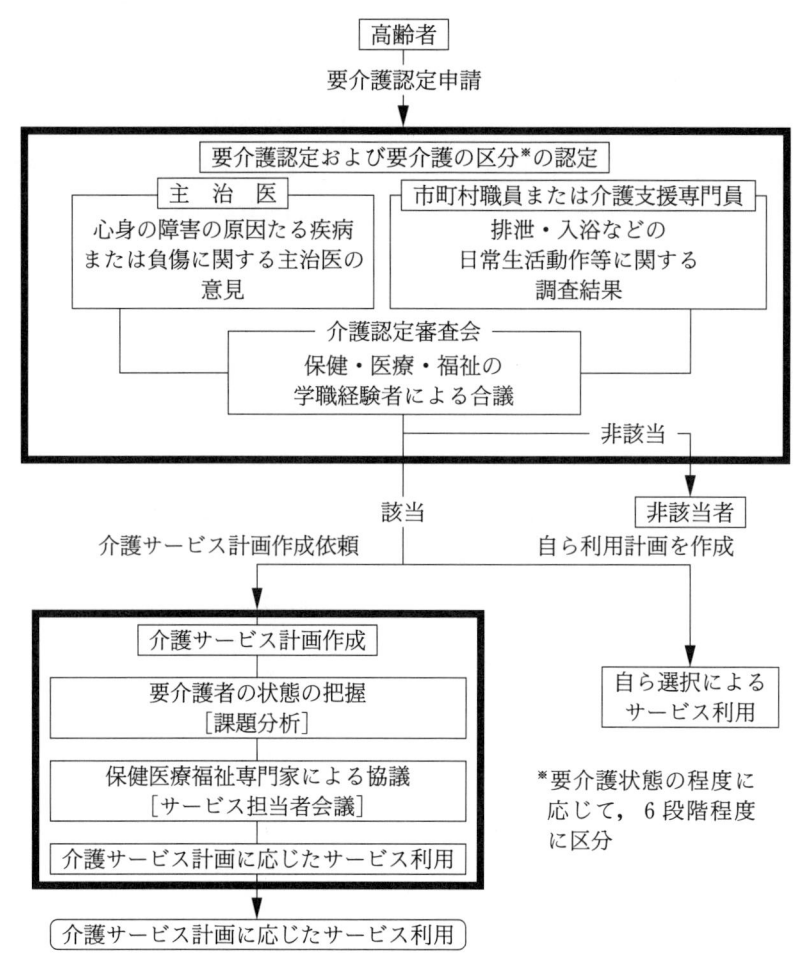

図2 介護保険制度における要介護認定と介護サービス計画

ある．

(3) 事前調査

以下の事前調査を行う．

①介護認定審査会資料

認定調査表は，概況調査・基本調査・特記事項の3点からなる．

a．概況調査

調査実施者(記入者)，調査対象者，現在受けているサービスの状況など

b．基本調査

a) 直接生活介助，間接生活介助，問題行動関連介助，機能訓練関連行為，医療関連行為の合計85項目について聞き取り調査を行う（**表5**）．

b) 基本調査は以下の7群から構成されている．

・麻痺・拘縮に関連する項目（麻痺等の有無，関節の動く範囲の制限の有無）

・移動等に関連する項目（寝返り，起き上がり，両足がついた状態での座位保持，両足がつかない状態での座位保持，両足での立位保持，歩行，移乗）

・複雑な動作等に関連する項目（立ち上がり，片足での立位保持，一般家庭用浴槽の出入り，洗身）

・特別な介護等に関連する項目（褥瘡等の有無，片方の手を胸元まで持ち上げられるか，嚥下，尿意・便意，排尿後の後始末，排便後の後始末，食事摂取）

・身の回りの世話等に関連する項目（清潔，衣服着脱，居室の掃除，薬の内服，金銭の管理，ひどい物忘れ，周囲への無関心）

・意思の疎通に関連する項目（視力，聴力，意思の伝達，介護側の指示への反応，理解）

・問題行動に関連する項目（行動）

・特別な医療に関連する項目

c．特記事項

IV. かかわり

表5 介護認定審査会資料

介護認定審査会資料

No.　　　　　　　　　　　　　　　　　　　　　　　　　　合議体番号：
　　　　　　　　　　　　　　　　　　　　　　　　　　　　平成　年　月　日 作成
申請区分　　：
被保険者区分：　　　　　　　　　　　　　　　　　　　　　平成　年　月　日 申請
　　　　　　　　　　　　　　　　　　　　　　　　　　　　平成　年　月　日 調査
　　　　　　　　　　　　　　　　　　　　　　　　　　　　平成　年　月　日 審査

年齢　　　　　　　　　　　　：
性別　　　　　　　　　　　　：
前回の認定審査会結果　　　　：
前回認定有効期間　　　　　　：
前回介護保険審査会結果　　　：
一次判定結果　　　　　　　　　　　　　一次判定警告コード：
要介護認定等基準時間　　　　　　　　　機能訓練＋間接生活介助：

現在の状況	居宅
訪問介護（ホームヘルプサービス）	回/月
訪問入浴介護	回/月
訪問看護	回/月
訪問リハビリテーション	回/月
居宅療養管理指導	回/月
通所介護（デイサービス）	回/月
通所リハビリテーション（デイケア）	回/月
福祉用具貸与	品目
短期入所生活介護	日/月
短期入所療養介護	日/月
痴呆対応型共同生活介護	日/月
特定施設入所者生活介護	日/月
福祉用具購入	品目/ 月間
住宅改修	

障害老人自立度：　　　痴呆性老人自立度：

中間評価項目表

（レーダーチャート：第1群(麻痺拘縮)、第2群(移動)、第3群(複雑動作)、第4群(特別介護)、第5群(身の回り)、第6群(意思疎通)、第7群(問題行動)）

中間評価項目得点

第1群	第2群	第3群	第4群	第5群	第6群	第7群

〈特別な医療〉
1. 点滴の管理　　　　　7. 気管切開の処置
2. 中心静脈栄養　　　　8. 疼痛の看護
3. 透析　　　　　　　　9. 経管栄養
4. ストーマの処置　　　10. モニター測定
5. 酸素療法　　　　　　11. じょくそうの処置
6. レスピレータ　　　　12. カテーテル

第1群（麻痺拘縮）
1. 麻痺（左－上肢）
　　　　（右－上肢）
　　　　（左－下肢）
　　　　（右－下肢）
　　　　（その他）
2. 拘縮（肩関節）
　　　　（肘関節）
　　　　（股関節）
　　　　（膝関節）
　　　　（足関節）
　　　　（その他）

第2群（移動）
1. 寝返り
2. 起き上がり
3. 両足での座位
4. 両足つかない座位
5. 両足での立位
6. 歩行
7. 移乗

第3群（複雑動作）
1. 立ち上がり
2. 片足での立位
3. 浴槽の出入り
4. 洗身

第4群（特別介護）
1. ア．じょくそう
　 イ．皮膚疾患
2. 片手胸元持ち上げ
3. 嚥下
4. ア．尿意
　 イ．便意
5. 排尿後の後始末
6. 排便後の後始末
7. 食事摂取

第5群（身の回り）
1. ア．口腔清潔
　 イ．洗顔
　 ウ．整髪
　 エ．つめ切り
2. ア．ボタンかけはずし
　 イ．上衣の着脱
　 ウ．ズボン等の着脱
　 エ．靴下の着脱
3. 居室の掃除
4. 薬の内服
5. 金銭の管理
6. ひどい物忘れ
7. 周囲への無関心

第6群（意思疎通）
1. 視力
2. 聴力
3. 意思の伝達
4. 指示への反応
5. ア．毎日の日課を理解
　 イ．生年月日をいう
　 ウ．短期記憶
　 エ．自分の名前をいう
　 オ．今の季節を理解
　 カ．場所の理解

第7群（問題行動）
ア．被害的
イ．作話
ウ．幻想幻聴
エ．感情が不安定
オ．昼夜逆転
カ．暴言暴行
キ．同じ話をする
ク．大声をだす
ケ．介護に抵抗
コ．常時の徘徊
サ．落ち着きなし
シ．外出して戻れない
ス．一人で出たがる
セ．収集癖
ソ．火の不始末
タ．物や衣類を壊す
チ．不潔行動
ツ．異食行動
テ．性的迷惑行為

表6　介護サービス調査票（特記事項）

調査日＿＿＿年＿＿月＿＿日　保険者番号＿＿＿＿＿＿　被保険者番号＿＿＿＿＿＿

認定調査票（特記事項）

1　麻痺・拘縮に関連する項目についての特記事項
　1-1 麻痺等の有無、1-2 関節の動く範囲の制限の有無
　　（　）＿＿＿
　　（　）＿＿＿
　　（　）＿＿＿

2　移動に関連する項目についての特記事項
　2-1 寝返り、2-2 起き上がり、2-3 両足がついた状態での座位保持、2-4 両足がつかない状態での座位保持、2-5 両足での立位保持、2-6 歩行、2-7 移乗
　　（　）＿＿＿
　　（　）＿＿＿
　　（　）＿＿＿

3　複雑な動作等に関連する項目についての特記事項
　3-1 立ち上がり、3-2 片足での立位保持、3-3 一般家庭用浴槽の出入り、3-4 洗身
　　（　）＿＿＿
　　（　）＿＿＿
　　（　）＿＿＿

4　特別な介護等に関連する項目についての特記事項
　4-1 じょくそう、4-2 片手胸元持ち上げ、4-3 嚥下、4-4 尿意・便意、4-5 排尿後の後始末、4-6 排便後の後始末、4-7 食事摂取
　　（　）＿＿＿
　　（　）＿＿＿
　　（　）＿＿＿

5　身の回りの世話等に関連する項目についての特記事項
　5-1 清潔、5-2 衣服着脱、5-3 介護側の指示への反応、5-4 薬の内服、5-5 居室の掃除、5-6 金銭の管理、5-7 ひどい物忘れ、5-8 周囲への無関心
　　（　）＿＿＿
　　（　）＿＿＿
　　（　）＿＿＿

6　コミュニケーションに関連する項目についての特記事項
　6-1 視力、6-2 聴力、6-3 意思の伝達、6-4 指示への反応、6-5 理解
　　（　）＿＿＿
　　（　）＿＿＿
　　（　）＿＿＿

7　問題行動に関連する項目についての特記事項：特記事項なし
　7　行動
　　（　）＿＿＿
　　（　）＿＿＿
　　（　）＿＿＿

8　特別な医療についての特記事項：特記事項なし
　8　特別な医療
　　（　）＿＿＿
　　（　）＿＿＿
　　（　）＿＿＿

※本用紙に収まらない場合は，適宜用紙を追加してください

調査表に記載できない事項について1～7に記載（**表6**）．

d．口腔関連項目の記入要項

基本調査には以下の口腔関連項目があるが，その記載上の基準が要項として示されている．

・嚥下

　できる：常時，嚥下することに問題がなく，自然に飲み込める場合．

　見守り（介護側の指示を含む）：飲みこむ際に見守りや声かけ等が必要な場合であって，「できる」「できない」のいずれにも含まれない場合をいう．

　できない：常時，嚥下ができない，飲みこむことができないために，経管栄養，胃瘻や中心静脈栄養（IVH）等を行っている場合をいう．

・食事摂取

　自立：介助・見守りなしに自分で食事が摂れている場合をいう．箸やスプーンのほかに，自助具等を使用する場合も含まれる．

　見守り（介護側の指示を含む）：介助なしに自分で摂食しているが，見守りや指示が必要な場合をいう．

　一部介助：食事の際に（食卓で），小さく切る，ほぐす，皮をむく，魚の骨をとる等，食べやすくするために何らかの介助が行われている場合をいう．食事の前に，厨房・台所できざみ食を作っている場合は含まれない．

　全介助：能力があるかどうかにかかわらず，現在自分ではまったくしていない（介助されている）場合をいう．自立して食事をしていない，スプーンフィーディング（食べ物を口に運んで食べさせる），経管栄養，胃瘻や中心静脈栄養（IVH）の場合も含まれる．

・口腔清潔（歯みがき等）

　自立：歯みがき粉を歯ブラシにつけて磨くことを，介助なしに自分で行っている場合をいう．日頃，歯みがき粉を使用しないが，口腔清浄剤を使用してうがいをする場合も含まれる．

　一部介助：歯ブラシやうがい用の水等を用意する，歯みがき粉を歯ブラシにつける等の準備，歯みがき中の見守りや指示，みがき残しの確認が必要な場合等，口腔清潔（歯みがき等）の行為に部分的に介助が行われている場合をいう．

　全介助：口腔清潔（歯みがき等）の一連の行為すべてに介助が行われている場合をいう．介助が行われていないが，明らかに能力がない場合も含まれる．

②主治医の意見書

診療の状況，傷病に関する意見，特別な医療，心身の状態に関する意見．

介護に関する意見，その他特記すべき事項についての意見書．

(4) 介護認定

①認定審査会

医療・保健・福祉の学識経験者のおおむね5名程度からなる合議体．

②一次判定

訪問調査員が行った認定調査票（基本調査）をもとにコンピュータが一次判定を行う．

③二次判定

サービス調査票と特記事項と主治医意見書の3点を総合して判定を行う．

④一次判定を修正する場合

a．平成9年度のモデル事業では，状態像から判断して修正した（**表7**）．

b．平成10年度のモデル事業では，「要介護状態区分変更適当事例」などに基づいて変更した．

　具体的には，介護サービス調査票，特記事項，主治医意見書の3点セットに整合性があれば，一次判定を変更できない．

　整合性がある場合

a）調査結果一部を変更する場合→適当・不適当事例の確認

　不適当事例→調査結果一部変更不可→一次判定に従う

　適当事例→特記事項・かかりつけ医意見書関連で調査結果一部変更可→コンピュータに再入力→新規判定

b）要介護状態区分を変更する場合→適当・不適当事例の確認

　不適当事例→要介護状態区分の変更は不可

　適当事例→特記事項・かかりつけ医意見書関連で変更可→状態像で判定

表 7 要介護状態区分と状態像

区分	定義	状態像
要支援	介護状態とは認められないが社会的支援を要する	・両足・片足での立位保持に不安定 ・清潔・整容，入浴，衣服着脱に問題
要介護1	生活の一部について部分的介護を要する	・両足・片足での立位保持，歩行立ち上がりに不安定 ・物忘れがみられる
要介護2	中程度の介護を要する	・入浴の直接介護 ・排尿・排便後の後始末の間接介護 ・両足がつかない状態での座位保持が不安定 ・自力起き上がり困難
要介護3	重度の介護を要する	・入浴，排泄，衣服着脱，清潔・整容に対しての部分的・直接的介護 ・両足がついた状態での座位保持不安定 ・自力での起き上がり，寝返り困難 ・薬の内服，金銭の管理への介助 ・暴力・暴言，介助への抵抗，昼夜逆転
要介護4	最重度の介護を要する	・入浴，排泄，衣服着脱，食事摂取，清潔・整容の全般について部分的・直接的介護 ・起き上がり，立ち上がり不能 ・食事の部分的介護 ・尿意なし ・知的能力の全般的低下 ・入浴の全面的介護
要介護5	過酷な介護を要する	・生活全般にわたって部分的・全面的介護を要する ・嚥下障害 ・自力での寝返り座位保持不能

c．要介護認定はどのように行われるか（施行後）

　a）1分間タイムスタディ・データ

　　要介護判定は「どのくらい，介護サービスを行う必要があるか」を判断するものなので，これを正確に実施するため特別養護老人ホーム，老人保健施設等の施設に入所・入院している3,400人の高齢者について，48時間にわたり，どのような介護サービス（お世話）がどれくらいの時間にわたって行われたかを調査し（この結果を1分間タイムスタディ・データという），これを基に，それぞれの高齢者の訪問結果（介護調査）を入力すると，その人に対して行われると思われる介護に要する時間（要介護認定等基準時間）を推計できる．これが一次判定に用いられるコンピュータシステムである．

　b）一次判定のコンピュータシステム

　　訪問調査の項目等ごとに選択肢を設け，調査結果に従い，それぞれの高齢者を分類してゆき，「1分間タイムスタディ・データ」の中からその心身の状況が最も近い高齢者のデータを探し出し，そのデータから要介護認定等基準時間を推計するシステム（**表8**）．

　　この方法は「樹形モデル」とよばれる（**表9～13**）．

　c）中間評価項目

　　訪問調査に用いられている調査項目のうち心身の状況に関する73項目について，平成10年度モデル事業で調査対象となった約16万人のデータを用いて，同様の傾向（ある項目で全介助となるときには別の項目でも全介助になる頻度が高い場合は，その2つの項目を同じグループに含める）をもつ調査項目ごとに，「第1群（麻痺・拘縮に関する項目）」「第2群（移動等に関する項目）」等の7つのグループにまとめる．

　　このとき個別の調査項目の傾向と73項目全体の傾向との関係の深さに応じて，個別の調査項目の選択肢に対して統計的に得点を付し，7つの中間評価項目ごとにそれぞれの高齢者の合計得点を算定する．

　　この中間評価項目得点も，個々の調査項目とともに樹形モデルの分岐項目として一次判定に用いる（**表14**）．

　　＜中間評価項目の区分——73項目からなる心身の状況に関する調査項目を7項目の中間評価項目のいずれかに属する＞

IV. かかわり

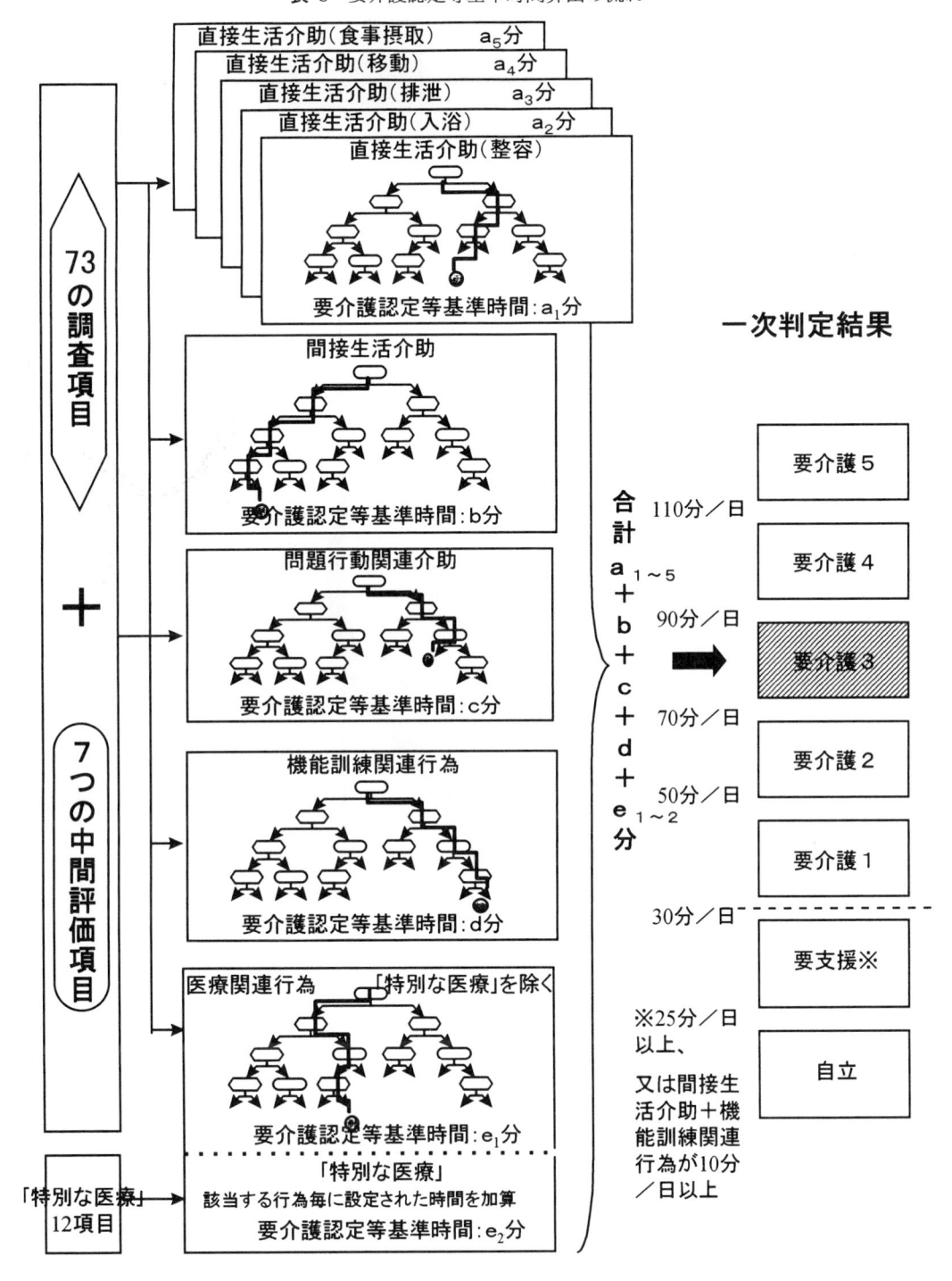

表8 要介護認定等基準時間算出の流れ

73の調査項目

- 直接生活介助(食事摂取) a_5分
- 直接生活介助(移動) a_4分
- 直接生活介助(排泄) a_3分
- 直接生活介助(入浴) a_2分
- 直接生活介助(整容)
  要介護認定等基準時間:a_1分

- 間接生活介助
  要介護認定等基準時間:b分

- 問題行動関連介助
  要介護認定等基準時間:c分

7つの中間評価項目

- 機能訓練関連行為
  要介護認定等基準時間:d分

- 医療関連行為 「特別な医療」を除く
  要介護認定等基準時間:e_1分

「特別な医療」12項目
「特別な医療」該当する行為毎に設定された時間を加算
要介護認定等基準時間:e_2分

合計 $a_{1～5}$＋b＋c＋d＋$e_{1～2}$ 分

一次判定結果

- 要介護5
- 110分/日
- 要介護4
- 90分/日 → 要介護3
- 70分/日
- 要介護2
- 50分/日
- 要介護1
- 30分/日 -------
- 要支援※
- 自立

※25分/日以上、又は間接生活介助＋機能訓練関連行為が10分/日以上

・麻痺・拘縮に関連する項目
・移動等に関連する項目
・複雑な動作等に関連する項目
・特別な介護等に関連する項目
・身の回りの世話等に関連する項目
・コミュニケーション等に関連する項目
・問題行動に関連する項目

d) 二次判定の方法

一次判定結果を原案として，要介護度別に示された60の状態像を参考にして行う．

(5) コンピュータは一次判定をどのように下すのか
①心身の状況に関する調査結果（73項目）
モデル事業の行われた**表15**の症例について一次判定を行う．

表 9-1

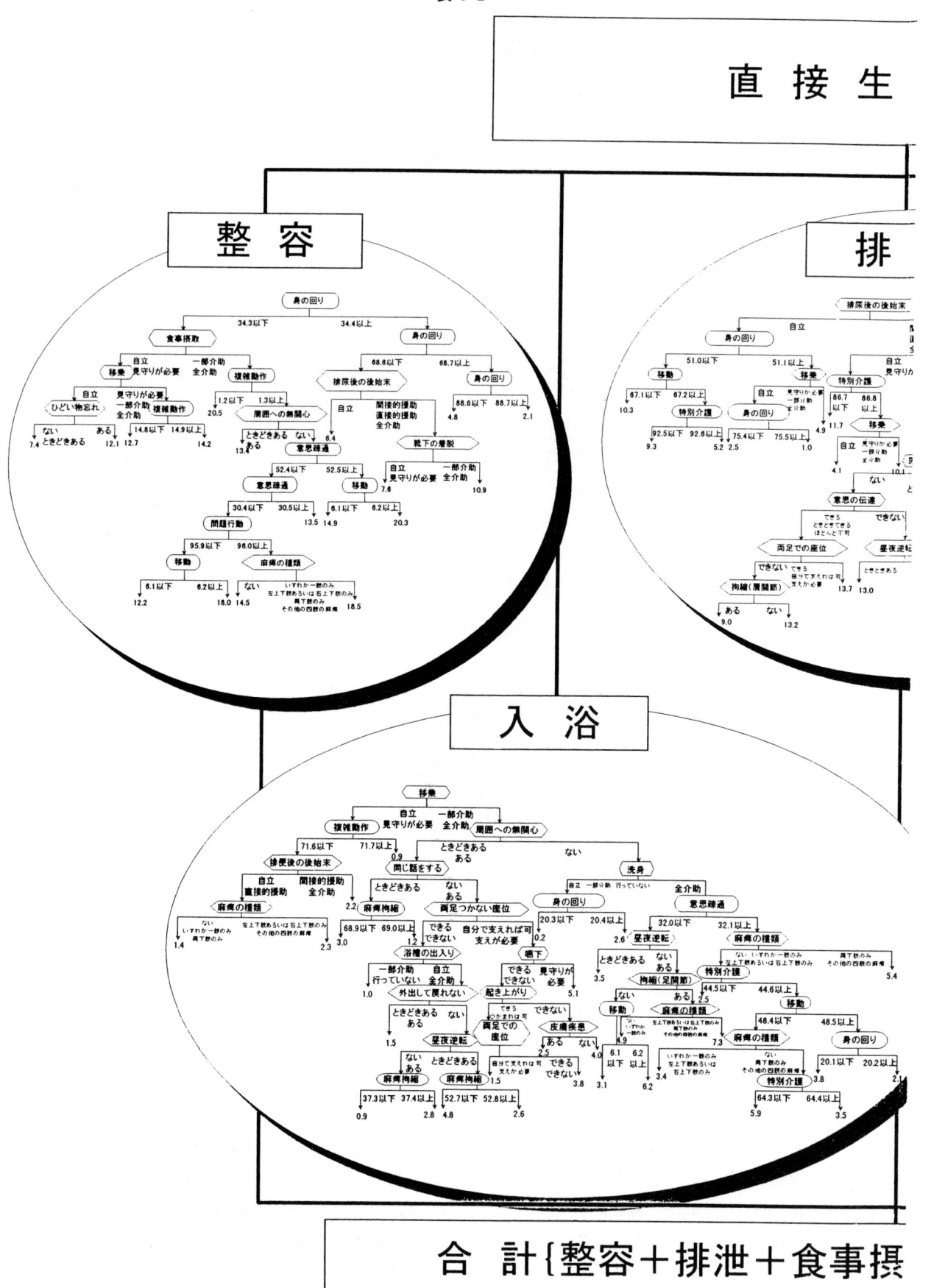

IV. かかわり

表 9-2

活介助

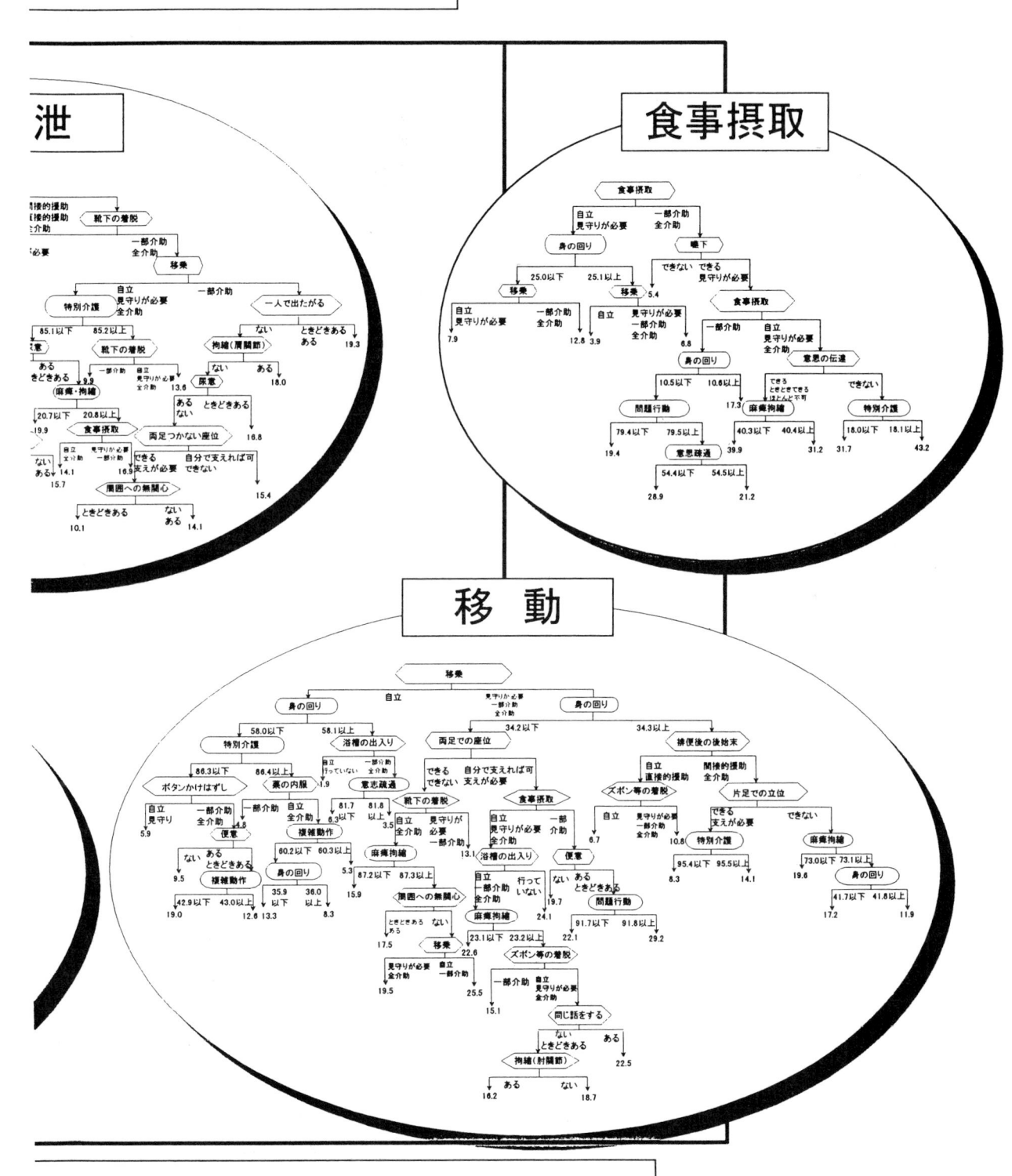

排泄

食事摂取

移動

{取＋入浴＋移動}（1分単位）

表 10 間接生活介助

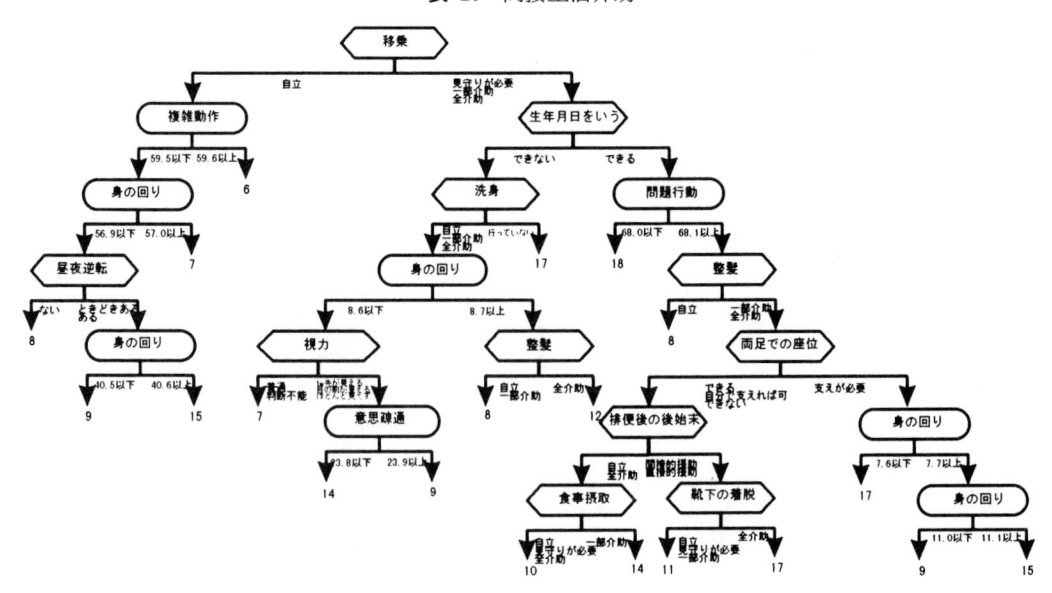

表 11 機能訓練関連行為

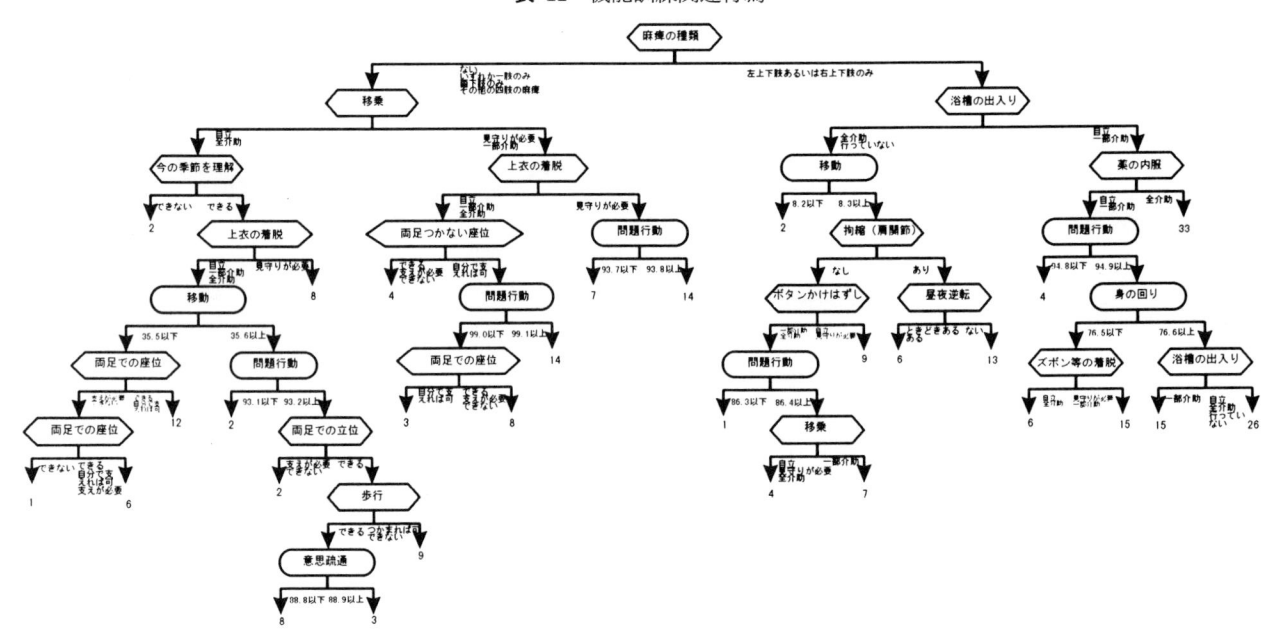

② 調査項目の組合せがきわめてまれな事例の警告
　本症例では該当なし

③ 中間評価項目（7群）ごとの個人別得点の算出

　a．第1群（麻痺・拘縮に関連する項目）

「麻痺」ない：18.4，「拘縮」（肩関節）ない：16.6，「拘縮（肘関節）」ない：17.8，「拘縮（股関節）」あり：0.0，「拘縮（膝関節）」あり：0.0，「拘縮（足関節）」なし：17.1

以上合計 69.9

　b．第2群（移動等に関連する項目）

「寝返り」つかまる：8.0，「起き上がり」できない：0.0，「両足つく座位」支えが必要：3.2，「両足つかない座位」できない：0.0，「両足での立位」できない：0.0，「歩行」できない：0.0，「移乗」全介助：0.0

以上合計 11.2

　c．第3群（複雑な動作等に関連する項目）

「立ち上がり」できない：0.0，「片足での立位」できない：0.0，「浴槽の出入り」行っていない：1.1，「洗身」全介助：0.0

以上合計 1.1

IV. かかわり

表12 問題行動関連介助

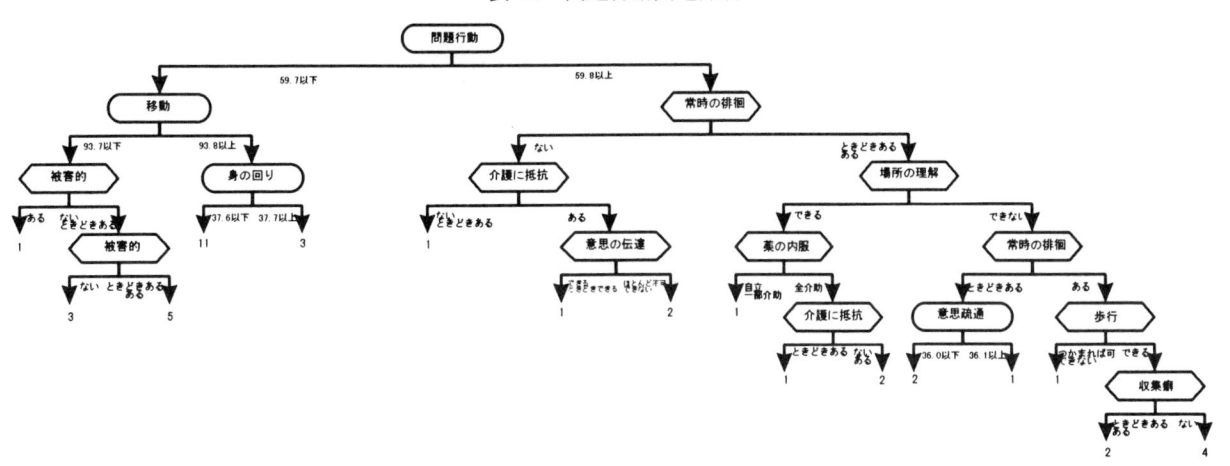

表13 医療関連行為

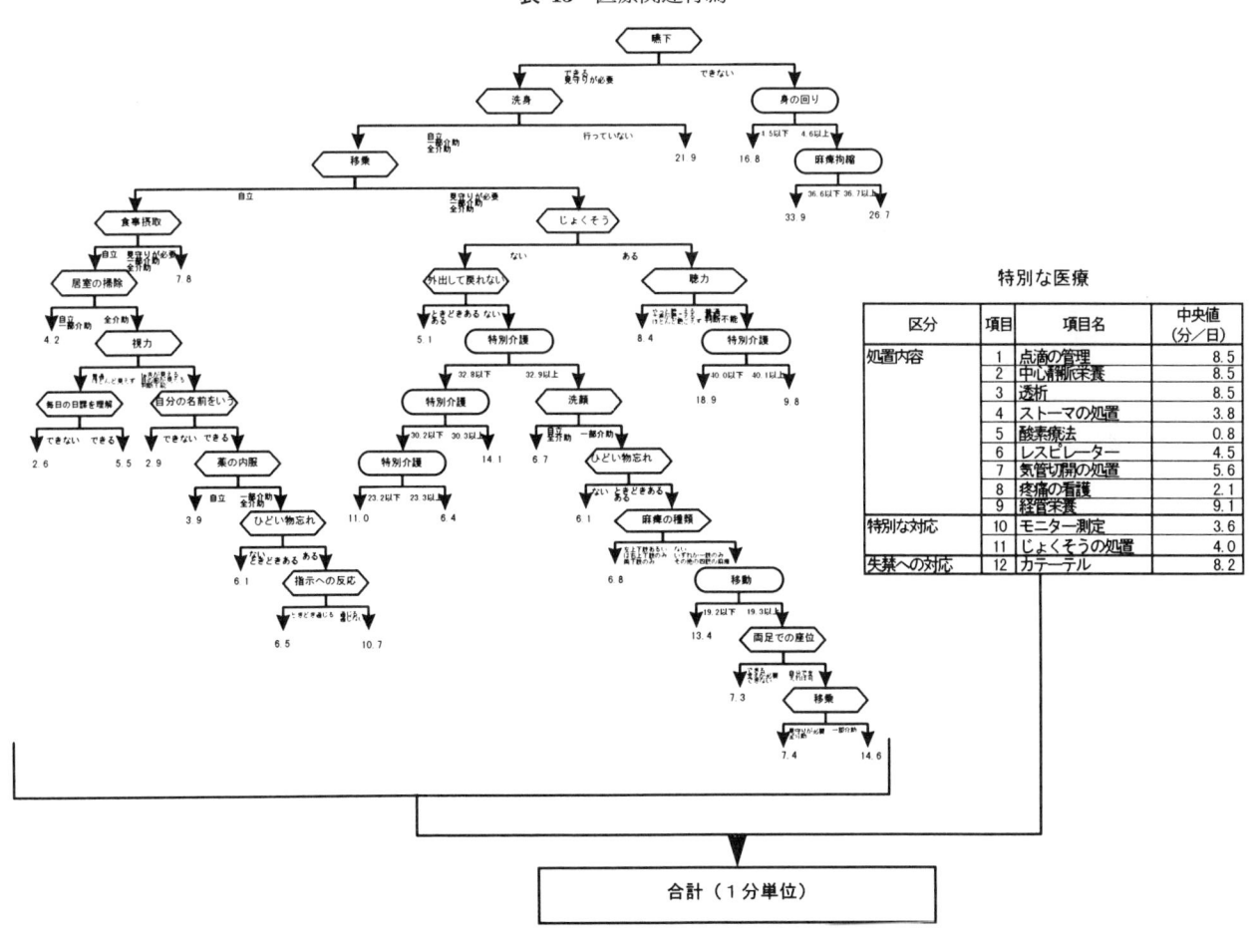

d. 第4群（特別な介助等に関連する項目）

「褥瘡」あり：0.0，「皮膚疾患」ない：3.6，「片手胸元持ち上げ」できる：12.8，「嚥下」できる：14.0，「尿意」なし：0.0，「便意」あり：12.1，「排尿後の後始末」全介助：0.0，「排便後の後始末」全介助：0.0，「食事摂取」一部介助：5.5

以上合計48.0

e. 第5群（身の回りの世話等に関連する項目）

表 14 調査項目別中間評価項目別得点一覧

調査項目			選択肢別の得点							

第1群（麻痺・拘縮に関連する項目）
【麻痺拘縮】
麻痺（左－上肢）
麻痺（右－上肢）
麻痺（左－下肢）
麻痺（右－下肢）
麻痺（その他）
拘縮（肩関節）
拘縮（肘関節）
拘縮（股関節）
拘縮（膝関節）
拘縮（足関節）
拘縮（その他）

麻痺	ない	18.4	いずれか一肢のみ	14.3	両下肢のみ	12.7	左上下肢あるいは右上下肢のみ	6.6	その他の四肢の麻痺	0.0
拘縮（肩関節）	ない	16.6	ある	0.0						
拘縮（肘関節）	ない	17.8	ある	0.0						
拘縮（股関節）	ない	16.5	ある	0.0						
拘縮（膝関節）	ない	13.6	ある	0.0						
拘縮（足関節）	ない	17.1	ある	0.0						

第2群（移動等に関連する項目）
【移動】
寝返り
起き上がり
両足つく座位
両足つかない座位
両足での立位
歩行
移乗

寝返り	できる	14.3	つかまれば可	8.0	できない	0.0				
起き上がり	できる	14.6	つかまれば可	10.5	できない	0.0				
両足つく座位	できる	15.0	自分の支えで可	9.8	支えが必要	3.2	できない	0.0		
両足つかない座位	できる	14.7	自分の支えで可	11.9	支えが必要	4.6	できない	0.0		
両足での立位	できる	14.2	支えが必要	10.1	できない	0.0				
歩行	できる	13.2	つかまれば可	10.3	できない	0.0				
移乗	自立	14.0	見守りが必要	11.6	一部介助	8.5	全介助	0.0		

第3群（複雑な動作等に関連する項目）
【複雑動作】
立ち上がり
片足での立位
浴槽の出入り
洗身

立ち上がり	できる	25.7	つかまれば可	13.2	できない	0.0				
片足での立位	できる	24.8	支えが必要	14.9	できない	0.0				
浴槽の出入り	自立	24.0	一部介助	13.8	全介助	0.0	行っていない	1.1		
洗身	自立	25.5	一部介助	14.5	全介助	1.4	行っていない	0.0		

第4群（特別な介護等に関連する項目）
【特別介護】
じょくそう
皮膚疾患
片手胸元持ち上げ
嚥下
尿意
便意
排尿後の後始末
排便後の後始末
食事摂取

じょくそう	ない	8.7	ある	0.0						
皮膚疾患	ない	3.6	ある	0.0						
片手胸元持ち上げ	できる	12.8	介助があれば可	3.2	できない	0.0				
嚥下	できる	14.0	見守りが必要	6.0	できない	0.0				
尿意	ある	12.1	ときどきある	6.3	ない	0.0				
便意	ある	12.1	ときどきある	5.7	ない	0.0				
排尿後の後始末	自立	11.7	間接的援助	10.2	直接的援助	8.4	全介助	0.0		
排便後の後始末	自立	11.6	間接的援助	10.4	直接的援助	8.4	全介助	0.0		
食事摂取	自立	13.4	見守りが必要	8.3	一部介助	5.5	全介助	0.0		

第5群（身の回りの世話等に関連する項目）
【身の回り】
口腔清潔
洗顔
整髪
つめ切り
ボタンのかけはずし
上衣の着脱
ズボン等の着脱
靴下の着脱
居室の掃除
薬の内服
金銭の管理
ひどい物忘れ
周囲への無関心

口腔清潔	自立	8.5	一部介助	3.0	全介助	0.0				
洗顔	自立	8.6	一部介助	2.9	全介助	0.0				
整髪	自立	8.2	一部介助	3.0	全介助	0.0				
つめ切り	自立	7.7	一部介助	5.7	全介助	0.0				
ボタンのかけはずし	自立	8.4	見守りが必要	3.9	一部介助	3.1	全介助	0.0		
上衣の着脱	自立	8.9	見守りが必要	4.2	一部介助	3.1	全介助	0.0		
ズボン等の着脱	自立	8.8	見守りが必要	4.4	一部介助	3.6	全介助	0.0		
靴下の着脱	自立	8.8	見守りが必要	4.4	一部介助	3.5	全介助	0.0		
居室の掃除	自立	7.8	一部介助	6.1	全介助	0.0				
薬の内服	自立	7.6	一部介助	4.4	全介助	0.0				
金銭の管理	自立	7.4	一部介助	5.0	全介助	0.0				
ひどい物忘れ	ない	4.5	ときどきある	3.5	ある	0.0				
周囲への無関心	ない	4.5	ときどきある	1.2	ある	0.0				

第6群（コミュニケーション等に関連する項目）
【意思疎通】
視力
聴力
意思の伝達
指示への反応
毎日の日課を理解
生年月日をいう
短期記憶
自分の名前をいう
今の季節を理解
場所の理解

視力	普通	11.8	1m先が見える	10.2	目の前が見える	8.4	ほとんど見えず	9.1	判断不能	0.0
聴力	普通	12.7	やっと聞こえる	11.6	大声が聞こえる	10.0	ほとんど聞えず	7.8	判断不能	0.0
意思の伝達	できる	12.0	ときどきできる	7.2	ほとんど不可	3.5	できない	0.0		
指示への反応	通じる	12.0	ときどき通じる	5.5	通じない	0.0				
毎日の日課を理解	できる	8.1	できない	0.0						
生年月日をいう	できる	8.4	できない	0.0						
短期記憶	できる	8.3	できない	0.0						
自分の名前をいう	できる	9.9	できない	0.0						
今の季節を理解	できる	8.3	できない	0.0						
場所の理解	できる	8.5	できない	0.0						

第7群（問題行動に関連する項目）
【問題行動】
被害的
作話
幻視幻聴
感情が不安定
昼夜逆転
暴言暴行
同じ話をする
大声をだす
介護に抵抗
常時の徘徊
落ち着きなし
外出して戻れない
一人で出たがる
収集癖
火の不始末
物や衣類を壊す
不潔行為
異食行動
性的迷惑行為

被害的	ない	5.3	ときどきある	2.8	ある	0.0
作話	ない	5.7	ときどきある	2.7	ある	0.0
幻視幻聴	ない	4.9	ときどきある	2.5	ある	0.0
感情が不安定	ない	4.4	ときどきある	2.4	ある	0.0
昼夜逆転	ない	3.9	ときどきある	2.0	ある	0.0
暴言暴行	ない	5.8	ときどきある	2.6	ある	0.0
同じ話をする	ない	5.1	ときどきある	2.3	ある	0.0
大声をだす	ない	5.1	ときどきある	2.3	ある	0.0
介護に抵抗	ない	5.2	ときどきある	2.5	ある	0.0
常時の徘徊	ない	5.7	ときどきある	2.4	ある	0.0
落ち着きなし	ない	6.2	ときどきある	3.0	ある	0.0
外出して戻れない	ない	4.2	ときどきある	1.7	ある	0.0
一人で出たがる	ない	5.9	ときどきある	2.2	ある	0.0
収集癖	ない	6.3	ときどきある	1.9	ある	0.0
火の不始末	ない	3.6	ときどきある	2.6	ある	0.0
物や衣類を壊す	ない	7.1	ときどきある	2.6	ある	0.0
不潔行為	ない	4.7	ときどきある	1.8	ある	0.0
異食行動	ない	5.1	ときどきある	1.2	ある	0.0
性的迷惑行為	ない	5.8	ときどきある	2.0	ある	0.0

※ それぞれの選択肢別に与えられる得点を群ごとに合計した値を用いて樹形図における分岐の条件に用います

IV. かかわり

表15 モデル介護認定審査会資料

地域コード：　　　　　　地域名：　　　　　　　　　　　　　　　　　　　　　　　　　　　　　年　月　日審査
処理番号：　　　年　齢：　　　主調査員コード：　　　主調査員資格：　　　一次判定結果：　　　　年　月　日調査
　　　　　　　　性　別：　　　従調査員コード：　　　従調査員資格：

〈在宅型〉
訪問介護：44回/月　　寝たきり判定：A2　　痴呆老人判定：Ⅱb　　訪問看護：4回/月　　普通食：可　　電話がかけられる：不可　　調理ができる：不可
その他：あり　　留守番ができる：不可　　買物ができる：不可　　支障となる環境：なし　　日常的に使用：あり　　介護不足・虐待あり：なし
欠損・障害あり：なし　洗濯ができる：不可

1. 視　力：1mで見える　　　　　　　力：やっと聞き取れる
2. 聴　力：やっと聞き取れる
3. 麻痺の有無
    左上肢
    右上肢
    左下肢
    右下肢
    その他
4. 関節可動域制限
    肩関節
    肘関節
    股関節
    膝関節
    足関節
    その他
5. ア．褥　瘡
    イ．皮膚疾患
6. 片手胸元持ち上げ
7. 嚥　下：

8. 寝返り：つかまり
9. 起き上がり：つかまり
10. 両足つく座位保持：自分の手が必要
11. つかない座位保持：自分の手が必要
12. 立ち上がり：つかまる
13. 両足での立位保持：支えが必要
14. 片足での立位保持：つかまる
15. 歩行
16. 移乗
17. ア．尿意：ときどきあり
    イ．便意：ときどきあり
18. 排尿後の後始末：間接的援助が必要
19. 排便後の後始末：間接的援助が必要
20. 浴槽の出入り：全介助
21. 洗身：一部介助
22. ア．口腔清潔
    イ．洗顔
    ウ．整髪
    エ．つめ切り：全介助

23. 食事摂取
24. ア．ボタンかけはずし
    イ．上衣の着脱
    ウ．ズボン等の着脱
    エ．靴下の着脱
25. 居室の掃除
26. 薬の内服
27. 金銭の管理
28. 意思の伝達
29. 指示への反応
30. ア．日課等の理解
    イ．年齢等を答える
    ウ．短期記憶
    エ．名前を答える
    オ．季節の理解
    カ．場所の理解
31. ア．物忘れがひどい：ある
    イ．ぼんやり：ある
    ウ．被害的：ときどきある
    エ．作話
    オ．幻視・幻聴
    カ．感情不安定
    キ．昼夜逆転
    ク．暴言・暴行
    ケ．同じ話・不快音
    コ．大声をだす
    サ．介護への抵抗
    シ．徘徊
    ス．落ち着きなし
    セ．一人で戻れない
    ソ．目が離せない
    タ．収集癖
    チ．火の不始末
    ツ．物や衣類を壊す
    テ．不潔行為
    ト．異食行動
    ナ．迷惑な性的行動

「口腔清潔」全介助：0.0,「洗顔」全介助：0.0,「整髪」全介助：0.0,「つめ切り」全介助：0.0,「ボタンのかけはずし」全介助：0.0,「上衣の着脱」全介助：0.0,「ズボン等の着脱」全介助：0.0,「靴下の着脱」全介助：0.0,「居室の掃除」全介助：0.0,「薬の内服」全介助：0.0,「金銭の管理」全介助：0.0,「ひどい物忘れ」ない：4.2,「周囲への無関心」ない：4.5

以上合計 8.7

　　f．第6群（コミュニケーション等に関連する項目）

「視力」普通：11.8,「聴力」普通：12.7,「意思の伝達」できる：12.0,「指示への反応」通じる：12.0,「毎日の日課を理解」できる：8.1,「生年月日をいう」できる：8.4,「短期記憶」できる：8.3,「自分の名前をいう」できる：9.9,「今の季節の理解」できる：8.3,「場所の理解」できる：8.5

以上合計 100

　　g．第7群（問題行動に関連する項目）

「被害的」ない：5.3,「作話」ない：5.7,「幻視幻聴」ない：4.9,「感情が不安定」ない：4.4,「昼夜逆転」ない：3.9,「暴言暴行」ない：5.8,「同じ話をする」ない：5.1,「大声を出す」ない：5.1,「介護に抵抗」ない：5.2,「常時の徘徊」ない：5.7,「落ち着きなし」ない：6.2,「外出して戻れない」ない：4.2,「一人で出たがる」ない：5.9,「収集癖」ない：6.3,「火の不始末」ない：3.6,「物や衣類を壊す」ない：7.1,「不潔行為」ない：4.7,「異食行動」ない：5.1,「性的迷惑行為」ない：5.8

以上合計 100

④要介護認定等基準時間の推計

　　a．直接生活介助

　　　　整容：「身の回り」は第5群合計 8.7 → 34.3 以下の方に進む →「食事摂取」一部介助 →「複雑動作」第3群 1.1 → 20.5

　　　　排泄：「排尿後の後始末」全介助 →「靴下の着脱」全介助 →「移乗」全介助 →「特別な介護」第4群 48.0 → 11.7

　　　　食事摂取：一部介助 →「嚥下」自立 → 身の回り 8.7 →「移乗」全介助 → 12.8

　　　　入浴：「移乗」全介助 →「周囲への無関心」ない →「洗身」全介助 →「意思疎通」第6群 100（32.1以上）→「麻痺の種類」ない → 5.4

　　　　移動：「移乗」全介助 →「身の回り」第5群 8.7（34.2以下）→「両足での座位」支えが必要 →「食事摂取」一部介助 →「便意」あり →「問題行動」第7群（91.8以上）→ 29.2

以上合計：79.6（分）

　　b．間接生活介助

「移乗」全介助 →「生年月日をいう」できる →「問題行動」第7群 100（68.1以上）→「整髪」全介助 →「両足での座位」支えが必要 →「身の回り」8.7（7.7以上）→「身の回り」8.7（11.0以下）→ 9（分）

　　c．機能訓練関連行為

「麻痺の種類」ない →「移乗」全介助 →「今の季節を理解」できる →「上衣の着脱」全介助 →「移動」第2群 11.2（35.5以下）→「両足での座位」支えが必要 →「両足での座位」支えが必要 → 6（分）

　　d．問題行動関連介助

「問題行動」第7群 100（59.8以上）→「常時の徘徊」ない →「介護に抵抗」ない → 1（分）

　　e．医療関連行為（特別な医療を除く）

「嚥下」できる →「洗身」全介助 →「移乗」全介助 →「褥瘡」あり →「聴力」普通 →「特別な介護」第4群 48.0（40.1以上）→ 9.8（分）

　　f．以上合計：105.4 分

⑤「特別な医療」に関する調査結果（12項目）あり → 褥瘡の処置 4.0 ＋ カテーテル 8.2

時間の合計 12.2 分

⑥要介護認定等基準時間の合計

117.6 分

⑦要介護認定基準に該当

⑧例外的な事例の処理

⑨要介護認定等基準時間 110 分以上なので要介護度 5

（6）要介護度

①障害老人の日常生活自立度（**表 16**）

②痴呆老人の日常生活自立度判定基準（**表 17**）

③要介護度とサービス事例（**表 18**）

④要介護認定基準

要介護認定は，「介護の手間」を表す「ものさし」としての時間である「要介護認定等基準時間」を下記基準にあてはめて実施するもので，「要介護認定等に係る介護認定審査会による審査及び判定の基準等に関する省令（平成 11 年 4 月 30 日厚生省令第 58 号）」として定められている（**表 19**）．

表 16　障害老人の日常生活自立度（寝たきり度）判定基準

生活自立	ランクJ	何らかの障害等を有するが，日常生活はほぼ自立しており独力で外出する 1．交通機関等を利用して外出する 2．隣近所へなら外出する
準寝たきり	ランクA	屋内での生活はおおむね自立しているが，介助なしには外出しない 1．介助により外出し，日中はほとんどベッドから離れて生活する 2．外出の頻度が少なく，日中も寝たり起きたりの生活をしている
寝たきり	ランクB	屋内での生活は何らかの介助を要し，日中もベッド上での生活が主体であるが，座位を保つ 1．車いすに移乗し，食事，排泄はベッドから離れて行う 2．介助により車いすに移乗する
寝たきり	ランクC	1日中ベッド上で過ごし，排泄，食事，着替において介助を要する 1．自力で寝返りをうつ 2．自力では寝返りもうたない

（平成3年11月18日　老健第102-2号　厚生省大臣官房老人保健福祉部長通知）

(7) ケアマネージャー
①ケアマネージャー（介護支援専門員）
 a．ケアマネージャーの職務
  ・介護サービス計画の原案作成と見直し
  ・介護サービス提供の管理
  ・要介護者等のその家族に介護サービスについての情報提供
  ・要介護者らとその家族に介護サービスに要する費用などの説明
  ・介護サービス提供業者との連絡調整・情報交換
 b．ケアマネージャーの対象者（介護支援専門員実務研修受講資格試験対象者）
  ・医師，歯科医師，薬剤師，保健婦（士），看護婦（士），助産婦，理学療法士，作業療法士，社会福祉士，介護福祉士，歯科衛生士などの資格を有する専門職で5年以上の保健・医療・福祉に関する実務経験を有する者
  ・特別養護老人ホーム等の社会福祉施設に勤務する生活指導員や寮母など，相談援助業務従事者
  ・施設・在宅の現場で直接対人介護に従事する者
 c．ケアマネージャーの資格取得
  都道府県が実施する実務研修受講資格試験に合格後，要介護認定やケアプランを中心とした演習や実習を計6日間受講した者に修了書（資格）が与えられる．
(8) アセスメント（課題分析）
 ケアプラン作成のために課題分析手法として以下の5つの方式が主に推奨されているが，各自治体においてはこれにとらわれることなく自由にアセスメント票を使用してよい．

・MDS-HC方式（在宅ケアアセスメントマニュアル）（表20）
 在宅において長期ケアを必要としている要介護者に対し，日本および欧米14カ国の高齢者ケアの専門家が設立したinterRAIにより開発された．
 このアセスメントにより，ケアを実行するうえで検討すべき在宅ケアプラン策定指針（Client Assessment Protocols；CAPs）の30領域のどれを取り上げるべきかが，体系的に把握できるようになっている．施設ケアでも利用できることも証明されている．口腔ケアについては，「a咀嚼，嚥下に問題，b食事中に口の中が渇いていると感じる，c歯磨きや入れ歯磨きに問題がある」しかない．

・3団体ケアプラン策定研究会方式
 全国老人福祉施設協議会，全国老人保健施設協会，介護力強化病院連絡協議会の3団体によって構成されるケアプラン研究会が，実施している「ケアチェック実施表」を用いて作成するケアプラン．口腔ケアについては，サービス調査票の嚥下，清潔，食事摂取，チェック表の中での項目で割合詳細にアセスメントできるようになっている．

・日本介護福祉会方式
 利用者の生活状況を把握していくうえで，衣，食，住，体の健康，心の健康，家族関係，社会関係の7領域を設定し，それぞれの現状，本人の意

表 17　痴呆性老人の日常生活自立度判定基準

ランク	判断基準	みられる症状・行動の例	判断にあたっての留意事項および提供されるサービスの例
I	何らかの痴呆を有するが，日常生活は家庭内および社会的にほぼ自立している．		在宅生活が基本であり，一人暮らしも可能である．相談，指導等を実施することにより，症状の改善や進行の阻止を図る． 具体的なサービスの例としては，家族等への指導を含む訪問指導や健康相関がある．また，本人の友人づくり，生きがいづくり等心身の活動の機会づくりにも留意する．
II	日常生活に支障をきたすような症状・行動や意思疎通の困難さが多少みられても，誰かが注意していれば自立できる．		在宅生活が基本であるが，一人暮らしは困難な場合もあるので，訪問指導を実施したり，日中の在宅サービスを利用することにより，在宅生活の支援と症状の改善および進行の阻止を図る． 具体的なサービスの例としては，訪問指導による療養方法等の指導，訪問リハビリテーション，デイケア等を利用したリハビリテーション，毎日通所型をはじめとしたデイサービスや日常生活支援のためのホームヘルプサービス等がある．
IIa	家庭外で上記IIの状態がみられる．	たびたび道に迷うとか，買物や事務，金銭管理等それまでできたことにミスが目立つ等	
IIb	家庭内でも上記IIの状態がみられる．	服薬管理ができない，電話の応対や訪問者との対応等一人で留守番ができない等	
III	日常生活に支障をきたすような症状・行動や意思疎通の困難さがみられ，介護を必要とする．		日常生活に支障をきたすような行動や意思疎通の困難さがランクIIより重度となり，介護が必要となる状態である．「ときどき」とはどのくらいの頻度を指すかについては，症状・行動の種類等により異なるので一概には決められないが，一時も目を離せない状態ではない．
IIIa	日中を中心として上記IIIの状態がみられる．	着替え，食事，排便，排尿が上手にできない，時間がかかる． やたらに物を口に入れる，物を拾い集める，徘徊，失禁，大声，奇声をあげる，火の不始末，不潔行為，性的異常行為等	在宅生活が基本であるが，一人暮らしは困難であるので，訪問指導や，夜間の利用も含めた在宅サービスを利用しこれらのサービスを組合せることによる在宅での対応を図る． 具体的なサービスの例としては，訪問指導，訪問看護，訪問リハビリテーション，ホームヘルプサービス，デイケア・デイサービス，症状・行動が出現する時間帯を考慮したナイトケア等を含むショートステイ等の在宅サービスがあり，これらを組合せて利用する．
IIIb	夜間を中心として上記IIIの状態がみられる．	ランクIIIaに同じ	
IV	日常生活に支障をきたすような症状・行動や意思疎通の困難さが頻繁にみられ，常に介護を必要とする．	ランクIIIに同じ	常に目を離すことができない状態である．症状・行動はランクIIIと同じであるが，頻度の違いにより区分される． 家族の介護力等の在宅基盤の強弱により在宅サービスを利用しながら在宅生活を続けるか，または特別養護老人ホーム・老人保健施設等の施設サービスを利用するかを選択する．施設サービスを選択する場合には，施設の特徴を踏まえた選択を行う．
M	著しい精神症状や問題行動あるいは重篤な身体疾患がみられ，専門医療を必要とする．	せん妄，妄想，興奮，自傷・他害等の精神症状や精神症状に起因する問題行動が継続する状態等	ランクI〜IVと判定されていた高齢者が，精神病院や痴呆専門棟を有する老人保健施設等での治療が必要となったり，重篤な身体疾患がみられ老人病院等での治療が必要となった状態である．専門医療機関を受診するよう勧める必要がある．

(平成 5 年 10 月 26 日　老健第 135 号　厚生省老人保健福祉局長通知)

IV. かかわり

表 18 それぞれの要介護度に応じたサービス事例の考え方

【要支援】	機能訓練の必要性にかんがみ，週 2 回の通所リハビリテーションが利用できる水準．
【要介護 1】	排泄，入浴，清潔・整容，衣服の着脱等に一部介助等が必要な状態であり，毎日，何らかのサービスが利用できるサービス水準．
【要介護 2】	排泄，入浴，清潔・整容等に，一部介助又は全介助が必要になる状態であり，かなりのリハビリテーションの働きかけができるよう，週 3 回の通所リハビリテーションまたは通所介護を含め，毎日何らかのサービスが利用できる水準．
【要介護 3】	排泄，入浴についての全介助のほか，清潔・整容，衣服の着脱に全介助が必要になることから，夜間（または早朝）の巡回訪問介護を含め，1 日 2 回のサービスが利用できる水準． 医療の必要度が高い場合に，週 3 回の訪問看護サービスが利用できる水準． 痴呆については，かなりの問題行動がみられることから，週 4 回の通所リハビリテーションまたは通所介護を含め，毎日，サービスが利用できる水準．
【要介護 4】	入浴，排泄，衣服の着脱，清潔・整容等の全般について全面的な介助が必要になることから，夜間（または早朝）の巡回訪問介護を含め，1 日 2～3 回のサービスが利用できる水準． 医療の必要度が高い場合に，週 3 回の訪問看護サービスが利用できる水準． 痴呆については，問題行動が一層増えることから，週 5 回の通所リハビリテーションまたは通所介護を含め，毎日，サービスが利用できる水準．
【要介護 5】	生活全般にわたって，全面的な介助が必要になることから，早朝，夜間の巡回訪問介護を含め，1 日 3～4 回程度のサービスが利用できる水準． 医療の必要度が高い場合に，週 3 回の訪問看護サービスが利用できる水準．

表 19 要介護認定基準について

要介護認定は，「介護の手間」を表す「ものさし」としての時間である「要介護認定等基準時間」を下記基準にあてはめて実施するもので，「要介護認定等に係る介護認定審査会による審査及び判定の基準等に関する省令（平成 11 年 4 月 30 日厚生省令第 58 号）」として定められている．

要介護認定等基準時間の分類

直接生活介助	入浴，排泄，食事等の介護
間接生活介助	洗濯，掃除等の家事援助等
問題行動関連介助	徘徊に対する探索，不潔な行為に対する後始末等
機能訓練関連行為	歩行訓練，日常生活訓練等の機能訓練
医療関連行為	輸液の管理，褥瘡の処置等の診療の補助等

要介護等認定基準

要支援	・上記 5 分野の要介護認定等基準時間が　25 分以上　30 分未満 　またはこれに相当する状態 ・上記 5 分野の要介護認定等基準時間が　　　　　　　　30 分未満 　かつ，間接生活介助，機能訓練関連行為の 2 分野の要介護認定等基準時間の合計が 10 分以上 　またはこれに相当する状態
要介護 1	上記 5 分野の要介護認定等基準時間が　30 分以上　50 分未満 またはこれに相当する状態
要介護 2	上記 5 分野の要介護認定等基準時間が　50 分以上　70 分未満 またはこれに相当する状態
要介護 3	上記 5 分野の要介護認定等基準時間が　70 分以上　90 分未満 またはこれに相当する状態
要介護 4	上記 5 分野の要介護認定等基準時間が　90 分以上　110 分未満 またはこれに相当する状態
要介護 5	上記 5 分野の要介護認定等基準時間が 110 分以上 またはこれに相当する状態

表 20 MDS-HC（在宅ケアアセスメントマニュアル）の構成

フェースシート部分		
Ⅰ．利用者の個人情報	Ⅱ．紹介に関する情報	
Ⅲ．支援体制に関する情報	Ⅳ．援助時間に関する情報	
アセスメント部分		
A．アセスメント情報		
B．記憶	・短期記憶	・せん妄の兆候
	・日常の意思決定を行うための認知能力	
C．コミュニケーション，聴覚	・聴覚	・他者を理解できる
	・自分のことを理解させることができる	
D．視覚	・視力	・視力低下
	・視覚の制限・障害	
E．気分と行動	・うつ状態，不安，悲しみの気分の兆候	
	・問題行動	・問題行動の悪化
F．社会的支援と機能	・介護者について	・社会的活動の変化
	・介護者の状況	・孤立　　　・関与
G．IADL（手段的日常生活能力）とADL	・IADLの自立度	・健康活動　・移動手段
	・日常生活における自己動作	
	・生活習慣（飲酒，喫煙）	
	・入浴	・階段昇降
H．排泄	・尿失禁	・便失禁
	・尿失禁用器材	・その他の便の問題
I．疾患	・疾患	
	・その他の疾患，あるいはより詳細な診断名とそのICD-10 コード	
J．健康状態および予防	・予防	・痛み
	・予後と健康状態	・現症（2日以上存在）
	・転倒頻度	・その他の状況
	・現症（過去7日間）	・転倒の危険
K．栄養状態	・体重の変化	・食事摂取
L．歯および口腔状態	・口腔状態	
M．皮膚の状態	・皮膚の問題	・褥瘡
	・褥瘡既往	・足の問題
N．薬剤	・薬剤の種類	・医学的管理
	・向精神薬の服用	・薬のアレルギー
O．治療方針の順守	・特別な治療・ケア	・薬剤のコンプライアンス
P．過去90日間における全体状況	・ケアニーズの変化	・入院，救急外来
	・居住形態の変化	・達成されたケア目標の有無
Q．環境評価	・居住環境	・家計の切りつめ
	・経済状態	

(Morris JN，池上直己，他編著：在宅ケアアセスメントマニュアル．厚生科学研究所，東京，1996．より引用）

欲・関心を把握するアセスメント．要介護者の自立支援のために必要な情報とその分析を目指した手法で，高齢者の生活リズムを尊重し，本人の意欲や希望を重要視した方式である．口腔ケアについては，保清程度である．

・日本社会福祉会方式

　フェースシート，健康状態，精神症状・見当識障害・行動障害の有無，ADL，家事およびIADL，活動・対人交流，居住環境（家屋見取図）アセスメント要約表からなり，各項目の対応レベルをアセスメント要約表に転記して総括を行い，ケアプランの参考とする．口腔ケアについては，「口腔内の状態および食事の状況」の項目があるが，口腔ケアより食事介護が重要視されている．

・日本訪問看護振興財団方式

　「成人・高齢者の在宅療養者および生活機能障害者」を対象としており，30の問題・ニーズ領域により，危機回避機能の支援，健康・障害機能の支

援，生活環境・生活手段の支援，生活行動の拡大・教育参加への支援，趣味／社会交流参加への支援の6つの分野を全体的に把握できるように構成されている．在宅用であり，施設には使用できない．口腔ケアについては，「歯を磨く，食事をとる，食事・調理用具，咀嚼の状況，嚥下の状況，歯口腔の清潔および病気の予防」等多くの項目がある．

- 竹内式「アセスメントチャート」
- 白澤式「ケアマネジメント」
- MDS（厚生省老人福祉局，介護計画検討委員会）
- TAI「TAI式高齢者区分法」

(9) ケアプラン

①ケアマネージメント，ケアプランとは

- ケアマネージメント
  利用者が必要とするサービスを効果的・効率的に提供するためのケアマネージャーによるサービス調整・選択
- ケアプランとプラン作成の流れ
  ケアプランは，ケアマネージメントを行うのに必要な計画書で以下の内容が記載されていなければならない．
  ケアの目標，スケジュール（曜日別サービス），サービス提供機関職種の役割分担，結果の評価またケアプラン作成は，「課題分析（アセスメント）→問題領域の選定→問題点（ニーズ）の把握→ケア目標の設定→ケア項目→誰が，いつどこで，どのように」の流れに沿って作成されなければならない．
- プライオリティー
  アセスメントによって各領域から上がってきたニーズに，優先順位（プライオリティー）をつけなければならない．
  クライアント（要介護者本人およびその家族）の意向を十分にくんだケアプランの作成が必要になってくる．

②ケアプランの作成

ケアマネージャーが，アセスメント技法を用いて要介護者の状態を把握し，ケアプラン会議によって関連職種の意見を聞いたうえでケアプランを作成する．

③ケアプラン会議

本人や家族の同意を得て，関連する各職種が参加してケアプランを検討する会議．会議議長は各職種の意見を引き出し，合意形成に向けて努力することが重要である．

④ケアプラン策定のプロセス（MDS-HC使用例）

ケアプラン策定の第1は，約200項目あるMDS-HCによる第一次アセスメントである．その結果，ケアプランとして取り上げるべき課題が，CAPsの30領域の中から選定（トリガー）される．これに沿って，詳細なアセスメントと検討が行われる．次にケアカンファレンスで選定されたCAPsの相互の関連性や優先性が検討される．

策定したケアプランを本人や家族の了解を得てケアが開始される．定期的（3〜6カ月）に評価を行う．状態の急変（入退院，入退所，ADLの1段階変化等）の場合は再アセスメントを行う．

以下ケアプラン策定をフローチャートにて示す．
（「介護保険と高齢者医療」より転載）

情報の収集（MDS-HCによる第一次アセスメント）
↓
領域の選定（領域選定表を用いる）
↓
該当した領域の詳細な検討・分析（CAPsによる詳細なアセスメント）
↓
（関連性，優先度の検討）
↓
ケアカンファレンス（ケア方針，ケアプラン決定）
↓
本人家族の←ケアプランの策定（ケアプラン表）
了解→↓
フォローアップ（ケアの提供が適切か，本人・家族は満足しているか）
↓再アセスメント（定期的，状態の急変時）

3）介護におけるチーム連携

(1) チーム連携の必要性

要介護者のニーズは，多種多様かつ複数にわたることが多い．そのため，有効なサービスを提供するには，それにかかわる職種間の連携が欠かせない．

ケアマネージャーというコーディネーターが中心

となって，1人の要介護者に対して必要なニーズをいかに効率的にサービス提供できるかが問題である．そのためには，各専門職の連携を重視する必要がある．

(2) 関係する職種（表21）

① 介護福祉士

定義：「専門的知識および技術をもって，身体上または精神上の障害があることにより，日常生活を営むのに支障がある者につき，入浴，排泄，食事，その他の介護を行い，ならびにその者およびその介護者に対して，介護に関する指導を行うことを業とする」

業務：老人福祉施設，老人保健施設などで，入所者（ショートステイを含む）の食事，排泄，入浴（清潔），移動，コミュニケーション，レクリエーションなどの基本的生活援助を行うほか，在宅においては調理，洗濯，買物，掃除などの家事援助も含まれ，生活にかかわる介護と指導全般を行う．

② ホームヘルパー（寮母）

居宅の対象者を訪問して援助する人で，都道府県知事より1〜3級の修了書が与えられる．

身体業務（食事，排泄，衣類着脱，入浴，通院等），家事業務（調理，買物，洗濯，掃除等），相談・援助業務（介護や住宅改造などの相談）を行う．

③ 社会福祉士（ソーシャルワーカー，ケースワーカー）

定義：「専門的知識および技術をもって，身体上もしくは精神上の障害があること，または環境上の理由により日常生活を営むのに支障がある者の福祉に関する相談，指導，その他の援助を行うこと（相談援助）を業とする」

④ 理学療法士（physical therapist）

定義：「身体に障害がある者に対して，主としてその基本的動作能力の回復を図るため，治療体操その他の運動を行わせ，および電気刺激，マッサージ，温熱，その他の物理的手段を加える」

⑤ 作業療法士（occupational therapist）

定義：「身体または精神に障害のある者に対して，主としてその応用的動作能力または社会適応能力の回復を図るため手芸，工作，その他の作業を行う」

⑥ 看護婦（士）

定義：「傷病者もしくは褥婦に対する療養上の世話，または診療の補助をなすことを業務とする」

⑦ 准看護婦（士）

定義：「医師・歯科医師あるいは看護婦の指示を受けて，傷病者または褥婦に対する療養上の世話，または診療の補助を行う」

⑧ 保健婦（士）

定義：「保健指導に従事することを業とする」

業務：健康を維持・増進するための指導活動

⑨ 臨床心理士（clinical psychologist）

臨床心理学的な知識や技法を用いて実践を行う．心理テスト・心理面接・行動観察等で心理アセスメントを行い，心理療法を行う．

⑩ 言語聴覚療法士（speech therapist）

言語に障害をもつ人に対して，その機能の改善と機能回復を図るために治療訓練に携わる者をいう．

業務：構音訓練，吃音訓練，聴覚訓練や，失語症における刺激法・自己調整法等を行う．

(3) 職種間の連携

サービスの実施にはニーズの発見が先決となる．相談等がもちこまれるところは，在宅介護支援センター，保健福祉センター，かかりつけ医等が考えられる．

相談事項は多種多様であり，重複したニーズを抱えていることが多い．

したがってケース検討には，各専門職が個々にかかわっていくが，ケアを有効に実行するためには，チームワークの充実が不可欠となろう．

そのためには，

・それぞれの専門性と役割を尊重する
・情報の共有化
・目標の一本化

を確認することが肝要である．

4) モデル事業からみえてきた歯科の必要性（大田区における検討から）

(1) 平成10年度大田区におけるモデル事業（介護認定審査）99ケースの分析

① 介護サービス調査表において

嚥下　28件（見守り24件，できない4件）

IV. かかわり

表 21 各職種の在宅ケアに関する主な就業場所と業務

職　種	在宅ケアの主な就業場所（　）内は定められておらず地域により格差がある	業　　務	具体的な業務内容
介護福祉士	市町村 社会福祉事務所 在宅介護支援センター ＊看護婦または介護福祉士 特別養護老人ホーム （老人保健施設）	介護，介護指導	食事，排泄，入浴などの身体的介助 介護指導 調理，洗濯，買物などの家事
ホームヘルパー	市町村，福祉協議会 家政婦紹介所など	介護，家事，相談	食事，排泄，入浴などの身体的介助，調理，洗濯，買物，通院などの家事 介護の相談，住宅改良，話し相手
ケースワーカー ソーシャルワーカー （社会福祉士）	市町村 社会福祉事務所 （市町村保健センター） 在宅介護支援センター ＊ソーシャルワーカーまたは保健婦 老人保健施設 特別養護老人ホーム	福祉に関する相談援助	生活保護，障害，諸手当の手続き，活用 福祉用具の申請，貸付 マンパワーの活用 社会参加など
理学療法士（PT）	市町村保健センター 訪問看護ステーション ＊理学療法士または作業療法士 老人保健施設 （特別養護老人ホーム）	理学療法によるリハビリテーション	歩行，起き上がりなどの基本動作の訓練 食事，衣類の着脱などの日常生活動作の訓練 スポーツ 自助具，住宅改造に関する指導，活用
作業療法士（OT）	同上	作業療法によるリハビリテーション	習字，絵画，陶芸，革細工，組みひもなどの手工芸 レクリエーション 自助具に関する指導
看護婦（士）	訪問看護ステーション 在宅介護支援センター ＊看護婦または介護福祉士 老人保健施設 特別養護老人ホーム （市町村保健センター）	看護	療養上の観察，指導 食事，排泄，入浴などの日常生活の援助 膀胱洗浄・導尿，呼吸管理，各種カテーテルの交換・管理，服薬管理などの医療処置 家族指導
保健婦（士）	保健所，市町村 市町村保健センター 訪問看護ステーション 在宅介護支援センター	保健指導	保健指導 療養上の観察 マンパワーの活用
言語療法士（ST）	（医療施設，福祉施設など）	言語訓練	
臨床心理士	（医療施設，個人開業など）	心理治療	

保健センター：ゴールドプランの医療を除く6つの事業達成を主な目的として，地域の実情によって整備することが定められている．
在宅介護支援センター：在宅の要介護老人の介護者に対して，在宅介護に関する総合的な相談に応じ，在宅の要介護老人およびその介護者の介護などに関するニーズに対応した，各種の保健・福祉サービスを総合的に提供することを目的とする．市町村が実施主体だが，特別養護老人ホームなどを拠点として，在宅介護に関する相談・助言やサービスの接続や調整，連携の促進，24時間の連絡体制による家族支援などを行うことが期待されている（1995年現在，3,400カ所）．ソーシャルワーカーまたは保健婦，看護婦または介護福祉士の従事が規定されている（1施設あたり専任2〜3人，兼任同数程度）．
訪問看護ステーション：目的と主な概要については，文中参照（1996年現在，1,235か所）．保健婦（士），看護婦（士），准看護婦（士），理学療法士または作業療法士の従事が定められている．

（日本医師会編：5.「介護保険と高齢者医療」，グロビュー社，p.63〜75, 1977. より引用）

食事摂取　51件（見守り13件，一部介助19件，全介助19件）
　　口腔清潔　63件（一部介助18件，全介助45件）
②特記事項における上記関連項目の記載：30件
③かかりつけ医意見書において
　　摂食嚥下障害　22件（22％）
　　嚥下性肺炎　20件（今後3カ月以内に発生の可能性が高い）
　　摂食の留意事項　48件（見守り24件，介助24件）
　　訪問歯科診療の必要性　6件（6％）
(2) 大田区における訪問歯科診療の需要度
　この大田区におけるデータから，
　　・要介護者の2人に1人は，口腔内に何らかの問題を抱えている
　　・約60％に口腔清潔の介助が必要
ということがわかる．他地区での調査結果もほぼ同様であった．
　このモデル事業結果から以下の推計が行える．
　大田区の介護保険対象者（1号保険者のみ）を，高齢者の12.8％とすると，
　　大田区65歳以上の高齢者：約105,000人
　　介護保険対象者105,000×12.8％：13,400人
　　訪問歯科診療需要度13,400×6％：806人
　　摂食・嚥下障害者数13,400×22％：2,956人
(3) まとめ
　上記数字は実際に必要な需要の下限とも考えられるので，これらの需要へのこれからの対応は相当困難な状況であると思われる．
　口腔の専門家としての立場から，すべての需要に応じるには「かかりつけ歯科医機能の推進」によって解決することが最善である．

5）介護保険における歯科の関わり

(1) 訪問調査における口腔関連項目
　以下の3カ所の基本調査がある．
　　＜4.3.嚥下，5.1.ア.口腔清潔，4.7.食事摂取＞
　これらの基本調査を，調査員が正確に記載するよう依頼することが必要である．
(2) 要介護度と口腔の状態像
　口腔清潔，食事摂取，嚥下障害は要介護度と密接に関連することがある．
(3) 主治医意見書にある口腔関連項目
　歯科受診の有無
　特別な医療：経管栄養
　現在発生の可能性が高い病態：嚥下性肺炎，脱水
　医学的管理の必要性：訪問歯科診療，訪問歯科衛生指導
　介護サービス：嚥下について，摂食について
(4) 介護認定審査会への参画
①専門家の立場からの参加
　要介護者の2人に1人が口腔内に何らかの問題を抱えている以上は，介護認定審査会に歯科医師が参加することは必要不可欠である．歯科関連項目に関する問題点の指摘はもとより，学識者としての審査委員の立場から意見を述べるべきである．具体的には以下の対応が必要であると思われる．
　a．「主治医意見書」および「認定審査会資料（特記事項）」の口腔関連項目に記載があったら，居宅療養管理指導を行うようケアプラン作成に盛り込ませる．
　b．口腔清潔に問題がある場合も，「居宅療養指導」をケアプランに盛り込ませる．
　c．摂食・嚥下障害および嚥下性肺炎が疑われる場合は，早期の歯科受診を指摘する．
②介護認定審査会における症例検討の手順
　介護認定審査会の職務は，一次判定が，「特記事項と主治医意見書」に照らし合わせて，整合性があるか否かを審査することである．そのためには，主治医意見書と認定審査会資料特記事項をよく把握する必要がある．具体的には以下の手順に従って作業を進めるのがよい．
　a．主治医意見書に目を通して，その要介護者の病態像を把握する．
　b．認定審査会資料と特記事項より要介護者の実態を把握すると同時に，両者の整合性をチェックする．
　c．認定審査会資料（特記事項を含む）と主治医意見書の整合性をチェックする．
　　・特別な医療（主治医意見書の2：調査票の〈特別な医療〉）
　　・問題行動の有無（主治医意見書の3：調査票の

第7群）
・身体の状態（主治医意見書の3（5）：調査票の第1群）
・その他（摂食，移動，嚥下）

③一次判定の妥当性の検討
　a．3点セットに整合性がある場合は，一次判定の変更はできない．
　b．もし整合性がない場合は，要支援から要介護度5までの6つの段階のそれぞれに，10の状態像（問題行動のある事例の状態像5と問題行動のない事例の状態像5）を定義し，合計60の状態像を設定した表から，その要介護状態に近似した状態像を選定する．

(5) ケアプラン作成会議への参加
　ケアマネージャーの主宰するケアプラン会議において，要介護者の口腔領域に関するアドバイスを述べることは重要である．口腔ケア・訪問歯科診療・摂食嚥下療法の必要性について専門的意見を出すべきである．
　その際，かかりつけ歯科医の意見書の活用を推進すべきであろう．

(6) かかりつけ歯科医意見書
　介護サービス計画作成において使用されたアセスメント票の口腔関連項目の結果から，居宅療養管理指導および訪問歯科診療の必要性の有無を判定する場合に，東京都歯科医師会で作成した，「かかりつけ歯科医意見書（簡易口腔アセスメント票）」「かかりつけ歯科医意見書記載マニュアル」および「かかりつけ歯科医意見書による口腔問題領域の選定表」は大変有効である（巻末資料参照）．
　これらは以下の状況で使用できる．
　・介護サービス計画作成時
　・要介護認定時（主治医に意見を求められた場合，要介護認定審査会から意見を求められた場合等）
　・要介護者の口腔健診表として

(7) 口腔ケアアセスメント票
　口腔内の問題点の分析には，口腔ケアアセスメント票の使用が必要である．既存の課題分析（アセスメント手法）では口腔領域の問題把握は十分ではないため，口腔領域の問題点を明らかにする口腔ケアアセスメントが必要になる．

6）介護保険における歯科の役割

(1) 要介護者に対する歯科からのアプローチ
　ケアプラン会議において，歯科受診が指摘されたときには以下の対応が必要になる．

①居宅療養管理指導：居宅療養管理指導とは「病院，診療所又は薬局の医師，歯科医師，薬剤師その他厚生省令で定めるものにより行われる療養上の管理及び指導であって，厚生省令で定めるもの」とされている．

②訪問歯科診療：医療保険の範囲で計画的に訪問歯科診療を行う必要がある．ただし訪問診療にはおのずと診療の限界があるから，限界を越えた部分の対応をいかに行うかが重要である．高次医療機関との連携や，口腔保健センターへ搬送してチーム医療を行う等の受け皿が不可欠である．

③口腔リハビリ：食べ方トレーニング（摂食機能療法）
　要介護高齢者のかなりの方が，摂食に問題があると指摘されている状況から施設・在宅での摂食・嚥下機能療法を実施する必要と，それを行う歯科医師の研修が不可欠と思われる．

(2) 口腔の介護とADL・QOL
　要介護者に口腔領域の介護が行われた場合，要介護者のADL・QOLが向上することがわかってきた．
　「大田区福祉部在宅介護推進室モデル事業における訪問歯科診療に関する報告書」によれば，
　平成8年度に大田区と大森歯科医師会が共同で行った31名の在宅高齢者のADL，QOLに対する研究において，訪問歯科診療の前後では，寝たきり度・食事介助・食事の姿勢・食事形態・補食時のこぼれ・食物残留量・寝返り・起き上がり・歩行などにかなりの改善がみられた（巻末資料参照）．

7）要介護者への口腔ケアプラン作成

(1) アセスメントから口腔ケアプランの作成
　アセスメント票から口腔領域の問題点を見つけ出すのはかなり困難である．要介護者のほとんどが口腔内に何らかの問題点を抱えている現状から，本来なら口腔ケアアセスメントを義務づけるべきところであるが，諸般の事情からこの点に関しては不可能

である．したがって，クライアントからの要望（ニーズ），認定審査会からの指摘等がある場合は，改めて「口腔ケアアセスメント票」をとる必要がある．

(2) 口腔ケアアセスメント票の問題領域

口腔ケアアセスメント票には以下の問題領域が含まれている．

口腔疾患，口腔衛生，義歯・うがい，歯磨き，摂食，嚥下言語機能，口腔ケア，その他

これらの口腔領域のアセスメントから，口腔ケアプランを作成する．

(3) ケアプラン作成の手順
- アセスメントを行う
- 問題領域の選定
- ニーズの把握
- ケアの目標の設定
- ケア項目の決定
- サービス計画（だれが，いつ，どこで，どのように）

(4) ケアプラン作成の実際

口腔ケアアセスメントはいくつか紹介されているが，東京都歯科医師会で作成したものは，問題点の把握が容易なように工夫されており，推奨される方式である．

8）東京都歯科医師会の介護保険への対応

（社）東京都歯科医師会では，平成8年度に，「介護保険検討臨時委員会」を設置し検討を加えてきた．「口腔ケアアセスメント票」「かかりつけ歯科医意見書」「かかりつけ歯科医意見書及び口腔ケアアセスメント票の記載マニュアル」「かかりつけ医意見書の読み方」「介護サービス調査票における口腔関連項目の記載のお願い」「高齢者施設における口腔機能健診票」を作成した．

さらに，地区に対するアンケート調査の実施，介護講習会の開催，介護支援専門員指導者の推薦，東京都における介護関連諸会議への出席，東京都高齢者施策推進室・福祉局との連携を行っている．

3．地域連携について

かかりつけ歯科医としての大きな機能の1つに，地域の他の保健医療機関との密な連携があげられる．個人の資質の向上はもちろんだが，個人の能力は限られており，機能的にもまたおそらくは経営的にも複数の機関どうしの何らかの連携なしには，多彩な住民のニーズに応えられなくなってきた．わが国の大多数の開業医は，一般歯科医として教育機関で養成されてきた．近年は専門化も進み矯正歯科・小児歯科などは標榜科として確立されてきているが，ソロプラクティス（1診療室完結型の診療形態）が中心であることは否定できない．それ故，かかりつけ歯科医として地域で活動するためには医療知識が不足したり，高次の医療機関あるいは公的な保健衛生機関・福祉施設などとの連携に対しての知識や経験が乏しいのも確かである．他の医師（歯科医も含む）の意見を自由に，しかも簡単に聞けるシステムは一般開業医にとって大きな力になるはずで，自分の能力を超えた症例について，他の機関に責任を持って紹介し，そこでの治療状況を把握する（場合によっては治療に参加して）ことのみでもかかりつけ歯科医として十分に機能しているといえる．

欧米ではいわゆるグループプラクティス（グループ診療）が早くから取り入れられている．国際的にグループ診療といえば，同一診療所において複数の医師がパラメディカル・医療機器を共有し利益も共有分配するようになってきているが，日本においては法的な未整備や，医師の意識改革の遅れなどからこのような欧米型のグループ診療への移行は実質的には困難といえる．またいかに標榜科が増えたとはいえ完全な専門分化が難しい歯科医療においては，患者情報を共有できる連携システムの構築が現実的であり有用なことと思われる．

これまでの連携はあくまでも個人的つながり（大学の同窓・近所で知り合いなど）が中心で，ともすれば地域（大田区）を離れ，患者に遠距離の移動を強いることもしばしばであった．このように地元の中で密な連携がとれない理由の1つに，われわれ自身が他の保健医療機関の情報を持っていないことが考えられる．歯科疾患に関し

ては紹介の頻度も多いため，各人がそれぞれに自分なりの連携システムを持っていることと思われるが，ひとたび全身的な疾患を持った患者や介護と医療を組合せて考えなければならない患者に直面したときに，選択肢が急に狭まれてしまいがちである．大田区内にも高次の歯科医療機関として，荏原病院・昭和大学歯科病院（すでに大森・蒲田両歯科医師会とも正式な連携システムを持っている）などがあるが，ことあるごとに紹介していてはキャパシティーの面からも無理であろう．補綴物を誤嚥させたときに電話一本で胸部のエックス線を撮ってもらえる医院がある，内容のわからない薬についてすぐに聞ける薬局があるなど小さなことではあるが，われわれが地域で開業医として成り立っていくための重要な要素といえよう．

最初に紹介ありきではなく，外来にしろ在宅にしろ，まずは主治医として患者と向き合うことが原則で，「連携」＝「責任逃れ・やっかい払い」になってしまっては，連携システムの本来の目的からはずれてしまうと思われる．近隣の医師・薬剤師など他業種の人たちと連絡をとりあって，できうる限りの処置を行うことは，経済的な面からもメリットの多いことだと考える．

連携というとつい紹介する立場ばかりを考えがちだが，連携システムが成熟するにつれて，逆に紹介を受ける立場になることも多くなると考えられる．

大田区は都内でも福祉に関しては進んだ地区で，歯科の分野においても特別養護老人ホームの定例・随時の派遣，ねたきり高齢者訪問歯科診療などを中心に，十分とはいえないまでもかなりの成果をあげていることは事実である．しかし，これらはあくまでも患者本人あるいは家族・介護者からの要請に基づくもので，介護保険の導入によって今まで隠れていた歯科治療のニーズが表面化し，歯科医師の必要性がさらにクローズアップされることは，十分考えられる．また高次の医療機関においても，紹介を受けた患者あるいは直接来院した患者で，地域の診療所での処置が可能と判断した場合は逆に紹介する（逆紹介），あるいは副主治医として治療への参加を要請する場合も出てくる．このように地域連携が進めば，今までの点・線の医療から面でとらえる医療へと移行していき，われわれは一歯車として機能していくケースが多くなると考えられる．

また，地域連携のもう1つの核として，「行政機関」も重要な項目となってくる．特に在宅患者に対する連携の場合に，患者の移動（搬送）の問題が必ず出てくる．情報の交換・治療への参加はできても，患者の搬送までかかりつけ歯科医が行うことは実質的には無理で，公的機関（あるいは民間サービス）の支援が必要不可欠である．

つまり，他の医療機関との連携・地域における他業種との連携・行政機関との連携を同時に進めることによって，円滑な地域連携システムが作られていくと考えられる．そのためには地区の歯科医師会が積極的に参画し，具体的な支援システムを構築していくことが重要となる．また個人としては，情報量の少なさから地域連携というものに消極的になってしまうことを避けるためにも，連携をとるべき地域の諸機関についての情報と知識を集め自分なりに整理しておくことが必要になってくる．

1）高次医療機関との連携

われわれが地域において，かかりつけ歯科医機能を推進し定着を図り歯科医療サービスを提供していく上で，一番の不得意分野となるのが要介護高齢者・障害者等への歯科診療と思われる．

介護保険も導入され，今後ますます増加するであろう有病者を含め，高齢者・障害者等からの歯科医療ニーズに対して，真剣に，かつ前向きに受け止める必要がある．最近の傾向では，有病者と健常者の境界があいまいになってきており，通常の歯科治療ができるかどうか判断するのがポイントとなる．すべての人が何かしらの有病者であるとの前提に立ち，有病状態の種類や程度を判断し，また軽中等度の障害者に対してもカリエスの治療なのか，歯周病の手術なのか，抜歯なのか，予定される歯科処置に応じてあらかじめ内科等かかりつけ医（後述の地区医師会，医科病院との連携も必須である）に指示をあおぐのか，休薬や追加与薬の必要があるのか，また血液検査や，処置中の循環動態のモニターや鎮静法の必要性があるのか，本人あるいは家族介護者とインフォームドコンセントが取れているか等を考慮する事により，われわれ一次医療機関でも取り組むべき治療の範囲が拡大すると考える．基本的に患者さんの利便性も含んではいるが，われわれ自身での診療を望み，信頼されて来院された訳であるから歯科医自身の資質の向上を図り，ハードルは次第に低くすべく努力が望まれる．

しかしながらバリアフリーを基本とした要介護高齢者・障害者への一次医療機関での歯科サービスの実践に，積極的に取り組むほど困難な症例に遭遇し，より重度な障害，感染症，全身管理の必要なケース等の増加に伴い，大学付属病院口腔外科・総合病院口腔外科・都立心身障害者口腔保健センター等に検査・手術・入院を依頼する症例も増加し，高次医療機関との連携が必要不可欠となる．二次医療機関としても，一次医療機関が診るべき患者に時間を取られ，本来二次医療機関が診るべき患者への対応が遅れるという現象が起きないよう，このような患者に対しては一次医療機関への逆紹介というシステムを取り入れる病診連携が不可欠である．

以上のような相互利益のために，高次医療機関との連携が望まれる．また自立歩行・移動が困難な人のためには，安全かつ効率的な患者移送システムも行政との連携において構築が求められる．

(1) 都立荏原病院

都立荏原病院口腔外科医長　佐野晴男

都立荏原病院は平成6年10月に新装再開院し，本年で6年目を迎えた．病院は公立病院としての役割を担い，地域医療機関との相互協力，共存共栄を目指すために以下に詳述するような医療連携制度を導入し，これを推進することを開院当初よりの最重点課題として取り組んできた．

①当院の連携医制度

当院の連携医制度は以下に述べるような特徴を有する．

a．患者の紹介・逆紹介

地域の医療機関からの紹介患者を受け入れることはもちろんのこと，かかりつけ医を持たずに当院を受診した患者で，地域の診療所であっても十分に対応可能と判断された患者については，逆に地域に紹介する方式を採り入れた．これを逆紹介と称している．

連携医でなくとも患者紹介は受け入れるが，逆紹介については原則として連携医を対象に行っている．

b．副主治医制度

連携医は自身が紹介した患者に対して，当院における治療活動に副主治医として参加できる．また，主治医の了解のもとに高度医療機器やリハビリ施設等を利用することもできる．

この他，連携医は当院放射線設備の利用，医療連携室および図書室の利用等もできる特典がある．

②歯科口腔外科の医療連携活動

a．当科の基本方針

地域診療所との共存共栄を目指し，診療所でも十分対応可能な患者を診るのではなく，当科が本来診るべき患者を中心に診療を行うことを基本とした．

診療の力点を置くべき患者とは以下にあげるような患者である．すなわち，

・先天的・後天的な心身障害者
・重篤な全身的合併症を有する患者
・肝炎，HIV等の感染症患者
・難抜歯，外傷から悪性腫瘍に至る口腔外科疾患患者
・精神疾患，歯科治療恐怖症患者など
・この他，一般歯科診療所では対応が困難な患者

等々である．

特に，地域の在宅訪問歯科診療活動と連携し，訪問診療では対応の困難なねたきり状態の患者に対し，当科の担当すべき治療を入院にて行った後に，地域の訪問診療に戻すことについて力点を置いている．

地域の公立病院歯科である特性を生かし，歯科大学病院と比べて極力敷居を低くして，気軽にいつでも患者を紹介できる存在を目指している．病・診それぞれが無秩序に患者を取り合い，競りあって診療するのではなく，お互いの特長を生かして，共存共栄を図ってゆくことが求められていると考える．

b．地域に対する働きかけの成果・実績

a) 連携医登録状況（表22，23）

平成11年8月現在で，1,543名が連携医登録を済ませた．このうち医科連携医は664名であるのに対し，歯科連携医は857名にのぼり，歯科連携医のみで全体の55.5％を占めるに至った．

b) かかりつけ歯科医の副主治医としての診療への参画

連携医は当院では患者の副主治医として診療に参加できる．歯科の連携医が増えるにつれ，難抜歯症例や複雑な症例を中心として，紹介者が患者同伴で当科を訪れるケースが目立ってきた．これは患者に対して非常な安心感を与えるものであると同時に，当科と連携医との相互交流にもよい影響をもたらす．地域にある病院歯科ならではの利点であろう．

c) 歯科連携医対象の勉強会の開催

平成8年度から現在までに，歯科連携医を対象に身近

IV. かかわり

表 22　連携医登録状況

H 11. 7. 1

区　分	登録数	診療所医師	病院医師	会員数	登録数/会員数（％）	備　考
田園調布医師会	175	164	11	210	83.3%	平成 6 年　9 月　1 日協定
大森医師会	90	86	4	291	30.9%	平成 7 年　3 月　7 日　〃
蒲田医師会	145	118	27	294	49.3%	平成 7 年　3 月 23 日　〃
荏原医師会	65	64	1	191	34.0%	平成 7 年　3 月 17 日　〃
品川区医師会	124	119	5	288	43.1%	平成 7 年　3 月 13 日　〃
玉川医師会	38	38	0	253	15.0%	平成 7 年 12 月 19 日　〃
世田谷区医師会	20	16	4	672	2.9%	平成 8 年　1 月 24 日　〃
目黒区医師会	7	7	0	423	1.7%	平成 7 年 10 月 31 日　〃
小　計	664	612	52	2,622	25.3%	
大森歯科医師会	165	165	0	314	52.5%	平成 7 年　5 月 25 日協定
蒲田歯科医師会	113	113	0	204	55.4%	平成 7 年 10 月 30 日　〃
荏原歯科医師会	102	102	0	115	88.7%	平成 7 年　7 月　3 日　〃
品川歯科医師会	89	89	0	179	49.7%	平成 7 年 11 月　8 日　〃
目黒区歯科医師会	73	73	0	238	30.7%	平成 7 年 12 月 18 日　〃
世田谷区歯科医師会	206	206	0	408	50.0%	平成 7 年 11 月 16 日　〃
玉川歯科医師会	99	99	0	146	67.8%	平成 7 年 12 月　7 日　〃
小　計	847	847	0	1,604	52.8%	
その他　医師	22	19	3	0		大田区保健福祉センターの医師
歯科医師	10	10	0	0		及び歯科医師を含む
合　計	1,543	1,488	55	4,226	36.5%	

表 23　紹介・返送・逆紹介実績（歯科・口腔外科）

表 2-1　紹介患者数

	6 年度	7 年度	8 年度	9 年度	10 年度	合計
大森歯科医師会	43	163	199	236	252	893
蒲田歯科医師会	15	18	31	43	43	150
品川歯科医師会	2	5	31	31	21	90
荏原歯科医師会	2	9	12	23	20	66
目黒区歯科医師会	0	5	16	24	24	69
世田谷区歯科医師会	0	2	30	46	23	101
玉川歯科医師会	5	5	32	52	55	149
医師会	17	58	63	57	71	266
都立病院	25	30	6	4	4	69
その他の病院	14	26	29	9	6	84
福祉施設	4	7	1	2	3	17
老健施設	0	2	1	0	0	3
保健施設	0	2	2	11	4	19
他地域	8	24	30	70	68	200
小計	68	149	132	153	156	658
合計	135	356	483	608	594	2,176

表 2-2　返送患者数

	6 年度	7 年度	8 年度	9 年度	10 年度	合計
大森歯科医師会	22	95	140	177	178	612
蒲田歯科医師会	5	8	14	21	34	82
品川歯科医師会	1	1	20	21	8	51
荏原歯科医師会	1	1	9	18	14	43
目黒区歯科医師会	0	1	8	14	11	34
世田谷区歯科医師会	0	0	20	36	16	72
玉川歯科医師会	1	2	23	41	42	109
医師会	0	9	17	17	20	63
都立病院	0	0	0	0	1	1
その他の病院	0	8	10	2	1	21
福祉施設	0	0	0	0	0	0
老健施設	0	0	0	0	0	0
保健施設	0	0	2	3	0	5
他地域	1	9	9	46	35	100
小計	1	26	38	68	57	190
合計	31	134	272	396	360	1,193

表 2-3　逆紹介患者数

	6 年度	7 年度	8 年度	9 年度	10 年度	合計
大森歯科医師会	8	41	40	39	33	161
蒲田歯科医師会	1	6	2	1	4	14
品川歯科医師会	0	10	21	13	9	53
荏原歯科医師会	0	3	2	2	0	7
目黒区歯科医師会	1	0	0	1	0	2
世田谷区歯科医師会	0	1	4	1	3	9
玉川歯科医師会	0	1	1	2	6	10
医師会	0	2	6	0	14	22
都立病院	1	1	1	2	0	5
その他の病院	10	16	16	9	4	55
福祉施設	0	2	0	0	0	2
老健施設	0	0	0	0	0	0
保健施設	0	0	0	0	0	0
他地域	4	9	18	14	37	82
小計	15	30	41	25	55	166
合計	25	92	111	84	110	422

表 24-1 歯科口腔外科受診患者の内訳
(平成 6 年 10 月 3 日〜平成 10 年 3 月 31 日まで)

1. 新来患者数；4,325 人
2. 紹介患者；1,582 人（36.6％）
3. 逆紹介対象患者
　紹介なし＋全身的に問題なし＋歯科治療希望患者；539 人（12.5％）
　　※（H 7 年度まで 296 人＋H 8 年度 134 人＋H 9 年度 109 人と漸減傾向）
4. 患者の主な合併症（紹介・非紹介を問わず・重複する）
　精神発達遅滞　　　　　　　　57　　脳血管障害（抗凝固剤服用中含む）
　脳性マヒ　　　　　　　　　　26　　　　　　　　　　　　　　　545
　ダウン症　　　　　　　　　　 6　　糖尿病　　　　　　　　　　233
　自閉症　　　　　　　　　　　 6　　腎透析　　　　　　　　　　 49
　視覚障害　　　　　　　　　　 9　　嘔吐反射亢進・歯科治療恐怖症　65
　聴覚障害　　　　　　　　　　10　　精神疾患　　　　　　　　　183
　てんかん　　　　　　　　　　28　　局所麻酔によるショックの既往　15
　歩行・肢体不自由　　　　　　328　　肝障害（B, C 肝炎など）　　219
　呼吸器障害（喘息など）　　　179　　HIV　　　　　　　　　　　　 5
　循環障害（高血圧，心疾患など）754
　顎関節症　　　　　　　　　　247
5. 歯科患者管理法；
　抑制法　　　　　　　　　　　49
　笑気吸入鎮静法　　　　　　　 2
　静脈内鎮静法　　　　　　　　125
　循環モニター下の治療　　　　332
6. 口腔外科主体の患者；1,239
　　（主に難抜歯，のう胞摘出などの外来手術，炎症等々，悪性腫瘍も）
7. 入院患者　　　延べ 300（うち 1/3 は歯科治療目的・訪問歯科診療と協力）

なテーマを選んで 3 回の勉強会を開催した．テーマは第 1 回が救急蘇生法の理論と実習，第 2 回は顎関節症，第 3 回は抗生剤の実践的な使い方である．いずれの会にも参加者は多く，反響は大きい．今後は院内他科の医師にも協力を求めて，よい企画を立てて続けてゆく方針である．

d）当科受診患者の内訳

表 24 に平成 6 年度から 10 年度までの取り扱い患者の詳細を示す．かかりつけ歯科医を支援する当科の姿勢の一端をご理解いただけると思う．

③都立荏原病院歯科口腔外科ご利用案内

a．当科の性格・目標

都立荏原病院は平成 6 年 10 月に新装再開院し，今年で 6 年目を迎えました．病院は日本でもユニークな連携医制度に重点を置き，地域の医師・歯科医師との共存共栄を目指しています．

現在，医科連携医をはるかに上回る 857 名の先生方が当科の連携医として登録下さいました．

病院の重点医療の 1 つとして障害者歯科医療が謳われており，当歯科口腔外科は地域の先生方と競合するのではなく，当科で診るべき患者のみを手掛けて行きたいと切望しております．

以下にお引き受けしたい患者を具体的に申し述べます．

治療に非協力な心身障害者には全身麻酔までの手段で対応いたします．また，心臓病，脳梗塞，糖尿病，腎透析，抗凝固剤服用中，等々の重篤な全身的合併症を有する患者については，観血的処置だけお引き受けしてあとの治療は先生方にお返しすることもできます．種々の感染症患者にも喜んで対応しております．更に，難抜歯から顎骨骨折，腫瘍に至るまでの口腔外科疾患も大歓迎です．特に力を入れてゆきたいのは，寝たきり状態の患者を全身的合併症のケアも兼ねて，入院で咬合回復することです．在宅歯科診療は広まりつつありますが，治療内容や患者の全身疾患によっては大きなリスクもあり対応に限界のあることも少なくありません．在宅訪問診療では対応の困難な患者を引き受けたいのです．義歯まで当科でつくり，細かい調整は地域の在宅訪問診療にお願いする，抜歯・抜髄を引き受けた後の補綴処置は地域の在宅訪問診療にお願いする，といった各歯科医師会の訪問診療活動と連携したケースが徐々に増えつつあります．

IV．かかわり

表 24-2　大森歯科医師会
（紹介・返送・逆紹介実績）

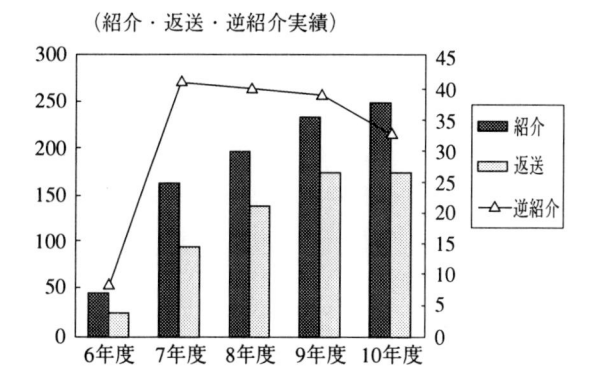

単位：件

	6年度	7年度	8年度	9年度	10年度	累計
紹介	43	163	199	236	252	893
返送	22	95	140	177	178	612
逆紹介	8	41	40	39	33	161

表 24-3　蒲田歯科医師会
（紹介・返送・逆紹介実績）

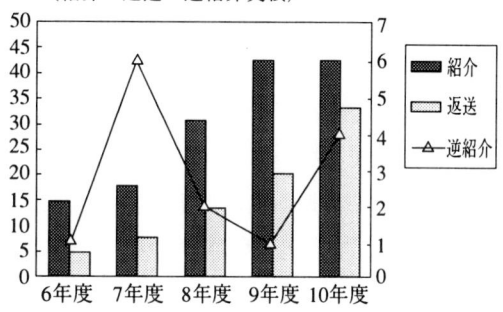

単位：件

	6年度	7年度	8年度	9年度	10年度	累計
紹介	15	18	31	43	43	150
返送	5	8	14	21	34	82
逆紹介	1	6	2	1	4	14

表 24-4　品川歯科医師会
（紹介・返送・逆紹介実績）

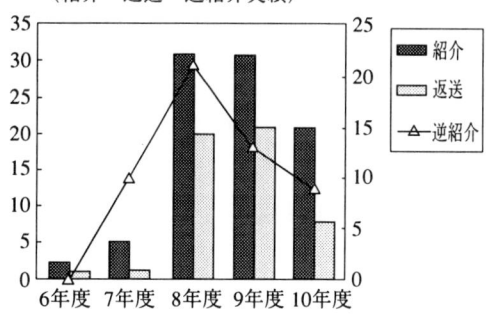

単位：件

	6年度	7年度	8年度	9年度	10年度	累計
紹介	2	5	31	31	21	90
返送	1	1	20	21	8	51
逆紹介	0	10	21	13	9	53

表 24-5　荏原歯科医師会
（紹介・返送・逆紹介実績）

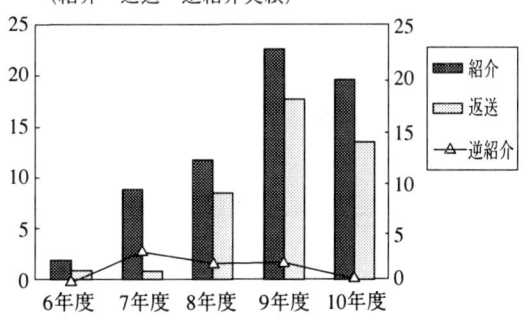

単位：件

	6年度	7年度	8年度	9年度	10年度	累計
紹介	2	9	12	23	20	66
返送	1	1	9	18	14	43
逆紹介	0	3	2	2	0	7

小回りの利くわれわれは，'遠方の大学病院に患者を送るよりも地元の荏原病院であれば簡単な紹介状で気軽に送れる'といった，敷居の高くない，地域に密着した病院歯科をわれわれは目指しております．

　b．診療時間・患者紹介法

①診療時間：原則として月曜日から金曜日の朝9時から午後5時までとなっています．

②患者紹介方法：原則として病院は紹介予約制です．急性症状等が無く，時間的に余裕のある患者につきましては先生または患者さんに，予約専用番号（5734-5489 ゴヨヤク）で必ず予約をお取りいただきます．新患日（担当医）は毎週，月（長谷川）・水（市川）・金（佐野）の9時から11時までとなっております．簡単で結構ですので紹介状をお願い致します．

患者の都合が合わなかったり急を要する場合，予約番号がなかなか繋がらない場合，複雑な説明を要する症例などは代表番号（5734-8000）を通じて，われわれに直接ご相談下さるか，医療連携室（5734-7027）におかけ下さい．

特に，急を要する患者については極力，当日に拝見するよう努めております．なるべく朝早めにお電話頂ければ幸いです．

また，時間外でも常勤医が院内にいれば対応可能です．あきらめずにお電話下さい．

難抜歯など時間のかかる症例につきましては，初診日は拝見・検査・説明をし，2回目に必要十分な時間をとって施行することを原則としております．患者の都合で，初回から抜歯をご希望の場合は事前に必ずご相談下さい．

　c．副主治医制度

連携医は当院での診療に患者の副主治医として参加して頂けます．患者さんもかかりつけの先生が付き添って下さることは心強いものです．難抜歯・小手術などで患者と一緒に当院においで頂き，われわれと協同で患者に当たる先生が徐々に増えつつあります．お互いを知るよい機会となってわれわれもうれしいかぎりです．

ご希望の日時は当科に直接ご相談下さい．また，当科の見学はいつでも大歓迎です．

おいでの際は必ず医療連携室にお声掛け・ご記名下さい．ここにはロッカー・白衣・コーヒーなどが常時用意してあり，先生方をお待ちしておりますので，白衣のご用意も必要ありません．駐車場はもちろん無料です．守衛室に連携医である旨申し出て下さい．先生方との交流はわれわれにとって非常によい刺激となります．当科スタッフの歯科医師，歯科衛生士すべてがサービス精神旺盛です．われわれは公務員です．英語でpublic servantといいます．

※以上ご紹介申し上げた内容はインターネットでも参照いただけます．

ホームページアドレスは
http://www.ebara-hp.ota.tokyo.jp/です．

(2) 昭和大学歯科病院

昭和大学歯科病院長　南雲正男

21世紀に向け，歯科医療においてもcureからcareの時代を迎えるとともに，介護保険制度の導入により医療の質が大きく変わろうとしている．昭和大学歯学部においても，それらに対応するため歯学部教育カリキュラムの改革と歯科病院の診療体制の見直しを行っているところである．特に，高齢化社会を背景とした訪問歯科診療のニーズの増加に対しては，かかりつけ歯科医制度の充実が望まれるところであり，地域歯科医師会の先生方との連携を密接にし，かかりつけ歯科医制度のなかでわれわれ昭和大学歯科病院が担うべき役割を認識し，それに対応する診療部門の新設および管理体制の充実を図っていく所存である．

昭和大学歯科病院は大田区に位置することから，従来より大田区大森歯科医師会および大田区蒲田歯科医師会の両歯科医師会との密接な連携を心がけてきた．大田区大森歯科医師会とは病院の地元歯科医師会ということから，われわれの病院が開設されて以来毎年夏に研修会を開催させていただき，交流を図らせていただいてきた．また，大田区蒲田歯科医師会とは最近地域医療連携に関する協定書を取り交わさせていただき，改めて医療連携を密接に行うことを確認させていただいたところである．

かかりつけ歯科医機能は，高齢者，障害者の方々のみならず，一般の方々に対しても有効に発揮されなければならないと考える．各ライフステージに沿った，国民の皆さんが満足する一貫性のある口腔保健，歯科医療，介護を実現できるシステムを確立できるよう，地域の歯科医師会の先生方とともに努力していきたいと考える．

①連携登録状態について

昭和大学歯科病院では，各歯科医師会との地域医療連携を昨年度より積極的に推進するため，これまで城南七歯科医師会（大田区大森歯科医師会，大田区蒲田歯科医師会，品川歯科医師会，荏原歯科医師会，玉川歯科医師会，世田谷区歯科医師会，目黒区歯科医師会），川崎市歯科医師会，横浜青葉区歯科医師会に一致協力していっそう地域医療に貢献できるよう医療連携を深めたいとの提案を行い，基本的には各歯科医師会の賛同を得ている．すでに，大田区蒲田歯科医師会，品川歯科医師会，川崎市歯科医師会との間には，地域医療連携に関する協定書を取り交わさせていただいている．医療連携は，われわれの病院に各歯科医師会の先生方が個人で登録するという形で行うのではなく，各歯科医師会と昭和大学歯科病院との間で医療連携を行うという形式になっている．

なお，平成11年8月19日に上記の各歯科医師会の会長，副会長の先生方にお集まりいただき，地域医療連携のあり方，今後の方向性などについてご意書見をいただいた．

②昭和大学歯科病院の組織

昭和大学歯科病院は昭和52年4月昭和大学歯学部の設置を受け，同年6月に開設された．以来22年間保存3科，補綴3科，口腔外科2科，矯正科，小児歯科，歯科放射線科，歯科麻酔科の12の診療科と病床30床で診療に当たってきた．平成11年4月，臨床研修医の必修化に備え，20台のユニットを有する研修医のための総合治療室を開設するとともに，主として初診患者の予診業務を行う総合診断室を開設した．同時に，感染症患者の治療を行う全身管理外来，麻酔科外来，および言語・摂食・嚥下リハビリの3外来部門を増設した．このうち，言語・摂食・嚥下リハビリは全国の歯科大学に先がけて初めて当病院に設置されたものであり，全国的に注目を浴びている．診療も軌道に乗りつつあり，今後の歯科医療のなかでこの診療部門がますます重要性を増していくものと思われる．

③医療連携室の組織図と役割分担（**図3，4**）

医療連携室は，病院医事課のなかに設置されている（室長：豊田医事課長）．その業務は，図3のように緊急患者の受け入れおよび診療の手配，医療連携の事務的事項の遂行，診療情報提供書の配布，前もって送付された診療情報提供書による初診患者の診療録（カルテ）の作成などを行っている．医療連携につきましてのお問い合わせ，ご意見がございましたら，医療連携室までご連絡いただきたい．

④受診患者の内訳

平成10年度の年間延べ患者数は192,295人で，平均1日患者数は709.6人であった．入院患者は延べで8,092人，1日平均22.2人となっている．患者の治療の内訳は，一般歯科治療のほか，当院で高度先進医療に指定されているインプラント，歯周組織再生誘導法や口腔癌，顎変形症の手術などの口腔外科的疾患の治療と多岐にわたっている．

> 1．通常の患者紹介に関して（歯科医師会員からの紹介状か情報提供書を持参）
>   ◎新患受付時間について．
>   ※月〜金　8：30〜11：00　　土　8：30〜10：30
>   ◎補綴，保存，口腔外科など受診科を指定した時は，受付時間を過ぎても担当科に直接行けば受診できるのでしょうか．
>   ※当院の担当科が了解している場合は受診できます．
> 2．緊急時の患者紹介に関して（歯科医師会員からの紹介状か情報提供書を持参）
>   ◎どのような，また何処へ連絡すればよろしいのでしょうか．
>   ※診療時間内の場合
>   病診連携室（医事課内）TEL　03-3787-1151（代表）
>   （担当）豊田，中島　　FAX　03-3787-1229
>   ◎診療時間内，夜間，休日等を分けて教えて下さい．
>   ※診療時間内は上記へ，時間外及び休日は病棟の口腔外科の当直医しかおらず，また病棟にはタービン等はありませんので，現状では口腔外科的処置しかできません．当直医に診療できるかどうか相談して下さい．
>   ◎緊急時の患者紹介で，会員の紹介ですが紹介状がない場合は．特に夜間の急患．
>   ※できれば紹介状があった方が望ましいのですが，紹介状を持参されていなくても電話等があれば結構です．但し，後日必ず診療情報提供書を送付して下さい．また，夜間につきましては前項でも回答いたしましたが，入院患者のための病棟口腔外科医しかおりませんので，事前に当直医に電話等で相談して下さい．
> 3．学校での怪我に関して
>   ◎前項2以外の場合の連絡を取れないときに，学校から直接診療依頼できますか．
>   ※診療時間内であれば直接，病診連携室に電話をすれば受診できます．
> 4．全身疾患期を有する患者の歯科疾患の入院治療を依頼できますか．
>   ※入院の必要を含めて口腔外科の先生の判断により，対処させていただきます．
>   〒145-8515　東京都大田区北千束2-1-1
>   昭和大学歯科病院

図3　昭和大学歯科病院の病診連携について

⑤紹介・返送・逆紹介の実績

当病院における平成10年度の初診患者総数は14,054人で，そのうち紹介患者数は4,073人であった．患者の多くは口腔外科にご紹介いただいたもので，口腔外科では初診患者の約70％がご紹介いただいた患者であった．その他，歯科放射線科，矯正科などへのご紹介が多くみられた（表25-1）．平成11年度もほぼ同様な傾向が認められている（表25-2）．ご紹介いただいた患者については，紹介医に治療の経過をご報告するとともに，処置が終了次第紹介医にお戻しするようにしている．ご紹介は，やはり城南七歯科医師会，川崎市歯科医師会，青葉区歯科医師会に所属されている先生方から多くいただいたが，その他城南地区以外の歯科医，医師からのご紹介もかなりの数をいただいている．

逆紹介については，当病院ではまだはっきりした決まりを設けておらず，現状では当院の担当医が個人的に患者の近医に治療をお願いするという形を取っている．今後各歯科医師会とご相談させていただき，逆紹介の仕方について詰めていきたいと考えている．

IV. かかわり

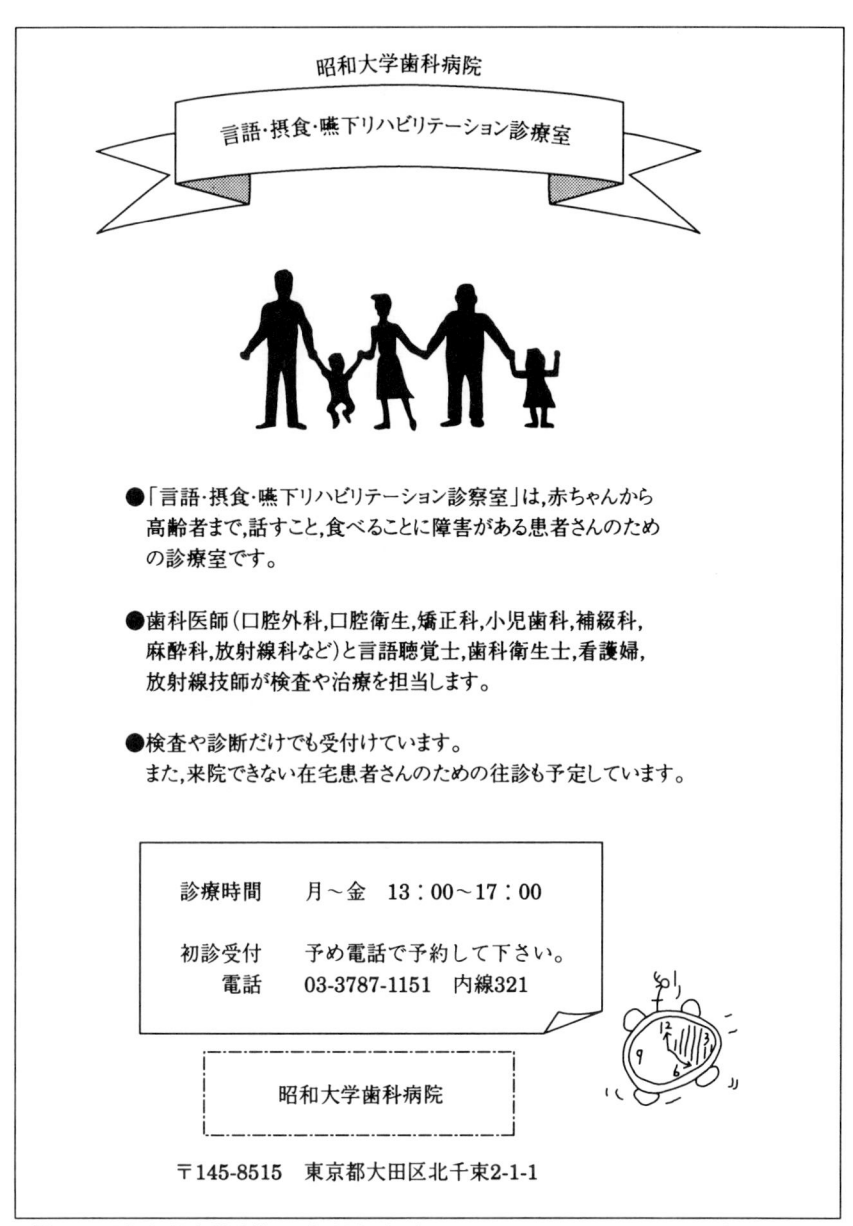

図 4 昭和大学歯科病院の「言語・摂食・嚥下リハビリテーション診療室」案内

表 25-1 平成10年

紹介率

	紹介数 1月	初診数 初診数	紹介数 2月	初診数 初診数	紹介数 3月	初診数 初診数	紹介数 4月	初診数 初診数	紹介数 5月	初診数 初診数	紹介数 6月	初診数 初診数	紹介数 7月	初診数 初診数	紹介数 8月	初診数 初診数	紹介数 9月	初診数 初診数	紹介数 10月	初診数 初診数	紹介数 11月	初診数 初診数	紹介数 12月	初診数 初診数	紹介合計	初診合計
第1保存科	5	69	5	72	8	89	7	88	2	79	5	86	10	95	5	79	3	71	5	67	5	65	6	75	66	935
第2保存科	5	103	1	99	4	129	3	112	5	136	2	119	3	136	6	93	1	86	7	96	5	85	2	95	44	1,289
第3保存科	3	62	0	64	7	61	3	69	1	62	5	75	1	57	6	62	7	60	8	72	3	54	2	60	46	758
第1補綴科	0	39	2	59	1	76	1	57	3	57	5	60	5	81	4	63	3	56	2	66	1	49	2	47	29	710
第2補綴科	1	31	0	39	0	34	0	28	1	43	1	44	0	33	1	36	1	48	2	46	4	35	0	23	11	440
第3補綴科	0	50	1	49	0	52	2	41	3	35	1	54	2	55	1	40	2	47	2	50	0	43	2	42	16	558
第1口腔外科	116	163	145	197	181	246	133	211	105	175	170	262	175	233	163	248	151	208	177	246	122	183	125	165	1,763	2,537
第2口腔外科	142	212	132	213	175	254	143	230	146	224	166	260	199	271	158	238	160	228	163	247	131	197	149	202	1,864	2,776
小児歯科	8	343	8	262	20	493	12	299	9	186	22	150	14	177	16	216	9	133	12	122	12	137	13	181	155	2,699
矯正歯科	1	7	1	9	2	11	4	6	1	10	5	14	2	23	2	9	1	12	1	9	2	5	1	4	23	119
放射線科	0	0	0	1	0	10	1	5	0	6	0	6	0	10	1	11	0	5	0	3	3	7	1	4	6	68
合計	281	1,079	295	1,064	398	1,455	309	1,146	276	1,013	382	1,130	411	1,171	363	1,095	338	954	379	1,024	288	860	303	898	4,023	12,889
																										0
実保険初診患者数	684		724		900		1,042		819		1,038		1,043		857		771		848		697		566		9,989	
自費初診患者数	75		103		153		142		100		128		141		149		118		105		124		102		1,440	
保険再初診患者数	1,079		1,064		1,455		1,146		1,013		1,130		1,171		1,095		954		1,024		860		898		12,889	
初診総患者数	1,154		1,167		1,608		1,288		1,113		1,258		1,312		1,244		1,072		1,129		984		1,000		14,329	
紹介患者数	281		295		398		309		276		382		411		363		338		379		288		303		4,023	
救急患者数	5		5		4		4		1		3		4		0		6		4		6		8		50	
紹介患者数合計	286		300		402		313		277	0	385	0	415	0	363	0	344	0	383	0	294		311	0	4,073	
総初診数	1,079		1,064		1,455		1,146		1,013		1,130		1,171		1,095		954		1,024		860		898		12,889	
紹介率	26.51%		28.20%		27.63%		27.3%		27.30%		34.00%		35.40%		33.2%		36.06%		37.40%		34.19%		34.63%		31.60%	

IV．かかわり

表 25-2　平成 11 年度

紹介率

	紹介数 1月	初診数	紹介数 2月	初診数	紹介数 3月	初診数	紹介数 4月	初診数	紹介数 5月	初診数	紹介数 6月	初診数	紹介数 7月	初診数	紹介数 8月	初診数	紹介数 9月	初診数	紹介数 10月	初診数	紹介数 11月	初診数	紹介数 12月	初診数	紹介合計	初診合計	紹介率
第1保存科	7	60	11	90	8	75	1	76	3	60	4	66	5	70	5	72	11	67	3	55	3	58	8	74	69	623	8%
第2保存科	2	96	2	103	1	121	3	128	3	92	5	114	4	112	3	101	2	83	5	76	1	89	3	106	34	1,221	3%
第3保存科	2	76	3	59	3	55	13	64	8	63	3	70	3	47	3	51	3	51	7	48	0	49	6	39	54	672	8%
第1補綴科	5	64	5	61	2	72	3	66	3	70	1	93	1	65	3	74	5	74	3	63	2	97	0	69	33	667	4%
第2補綴科	1	35	2	30	1	43	3	53	1	34	4	33	2	49	2	28	1	32	1	27	0	89	1	43	19	445	4%
第3補綴科	0	65	5	54	1	50	1	68	3	56	2	67	6	43	2	45	4	45	0	50	1	45	2	43	27	631	4%
第1口腔外科	115	187	162	213	172	243	135	191	133	204	187	263	159	220	153	233	157	206	139	190	129	183	126	162	1,767	2,495	71%
第2口腔外科	119	178	164	243	217	309	156	224	148	220	163	239	182	269	153	231	153	219	153	211	137	214	148	221	1,893	2,777	68%
小児歯科	13	174	13	184	16	321	12	242	12	186	16	236	11	313	12	458	13	175	13	137	14	156	12	222	157	2,644	6%
矯正歯科	0	9	1	12	0	9	1	9	1	3	4	12	2	7	4	14	3	8	4	6	5	7	3	8	28	104	27%
放射線科	1	6	0	3	1	7	4	9	1	3	1	5	0	0	2	8	1	4	0	4	2	3	1	4	14	56	25%
歯科麻酔科													0	0	0	0	0	0	0	0	0	0	0	0	0	0	
総合診療室													0	0	0	44	0	38	0	42	0	27	0	34	0	185	0%
摂食・嚥下リハ													0	0	2	4	1	5	2	3	0	4	4	5	9	21	43%
合計	265	950	368	1,052	422	1,305	332	1,130	316	991	390	1,198	375	1,193	344	1,363	354	1,097	330	952	294	971	314	1,029	4,104	13,141	31%
																										0	
実保険初診患者数	643		756		867		766		692		839		809		804		737		707		711		675		9,006		
自費初診患者数	101		108		139		146		107		124		134		163		98		90		114		107		1,431		
再初診患者数	307		296		438		364		299		359		384		559		270		245		250		354		4,135		
初診総患者数	1,051		1,160		1,444		1,276		1,098		1,322		1,327		1,526		1,105		1,042		1,095		1,136		14,572		
保険初診患者数	950		1,052		1,305		1,130		991		1,198		1,193		1,363		1,007		952		971		1,029		13,141		
救急患者数	5		4		3		2		3		5		7		6		6		3		6		5		55		
紹介患者数合計	270		372		425		334		319		395		382		350		360		333		300		319		4,159		
総初診数	950		1,052		1,305		1,130		991		1,198		1,193		1,363		1,007		952		971		1,029		13,141		
紹介率	28.42%		35.36%		32.57%		29.56%		32.19%		32.97%		32.02%		25.63%		35.75%		34.98%		30.90%		31.00%		31.65%		

(3) 東邦大学

東邦大学医学部附属大森病院地域連携室室長
柴田家門

地域連携室は特定機能病院として地域での紹介患者診療の推進，地域医療機関との真の連携を目指した体制作りを行ってまいりました．医療連携という言葉が話題になってきていますが，大森病院の行ってきた連携は単に紙の上に描いた関係図としての形ではなく，地域特性調査，医療施設訪問調査，アンケート調査などから真の必要性を見極めて進んできたことが，評価されているようです．定期的な「連携病院会議」を行うことにより直接大学と地域医療機関の代表者，医師会の代表者など多方面な関係者が話し合いの場を持っていることについては，特に注目されています．

ここ一年程の間に，日本の医療形態の見直しの声があり，機能分担を基本とする地域医療機関の連携が真剣に考えられ，取り組まれてきています．

地域に密着した医療機関が，最も数の多い一次医療を担当することが，医療機関にとっても，患者さんにとっても，時間的にも，経済効率上からも，合理的かつ能率的であると思われます．現実には地域医療機関が，高度な検査を要求されて，高額医療機器を導入せざるを得ない状況が多く起こっています．

また，一方では，高度先進医療を行うことが義務づけられている大学病院などが，一次医療の患者さんの対応に大半の時間と労力をさかれるといった現象が，現実には広く見られる傾向にあることも事実であります．

機能分担を密接にとり合って，問題点の再検討を始めました．「高度の検査，診断，治療を要する急性期入院治療を分担する大学病院」と「亜急性期，安定期に入り治療方針の立った疾患を分担していただく連携病院」と，「在宅通院治療を担当していただく地域医療機関」とが，密接に患者さんの情報交換を行いながら無駄のない医療を行うことが，より良い医療につながると考えております．

患者さん自身の本来求めるものは，家庭に戻り，家庭から近くの医療機関に通院して，安心して，かつ短時間で医療が受けられることであり，それが真に医療を受けるすべての人々の願いであろうと考えております．そのためにも，地域医療の連携システムを作る努力を，現在重ねております．また，充実した体制作りには，連携医療機関ばかりでなく，地域行政の理解と協力なしでは達成できない点も多いと考え，地方自治体にも働きかけております．

以下，地域連携室，口腔外科について図5に抜粋させていただく．

当院では，'94年2月より特定機能病院の許可をいただき，他の病院や診療所との連携を深めることにより，地域の患者さんに対して大学病院の有効性を生かし，安心して受診できるより良い医療環境を提供していきたいという思いから，先日いただきました各地域の先生方の貴重なご意見を参考にし，準備を進めてまいりまして95年4月より地域連携室を設立することとなりました．

開設に当たり2〜3名の事務スタッフを配備し，地域の先生方が紹介患者さんと一緒に診療にあたることもできる診療室を設け対応したい所存であります．また，現在3号館建設を予定しております．それに伴い病床の増床が考慮されておりますので，入院患者さんの対応も円滑になるかと思っております．

地域連携室開設に当たり第一段階として紹介していただいた患者さんにつきましては，a）外来での検査を必要とする患者さんと，b）救急を要する患者さん（入院を必要とする）との2つのケースに対し対応診療科の医師が，速やかに診療・治療できるようにしたいと考えております．
　a）外来診察・検査の場合については，外来受付を通し各科の専門医に患者さんを依頼し診察を受けていただきます．患者さんが受診されたあとの診療結果・方針等につきましては，後日担当医よりご報告いたします．

IV. かかわり

　b）救急を要する患者さんにつきましては，その場で地域連携室あてに電話またはFAXにより連絡していただくことにより，担当スタッフが各診療医に連絡をし準備を整えてご報告いたします．（当日または後日の診療時間など）入院を必要とする場合は，即日入院または予約入院かを担当医が判断します．また，入院予約をされた患者さんが入院する際，連携室担当スタッフより先生方にご連絡いたします．また，退院時には主治医より診療報告書を作成しご報告いたします．

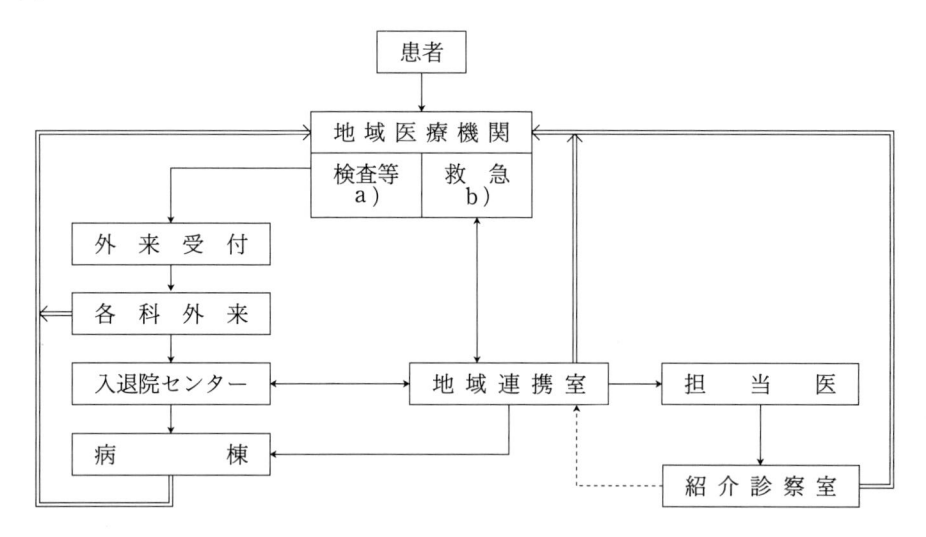

```
                    ┌─────────┐
                    │  患 者  │
                    └────┬────┘
                         ↓
        ┌──────→┌─────────────┐←──────────┐
        │       │ 地域医療機関 │           │
        │       ├──────┬──────┤           │↕
        │       │検査等│救 急 │           │
        │       │ a）  │ b）  │           │
        │       └──┬───┴──────┘           │
        │          │                       │
        │  ┌──────────┐                    │
        │  │ 外 来 受 付 │                │
        │  └──────┬───┘                    │
        │         ↓                        │
        │← ┌──────────┐                    │
        │  │ 各 科 外 来 │                │
        │  └──────┬───┘                    │
        │         ↓                        │
        │  ┌──────────────┐  ┌──────────┐  ┌──────────┐
        │  │ 入退院センター │←→│地域連携室│→│ 担 当 医 │
        │  └──────┬───────┘  └──────────┘  └────┬─────┘
        │         ↓                 ⋮            ↓
        │  ┌──────────┐              ⋯ ⋯ ┌──────────────┐
        └──│ 病   棟  │                  │ 紹 介 診 察 室 │
           └──────────┘                  └──────────────┘
```

　第2段階として，今後地域連携室の機能を充実させ，すべての紹介患者さんに対応できるように進めていくことを考えています．

　また，地域の先生方が当院の主治医と一緒に副主治医的な診療を行い，治療方針などの話し合いにも参加していただけるように考えております．

　第3段階として，各地域にある入院設備をもつ病院と当院との連携を密接にすることにより，予約患者や入院患者の紹介または逆紹介をスムーズに行うことにより一層の診療連携の体制ができるのではないかと考えております．

　また，医療側の都合が優先され患者さんに提供する医療が不適切なものになるという問題が生じないためにも，転院や紹介についてはMSWや先生方，看護婦などと患者家族を交えてのカンファレンスを実施し，患者さんとのインフォームドコンセントが満たされるように時間をかけて行って行こうと考えております．

　今後の検討課題といたしましては，上記の事項を十二分に機能させることにより，患者さんが病状に応じて適切な施設で受診または入院治療を安心して受けられるようにすることです．

　地域の病院・診療所で診察を受け，高度医療が必要とされる患者さんは大学病院へ，又治療方針が決まって症状が軽快したら，地域の病院・診療所に逆紹介するといったように，大学病院と地域の病院・診療所とが『医療のためのネットワーク』を組むことによりこれらが実現され，患者さんに対してより良い医療環境を提供できると確信しております．

　　　　　　　　　　　　　　　　　　　　　　　地域連携室直通　03-3762-6616
　　　　　　　　　　　　　　　　　　　　　　　　病院代表　03-3762-4151　内線　3145
　　　　　　　　　　　　　　　　　　　　　　　　FAX番号　03-3762-4280

図 5　地域連携室

(4) 鶴見大学歯学部附属歯科病院

鶴見大学歯学部附属病院病院長　瀬戸皖一

鶴見大学歯学部附属病院と開業医の先生方との，いわゆる病診連携については口腔外科的な患者さんを中心に御紹介頂き，日頃より円滑に機能分担をしているところですが，障害者の歯科治療については，地元歯科医師会からの要請をうけて後方支援という形で，入院下での総合的な治療ができる準備を進めております．

また，近年の急速な高齢化に対し，歯科領域においても在宅あるいは特別養護老人ホーム，老人保健施設などでの訪問診療体制の確立が急務とされておりますが，これについては，開業医の先生には一次医療機関として現場の最前線の診療にあたって頂き，他臓器疾患（いわゆる全身疾患）により，在宅での歯科治療が困難と考えられるもの，あるいは観血処置などの必要があり在宅では危険と判断されるものについては，本院を歯科麻酔科，口腔外科など全身疾患や観血処置に明るい講座を中心に二次医療機関と位置づけ，訪問診療においても病診連携を深めていきたいと考えています．

さらに，多くの病院との間で，入院患者の歯科治療についても，要請があればいつでも対応できるように準備を進めており，病病連携の構築にも積極的に取り組んでいます．

日本の社会情勢の推移により，これからのわれわれ歯科医師の診療の対象者は，高齢者，有病者あるいは，寝たきり患者にシフトせざるをえない状況がすぐそこまで来ています．これに対して，行政と連携を取りながら歯科医師会がリーダーシップを発揮して開業臨床医と大学病院等と明確な次元医療を展開して行くことが不可欠でしょう．なによりも患者さんに対し適切かつ最善の歯科治療を行うことができ，これが社会的な評価に繋がるものと確信します．

蒲田・大森両歯科医師会の先生方にはいつもお世話になり，患者さんを御紹介頂いておりますことを深く感謝しております．貴医療圏には極めて活性の高い，一次，二次医療機関があり，病診連携をとりやすい恵まれた地域と思います．今後ますますスムーズな病診・病病連携が実現し，日本のモデル地域になることを期待しております．本学附属病院は距離的には少し離れますが，病診・病病連携のお手伝いをさせて頂ければ幸甚です．

(5) 都立心身障害者口腔保健センター

都立心身障害者口腔保健センター副所長　大竹邦明

当センターは地域医療の中核として存在し，地域医療は「いつでも，どこでも，誰にでも良質の医療」を提供する目標をもっている．そして障害のある人の歯科医療も障害のない人に対する歯科医療も本質的に何ら変わるものではないし，変わってはならないものであると考えるが，「いつでも」とはライフサイクルを通して，「どこでも」とはできるだけ近所で，「良質の医療」を受けたいということに，何らかの支障のある人について考えてみる．

① 「誰でも」という観点からみた障害のある人の口腔保健医療とは何か

―リハビリテーション口腔保健医療[1,2]の目標―

a．Persons with Disabilities

口腔保健医療を展開するうえで，忘れてはならないことは，地域医療の提供目標である「いつでも，どこでも，誰にでも良質の医療」ということである．と考えるならば，取り上げて障害のある人に対する特別な医療があるわけではない．しかし，現在では，障害のある人に対する口腔保健医療[3]の受入体制が十分でない．

障害のある人の口腔保健医療としての問題は，障害のない人に比べて，質の良い医療を受けられる機会や場が少ないことであろう．

口腔保健医療からみた障害とは，大きく分けると，
・予防，治療を進める際に，特別な配慮が必要な状態
・通常の予防，治療では口腔を健康にできない状態
があるということである．

そのような障害のある人を Persons with Disabilities と称する．

b．リハビリテーション口腔保健医療（図6）

砂原[4]がその著書の中で述べているように，人間を「生活し働くもの」であるとしてとらえる立場からの医学，障害の医学あるいはリハビリテーション医学，生き甲斐のあるように機能を回復したいとする医学のかかわりを医学的リハビリテーションというとしていたので，障害のある人に対する口腔保健医療を，あえてリハビリテーションを冠してリハビリテーション口腔保健医療と称し，リハビリテーション医学の一翼を担うものと考えた．

診療の機会や場を増やすことが障害のある人に対する口腔保健医療の展開の命題であり，まず第一にWHOの

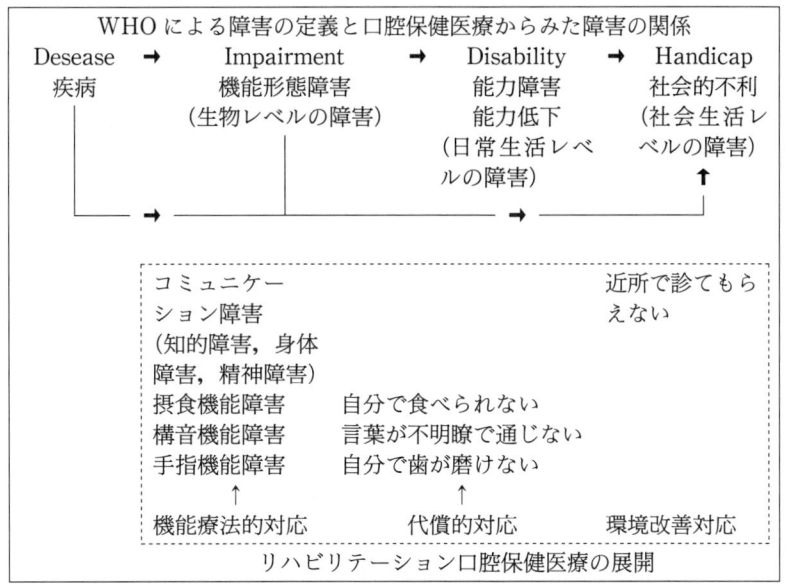

```
WHOによる障害の定義と口腔保健医療からみた障害の関係
Desease  →  Impairment      →  Disability    →  Handicap
疾病         機能形態障害          能力障害          社会的不利
            （生物レベルの障害）    能力低下          （社会生活レ
                                （日常生活レベ      ベルの障害）
                                ルの障害）
   └────────→────────────────→──────────────────↑

    コミュニケー                              近所で診てもら
    ション障害                                えない
    （知的障害，身体
    障害，精神障害）
    摂食機能障害    自分で食べられない
    構音機能障害    言葉が不明瞭で通じない
    手指機能障害    自分で歯が磨けない
        ↑
    機能療法的対応      代償的対応        環境改善対応
              リハビリテーション口腔保健医療の展開
```

図 6 リハビリテーション口腔保健医療からみた障害

定義からいえば，近所で診てもらえないという Handicap（社会的不利）の解消であると考えた．しかし，近所でということは歯科の場合，ほとんどは個人開業医ということになるが，障害のない人でも，すべて個人開業医では十分な診療を受けられない場合がある．と同様に障害のある人では診療を受けられない頻度が多くなるので，それを補完する医療体制が必要となる．障害のない人よりも，地域医療としての考えと体制が確保されなければならない．

そして，この場合の障害とは，個人開業医では十分な口腔保健医療が受けられない状態，社会的不利をいい，ここでのリハビリテーション口腔保健医療の目標は，障害の軽減・克服を目指して，QOL（生活，生命，人生の質）の向上を図ることである．そのようにとらえると，医療を越えた時点での対応，たとえば，人手がないために通院できないといった問題の解決も含まれてくるので，福祉的な援助も必要になる．

②当センターの役割

当センターは，すべての障害のある人を対象としているわけではない．重い頭蓋顔面奇形症候群や重篤な全身疾患をもち医学的な管理が必要とする人を除いた，主として行動管理が必要な人たちが対象になる．そのような人を対象として生まれてから死を迎えるまでの期間にわたって，歯科疾患の継続的な管理によって，口腔保健の向上を図ることを目的にする．

つまり，リハビリテーション口腔保健医療における当センターの役割は，

・障害者歯科医療の普及と啓発
・障害のある人たちの口腔保健の向上による QOL の向上である．

そのような目的を達成するために，3 部門がある（図7）．1 つは巡回歯科診療を含めた診療部門，そのなかには通常の治療，予防や機能療法が含まれる．また，現在は 1997 年度より災害対策用に制作された歯科診療車を診療に活用した巡回診療もこの部門に入る．2 つ目は教育研修部門，3 つ目は情報管理部門である．これからの展望から，教育研修部門を重視している．

つまり，リハビリテーション口腔保健医療からみた障害の内で一番の障害は，近所で診てもらえないということであるから，その具体的な施策目標は，

1）近所で診療を受けられないという障害の軽減克服

近所で良質な医療を受けられないという障害は，医療側と患者側の両方にある問題によって生じる．しかし，一番の問題は医療を提供する側の問題であるので，まずそのことの解決策を考えてみる．

(1) 医療側の問題を解決するために，かかりつけ歯科医の対応技能の向上と患者側の協力

a．教育研修部門では

a）専門職を対象に

機能形態障害やそれから派生する能力障害や能力低下

> ◎診療部門…健康の相談・教育・診断や予防処置ならびに機能療法（摂食・嚥下機能療法，言語療法，理学療法）を含めた診療と機能診断と評価を行っている専門外来の開催．また対応上，通院上や全身上の問題による全身麻酔下や静脈鎮静下の診療．
> 　原則として，地域の歯科医療機関から紹介された患者を中心に．また，多摩地区の施設を対象に巡回診療車による診療の実施．
> ◎教育研修部門…センターの基本理念である「障害者歯科医療の普及と啓発」ならびに「障害のある人たちの口腔保健の向上によるQOLの向上」を願って，歯科の専門職種や障害のある人にかかわる専門職を対象に研修会を開催．
> ◎情報管理部門…障害者歯科医療の普及と啓発を目的にして，障害者歯科医療や医療機関に関する情報の収集と，歯科医療機関や障害のある人にかかわる機関への情報提供．

図7　センターの業務

の患者の診療には，高度な知識や技能が必要である．しかし，一般的な歯科疾患の予防や治療の技能は個人開業医でも十分にもっている．一般的な予防や治療は，個人開業医でも障害のある人にも提供できるはずである．できない理由は，その知識なり，技術が患者に提供できない状態があるからであり，それはユニットの上で，ある時間静止し，開口の維持をさせるための対応技術を十分に持ち合わせていないからであろう．その他の一般開業医で診療を受けられない大きな理由としては，採算性の問題がある．障害のない人の数倍の診療時間がかかっても，保険点数はそれに見合う額でなく，人手も多く必要とし，経費がかかることにもよる．しかし，一番の理由は，そのような人に不慣れなことである．その大きな原因は，日本では，小さいときから障害のある子は社会から隔離された養護学校に入学してしまい，われわれの目に触れる機会が少ないからであろう．そして，大学で障害のある人の歯科医療に対する教育が欠落していることであろう．教育と採算性を補うならば，いわゆる障害のある人のかなりは近所で一般的な診療は受けられると思う．受けられない人の医療を補うために，地域医療機関が必要になる．

障害は病気から派生する問題であり，最初から障害があるわけではない．病気があっても人間なのだということがわかれば，対応方法がみえてくる．そのような問題を解決するために，当センターではさまざまな研修が行われている．歯科の専門職，歯科医師，歯科衛生士対象では，集団的に行う講義中心の教育研修と実地実習を伴う個別研修があり，対応技能を向上させるためには，実地実習の個別研修を受講することのほうが，実際に役に立つと考える．

地域医療の一環として設立された当センターは，一次医療機能の限界を越える医療を補完する役割があると考えているが，一次医療機関の機能の限界を拡大することも補完する意味をもつ．したがって，当センターでは研修を充実させ，かかりつけ歯科医機能を向上させることも，役割の1つとして重視している．

つまり，対応能力を上げていくための研修を行うことである．

当センターの地域医療機関としての役割は，患者が良い医療をできるだけ密接した地域で受けられるように受け皿の一般開業医の対応技能を向上させ，患者が一般開業医で診療を受けられるような体験をさせることである．

現在は，多摩地区の施設対象の巡回歯科診療車を用いて，5日間にわたる対応技能の向上を目指す短期個別研修を考えている．

　b）共同療育者を対象に

共同療育者（コセラピスト）という耳慣れない言葉が出てきたが，長期にわたるかかわりを必要とする医療は，患者側の協力がなくては成功しない．地域医療は生まれてから死ぬまでのライフサイクルを通してであり，QOL（生活，生命，人生の質）の向上を目指すものであるが，QOLの問題は患者側が決定する選択権があり，医療側にはない．同じ目標をもって相互に協力して進まなければ成功しない．このように共通の目標をもって，協力してくれる障害者側の人たちを共同療育者という．そのために障害のある人にかかわる保護者，介助者を含めてすべての人たちを対象として，共同療育者になってもらう教

育研修が必要になる．そのためさまざまな職種を対象にした研修も行っている．

たとえば，歯磨きが自分ではうまくできない人に仕上げ磨きをする場合，きれいにすることばかりを考えて行うと，歯磨き圧が強くなり，痛いので暴れると，押さえて素早くしようとしてより歯磨き圧が強くなり嫌がることになる．このようなことが毎日続くと，口を開けると痛いのだということがインプットされてしまい，近所の一般開業医に行っても口を開けなくなって，診てもらえないという障害を作ってしまう．痛くなくても誰でも口をさわられることは楽しいものではない．仕上げ磨きは楽しくないことでも我慢させる訓練として行ってもらえると，近所で診てもらえる可能性は高まる．どのようにして我慢を教えるか．疾患はあっても人間なのだから，特別な方法はない．われわれが我慢を教わった肩まで暖まるために用いた10数える方法である．「10頑張ろうね．いち，にい，さん……じゅう，よく頑張ったね」と誉めてあげれば，終わりが見え，そして誉められるのであるから，我慢していくのである．診療室でも，同じようにすれば，じっとして口を開けてくれることになり，近所で診てもらえないという障害は軽減できるようになると考える．

近所で診てもらえないという障害は医療側の知識や技能の低さにもあるが，診療を受ける障害のある人にかかわる人たちも含めた患者側にも問題があることが多いので，患者側を教育することが必要になる．そして医療連携の大切さと，かかりつけ歯科医機能の充実を図るように教育する場を作ることである．

b．診療部門では
　a）紹介・逆紹介システムの構築＝医療連携，かかりつけ歯科医機能の支援

当センターは，基本的には二次医療機関であり，患者のほとんどは地域から一時的に預かった患者であり，最終的には地域に帰す人たちである．

しかし，申し込みは患者が直接に当センターに申し込む方式なので，地域医療としての一次医療機関の医療機能を越えない患者も来所することになり，機能連携が図れていない．本来は，一次医療機関の限界を越えた医療を補完するためには，一次医療機関の紹介がなければ診ないことにすべきである．施設や学校からの紹介で申し込みすることも多いが，必ず一次医療機関の紹介状（情

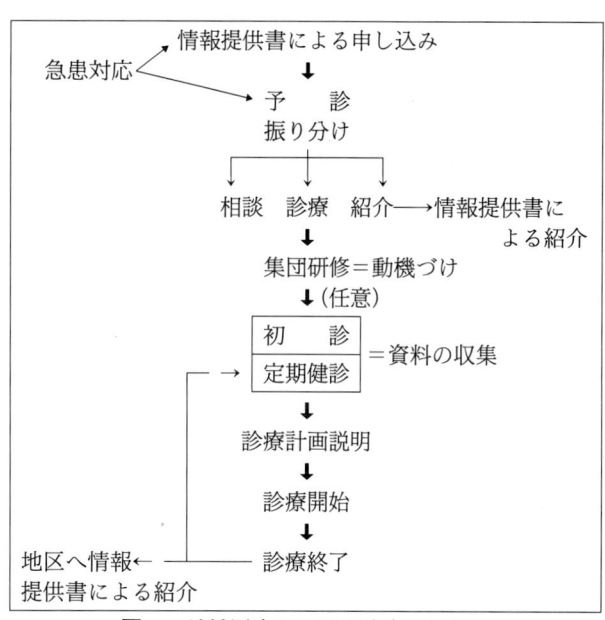

図 8　地域医療としての診療システム

報提供書）がなければ受け付けないシステムにすべきであり，そのようにすれば，診療が一段落した定期健診の時点で紹介が可能になる．また，かかりつけ歯科医療機能が普及定着することにもなり，医療連携が取れる（図8）．

また，診療は患者丸ごと抱えるのではなく，一次医療機関で対応が困難な診療だけについて行い，できることは一次医療機関でしてもらう．たとえば，う蝕の予防や治療は可能だが，摂食機能障害や構音機能障害には対応できないようであれば，センターでは，摂食機能療法や構音機能療法だけを施行し，他は一次医療機関に任せる方式をとっている．そして必要に応じて全身麻酔や静脈鎮静法下の治療も行っている．

そして，地区からの紹介は優先的に受け付けるシステムを作っている．

　b）高度先進医療の診断外来（VF外来）として

現在は，摂食機能療法や構音機能療法は当センターが中心的な役割を果しているが，本来，これらの療法も地区で対応したほうが好ましい．しかし，摂食機能障害や構音機能障害を診断する機器は高価なものが多い．そこで，当センターでは高度の診断機器（ビデオX線透視装置，略してVF）を導入し，摂食機能障害や構音機能障害のある患者の診断と評価を行い，紹介していただいた医療機関に報告を行っている専門外来も開設している．

こちらも，地区からの紹介は優先的に受け付けるシステムをもっている．

c．情報管理部門について
　a）かかりつけ歯科医機能の普及と定着について

口腔と全身とのかかわりが科学的に解明されつつあるなかで，社会全体が口腔保健に深く関心をもつように大きく変化している．この時代を背景に，今後の口腔保健医療提供体制の論議のなかで，「かかりつけ歯科医機能」が論じられてきた．8020を目指した地域の口腔保健対策の推進を図るためには，患者の心身の特性を踏まえた治療と歯科疾患の予防や口腔の継続的な管理を行うかかりつけ歯科医機能の普及と定着はさることながら，その機能を支援することが，地域医療としては重要な課題になる．

当センターは地域医療の中核的な存在として，かかりつけ歯科医機能の充実と支援のためさまざまな事業を行っているが，一般開業医の先生方のご理解が得られなければ，その成功はおぼつかない．ともに歩む気持ちでいるので，ぜひ，気軽に相談，来所してほしいと思っている．

各一般診療所および地域口腔保健センター各位
　　　　　　　　　　　　副所長：大竹邦明
●診療に関する問い合わせは：Tel. 03-3235-1141,
　　　　　　　　　　　　　　Fax. 03-3267-6480
●研修に対する問い合わせは：Tel. 03-3235-1141,
　　　　　　　　　　　　　　Fax. 03-3235-1144

文　献

1) 大竹邦明：口腔保健医療—Oral Health Care とは—, the Quintessence, 17(2)：37～44, 1998.
2) 大竹邦明：リハビリテーション歯科医療　理論編(1), 三樹企画出版, 東京, 1992.
3) 大竹邦明, リハビリテーション口腔保健医療についての提言, クインテッセンス出版, 東京, 1995.
4) 砂原茂一：リハビリテーション, 岩波書店, 東京, 1980.

2）かかりつけ医と連携

(1) 医師会との連携

現在，行政との受託事業は繁雑化しており，将来，福祉に対して，ますます協力していくことが多くなると予想される．区民のためにわれわれ医療に携わっている者にとっては，このことは重要なことと思われる．

医師会，歯科医師会が個別で行ってきた受託事業も，近年，介護保険制度1つとってもお互いに協力しあわなければならない時期に来ている．

患者に対し，予防，長期維持管理や要介護高齢者対策が重要視されてきている現在，一人の患者にかかるかかりつけ医，かかりつけ歯科医はお互いに連携し，全身の管理，維持をしなければならないということが理想である．そこで医師会，歯科医師会，薬剤師会の三師会が定期的に連絡会を開催し，そこから症例，問題点等，情報を交換しあう研修会等が開催されることが望ましいと考えられており，三師会で公衆衛生に携わる理事を中心に話し合いがもたれている．地区においては，医師会で歯科医師が口腔内の講演をし，歯科医師会で医師による講演会が開催されており，相互の分野の意見交換をもっと行うべきと考える．

われわれ歯科医師は8020運動を推進し，80歳で20本の自分の歯を持ち，介護が必要となっても自立して生活ができ，いわゆるボケがないようにするには，自分の歯で咀嚼できることが第一歩と考えている．医師会の方々にも，口腔機能を今以上にご理解していただくために，摂食・嚥下機能療法等の講習会も必要であると考える．

では，実際にはかかりつけ医とかかりつけ歯科医とはどこで接点があるのか．ある患者をかかりつけ歯科医として診察する場合，この患者の口腔内所見は当然として，全身状態，疾病，投薬等のチェックを行う．そして治療方法が決定するが，当然，かかりつけ医（主治医）の所見が必要となる．観血処置が必要とされる場合，全身状態，投薬等について主治医からの情報が不可欠となる．現在は個々に連絡をとり処置をしているが，医師会，歯科医師会が連携をとりあいながら，患者のすべてのデータが集められ，はたまたかかりつけ医とともに処置ができることが望ましい．

(2) 地域医療とかかりつけ医

　　　　　大森医師会地域医療担当理事　川田彰得

①はじめに

かかりつけ医という言葉がいわれるようになってから久しいのでありますが，患者のQOL向上をめざす在宅医療，医療機能分担という観点から，さらには介護保険における役割等の意味をもって，かかりつけ医の存在が重視されるようになってきました．

IV. かかわり

```
1. 近くにいる
2. どんな病気でも診る
3. いつでも診る
4. 病状を説明する
5. 必要なときにふさわしい医師を紹介する
```

図9　かかりつけ医の条件

大森歯科医師会で，かかりつけ医について，また主治医意見書についてお話しさせていただいたことがありますが，歯科医師会員の先生方が，たいへんかかりつけ医に関心をもたれていることを改めて実感いたしました．

かかりつけ歯科医，かかりつけ薬局ということが推進されていると聞いています．

一人の患者をめぐって，かかりつけ医，かかりつけ歯科医，かかりつけ薬局の三者が協力してよりよい医療サービスを提供していくことは，地域医療にとって意義深いことでありましょう．

医療連携ということがさかんにいわれていますが，特定機能病院―地域における中核的な病院―診療所といった縦軸に対して，在宅医療という切り口における，かかりつけ医，かかりつけ歯科医，かかりつけ薬局の三者による訪問診療あるいは訪問指導という横軸での連携が，今後重要な課題となってくるものと考えられます．

介護保険においても，認定審査会を通じて三者の関係はたいへん重要であります．以下にかかりつけ医について述べさせていただきますが，かかりつけ歯科医の先生方の発展のために多少ともお役に立てば幸甚であります．

②かかりつけ医とはどういうものか

かかりつけ医とは何か，ということになりますと，議論は尽きないのであります．ことに医科の場合には開業医，勤務医，大学の研究者としての医師等同じく医師といってもさまざまな立場があり，また，内科，外科，小児科，産婦人科等診療科による考え方，あるいは患者に対するかかわり方，地域医療における役割の微妙な違い等，複雑に入り組んでさまざまなかかりつけ医像が提唱されるのであります．その点かかりつけ歯科医，かかりつけ薬局は医科ほどには複雑でないかもしれません．

一方，かかりつけ医は患者があって初めて成り立つものでありますから，患者からみてかかりつけ医はどういうものかという議論も絶対必要であります．が，いままでのところ患者側から提唱されているかかりつけ医像というものは，残念ながらないようです．

さらには，行政側はそれなりに，かかりつけ医像をもっているはずですが，いまのところ，公式には提示されていないようであります．

図9のかかりつけ医の条件は東京都医師会が提唱しているものですが，この程度のことであれば医療を提供する側からみても，また患者側からみても大方のコンセンサスは得られるものと思われます．

③かかりつけ医の活動を支援するための事業として，医師会は，以下のような事業を行っています．

a．大森医師会立訪問看護ステーション

訪問看護ステーションは，かかりつけ医の「訪問看護指示」を受けて在宅療養患者を訪問し看護サービスを提供する施設であります．訪問看護の概要を図10に示します．大森医師会立訪問看護ステーションは平成8年4月1日に設立され，7月1日より訪問看護業務が開始されました．東京都で98番目，医師会立としては23番目，大田区では8番目の訪問看護ステーションとして発足しました．

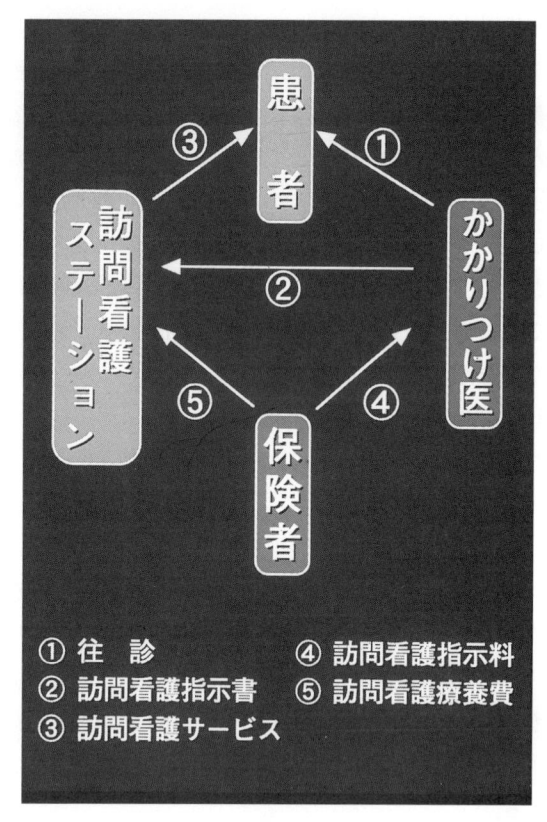

① 往診　④ 訪問看護指示料
② 訪問看護指示書　⑤ 訪問看護療養費
③ 訪問看護サービス

図10

開設以来，在宅医療の一部を担い，かかりつけ医の活動を支援しております．事業は順調に展開し，地域社会に親しまれるようになってまいりました．と同時に公益法人である医師会が運営していることに対する信頼は地域住民と医療機関との双方から高い評価を受けてまいりました．

さらに，介護保険下では，訪問看護サービス事業に加えて，居宅介護支援事業者として，訪問調査，ケアプラン作成を行っております．

b．かかりつけ医機能推進事業

この事業の目的は以下のようであります．

a）目的

以下のかかりつけ医機能推進事業（以下「事業」という）を実施することにより，各種保健医療サービスを区民の身近なところで提供するかかりつけ医の機能（以下「かかりつけ医機能」という）を推進するとともに，保健医療サービスと福祉サービスとを一体的かつ計画的に提供する，地域ケアサービス体制の整備を図ることを目的とする．

b）実施主体

事業の実施主体は，大田区とする．ただし，事業の一部を大森医師会，田園調布医師会および蒲田医師会（以下「医師会」という）に委託し実施する．

c）事業内容

事業の内容は，次のとおりとする．

(a)住民に対する各種保健，医療，福祉制度の普及啓発
(b)住民に対する保健・医療・福祉の総合的なサービスの提供
(c)保健・福祉実務担当者に対する各種研修の実施
(d)かかりつけ医機能に対する住民ニーズの把握
(e)この事業の円滑な推進を図るため，大田区および医師会等に所属する者から構成する．
＜かかりつけ医機能推進委員会の設置＞
(f)医師会員等に対する事業の周知
(g)医師会員等に対するかかりつけ医機能に関する研修の実施
(h)その他かかりつけ医機能を推進するうえで必要な事業

この事業は，平成9年10月22日から施行，平成12年3月31日で終了しました．

年度別実施事業内容は図11に示すとおりです．

これら事業のうち，医師会が実施した主な事業を次に概説いたします．

ⓐかかりつけ医に関するアンケート

アンケートは医師会員を対象として行われました．内容は，かかりつけ医機能推進事業に関する医師会員の意識調査が主体であります．

アンケート結果から医師会員がかかりつけ医機能として重視しているものは，病診連携があげられます．さらに24時間対応，休日対応も必要性は認めながら，個々の会員では対応しきれないというようなことが，浮き彫りになってきました．今後の医師会の地域医療活動の指針となると考えております．

ⓑかかりつけ医名簿の作成

かかりつけ医機能推進に協力できる医師会員の名簿であります．会員のほとんどすべてに賛同を得ることができ，高齢の会員等の他は，全員収載されております．

平成9年度は，大田区の三医師会がそれぞれ別個に名簿を作成いたしました．平成11年度には，大田区三医師会合同で一冊の名簿を作成しております．

ⓒかかりつけ医マップの制作

名簿と補完するものでありますが，国土地理院の2万5千分の1地図に，かかりつけ医協力医をプロットしたものです．マップはホームページにも収められていますが，ホームページのマップはずっと簡略化してあります．

ⓓかかりつけ医の案内パンフレット

大田区民にかかりつけ医をもつことを案内するためのパンフレットであります．大田区と三医師会合同で作成いたしました．平成9年度に作成しましたが，11年度には，全面的に改訂した新版を作成し，医師会，訪問看護ステーション，保健福祉センター，在宅介護支援センター等関係機関に配布いたしました．

ⓔかかりつけ医紹介機能

かかりつけ医をもっていない区民のために，かかりつけ医紹介窓口を開設しております．受付窓口は医師会，保健福祉センター，在宅介護支援センターでありますが，これら窓口から医師会に紹介の依頼が回るようになっており，医師会をとおして，紹介が行われます．介護保険下では申請者が主治医の意見書を書くべき主治医をもっていないときに，この窓口を通じてかかりつけ医を紹介することになります．

かかりつけ医紹介の手順を図12に示しました．

Ⅳ．かかわり

年度別実施予定業務内容

年度	平成9年度	平成10年度	平成11年度
区実施業務	Ⅰ 住民に対する各種保健、医療、福祉制度の普及啓発 Ⅱ 住民に対する保健・医療・福祉の総合的なサービスの提供 　(1)在宅サービスチームの事業推進 Ⅲ 保健・福祉実務担当者に対する各種研修の実施 Ⅳ その他かかりつけ医機能を推進するうえで必要な事業	Ⅰ 住民に対する各種保健、医療、福祉制度の普及啓発 Ⅱ 住民に対する保健・医療・福祉の総合的なサービスの提供 　(1)在宅サービスチームの事業推進 Ⅲ 保健・福祉実務担当者に対する各種研修の実施 Ⅳ その他かかりつけ医機能に対する住民ニーズの把握 Ⅴ その他かかりつけ医機能を推進するうえで必要な事業	Ⅰ 住民に対する各種保健、医療、福祉制度の普及啓発 Ⅱ 住民に対する保健・医療・福祉の総合的なサービスの提供 　(1)在宅サービスチームの事業推進 Ⅲ 保健・福祉実務担当者に対する各種研修の実施 Ⅳ その他かかりつけ医機能を推進するうえで必要な事業
医師会実施業務	Ⅰ 医師会員等に対するかかりつけ医事業の周知 　(1)かかりつけ医の機能啓発活動 　(2)アンケート調査 　(3)かかりつけ医推進協力医の名簿作成 Ⅱ 医師会員等に対するかかりつけ医機能に関する研修の実施 　(1)かかりつけ医機能の研修 Ⅲ かかりつけ医機能推進委員会設置・実施 Ⅳ その他かかりつけ医機能を推進するうえで必要な事業 Ⅴ 業務報告書の作成	Ⅰ 医師会員等に対するかかりつけ医事業の周知 　(1)かかりつけ医の機能啓発活動 Ⅱ 医師会員等に対するかかりつけ医機能に関する研修の実施 　(1)かかりつけ医機能の研修 　(2)在宅器具管理の研修 Ⅲ かかりつけ医機能推進委員会実施 Ⅳ その他かかりつけ医機能を推進するうえで必要な事業 Ⅴ 業務報告書の作成	Ⅰ 医師会員等に対するかかりつけ医事業の周知 　(1)かかりつけ医の機能啓発活動 　(2)アンケート調査 　(3)かかりつけ医推進協力医の名簿作成 Ⅱ 医師会員等に対するかかりつけ医機能に関する研修の実施 　(1)かかりつけ医機能の研修 　(2)在宅器具管理の研修 Ⅲ かかりつけ医機能推進委員会実施 Ⅳ その他かかりつけ医機能を推進するうえで必要な事業 Ⅴ 業務報告書の作成

図 11

⑥ホームページの開設

かかりつけ医の案内，マップその他医師会の地域医療活動を紹介したホームページを開設しております．ホームページ画面の一部を図13に示しました．

ｃ．病診連携事業

アンケート調査の結果から，かかりつけ医機能のなかで特に病診連携は，重要なものであることがわかります．現在大森医師会は病診連携事業にも力を入れており，図14のような地域連携を構築すべく努力しております．

④かかりつけ医と介護保険

介護保険制度の概略を図15に示します．

介護保険が実施されますと，われわれ医師も関わりが発生いたします．以下のようなことがあげられます．

a．主治医意見書の作成

主治医意見書の書式を図16に示します．

b．認定審査会への参加

c．居宅介護サービス事業を行う

・居宅療養管理指導

・訪問看護

・訪問リハビリ

・サービス提供者会議への参加

d．ケアマネジャーとして

・訪問一次調査

・ケアプランの作成

・ケアプラン会議への参加

これらのことに関しまして，大森医師会の介護保険へ

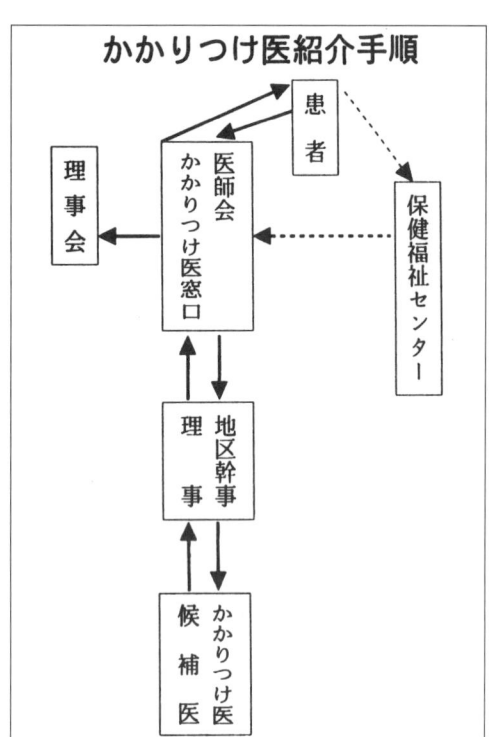

図 12

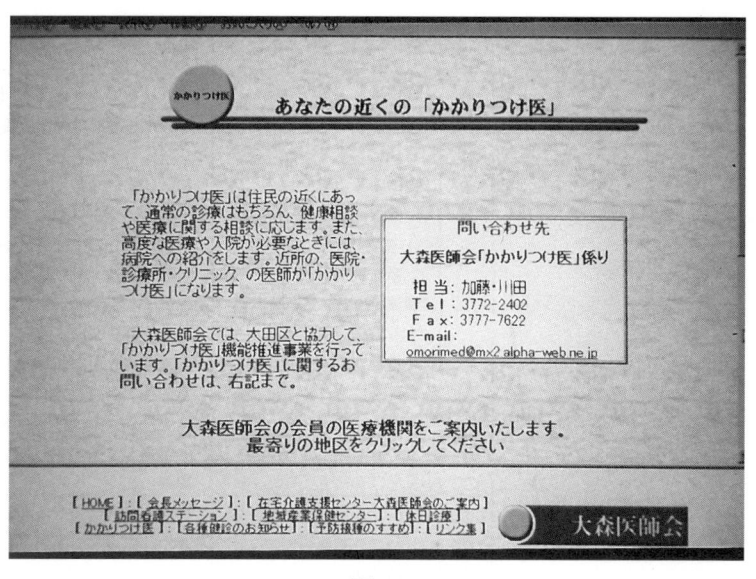

図 13

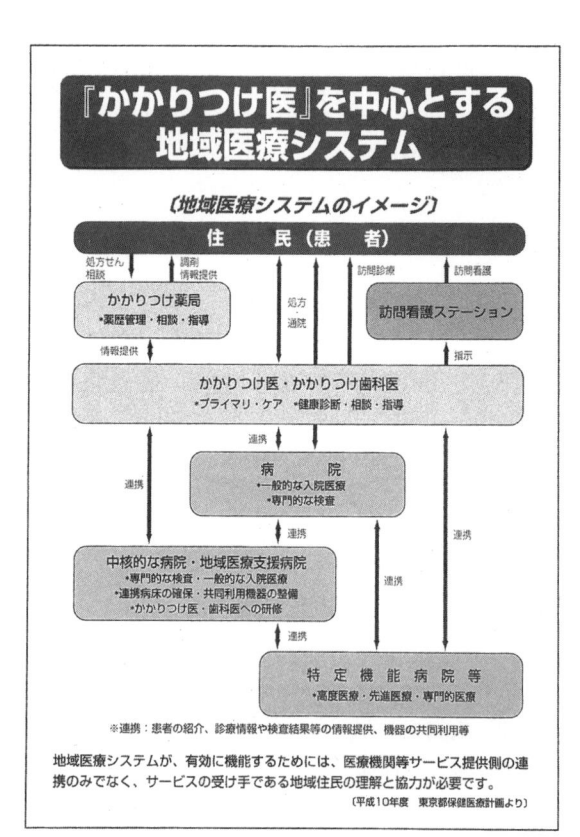

図 14

図 15

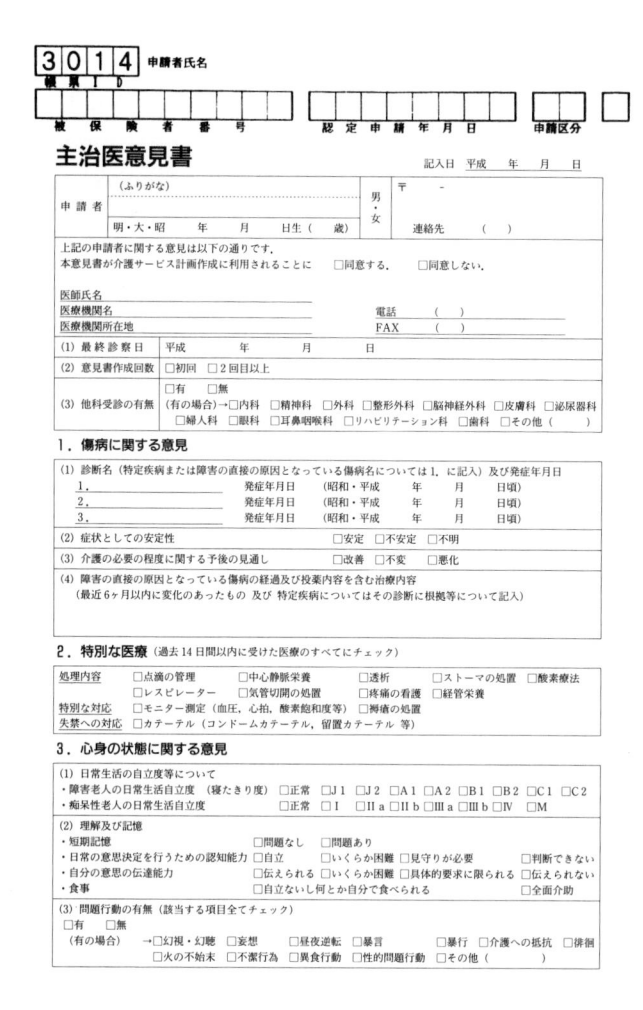

図 16-1

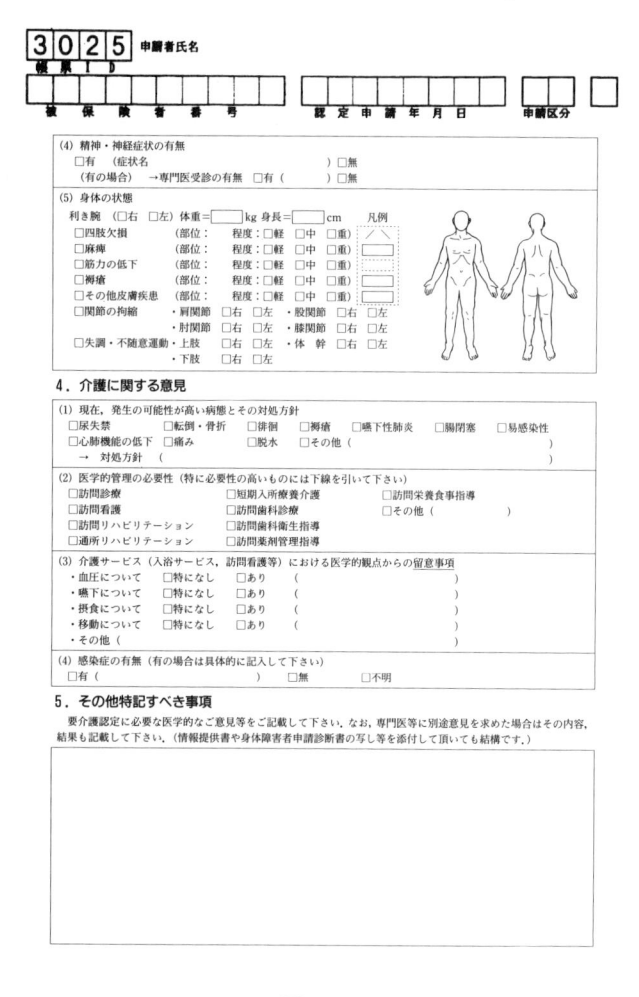

図 16-2

の対応は以下のごとくです．

　a．介護保険に関するアンケート調査の実施
　b．主治医意見書に関して会員に対する支援
・主治医意見書に関する勉強会の開催
・痴呆に関する勉強会の開催
・介護保険についての講演会の開催
　c．かかりつけ医紹介窓口の開設
　d．認定審査会への参加（委員の推薦）
　e．認定審査会委員連絡会の開催
　f．介護保険策定委員会への参加
　g．医師会訪問看護ステーションの対応
・看護スタッフの介護支援専門員資格の取得
・居宅介護支援事業者の指定を受ける
・一次調査（区からの委託）
・ケアプランの作成
　h．在宅介護支援センターの開設

平成11年10月より，大田区の委託をうけて，在宅介護支援センター大森医師会を開設しております．大森医師会立訪問看護ステーションとともに，介護保険の訪問調査，ケアプラン作成に携わっております．

⑤地域医療におけるかかりつけ医

地域医療のなかで在宅医療の意義が重みを増しつつあります．これに携わるのは，かかりつけ医，かかりつけ歯科医，かかりつけ薬局等医療人だけでなく，福祉・介護職の人達と一体となって，患者のノーマライゼイションの実現を図らなければなりません．障害をもった人々が社会のなかで特別視されることなく，一般の人々と同じ個人として，社会参加し，行動できるようにすべきである，という考え方であり，公的介護保険はこのことの制度化であると期待されているのであります．在宅医療が成り立つための基盤には，より高次の医療の後方支援がなければなりません．これらをまとめたものが，図12のようになります．

⑥おわりに

　以上，かかりつけ医に関する医師会事業を中心に述べましたが，原点に戻って，忘れてはならないこととして，行政上のものであれ，医師会等の団体におけるものであれ，「かかりつけ医」を制度にしてはならないということを強調したいと思います．「かかりつけ医」は患者と医師との間の信頼に基づく関係であって，制度で規定するようなことは避けるべきでありましょう．

　「かかりつけ歯科医」についても同様なことがいえるのではないでしょうか．「かかりつけ」の原点をいま一度思い起こしていただいて，稿を閉じさせていただきます．

　　(3) 歯科のない病院との連携（病院への訪問歯科診療の必要性と注意点）

　口腔機能の役割を理解しながら口腔ケアの大切さを知ることが，歯牙疾患，歯周疾患の増悪を防ぎ，誤嚥性肺炎の予防，正常な味覚と食欲増進，口臭の除去，正常な顎位関係，正常な発音，感情表現等に大いに役立つ．結果的に，口腔ケアがリハビリテーション（機能・形態障害，能力障害，社会的不利の訓練，援助）にもつながる．

　また，易感染症宿主への対応としての口腔ケアの視点からも考慮しなければならない．すなわち，免疫不全症者，ステロイド使用者，大手術後，放射線治療，代謝異常者，乳幼児等のハイリスクグループへの対応である．

　口腔細菌の全身疾患への影響として，歯性病巣感染（根尖病巣，歯周炎等）がある．これが原因で誤嚥性肺炎，感染性心内膜炎，腎炎，脳梗塞，感染アレルギー等が引き起こされることがある．

　予防対策としては，口腔ケア，抗菌性洗口剤の使用，抗生剤の使用，病巣の除去（抜歯等）が考えられる．

　ところで，医科病院への訪問歯科診療が現在ほとんど行われていない現状では，歯科施設を持たない病院においての上記のような口腔ケアは，主治医および病棟看護婦によって行われるわけだが，歯科疾患の治療までは当然行われないわけだし，口腔ケアについてもなかなか理解し得ない環境にあると推察される．そのような状況において適切な歯科医療のみならず，適切な情報を提供していくことはわれわれ歯科医師の責務である．そのためには訪問歯科診療における医科と歯科の情報ネットワークの設立が第一に必要と思われるが，適切な関係が構築された後，実際に訪問歯科診療を行う上でわれわれ歯科医師が留意するべき事項が数多く存在する．

①連携の構築

　医科病院の入院患者に歯科治療の必要性が生じた時，外来通院が可能であれば近隣の開業歯科医のところへ送ることができるが，通院が困難な場合に問題が生じてくる．現在の所，各病院が個人的な関係または紹介により歯科医院へ訪問歯科診療を依頼することになる．歯科医の側から考えると正式な依頼状，情報提供書等があることは少なく，依頼が病院によるものなのか，患者または患者の家族によるものなのか判断が難しくその対応に苦慮することが多い．逆に病院の側から考えると歯科医師会等に相談の窓口がなく，訪問歯科診療を受け付けてくれる歯科医院のリストもないためどうしても個人的に知り合いの歯科医師に頼ることになり，件数が多くなれば診療に迷惑になるだろうと遠慮も出てくる．

　そのようなことから，今後，蒲田・大森両歯科医師会が中心となって関係する医師会，医科病院に対し相談の窓口を作り，適切な対応をできるシステムと，担当医（かかりつけ歯科医）の育成に取り組む必要がある．もちろん個人的に作り上げたシステムに問題が生じていなければ，そのまま個人として訪問歯科診療を行うことに歯科医師会の立場からそこへ介入していくことはありえない．

②訪問歯科診療における歯科の課題

　主治医とかかりつけ歯科医を結ぶのは，その患者（家族を含む）の保健医療情報であり，情報の活用がうまくいくかどうかが連携の基本となる．歯科医師の立場としては，口腔疾患と全身疾患の関連を把握し，栄養管理，摂食嚥下，感染症対策，薬剤等幅広い知識が必要になる．特に摂食嚥下機能療法など現在特別養護老人ホームで行われている口腔のリハビリテーションについては，一部の専門的な歯科医の問題ではなくわれわれ一般開業歯科医（かかりつけ歯科医）においても必要不可欠な知識と技術として組み込まれていくことになる．

　これまでわれわれが経験してきた「在宅の訪問歯科診療」と違い「病院での訪問歯科診療」は患者のリスク，環境のリスクは遥かに大きく，十分な準備と決意が必要になる．病歴の把握，病状の確認，治療期間と入院期間の確認，患者のステージ（急性期，慢性期，終末期）における治療方針の判断，退院後のケア等基

本的なこと以外に，感染症対策として，普段われわれが十分と思ってやっていることが病院では不十分であったり，一般医学知識の認識不足が患者や担当医，看護婦等の医療従事者の方々へ迷惑をかけることにもなる．清潔と不潔の区別や滅菌器材の取扱いは医科病院では厳しく管理されているし，病院が医療の場であることの認識を正しく理解することが重要である．また，適切な医療情報を病院サイドから受けても，われわれ歯科医が理解し有効に活用できなければ無駄になり，医療事故につながってしまう可能性も存在している．

次にかかりつけ歯科医として，医科病院に訪問歯科診療へ行く場合の事務的な注意点と問題点について考えてみたい．病院によって，規模やシステムが異なり一概には決められないが，基本的には診療の許可は担当医だけでなく病院長等の代表者の許可が必要となる．医療責任は病院と担当歯科医であることから，問題が起きた時の責任と窓口だけは最初に決めておく方が良い．もし，歯科医師会が担当医を紹介するのであれば，医科担当医にその病院との話し合いで利用してもらう簡単なマニュアルを作成することも考えられる．また，患者の保険証等の確認方法，一部負担金の請求方法と徴収方法，医科診療録への記載の有無等について事前に決めておくようにしたい．

訪問する時間についても配慮する必要がある．食事，検査，見舞，手術，その他病院のスケジュールに合わせ，お互いに無理のない時間帯に歯科訪問診療が行われることが望ましい．実際の診療の場となる病棟においては，病棟婦長，主任看護婦と密に連絡を取り時間の調整だけでなく，診療内容を理解して協力してもらうとともに申し送り事項として次の診療日時や診療内容の説明をしておくことも重要である．

③訪問歯科診療における医科病院の課題

訪問歯科診療を受け入れるに当たりできれば文章にて診療依頼を提出し，正式な依頼であることを確認しておいたほうが良い．そのためには，歯科医師会を通して依頼を出す場合と，直接歯科医院へ依頼を出す場合の2種類の依頼状を歯科医師会で用意するべきだろう．また，歯科診療を行う場所についても事前に歯科担当医と打合せをしておく必要がある．病棟内での処置に問題があれば他の場所を使う必要もある．歯科治療において，義歯の調整などで出るごみの始末の問題，ガスバーナー等で火を使う問題等が考えられる．

④連携確立後の課題

歯科訪問診療がある程度軌道に乗れば，単に入院患者の歯科治療を行うだけでなく口腔ケアの実践として，歯科医師の立場での食事指導，摂食嚥下指導，歯科衛生士による訪問口腔衛生指導，病棟看護婦への口腔ケア指導，パラメディカル（薬剤師，X線技師，OT，PT，ST，栄養士，MSW等）との連携も可能になっていく．これらの連携がうまくできた時初めて，先に述べた口腔ケアとリハビリテーションの関係が確立されたことになる．

そしてこれからの医科と歯科の関連した問題として，糖尿病に併発する歯周疾患，口腔内乾燥症に対するホルモン療法（パロチン＆Vitamin C）の見直し，舌咽神経痛と三叉神経痛の簡易鑑別診断の研究，HIVおよびB型肝炎，C型肝炎患者の診療手技の際の予防のための情報交換，H_2ブロック過剰投与による舌苔の問題，人工透析の薬物投与と抜歯時止血問題の情報交換，口腔内歯科金属アレルギー問題，義歯不適合による舌癌発生の情報等が考えられる．

3）かかりつけ薬局との連携

かかりつけ歯科医機能の重要なものの1つに，チーム医療実践のための連携および紹介または指示機能があげられる．そのなかで，高次医療機関，かかりつけ医と並んでかかりつけ薬局との連携は大切である．

きたる高齢化社会を考えると，多くの高齢者は複数の医療機関から複数の薬剤処方を受け取ると考えられる．重複服用や相互作用の観点から薬剤管理を一元化し，管理しやすくする「かかりつけ薬局」の機能は非常に重要である．

また，現在（平成11年8月），定期的に薬剤師会との意見交換の場あるいは連絡会のようなシステムは存在しない．介護保険の導入を機に薬剤師会のみならず，医師会を含めた三師会が定期，不定期を問わず連絡を密にすることが，地域住民に継続的なプライマリ・ケアを提供するために必要と思われる．

蒲田薬剤師会　近　新道会長は「かかりつけ薬局との連携」について次のように書いている．

『蒲田薬剤師会は，処方箋応需に際して，調剤用医薬品の備蓄を重要課題として備蓄センターを開設した．次

・薬剤服用歴管理簿（カード）

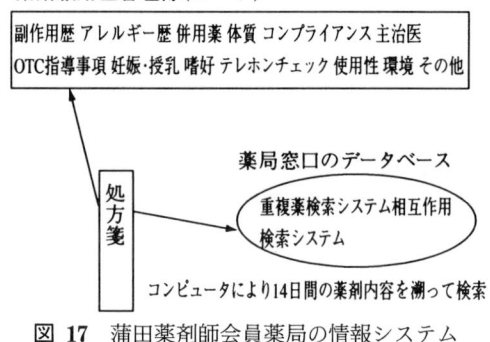

| 副作用歴 | アレルギー歴 | 併用薬 | 体質 | コンプライアンス | 主治医 |
| OTC指導事項 | 妊娠・授乳 | 嗜好 | テレホンチェック | 使用性 | 環境 | その他 |

処方箋 → 薬局窓口のデータベース
重複薬検索システム 相互作用検索システム
コンピュータにより14日間の薬剤内容を遡って検索

図 17 蒲田薬剤師会員薬局の情報システム

に調剤の情報化に備えて会員薬局の薬剤服用歴完備を進めた．またDIセンターを開設して，40歳以上の患者薬歴情報の組織的管理（患者登録），コンピュータによる服用薬間の相互作用検索ソフトの開発，コンピュータによる医薬品コードからの薬品名識別ソフトの開発，個々の服用薬ごとについて服用するときの諸注意，副作用を一覧化した服薬指導ノートの発刊等による会員薬局の情報処理が迅速に，適正に進められるように努力してきた．

高齢社会の到来に伴って，適応する医薬品を反復して長期にわたって服用したり，また，複数医療機関の受診が増え，服用する医薬品の品目が増加する．

したがって，服用医薬品の重複・相互作用の発生する機会も多くなってきている．

相互作用については，内服薬において吸収阻害による効果の減弱，吸収促進による副作用，代謝酵素阻害による致命的な副作用，受容体における競合による副作用，排泄阻害による副作用，などが起こっていて，特に個々の高齢者の状況を把握しつつ，各々の服用薬の添付文書情報を考えに入れた調剤業務が必須となってきている．そのために患者自身もなるべく一カ所で調剤を受けるようにかかりつけ薬局を決めておくとよい，と日本薬剤師会では推奨している．

蒲田薬剤師会は，20数年前に組織的に歯科処方箋応需を開始して以来，特に歯科領域で繁用されるNSAIDsと他科による同薬効薬剤の重複投与については細心の注意が払われていて，問い合わせにより処方変更が行われ，適正使用に貢献していると考えている（図17）．

受けた処方箋はどこでも患者が希望する薬局へ持参して調剤を受けることとなっており，服薬情報を管理して調剤してくれる薬局へ受け取った処方箋を集中することは，患者にとって大きなメリットになると考えられる．

このような対応をとると，薬局としては，受付医療機関の数が増えて，備蓄薬品の品種が多くなるので，経済的に負担がかかってくる．品種が多くなることは医薬品情報についてもコンピュータ化するなどして，正確・迅速に検索できるように対応しなければならない．

蒲田薬剤師会は，会員薬局の資質を強化するために，医薬品の備蓄センターの充実，DIセンターによる会員薬局の情報処理システムの整備などをして会員薬局間の格差の是正に努め，患者の薬局選択肢を広げ，患者に選ばれる薬局集団の育成を目指して活動しており，日本における理想的分業地区としての評価が定着している．』

以上が，近薬剤師会会長の記載である．

4）訪問看護ステーションとの連携

1991年10月老人保健法が改正された．この改正のなかで，保健，医療，福祉にわたる総合的な高齢者対策を推進するために，新たに創設されたのが「老人訪問看護制度」である．その後，1994年9月健康保険法の改正によって，指定訪問看護事業が10月1日から始まり，「訪問看護ステーション」が誕生した．この制度は訪問看護を専門的に行う事業所，すなわち訪問看護ステーションが主治医の指示に基づき，保健婦，看護婦を在宅の寝たきり等の高齢者のもとへ派遣し看護を行うもので，訪問看護にかかわる費用は社会保険制度から支払われる療養費と利用者からの利用料で賄われている．訪問回数は原則として週3回を限度としている．平成12年度より介護保険による給付も開始される．

病気や障害をもった人や高齢者が，今まで住み慣れた家庭や地域での生活を望んだとき，本人や介護している家族が安心して暮らせるように援助するのが「訪問看護サービス」である．在宅療養者のところへ行くのは，訪問看護婦としての教育，訓練を受けた看護婦であり，当然主治医の治療方針と指示に従って看護が行われる．実際には，病状の観察と判断（体温，脈拍，呼吸，血圧等の測定），食事・排泄・移動の介助，医療的処置（床ずれの予防と手当て，カテーテルの交換と管理，吸入，吸引，在宅酸素の管理，膀胱洗浄等），薬剤の管理，リハビリテーション，精神・心理面のケア，終末ケア等が行われる．その他にも家族への助言や相談として，介護についての悩みの相談，介護用品の紹介，主治医のかかり方についていろいろなアドバイスを提供してくれる．また訪問看護

には，異常の早期発見，悪化の予防という役目もある．

なお，指定訪問看護事業者は，地方公共団体，医療法人，社会福祉法人，国，日本赤十字社，農業協同組合連合会，健康保険組合および連合会，国家公務員等共済組合，国民健康保険組合および連合会，医師会や看護協会などで，株式会社など営利を目的とする法人は当分の間，指定の対象とはならない．1999年9月1日現在，都内には293カ所，大田区には14カ所の訪問看護ステーションが設置されている．

これまで，歯科医師と訪問看護ステーションとのかかわりは残念ながらあまりなかった．これは，事業のしくみ自体が医療機関としての歯科医院をあまり想定していないこと，訪問看護を行う人達が口腔への関心が少ないこと，または関心があって口腔ケアをしたくてもその方法や紹介医療機関がわからないこと等が考えられるが，何よりわれわれ歯科医師がこれらの事業への関心が少なく，事業所そして訪問看護婦の方々との窓口を作る努力が少なかったことが原因だと考えられる．

日本歯科医師会は，かかりつけ歯科医の機能について「自院における歯科保健医療だけでなく，地域住民の健康増進に寄与するため，歯科保健教育，相談，健診，在宅・施設における歯科の保健，医療，福祉（介護）事業に積極的に参加する」という見解を示している．

東京都歯科医師会は，かかりつけ歯科医の機能について「在宅や介護保険施設等への訪問歯科診療・訪問口腔衛生指導・口腔機能リハビリテーションや介護保険における認定審査会，サービス担当者会議への参加による専門領域からの意見具申を行う機能」「病院，高次医療機関，他職種並びに行政との連携，紹介，及び指示機能」等をを謳っている．

介護保険制度の導入を含めて，これらのことを遂行していくために訪問看護ステーションとの連携は必ず必要なものになってくると思われる．

その場合に，歯科医に求められることは，補綴，保存，口腔外科等，普段の診療にかかわる知識だけではなく，摂食嚥下や口腔諸機能および隣接医学，地域医療，地域保健に関する広範な知識と技術が必要になる．このことは，一部の公衆衛生事業に携わる歯科医師だけの問題ではなく，すべての歯科医にかかわった問題である．そのためにこれからは，歯科医師会だけの講習会，研修会だけではなく医師会，薬剤師会はもちろん，訪問看護ステーション，OT，PT，ST等のリハビリテーション専門職の方々との合同研修会などを開いて，歯科医としての知識を広げるとともに相互理解を深め，これらの方々に歯科医の仕事の内容を広くアナウンスメントし，在宅療養者のための歯科医紹介システムを構築していくことが必要になってくる．

まず第1に行うことは，歯科医師会に訪問看護ステーションへの窓口を作り，在宅療養者の口腔ケアや摂食等の看護サイドの質問に答える「場」を作ることであろう．

次に，実際の訪問看護の現場において，歯科医および歯科衛生士のかかわりが必要なときに，歯科医の派遣を検討しなければならない．訪問看護の最前線にいる方々の観察力とアドバイスに歯科医療が加われば，在宅療養者のQOL，ADLの向上に大きな貢献ができると考えられる．

5）特別養護老人ホームとの連携

特別養護老人ホームとは，身体上または精神上著しい障害があり，常時介護を必要とし，居宅において適切な介護を受けることが困難な65歳以上（特別の事情がある方は60歳以上）が入る老人福祉法に定められた介護施設で（平成12年度より介護保険による介護老人福祉施設となる），入所の手続きは最寄りの保健福祉センター（福祉事務所）で行うようになっている（**表26**）．

歯科医師会の協力システム（実施方法）では，

(1) 定例派遣・随時派遣による治療

①治療スタッフは歯科医師会所属の歯科医師および歯科衛生士とし，特別養護老人ホーム（以下「特養」という）の看護婦が業務の補助にあたる．

②スタッフの派遣方式は「定例派遣」と「随時派遣」の2本立てとする．

③「定例派遣」はあらかじめ定例日（月3回）と担当医を定め，治療のほか，相談・指導を行う（1回2時間とする）．

④「随時派遣」は必要に応じて，治療の目的で原則として1人を対象に行うものとする．

⑤治療は特養からの要請により，歯科健康管理録に基づき適切に行うものとする．

(2) 相談・指導

①相談・指導は「定例派遣」のなかで計画的に行うことを原則とする．

②相談・指導に際しては，特養の看護婦もしくは寮母

表 26　大田区から委託されている施設（公設民営）

施設名	開設年月日	定員	所在地
大田区立特別養護老人ホーム羽田	昭和63年10月1日	100名 ショート8名	本羽田3-23-45 TEL(3745)5351
大田区立特別養護老人ホーム池上	平成3年2月1日	100名 ショート8名	仲池上2-24-8 TEL(5700)1235
大田区立特別養護老人ホーム大森	平成5年2月1日	80名 ショート8名	大森西1-16-18 TEL(5471)2701
大田区立特別養護老人ホーム蒲田	平成7年5月1日	100名 ショート12名	蒲田2-8-8 TEL(5710)0780
大田区立特別養護老人ホーム糀谷	平成8年5月1日	100名 ショート15名	西糀谷2-12-1 TEL(3745)3001
大田区立特別養護老人ホームたまがわ	平成12年5月1日（予定）	200名 ショート40名	下丸子4-23-1
民設民営特別養護老人ホーム好日苑	平成9年4月1日	80名 ショート17名	上池台5-7-7 TEL(3748)6193
民設民営特別養護老人ゴールデン鶴亀ホーム	平成12年4月1日	80名 ショート10名	矢口1-23-12 TEL(3758)1810

が補助にあたる．

(3) 通院

施設内での治療が困難でかつ通院が可能と認められる場合は，通院歯科医療協力機関において通院治療を行うものとする．

(4) 摂食・嚥下指導

施設内で，月2回を限度とし，入所者に対し摂食・嚥下に関する指導を行うものとする．

(5) 健診

①新規入所者については特養からの要請に基づき，定例派遣のなかで行う．

②健診結果については歯科健康管理録を作成し，治療，相談・指導等の区分を決める．要治療者とされたものについては特に緊急度の高い場合を除いて，次年度に治療を行うものとする．

(6) 連絡窓口

歯科医師会と大田区との連絡窓口は保健福祉部介護サービス課とする．また，特養と協力歯科医師との窓口は特養の養護課長とする．

また，平成12年5月に開設する「特別養護老人ホームたまがわ」では現在の2倍の規模に匹敵する200名の入所者と，歯科診療室も最大で約100m²が予定されている開設時は閉鎖型（入所者のみ）で行う予定だが，将来は開放型（障害者の外来も可能）にした一次医療機関と二次医療機関との間の1.5次医療機関としての機能をもった歯科室にすることも検討している．

これまでの経過（分析）を図18に示す．

各特別養護老人ホームの摂食指導（食べ方トレーニング）では，

○特養羽田

平成11年度より行われた．養護課でリストアップし，問題点や食事形態等の評価表を作成し，当日医師に渡す．実際の食事の様子を観察後，評価会議で担当の寮母・夫により指導項目等を記入し，評価表を完成する．

評価表は担当寮母・夫～医務～栄養士～養護主任～養護課長の順で回覧する．出席者は養護課長，養護主任，施設医師，看護婦，栄養士，担当寮母・夫である．来設医師は3人．

○特養池上

4年目となる．寮母・夫よりリストアップし，2人くらい評価してもらうが，対象外の人もみてくれる．枕の入れ方や食事前のマッサージ，口の中への刺激等，担当寮母・夫が指示を受ける．出席者は歯科医師，看護婦，栄養士，担当寮母・夫である．来設医師は4，5人．

○特養大森

2年目となる．摂食状況をみてもらいたい入所者をリストアップし，事前ミーティングの後，フロアーにて摂食指導，その後ミーティングをする．昨年9月に入所者

IV. かかわり

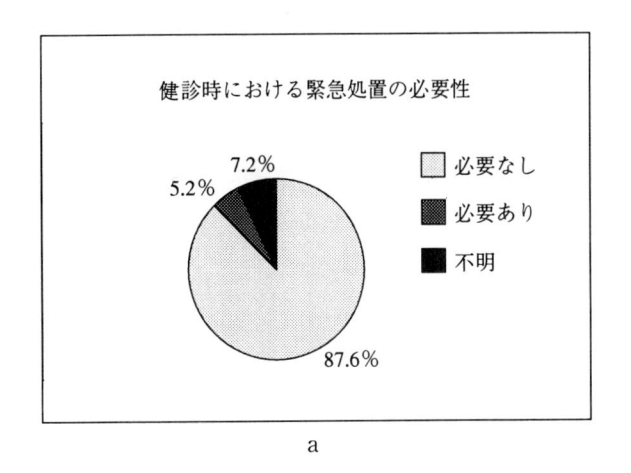

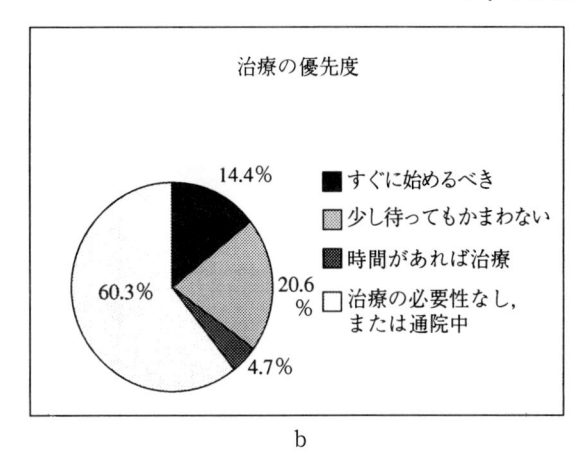

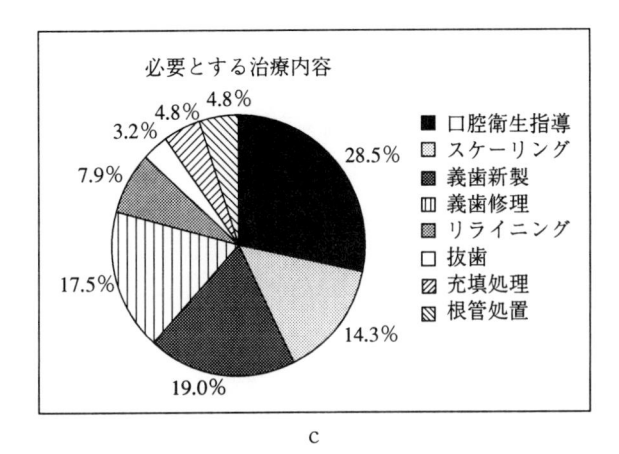

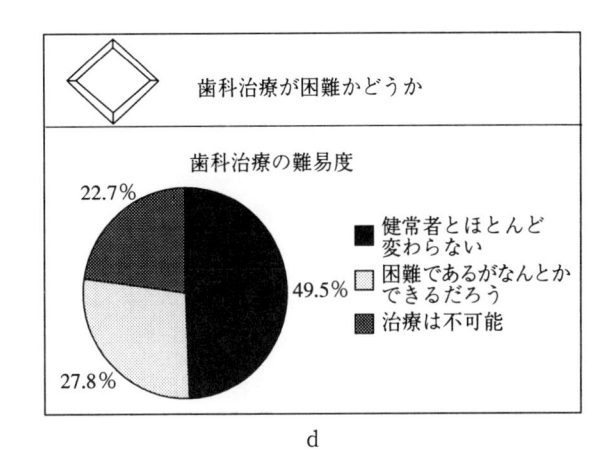

図 18

全員の歯科一斉検診（口腔細菌を含む）を実施．出席者は歯科医師，施設長，養護課長，主・副主任寮母・夫，看護婦，栄養士，PT，担当寮母・夫である．

○特養蒲田

平成11年より開始．当初の緊急に要するケースの対応から，現在は100名分の評価表を作る作業に移行している．嚥下の状態や摂食時の姿勢等の評価を行っているが，個々の入所者の食形態を考えるよい機会になっている．出席者は看護主任，フロア副主任，栄養士，PTである．来設医師は2人．

○特養糀谷

平成11年度より開始．養護課でピックアップし，問題点を説明する．食事をはさんで，食事評価表を指導してもらう．また，スタッフ対象の研修，入所者全員の口腔内のケアが行われた．出席者は養護課長，フロア副主任，看護婦，栄養士である．

という経過で進んでいる．

摂食・嚥下機能が減退した入居者に対して，誤嚥による肺炎や気管支炎などの呼吸器疾患の予防を目的とした口腔ケアが必要である．口腔機能減退が原因の摂食・嚥下機能障害への対応は，呼吸器疾患のくり返しから死に至る危険を予防しうる医療である．そして，口腔機能障害が原因とも知らず，また知っているにもかかわらず苦しみながら亡くなっていく入居者が少なからずいることを忘れてはならない．各特養での治療・指導で入所者のADL・QOLが向上し，他科医師との連携が充実して，1人でも多くの方が自立し，できることなら在宅に復帰できようになれば目標の達成となるであろう．

そして，今後の課題として，

○口腔ケアの徹底の重要性
・介護にかかわるスタッフ（看護婦，寮母・夫）の意識の改革と連携
・専門職としての歯科衛生士の配置
○摂食・嚥下障害の評価，診断のシステムの確立

○食べ方トレーニングの充実
○災害時の薬品，薬剤等の備品の整備および拠点としての役割

などがあげられよう．

6）行政との連携

(1) 推進委員会

①大田区歯科保健医療推進委員会

従来，大田区と大森・蒲田両歯科医師会との連絡会は，以下の4つがあった．

- 大田区歯科保健医療推進連絡会
- 大田区障害者（児）歯科医療推進委員会
- 大田区寝たきり高齢者訪問歯科診療事業運営委員会
- 大田区特別養護老人ホーム歯科医療協力運営会議

以上の4つを平成11年度から大田区歯科保健医療推進委員会という形で一本化し，円滑な推進を図ることとした．

②保健福祉部歯科医師会関連事業説明会
③大田区歯科保健医療推進委員会，協議会
④大田区かかりつけ歯科医機能推進委員会
⑤高齢者サービス調整チーム会議
　　（平成12年度より：大田区地域ケア会議に変更）
⑥大田区災害医療運営連絡会

以上のような関連機関がある．

(2) 過去の実績

①歯の衛生思想の普及

a．対象：一般区民
b．内容：歯の衛生週間に歯科医師会に事業を委託し，児童が描いたポスター展およびパネル展示会を開催し，会場において無料健診および相談を実施する．
c．実績：平成9年度
　健診相談199人（大森イトーヨーカドー114人・蒲田グリーンロード85人）
　衛生教育742人（大森イトーヨーカドー206人・蒲田グリーンロード536人）
　平成10年度
　健診相談210人（大森イトーヨーカドー135人・蒲田グリーンロード75人）
　衛生教育785人（大森イトーヨーカドー300人・蒲田グリーンロード485人）

②幼児歯科健康診査

a．対象：3歳児から就学前の希望者
b．内容：幼児の歯科疾患予防のため，3歳児から就学前の希望者に対し，委託医療機関で歯科健康診査およびフッ化物塗布を実施する．
c．実績：平成9年度
　受診者数6,095人（大森3,094人・蒲田3,001人）
　平成10年度
　受診者数5,453人（大森2,884人・蒲田2,569人）

③妊婦歯科健康診査

a．対象：妊婦
b．内容：妊婦に対して，妊娠時の歯科疾患を予防し，胎児の健全な発育を図るため歯科医療機関に委託して歯科健診を実施する．
c．実績：平成9年度
　受診者数1,479人（大森944人・蒲田535人）
　平成10年度
　受診者数1,518人（大森974人・蒲田544人）

④成人歯科健康診査

a．対象：20〜55歳までの希望者
b．内容：歯周疾患等の疑いのある者を早期発見し，早期治療の促進を図るとともに，成人区民の健康の保持増進および衛生思想の普及をする．
c．実績：平成9年度
　受診者数2,003人（大森1,018人・蒲田985人）
　平成10年度
　受診者数2,149人（大森1,087人・蒲田1,062人）

⑤1歳6カ月児歯科健康診査

a．対象：1歳6カ月児
b．内容：1歳6カ月児を対象に保健福祉センターで健康診査（歯科健康診査を含む）を実施する．
c．実績：平成9年度
　受診者数4,168人（大森1,207人・雪谷1,054人・蒲田1,091人・糀谷816人）
　平成10年度
　受診者数4,327人（大森1,175人・雪谷1,096人・蒲田1,306人・糀谷750人）

⑥3歳児歯科健康診査

a．対象：3歳児
b．内容：3歳児を対象に保健福祉センターで健康診査（歯科健康診査・視力・聴覚検診を含む）を実

施する．
c．実績：平成9年度
受診者数 4,109人（大森 1,190人・雪谷 1,020人・蒲田 1,072人・糀谷 827人）
平成10年度
受診者数 3,851人（大森 1,073人・雪谷 990人・蒲田 1,012人・糀谷 776人）

⑦両親学級
a．対象：両親
b．内容：健康な赤ちゃんを生み育てるために必要な妊娠中の生理，衛生，歯科衛生，分娩の経過と産褥，妊娠中の栄養，新生児の保育，沐浴，衣類等の知識を習得してもらうため歯科医，保健婦，栄養士，歯科衛生士，助産婦等がそれぞれ担当して実施する．
c．実績：平成9年度
受講者数 716人（大森 143人・雪谷 244人・蒲田 215人・糀谷 114人）
平成10年度
受講者数 689人（大森 138人・雪谷 259人・蒲田 197人・糀谷 95人）

⑧乳幼児歯科相談
a．対象：3歳未満の乳幼児およびその保護者，就学前の障害児
b．内容：乳幼児歯科対策として，歯の健全な発育のため健診，指導，予防措置を実施する．
c．実績：平成9年度
受講者数 502人（大森 100人・雪谷 157人・蒲田 185人・糀谷 60人）
平成10年度
受講者数 605人（大森 139人・雪谷 140人・蒲田 245人・糀谷 81人）

⑨障害者（児）歯科相談
a．対象：民間障害者施設の通所者等
b．内容：民間障害者施設の通所者等に対し，歯科健康診査，相談，指導などを実施する．
c．実績：平成9年度
受診者数 180人（大森 45人・雪谷 43人・蒲田 52人・糀谷 40人）
平成10年度
受診者数 196人（大森 67人・雪谷 21人・蒲田 71人・糀谷 37人）

⑩歯科休日応急診療
a．対象：一般区民
b．内容：祝休日および年末年始の歯科急病患者の診療事業を，区内2歯科医師会に委託して実施する．
c．実績：平成9年度
受診者数 1,092人（大森 580人・蒲田 512人）
平成10年度
受診者数 1,041人（大森 533人・蒲田 508人）

7）歯科技工士会・歯科衛生士会との連携
―歯三会について―

蒲田・大森両歯科医師会は，地域歯科保健衛生の普及を図り，8020運動事業を支援することにより，生涯を通じた歯の健康づくりを目指しており，両歯科医師会独自で区民への啓蒙を行っている．

両歯科医師会は，大田区歯科技工士会，東京都歯科衛生士会西南ブロックを歯三会として連携を組んで活動してきた．

秋のデンタルフォーラムは，公益法人としての役割を果たすべく，歯三会が協力して歯科衛生活動を対外的に啓蒙する一大イベントである．

歯科医師会は，8020表彰，講演会，歯科衛生士会は，口腔保健管理，口腔清掃指導，歯科相談，アンケート調査，間食および食生活指導，歯科技工士会は，義歯等の制作，口腔清掃器具等の改良品展示の各々の役割を果たしているのが恒例となっている．

今後，かかりつけ歯科機能が文字どおり推進していけば，地域住民に保健医療サービスと福祉サービスを一体的かつ計画的に提供することになる．すなわち，歯三会の役割，方向も重要になっていくと考えられる．そのとき，歯三会はお互いに連携を密にして，パラデンタルスタッフの仲間として，区民に対して専門家の立場で何ができるのか，何をしたらよいのかを検討して議論を高めたいところである．

大田区歯三会　規約

1条　本会は，大田区歯三会と称す．
2条　本会は，大森・蒲田歯科医師会，大田区歯科技工士会，東京都歯科衛生士会西南ブロックの会員をもって構成する．

3条　本会は，地域社会の歯科保健衛生の普及と各会の連絡，業務の向上並びに会員相互の親睦を図るものとする．

4条　幹事は，当番会の役員をもってする．

5条　[協議会]　定例協議会は，年2回とし，その他必要に応じて開くことができる．

6条　[会計]　本会会計は，各会の均等分担とする．

7条　本会の連絡場所は，各会の事業所とする．

8条　本規約の改廃は，協議会にて決定する．

附則　本規約は，平成5年4月1日より施行する．

8）区議団とのかかわり

（1）区議団との連携

蒲田・大森両歯科医師会は，地域医療の必要性の理解を求めるために，定期的に区議団との連絡会を開催している．

歯科医師会が考えている地域医療の方向性に関して，詳細な資料を揃えた上で，区議団との討議を実施している．

特に大森歯科医師会の会員が，大田区区議会議員であることから，その連絡会は密に行われている．

（2）大田区歯科関連予算に対する要望書

蒲田・大森両歯科医師会は，地域医療にかかわる施策の実現のために，毎年，区議団に対して要望書を提出している．内容は，受託事業の改善，新規事業の検討などである．

9）かかりつけ歯科医と政治とのかかわり

　　　　　　　大田区区議会議員・歯科医師　小原直美

かかりつけ歯科医の役割は，口腔の健康回復と維持を通じて人々へ心身の健康を提供することである．地域の歯科医師会に所属している歯科医師は，各診療所での治療だけでなく，区民，それぞれのライフステージに沿って，二次予防として口腔の健診や，相談事業を通じて区民と多くの接点を持っている．妊産婦歯科健診，両親学級に始まり，乳幼児や学校における歯科健診，成人歯科健診，そして，寝たきり高齢者への訪問歯科診療事業などがあげられる．1歳6カ月児，3歳児歯科健診のように各保健福祉センターでの事業と会員歯科診療所での委託事業があるが，どの事業も区民，一人ひとりの生涯の口腔の健康にとって大切である．生涯，自分の歯で過ごすことがどれだけ素晴らしいことであるかを区民にあらゆる機会を通じて周知していく必要があるが，歯科医師，歯科医師会の力だけでこのことを多数の区民の人々に伝えるのは限界がある．そこで，行政あるいは政治とのしっかりとした連携をとることにより，一段と周知の範囲を広げることが可能になると思う．特に行政とのかかわりは大変，大きいものがあると考える．

さて，地域の歯科医師が区民のライフステージにおける最初のかかわりは，両親学級であろう．この事業は母親の口腔の健康維持と状態把握，胎児への栄養指導とともにむし歯予防等の第一歩として大切な事業である．しかし，残念ながら少子傾向とはいえ，参加者が大変少なくこの事業の主旨が生かされていないのが現状である．区報等，区としてもいろいろと工夫を凝らしているが，なかなか効果が上がらない．医師，特に産婦人科医，小児科医との連携，協力，また，議員の力（区政報告会，その他会合での口腔疾患の予防の大切さを話してもらう）を借りる等，工夫が必要である．もちろん，そのためには医師や議員に対して口腔の健康や歯科の重要性についての教育が必要である．

この後に続く事業の中で1歳6カ月児，3歳児歯科健診等のように法が定まったものでも受診率は，八割程度であり，委託されている乳幼児フッ化物塗布事業がこの2つの事業に続くが，これも頭打ちになっている．受診率が上がらない原因はいろいろ考えられるが，1つには，学校歯科保健につなげるまでの予防事業の重要性が関係者に伝わっていないこと，事業内容がマンネリ化しているところもあるので歯科医師会のこれらの事業に対する取り組みも根本的に見直す時期にきているのではないかと考える．乳幼児の時期とはいえども，その人の口腔の健康を一生左右する大切な時期であるから，われわれも真剣に対処し，また，その重要性をいかに，多くの人々に伝えていくかが課題である．また，高齢化が進む中，全身的な疾病等によりさまざまな障害を背負って，不自由な生活を余儀なくされ，歯科治療もなかなか困難になっている高齢者の方々を診ると，各ライフステージにおける口腔の健康を維持，回復していくことの理解とそれを支えるヘルスプロモーションとしての動機づけがいかに重要かを痛切に感じることが多い．その意味からも現在の治療優先，偏重の方向も転換する必要があろう．口腔の健康を維持していくためには，「予防」が一番大切であ

ることはいうまでもない．歯科医師であれば誰でもわかっていることではあるが，現状では，「予防」に対する経済的対価があまりにも低いため，取り組みが不足している原因にもなっていることは否定できない．したがって，治療に勝る「予防」という価値観を高めるためには，その動機づけのみならず，経済的な面からもアプローチが必要で，「予防」に対していかに経済的なインセンティブをつけるかが課題である．「予防を中心とした取り組み」が治療するより経済的に低くなるのでは，話にならないのである．極端ないいかたをすれば，病名がなくては給付されない疾病保険であっても，介護保険にもあるような予防給付をもっと積極的に導入し，治療にかかわる一部を給付対象外としてでも「予防」の充実を図るような覚悟も必要であると考える．医療費の高騰がいわれているが，歯科医療費は，全体の一割にも満たないものの，現在の社会経済状況において，医療費全体を膨らませることは不可能といえる．しかし，その中身を改革することは可能である．保険給付の対象を絞り，給付範囲をこれ以上広げることを阻止するような覚悟も必要かもしれない．保険の財源は予防，初期医療に限るくらいの大胆な発想があれば，高齢になってもより多くの歯の保存は可能であり，歯科医師会が提唱している8020運動も現実味をおびてくるだろう．また，医療費の高騰も抑えられ，われわれも低医療費で赤字を出して，泣くことがなくなるし，人々も「予防」ということにもっと真剣に取り組むようになるだろう．それには，現在のような治療偏重にならざるを得ない状況（治療しなくては，収入はほとんどゼロに等しく予防処置に対しては評価がない）が続くのでは困難であることを世の中の人々にもっと伝えることが重要である．歯科治療内容をなんでもかんでも保険給付対象としようという厚生省の姿も考えものであるが，われわれ歯科医師側も努力が足らないといえる．歯科界が「予防」についてすぐに同意できるかは疑問であるが，多くの賛同が得られれば，政治の力で解決へ向けての働きかけが可能となるだろう．こういった問題への対応こそ，政治力が必要であり，政治家を使うべきである．かかりつけ歯科医の役割は生涯を通じて患者とのかかわりを持つことであるが，より一層，政治への関心とかかわりを持ち，新しい発想を取り入れていきたいものである．

4．口腔保健センター（仮称）の設立と役割および業務内容

―大森歯科医師会口腔保健センター設立準備特別委員会答申書（平成9年）より―

1）はじめに

平成9年度は地域保健法が実施され，保健と福祉の一本化を目指した保健福祉センターに在宅サービスチームが誕生し，区民のQOLの向上を目標に保健・福祉・医療の連携に向けてその第一歩がスタートした．そしてさらに平成12年度に実施される介護保険によって大きな変革がもたらされると予想されている．

このような時代背景の中で，大田区の現状は，都立荏原病院においては障害児（者）の治療後の支援体制がないためケアが継続できず，また昭和大学歯科病院においても成人障害者の治療後のケアが継続できないでいる．これらのことから口腔保健センターの機能は高次医療機関との機能分担（住み分け）がたいへん重要視され，やや重度の長期にわたる日常のケア（特に成人に関して），中等度のケア（一次と三次の間の中間的ケア）が必要とされている．

医療・福祉の狭間でその恩恵を十分に受けられぬことのないよう，地域の実情に合ったシステムづくりが要求され，これらをきちんと補完する後方支援体制（拠点づくり）の具体的な検討がいままでにも増して必要となっている．

2）口腔保健センターの概念

- 口腔保健センターは，口腔保健医療活動の拠点として地域の一般診療所の機能を越える保健と医療を地域住民のために提供する場である．
- さらに地域住民の口腔保健向上の拠点的機能を合わせもち，一般診療所と地域住民のニーズによって大田区の協力のもとに設立するものである．

3）役割と業務内容

地域における口腔保健センターの役割

(1) 口腔保健衛生の情報発信基地としての役割
　　地域住民に身近な口腔保健指導，教育を担当
　　健康保持，健康管理のための指導
　　口腔予防処置，早期発見，早期治療の奨励
　　口腔保健指導，栄養指導，療養指導教育
　　全年齢層にわたる健診業務
(2) 各歯科診療所の機能の限界を越える歯科診療を担当
　　寝たきり高齢者訪問歯科診療
　　保健指導
　　障害者歯科診療
　　全身管理歯科診療
　　休日応急歯科診療
(3) 口腔機能リハビリテーションを担当
(4) 口腔の介護を支援
(5) 災害時歯科診療
　　医療機器設備の共同利用

4) 業務
(1) 口腔保健指導（週5日程度）
　　在宅療養者，心身知的障害児（者）等
　　地域住民への口腔保健情報の発信
(2) 診療（週2日程度）
　　搬送可能な在宅療養者の診療
　　個人の診療室では対応できない成人，高齢者の中途障害者の診療
　　心身知的障害者の診療
　　以上を全身管理できる専門医（口腔外科医，麻酔医および障害児（者）専門の小児歯科医）と連携して行う
　　休日応急診療（休日，祝祭日，年末年始）
(3) 口腔機能リハビリテーション
　　摂食機能療法，構音療養等
(4) 口腔介護支援
　　口腔ケアマネージメント作成
(5) 災害時歯科診療
　　医療機器設備および備品の共同利用

5) 留意点
・予診，評価，再評価の結果を踏まえ，一般診療所への戻し方，高次医療機関との機能分担等の流れを考え，ネットワーク作りが必要となる．
・重度障害者，呼吸困難者は高次医療機関で行い，具体的連携は委員会を作り，調整をしながら行うことが望ましく，また搬送を必要とする場合は行政または個人の責任で条件を整える必要があると考えられる．
・施設管理については別途，委員会を設けることが必要と思われる．

5．医療情報システム

1）医療情報システムの目指すところ
(1) 医療情報学
　医療情報学とは，診療・医学研究・医学教育・医療行政など，医学のすべての分野で扱われるデータ・情報・知識をその医学領域の目的に最も効果的に利用する方法を研究する科学である（**表27**）．
　医療はそのものが情報行為であり，情報サービスである．また，Medical Informatics，医学・医療に対するコンピュータなど情報技術の応用や医学・医療への情報学的な考え方の導入を図ることに関する学問というように考えることもできる．
　今後の医療情報システムは，医療機関のなかのシステムでなく医療機関相互の連携も可能な情報システムを構築していくことが重要である．また，統一されたデータ形式を策定することも重要なことであると思われる．現在の医療での代表的な記述方式としてはMML（Medical Make-up Language）がある．これに伝送規格を足したものがMERIT-9（Medical Record Image Text-Information）で，そのなかには検体検査ファイルHL7形式がある．画像の規格としてはDICOM, ISOC, TIFF, GIF, GPEG, Exchange, raw, mpeg2がある．
　そのなかのDICOM（Digital Imaging and Communication in Medicine）は米国放射線学会（ACR）と北米電子機器工業会（NEMA）が開発した医用画像と通信の

表 27

診断情報	主訴，症状，既往歴，家族歴，傷病名，罹患部位，重傷度ないし病期，予後，剖検
検査情報	検査名（検体検査，生理検査，画像検査…），検査結果（数値，波形，画像…），検査所見（画像診断結果，病理所見…），など
治療情報	薬剤名，投与量，服薬報，手術名，術式，機能回復訓練，安静度，治療経過，など
患者生活情報	摂取栄養，運動量ないし身体活動利用，趣味，嗜好品と摂取量，勤務状況，など
機器情報	機器の目的（検査・治療・情報・研究・教育機器…），機器名，機器の機能，機器の原理，機器の操作法，機器の保守・管理法，など
薬剤情報	薬剤名，剤形，薬効，副作用，薬理，相互作用，適応症，禁忌，化学構造，など
その他情報	患者識別情報（患者名，性別，年齢…），看護情報（介護行為，時間，看護人名…），医療職員情報（診療科別専門医名，各医療種別当直員名…），など

（稲田 紘：医療情報学，p.8，日本医療情報学会，Network，1996．より引用）

規格で，日本ではMIPS規格-94日本放射線機器工業会（現在は日本画像医療システム工業会JIRA）となっている．

日常の診療行為を科学的に評価し，理にかなったものにしようという目的のため，特定の臨床状況において，医師が適切なヘルスケア上の決断が下せるよう支援する目的で体系的に作成された文書（Clinical Practice Guidelines）等もある．

このように医療情報学は現在，研究が進んでいる学問で，データの統一などいろいろなことを含んでいるため医療情報システムを考えていくうえで非常に重要な学問である．また，今まで経験や勘で行っていたものが定量化でき，後世に伝えることができれば，更なる発展につながるのではないだろうか．

(2) 情報の公開およびプライバシー

医師は患者の情報を他に漏らしてはならない義務を負っている．これは患者のプライバシー保護と人権を守るうえできわめて重要であるが，一方インフォームド・コンセントの立場からすると情報を公開し，説明すると同時に同意を得て診療を行うことが大切である．情報の公開については，現在いろいろと議論されているところである．今のところは，患者本人には公開するというような考え方になってきているようであるが，これらの医療はいろいろな業種の医療関係者が一人の患者にかかわることになる．そのときに必要な情報，必要のない情報をどのように振り分けていくかが非常に難しいことである．プライバシーの問題では，一人の患者さんについて資料やデータを蓄積していくとかなり生活環境などのことに関しても記載しなくてはいけなくなる．今まではドクターひとりが知っていればよいことだったものが，他の関係者にも公開されるということになりかねない．このことは情報の公開とあわせて非常に慎重に検討しなくてはいけないと思われる．しかし，医療関係のかかわりというものは，医療関係者がお互いの情報を交換しながら連携をとって一人の患者にかかわらなくてはいけないため，関係者個人でデータを貯めこむのではなくて共有できるようにしなければ無駄なことが多くなり，効率の悪い体制ができあがってしまう．このように，情報の公開とプライバシーという対極のバランスを考えていかなくてはいけないと思われる．

2) EBMとプライマリ・ケア

(1) EBMとは

Evidence-Based Medicineの略で，臨床上の疑問に対する問題解決の一手法である．臨床上の疑問は，どうしたら患者が良くなるのだろうかということである．臨床行為を決定していくための行動様式を示すもので，その結果がまたデータとなって蓄積されていくデータベースと考えることができると思われる．そして，それをまた臨床行為に利用していくためのシステムである．

しかし，現実の臨床では根拠を求めても確固たる根拠がないという場合も多い．しかし確固たる根拠がないとしても，根拠がないなりの判断というものは下さなくてはいけない．その決断にあたってはこの考え方が役に立つ．Evidence-Based Medicineは考え方や概念ではなくて行動である．その行動とは**表28**に示したような5つのステップで表すことができる．

医療情報システムを考えていくうえで，この考えに

表 28

ステップ	個別行動目標	
1	患者の問題の定式化	患者の問題をカテゴリー別に分類できる 患者の問題を patient（どんな患者に），exposure（何をすると），outcome（どうなるのか）の三要素で定式化できる 患者中心の outcome の設定ができる
2	情報収集	問題解決のための情報源の種類と特徴を述べることができる MEDLINE に含まれる文献情報の構造を説明できる MEDLINE 検索の標準的な検索式を提示できる 検索された文献リストから重要な論文を選び出せる
3	批判的吟味	治療の論文に批判的吟味の公式を適用できる 治療効果を表す指標の種類と特徴がいえる 危険率，信頼区間の説明ができる
4	患者への適用	論文の医療環境と実際の医療環境の違いを指摘する サブグループ分析の問題点を指摘できる 論文の内容を患者に説明できる
5	評価	自分自身のパフォーマンスの評価

（名郷直樹：EBM 実践ワークブック；作手村国民健康保険診療所所長，p.33，南江堂，東京，1999．より改変引用）

沿ったシステムを設計しなくてはいけないと思われる．そうでなければ単なるデータベースであって，ただ統計を出すだけでは本当の役には立たない．それを診断や，その他のことに利用するという大切な役割をもったものにならないということである．

(2) 情報の蓄積

ただ闇雲にデータを貯めていくというのではなくて，EBM などの考え方に沿ってデータを蓄積していかなくてはいけない．そして，誰がデータを入力しても同じ考えで分類などができるような体制ができなくてはいけない．

(3) プライマリ・ケアとのかかわり

各業種でばらばらであった情報を統合化し，地域ごとに情報を加え 1 つのシステムとしていくことが重要と考える．そして，情報を蓄積することによって一人の患者をいろいろな角度から時系列で情報を見ることができる．

3) 医療情報システムネットワーク

(1) 地域医療とネットワーク

日本においても近年，高齢化社会やこれを考慮した医療法の改正による病院の類型化などは，今までの医療施設におけるクローズドな医療にとどまらず，病院間，あるいは診療所・病院間などの連携医療の必要性を認識させた．地域医療を支援する技術として地域医療情報システムを考えていかなくてはいけない．

地域医療システムといえるものは現在までに日本では存在していないが，一部をシステム化したものは日本でも多くみられる．

たとえば，自動化総合健診システム，これは成人病の早期発見を主目的として，各種自動化検査機器とコンピュータシステムにより，短時間で多種目にわたる健康診断を実施するシステムである．ハイビジョンや有線テレビなどを利用した画像伝送などに基づき，離島や僻地における医療を支援しようとする遠隔医療情報システム，小児喘息患者をできるだけ入院しないで住宅で診るためのシステム，顕微鏡による病理組織画像を基幹病院に伝送して病理専門医の支援を仰ぐテレパソロジーシステム，在宅医療の質の向上とマンパワー不足への対応を情報面から支援しようとする在宅支援情報システムなど，最近になって地域医療情報システムに関するいろいろな試みが行われるようになっている．

ただし上記であげたものは医科で行われているものであって，歯科は都立心身障害者口腔保健センターでその試みが行われたが，当時ではシステムとしての連携は行われなかった．これには病院・診療所にそのような認識がなかったため機能しなかったものと思われる．介護保険の導入にあたって，今まで歯科と直接交流のなかった職種と連携をしてチームを組んで医療を含めた介護をしていかなくてはいけない．そのためにはチームのコミュニケーションや治療方針そして現象というものは非常に重要なものである．しかし，対象は物ではなくて人間で

あるから刻一刻と変化していく．また，各担当の治療や介護の進み方に違いが出てきてもいけない．といって同じ施設内で働いているわけではないので，頻繁に全員で会ってディスカッションをするということも困難である．そこでチームの誰でもが回覧できるカルテのようなものが必要になってくるものと思われる．また，そのなかでディスカッションができればもっとよいと思われる．

(2) 電子カルテシステム

厚生省も最近カルテの電子化を認めた．ただし，現在はまだそのようなものは市販されていない．カルテ用紙で保存しなくても良いということである．これはデータのデータベース化には非常に有利なことである．データとしてはテキスト，画像などを入力しなくてはいけないが，それらを一元管理できるという利点はある．

しかし，入力する側がキーボードを自由に使うことができない，画像の入力が大変などがあると，最低必要な事項しか入力しなくなり，紙のカルテ以下の内容しか記載されないのであれば，電子化する意味がないし，データベースとしても貧弱なものになってしまう．だから，入力には手書きや自動的に画像を入力するなど，入力者に負担をかけないようにしなくてはいけない．ただし，簡単にするといっても項目から選ぶのではなくできるだけ自由に書き込めるようにしなくてはならない．この辺をしっかりと考えたシステムにしなくてはいけない．しかし，まだいろいろと技術的に問題もあるかと思うが，これをうまく活用していくべきである（**表29**）．

(3) ネットワークシステムの将来展望

患者と診療所をネットワークで結ぶことはもちろんのこと各病院，薬局などもネットワークでつなげることが理想の形である（**図19**）．現在通信環境も整備されつつあるので，近い将来には実現化するものだと思われる．これらはハードウェアのことだが，これは日々進歩しているので，ある程度先を見越したハードウェアの設計をしないとすぐに古いものになってしまうし，ハードウェアを取り替えるということも難しい場合もあるので，注意が必要となる．

まだ，実現はできなさそうだが，医療関係者が小さな情報末端を持ち歩き，診療所で必要なデータを拾い出し，患者宅で診療を行う際にその情報末端を患者宅の装置に差し込み，データの交換および入力，回覧を行うような

表29 電子カルテの条件

1	情報の共有化ができる
2	診療支援データベース化できる
3	医療資源利用の最適化
4	患者予約診療システム
5	レセプトを印刷できる
6	データの保存
7	改ざん防止
8	情報漏れの防止

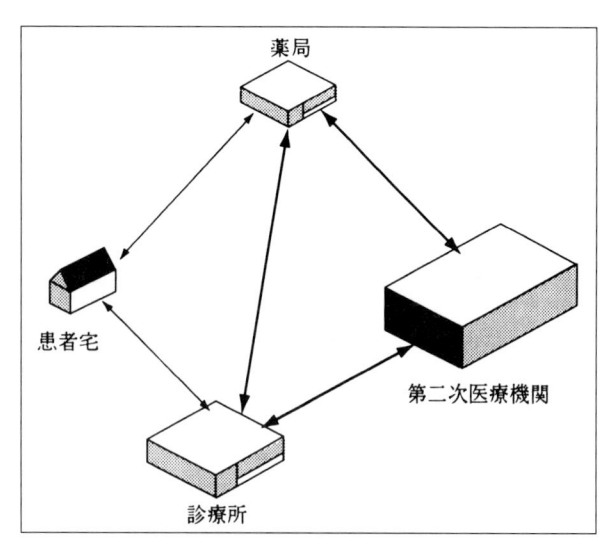

図19

システムがよいのではないだろうか．持ち帰ったデータは診療所で転送し，データベースに自動的に登録するようにする．もちろん，診療所，薬局，第二次医療機関等は専用線接続をし，必要な情報だけをやり取りするという形を取る．

問題はソフトのほうだろう．自分だけのために，ある目的だけのためにデータを取り蓄積することはそれほど難しいことではないのだが，関係者同士で共有するデータベースを作るとなると，誰が入力しても，誰が回覧しても同じような判断ができるようなデータベースでなくてはいけない．たとえば，血圧のように数値で表せるものに対しては誰が入力しようが，回覧しようが同じ判断ができるが，痛みなどのようなものは，少し痛いといってもそれを入力している人と読んだ人では同じ痛みと受け取っていることはないと思われる．数値に表せないようなものを，いかにデータベース上に入力していくかが大切なことだと思われる．デジタル化するということは

何段階かに分けて入力するしかなく，荒く分けてしまうと他と連携して判断するときに問題が起きてしまうこともあるだろうし，あまりにも細かく分けてしまうと，入力やその判定をするときに複雑になりすぎてしまう可能性がある．また，症状などアナログ的なものを定量化するにあたっては二段階でよいものから，多段階にしたほうがよいものまであるということで，そのデータに合わせて考慮していくことが必要である．また，医療技術の進歩により，検査項目が増えたとか，いろいろなものが増えてくる場合がある．そのようなことにも対処できるよう，柔軟なシステム設計をしなくてはならない．

われわれはカルテ入力というものを日常的に行っている．データベースの入力も，カルテに入力すると同時に必要事項を自動的にデータベースにも入力されるようなものにしなくては，入力する側の手間ばかりが増えて場合によっては入力しなくなってしまうということもおきかねない．入力している人がいかにデータベースを作っているかではなくて，簡単に必要事項が入力されてデータベースができあがっていくというようなものにシステムを設計しなくてはいけないと思われる．

著者は診療の流れに沿って，そして思考に沿って入力できるシステムがよいと考えている(**図19**)．患者を前にしてまずは血圧，脈拍を取る，その他その症状などに合わせて必要なデータを入力し，コンピュータ側で判断してそれ以外に必要と思われるデータの入力の催促をするようにしていくことにより，処置などの選択をして治療が終了するというシステム，すなわち，エキスパートシステムのようなものがよいのではないかと考える．

最後に，最も重要なことは，プライバシーとセキュリティの問題である．プライバシーについては別のところで検討してもらうとして，セキュリティについて考えていきたい．基本的には外部とつなげなければまず問題は起きないはずである．患者さん本人がすべてのデータをもっているというのが一番安全なはずだが，現在，これは困難だろう．それにはデータの暗号化や指紋などによる入力者の判定などが必要である．また，これでは情報の共有ということができなくなってしまう．ただし，共有できればできるだけセキュリティということに関しては甘くなってきてしまう．情報の共有とセキュリティのバランスの取れたところをいかに探すかというのが，重要なことになると思われる．そして，入力，修正，回覧などをした人を特定するようなシステムを構築することが必要と思われる．また，データベースはできるだけ分散するように設計することのほうがよいと考える．それは事故等があったときにそのデータベースすべてが消えてしまうのではなくて，事故などがあったデータベースの一部だけですむということと，データを盗もうとする場合にもどこに何があるのかがわかりにくく，必要なデータをそろえるのに時間がかかるという利点があると考えるからである．

参考文献

1) 名郷直樹：EBM実践ワークブック；作手村国民健康保険診療所所長，南江堂，東京，1999．

2) 楠岡英雄：電子カルテとは，臨床医：［特集］医療情報システムとその利用，25（4）：6～9，1999．

3) 岡島光治：生命は情報なり・人体は情報の固まりなり，医療情報学，7：243～244，1987．

4) 稲田　紘：広域医療情報システムについて，電子情報通信学会誌，76：111～114，1993．

5) 長瀬淑子，他：ハイビジョン静止画画像伝送と動画像伝送を組み合わせた遠隔医療，第14回医療情報学連合大会論文集，483～484，第14回医療情報学連合組織委員会，1994．

6) 澤井高志：テレパソロジー（遠隔病理診断）システムの開発，第13回医療情報学連合大会論文集，31～31，第13回医療情報学連合大会組織委員会，1993．

7) 稲田　紘，堀尾裕幸：高度情報化技術による在宅ケア支援情報システム～今後の展望～，MEDICAL DIGEST，44（1）：17～24，1995．

8) 小松　真：医療情報，プライマリ・ケアを目指す医師研修ガイドブック，174～178，日本プライマリ・ケア学会，1997．

6. 高齢者の社会参加と口腔医療とのかかわり

　高齢者に対して，社会は，社会的弱者として位置づけてしまうことが多い．これは，健康高齢者にとってその社会活動の範囲，機会を狭めることになり，社会的疎外となってしまうことに注意が必要である．

　社会的疎外は，加齢等による機能減退，衰退による身体的衰弱とともに，高齢者の社会的な活動，参加をも妨げる大きな原因ともいえる．人は社会に帰属し，それとかかわり，そこでの自らの位置づけを行い，活動することにより生きている．高齢者はこの社会参加がしばしば制限され，それが無力感，孤独感をもたらし，欲求不満となることが多い．孤独感が対人的期待感，依存性，あるいは不活動の引き金になることから，孤独感を避けるために依存性を捨て，社会において少なくとも日課的な仕事を持つことが重要であり，その活動の場を提供することも超高齢社会における大きな課題であろう．その活動のための「食」はいつでも，どこでも，いくつになっても必要で，高齢者にとって，食事は大きな楽しみであり，食生活が満たされることをいつも求めている．そして，この"食"を支える口腔の健康が，社会参加に必要な日常生活における動作，行動範囲や全身の健康状態にも密接に関係していることは周知の事実である．また，高齢者において，さまざまな原因による栄養障害が他の疾患を誘発したり増悪させたりする潜在的な要因となっている．

　摂食を含めた栄養管理の適否によって，全身状態が大きく変化してくるため，「楽しみとしての食事」と「栄養摂取」という両面からの最適な栄養管理が必要で，歯科治療により口腔機能が改善されることが必要である．そして，家庭の団らんとしての食事が家族とともに楽しめることが大切であり，外食した時など，メニューの選択などに困惑するような，「食」にかかわることが，社会参加へのきっかけや疎外になってしまうことを理解しておきたい．歯科治療によって，食生活の改善がなされることは，高齢者の社会参加を容易にし，人間関係を維持して行くうえでも大切なことなのである．また，歯科治療のために，歯科診療所への通院あるいは，訪問歯科診療等においてもかかりつけ歯科医を通じて，社会とのかかわり，接点が増えることになり，高齢者のいわゆる「閉じこもり症候群」の予防のためにも重要である．また，摂食・嚥下障害への取り組みは，人間本来の口から食べるという尊厳へのリハビリテーションであり，他のリハビリテーションと同様に重要視されなければならない．

　したがって，かかりつけ歯科医機能の1つとして生活モデルへの対応も考慮にいれながら，口腔機能回復とともに，高齢者の食生活支援にどのように取り組んでいくべきなのか？　地域における，縦・横の連携を軸にそのかかわり方が具体的に検討される必要がある．それらを通じて，高齢者の社会参加を促し，個々の高齢者のQOLの向上はもちろん，社会経済における生産性の向上と発展にも寄与できることを認識したい．

参考文献

1) 服部佳功，北村晴朗：高齢者の心理学的・社会学的特徴，エイジングと歯科補綴，補綴臨床別冊，医歯薬出版，東京，1999．
2) 佐野晴男：老人の心理・高齢者に対する接し方の基礎，心身医学，精神医学，日本歯科評論別冊，1998．

第4章

地区歯科医師会の
かかりつけ歯科医機能の推進を目指して

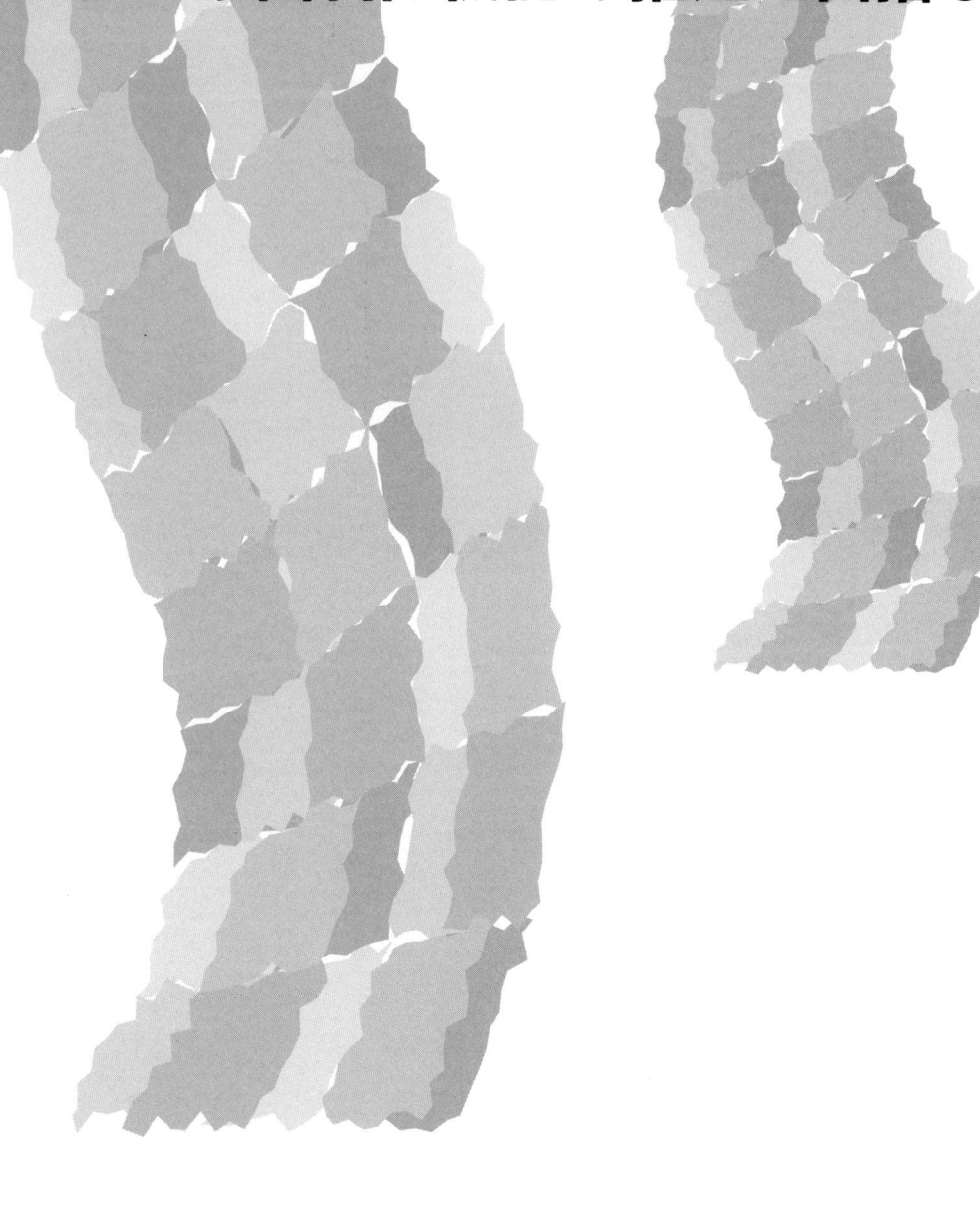

I．かかりつけ歯科医療推進事業について

1．東京都の考え方

　地区歯科医師会としては，地域での「かかりつけ歯科医」機能推進の指針として厚生省の「歯科保健推進事業」を基本に，東京都歯科医師会，都衛生局と連携して，速やかに実行することが望まれる．特に，障害者，在宅要介護者，ウイルス感染性疾患患者に関しては，かかりつけ歯科医機能の推進は急務であり，当かかりつけ歯科医機能検討会でもさらに具体的方策についての検討を加える必要がある．また，一般都民については，当面，区市町村の既存歯科保健事業等を充実強化することによって，かかりつけ歯科医機能の周知を十分行うよう働きかければ目的を果たせる．

　かかりつけ歯科医機能推進のためには，地区歯科医師

〈資料1〉

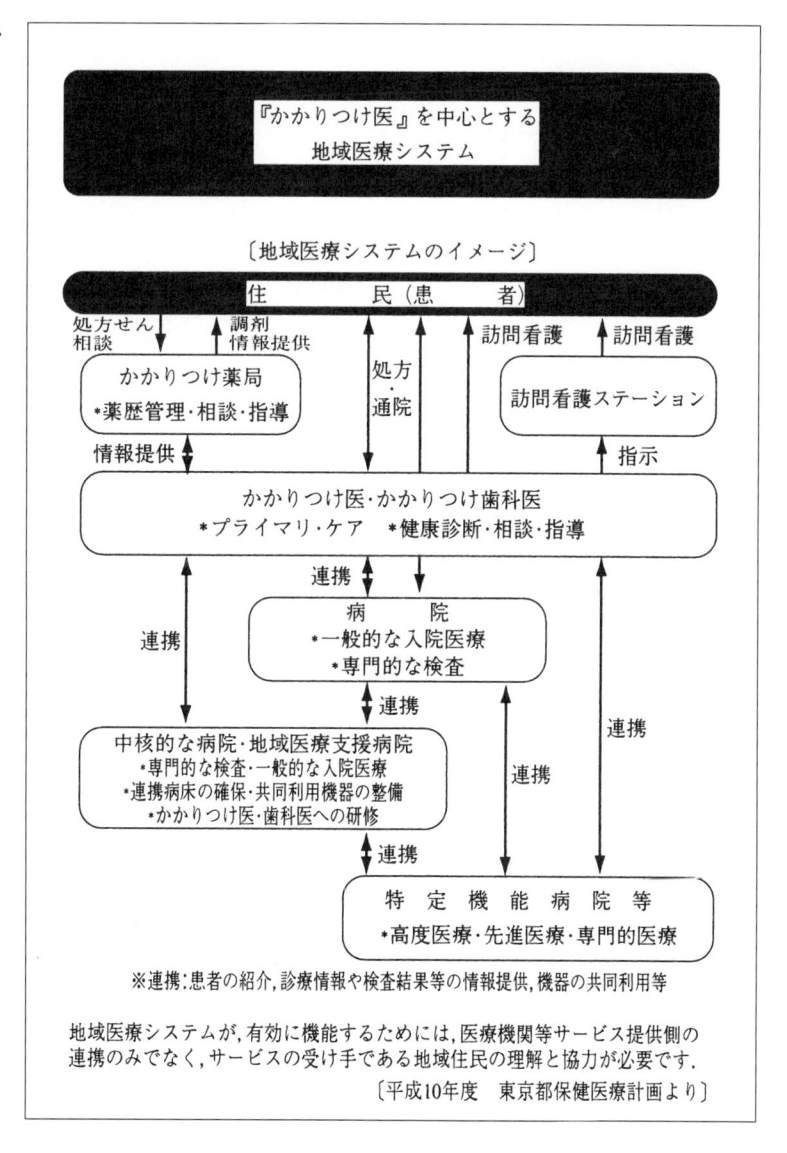

```
┌─────────────────────────────────────────┐
│        『かかりつけ医』を中心とする              │
│            地域医療システム                    │
└─────────────────────────────────────────┘

         〔地域医療システムのイメージ〕
    ┌──────────────────────────┐
    │       住　　民（患　者）              │
    └──────────────────────────┘
   処方せん  調剤          処方    訪問看護  訪問看護
   相談    情報提供        ・通院
    ↓↑     ↑             ↓↑      ↓       ↑
  ┌─────────┐                ┌─────────┐
  │ かかりつけ薬局 │                │訪問看護    │
  │*薬歴管理・相談・│                │ステーション│
  │ 指導          │                └─────────┘
  └─────────┘                     
      情報提供 ↕                       ↑ 指示
  ┌──────────────────────────┐
  │ かかりつけ医・かかりつけ歯科医       │
  │ *プライマリ・ケア *健康診断・相談・指導│
  └──────────────────────────┘
         ↕ 連携
         ┌────────────┐
    連携  │    病　　院       │
         │*一般的な入院医療   │
         │*専門的な検査      │
         └────────────┘
              ↕ 連携            連携
  ┌─────────────────────┐
  │ 中核的な病院・地域医療支援病院      │
  │ ・専門的な検査・一般的な入院医療    │
  │ ・連携病床の確保・共同利用機器の整備│
  │ ・かかりつけ医・歯科医への研修      │
  └─────────────────────┘
              ↕ 連携
         ┌────────────────┐
         │ 特　定　機　能　病　院　等 │
         │ *高度医療・先進医療・専門的医療│
         └────────────────┘
```

※連携：患者の紹介，診療情報や検査結果等の情報提供，機器の共同利用等

地域医療システムが，有効に機能するためには，医療機関等サービス提供側の連携のみでなく，サービスの受け手である地域住民の理解と協力が必要です．

〔平成10年度　東京都保健医療計画より〕

会が積極的に参画することが重要で，以下の具体的支援システムを構築されたい．

・他の医療機関との連携

かかりつけ医をはじめとする診診連携，病診連携，高次医療機関との連携は機能推進にとって優先される事項であり，そのための連携システムの構築．

・行政機関との連携

多くの機能の内，「かかりつけ歯科医機能推進委員会」の設置等，行政機関との連携がなくしてはその機能が遂行できないこともある．特に，障害者，在宅・施設高齢者への機能遂行，口腔保健センターにおけるチーム医療の展開には，行政機関からの支援，行政機関との連携は不可欠である．

・地域における他職種との連携

機能の遂行がより効果的となるよう，薬剤師，OT，PT，ST，介護職，看護婦等の他職種との連携システムを構築．

・歯科医師会会員，地域住民等に対するかかりつけ歯科医に関する周知，研修

〈資料1，2〉参照

〈資料2〉　地域ケアシステムのイメージ
〔高齢者施策を中心とした例〕

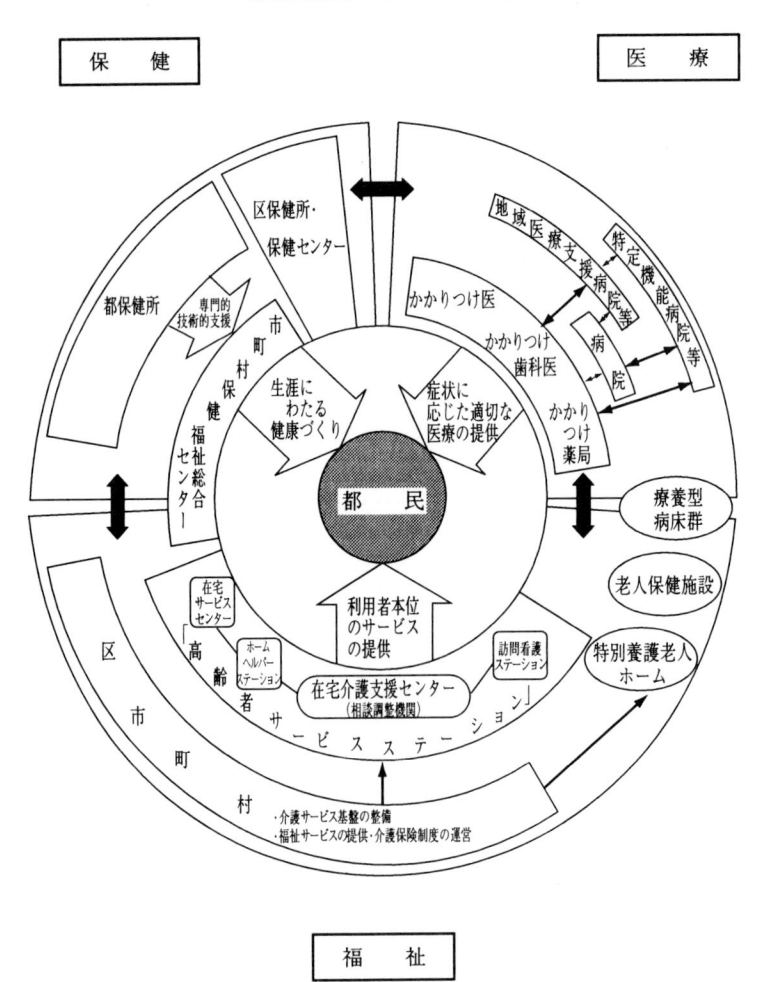

〔平成10年度　東京都保健医療計画より〕

I. かかりつけ歯科医療推進事業について

2．連携図

図1〜3は東京都より示された，かかりつけ歯科医が他の機関との連携をどのようにして行うべきかをあらわした図である

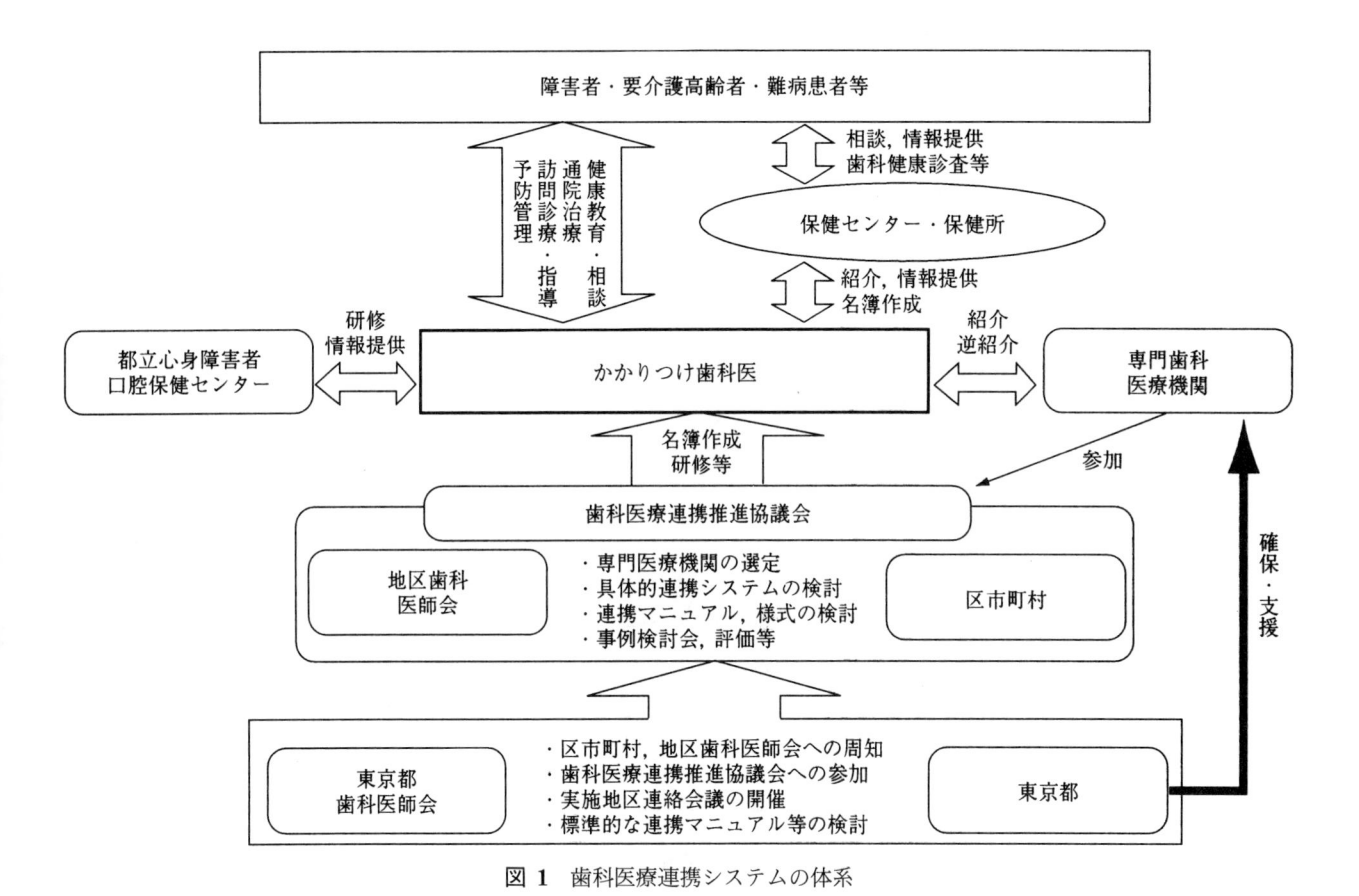

図1　歯科医療連携システムの体系

図2　かかりつけ医とかかりつけ歯科医の連携体制

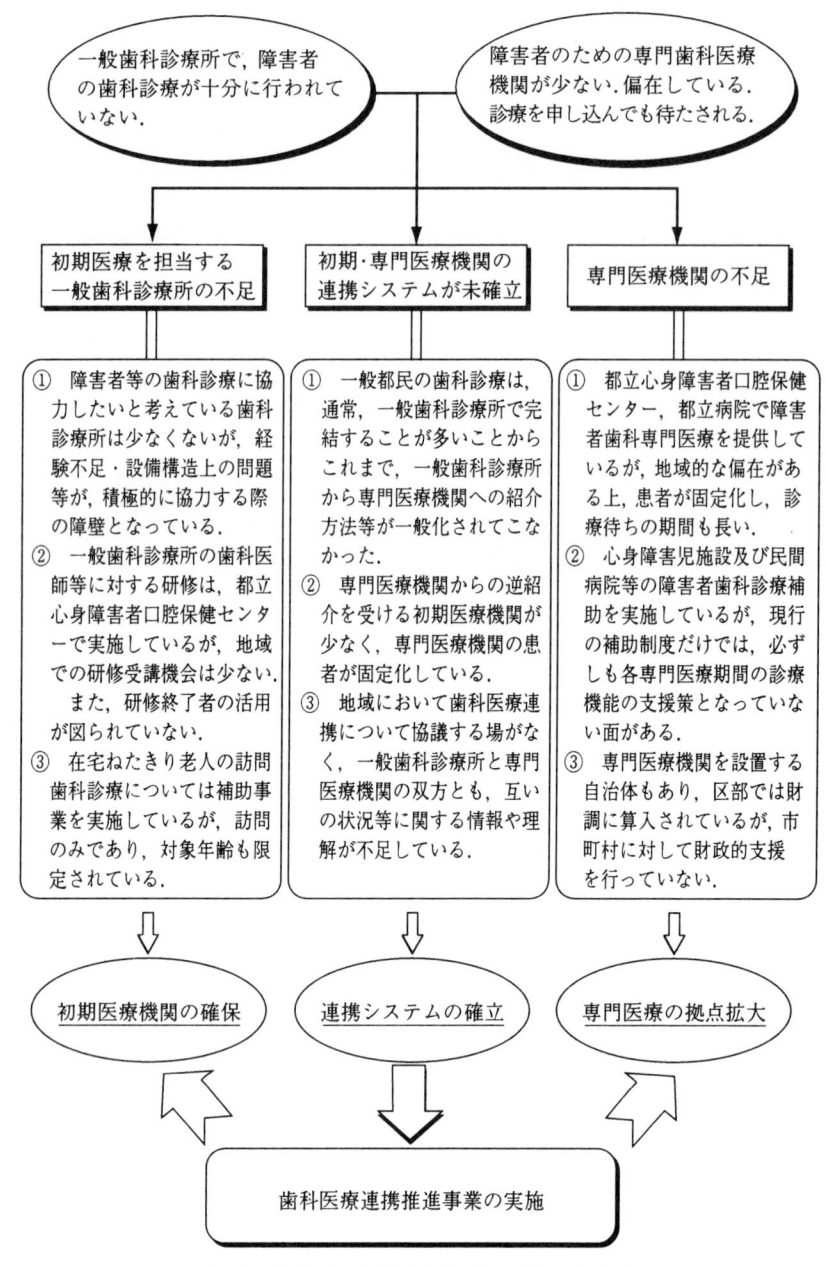

```
┌─────────────────────────┐      ┌─────────────────────────┐
│ 一般歯科診療所で，障害者 │      │ 障害者のための専門歯科医療│
│ の歯科診療が十分に行われ │      │ 機関が少ない．偏在している．│
│ ていない．               │      │ 診療を申し込んでも待たされる．│
└─────────────────────────┘      └─────────────────────────┘
```

初期医療を担当する一般歯科診療所の不足	初期・専門医療機関の連携システムが未確立	専門医療機関の不足
① 障害者等の歯科診療に協力したいと考えている歯科診療所は少なくないが，経験不足・設備構造上の問題等が，積極的に協力する際の障壁となっている． ② 一般歯科診療所の歯科医師等に対する研修は，都立心身障害者口腔保健センターで実施しているが，地域での研修受講機会は少ない．また，研修終了者の活用が図られていない． ③ 在宅ねたきり老人の訪問歯科診療については補助事業を実施しているが，訪問のみであり，対象年齢も限定されている．	① 一般都民の歯科診療は，通常，一般歯科診療所で完結することが多いことからこれまで，一般歯科診療所から専門医療機関への紹介方法等が一般化されてこなかった． ② 専門医療機関からの逆紹介を受ける初期医療機関が少なく，専門医療機関の患者が固定化している． ③ 地域において歯科医療連携について協議する場がなく，一般歯科診療所と専門医療機関の双方とも，互いの状況等に関する情報や理解が不足している．	① 都立心身障害者口腔保健センター，都立病院で障害者歯科専門医療を提供しているが，地域的な偏在がある上，患者が固定化し，診療待ちの期間も長い． ② 心身障害児施設及び民間病院等の障害者歯科診療補助を実施しているが，現行の補助制度だけでは，必ずしも各専門医療期間の診療機能の支援策となっていない面がある． ③ 専門医療機関を設置する自治体もあり，区部では財調に算入されているが，市町村に対して財政的支援を行っていない．

⇩ 初期医療機関の確保　　⇩ 連携システムの確立　　⇩ 専門医療の拠点拡大

歯科医療連携推進事業の実施

図 3　障害者等歯科医療対策の見直しの方向

3. 大田区におけるかかりつけ歯科医機能推進事業

大森・蒲田両歯科医師会は平成10年度より大田区と「かかりつけ歯科医機能推進委員会」を設置し，かかりつけ歯科医の機能について検討してきた（**表1**）．

事　業　名： 大田区かかりつけ歯科医機能推進事業
目　　　的： 「かかりつけ歯科医」の機能を支援することにより，地域の在宅ケアサービスの体制整備を積極的に取り組むために，地域歯科医師会と連携して事業展開を行う．事業の一部を大森・蒲田歯科医師会へ委託
事業の開始： 平成10年4月1日～（都補助金が平成11年度につけば計4年間実施）
実 施 方 法： 1．地区歯科医師会に委託して実施する事業
　　　　　　 2．区が直接実施する事業

実施内容：
(1) かかりつけ歯科医機能推進委員会の設置──歯科医師会・区
(2) 歯科医師会員等に対するかかりつけ歯科事業の周知──歯科医師会
(3) 歯科医師会員等に対するかかりつけ歯科医機能に関する研修の実施──歯科医師会
(4) 住民に対する各種保健・医療・福祉制度の普及啓発──区
(5) 住民に対する保健・医療・福祉の総合的なサービスの提供──区
(6) 保健・福祉実務担当者に対する各種研修の実施──区
(7) その他，かかりつけ歯科医機能を推進する上で必要な事業──歯科医師会・区

表1 かかりつけ歯科医機能推進（事業）委員会

3年間事業計画案

	H11年度	H12年度	H13年度
歯科医師会	I．かかりつけ歯科医機能推進のための手引書作成 II．講演会（2回）	I．会員へのアンケート II．健診表とマニュアル III．リーフレット IV．モデル事業の検討	I．モデル事業 ・在宅高齢者 ・障害者 ・病院 ・その他施設 II．協力医名簿作成 III．ステッカー
大田区	・かかりつけ歯科医の普及啓発（パネル作成） ・住民に対する保健・医療・福祉の総合的なサービス提供（かかりつけ歯科医等が参加したケアプラン会議の実施） ・その他	・リーフレット作成	

参考資料

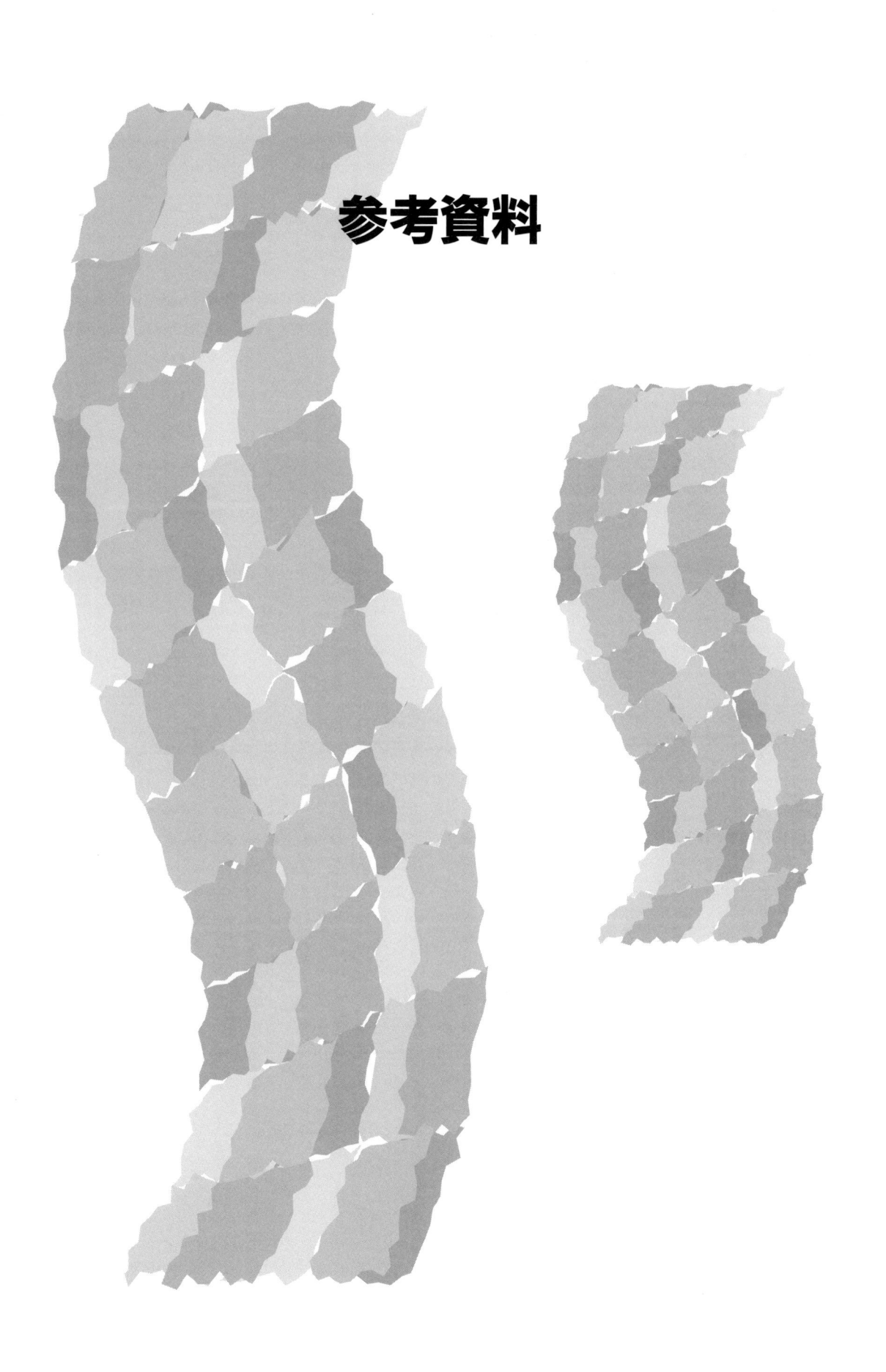

I．大田区福祉部在宅介護推進室モデル事業における訪問歯科診療に関する報告書から（抜粋）

4．在宅介護推進室モデル事業における訪問歯科診療についての報告

平成7年，大田区，雪ヶ谷モデル地区において，在宅要介護高齢者の寝たきり度と口腔機能の関連についての実態調査報告が在宅介護推進室（所属歯科衛生士）より示され，口腔機能（咀嚼・嚥下等）と寝たきり度との相関が明らかにされた．これを受け，平成8年度より，大森歯科医師会は，従来から行われている訪問歯科診療事業のQOLへの貢献度の評価も兼ね，ケアチームの一員として，高齢者在宅介護支援モデルケースに他職種の方々と共に参画した．口腔ケア・口腔機能の改善が在宅要介護高齢者の自立促進と介護者の負担軽減を目指す，生活の場でのQOLの向上にどのような影響があるかを，訪問歯科診療後，摂食指導等を含めてアフターケアを行い，具体的なADLについても評価を行った．

- 評価対象人数　雪ヶ谷モデル地区内　31名
- 評価基準　各訪問歯科診療担当医からのアンケート調査（QOL調査表）および，症例報告より，統計処理した．
- 評価にあたっての留意点
  1. 現時点で，未だ治療中，疾病治療のための入院，治療中断，経過観察中において，死亡等があり，評価が困難なケースがあった．
  2. 寝たきり度の変化，ADLの変化については，診療担当医の主観が含まれるものの，術前，術後で明らかな相違があるものを評価した．
  3. 対象が，限定された一地区で，対象者数も少ないため，全地域の疫学的な評価とはいえない面があるが，今後も，継続して，このような調査が必要である．

6　考察

本来，呼吸・摂食・発語・情動の表出といった口腔機能が充分に発揮されていることが健康につながるが，介

(1) 対象者の性別，年齢

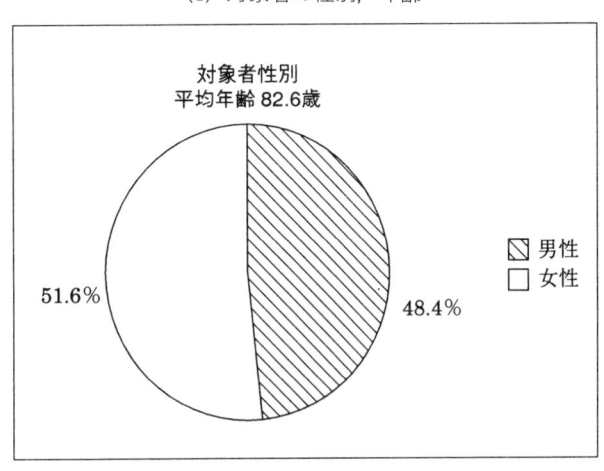

対象者性別
平均年齢 82.6歳
男性 48.4%
女性 51.6%

(2) 全身的基礎疾患

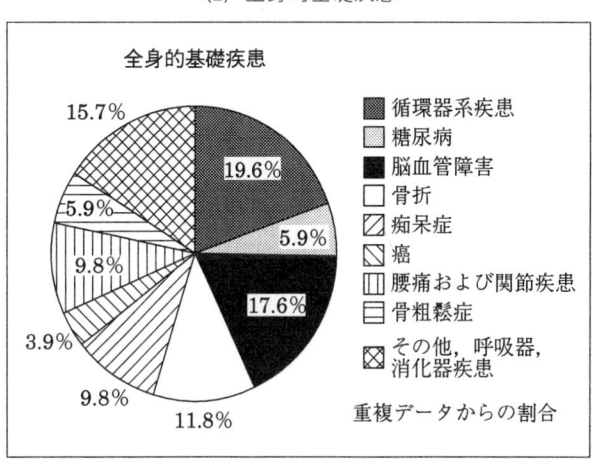

全身的基礎疾患
- 循環器系疾患 19.6%
- 糖尿病 5.9%
- 脳血管障害 17.6%
- 骨折 11.8%
- 痴呆症 9.8%
- 癌 3.9%
- 腰痛および関節疾患 9.8%
- 骨粗鬆症 5.9%
- その他，呼吸器，消化器疾患 15.7%

重複データからの割合

護の場においてともすれば入浴・排泄・食事などのケアに重点がおかれ，口腔ケアは見過ごされがちでQOLの低下の一因であると考えられる．口腔衛生の管理は単なる歯科疾患のみの問題ではなく，口腔内細菌の繁殖により味が悪くなり，食欲の減退につながったり，口臭の発生により自分および介護者の精神的苛立ちに姿を変え，麻痺による食物の残留とあいまって，誤嚥を生じる原因ともなっている．このように口腔機能の減退は，低栄

(3) 口腔内の主訴

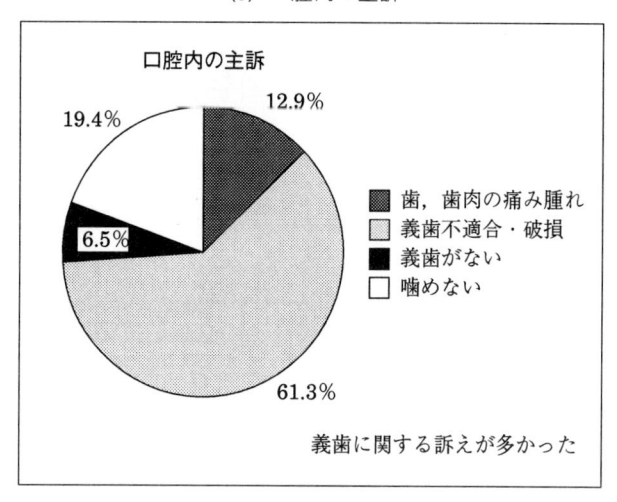

口腔内の主訴
- 12.9% 歯,歯肉の痛み腫れ
- 61.3% 義歯不適合・破損
- 6.5% 義歯がない
- 19.4% 噛めない

義歯に関する訴えが多かった

(4) 治療内容

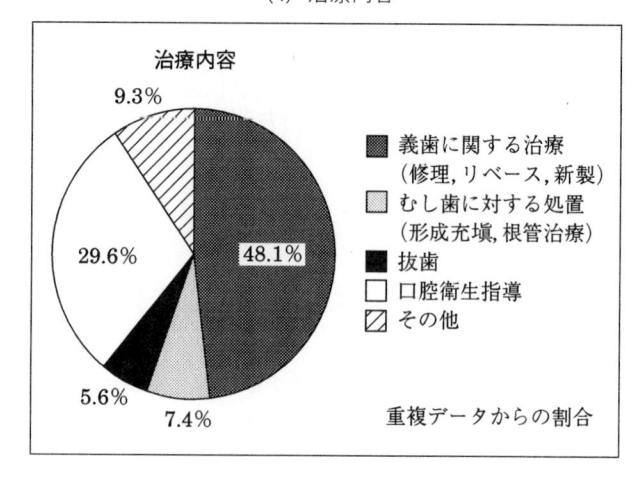

治療内容
- 48.1% 義歯に関する治療（修理,リベース,新製）
- 7.4% むし歯に対する処置（形成充填,根管治療）
- 5.6% 抜歯
- 29.6% 口腔衛生指導
- 9.3% その他

重複データからの割合

(5) 術前での寝たきり度ランク

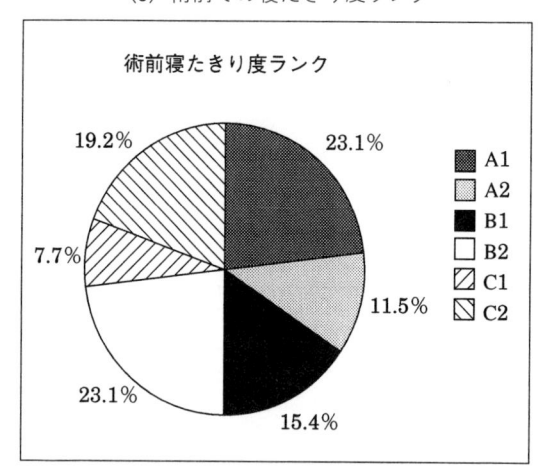

術前寝たきり度ランク
- A1 23.1%
- A2 11.5%
- B1 15.4%
- B2 23.1%
- C1 7.7%
- C2 19.2%

(6) 術前と術後での寝たきり度の変化の評価

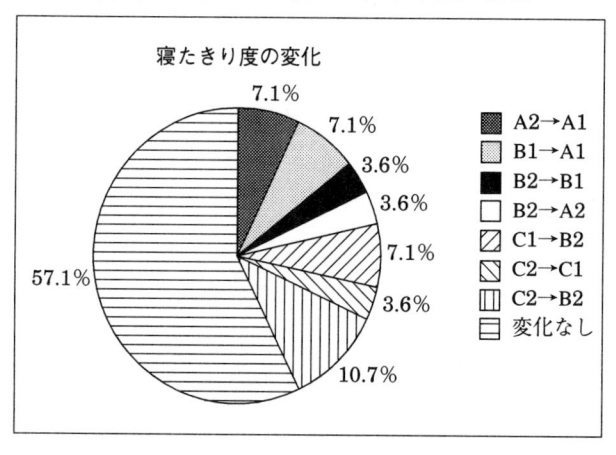

寝たきり度の変化
- A2→A1 7.1%
- B1→A1 7.1%
- B2→B1 3.6%
- B2→A2 3.6%
- C1→B2 7.1%
- C2→C1 3.6%
- C2→B2 10.7%
- 変化なし 57.1%

(7) 食事の介助についての変化

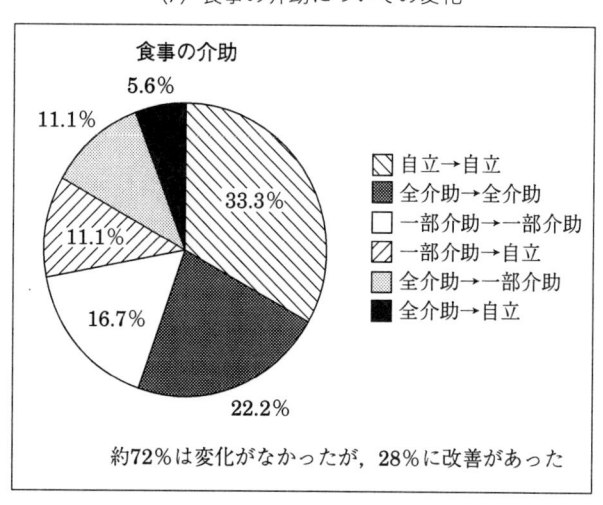

食事の介助
- 自立→自立 33.3%
- 全介助→全介助 22.2%
- 一部介助→一部介助 16.7%
- 一部介助→自立 11.1%
- 全介助→一部介助 11.1%
- 全介助→自立 5.6%

約72%は変化がなかったが，28%に改善があった

(8) 食事の姿勢の変化

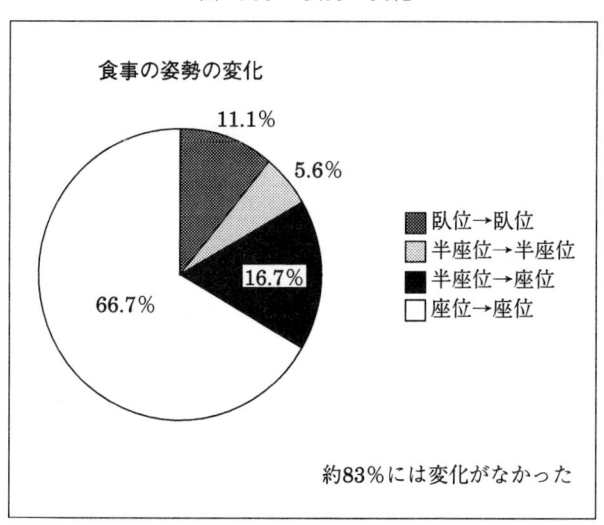

食事の姿勢の変化
- 臥位→臥位 11.1%
- 半座位→半座位 5.6%
- 半座位→座位 16.7%
- 座位→座位 66.7%

約83%には変化がなかった

Ⅰ．大田区福祉部在宅介護推進室モデル事業における訪問歯科診療に関する報告書から

(9) 食事形態の変化

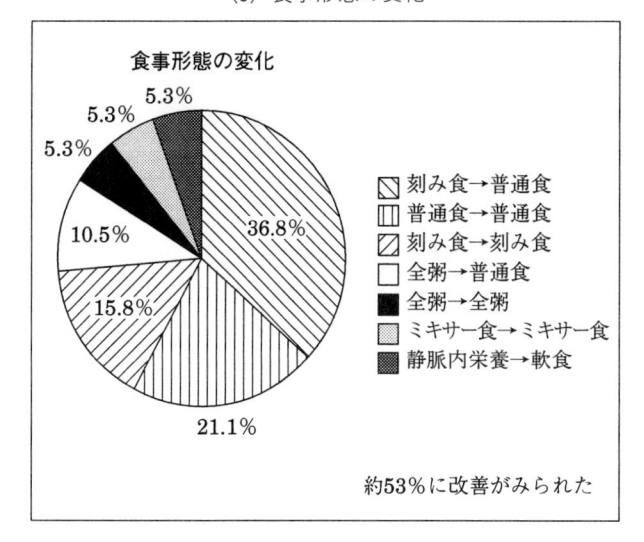

食事形態の変化
- 刻み食→普通食 36.8%
- 普通食→普通食 21.1%
- 刻み食→刻み食 15.8%
- 全粥→普通食 10.5%
- 全粥→全粥 5.3%
- ミキサー食→ミキサー食 5.3%
- 静脈内栄養→軟食 5.3%

約53％に改善がみられた

(10) 食事についての変化

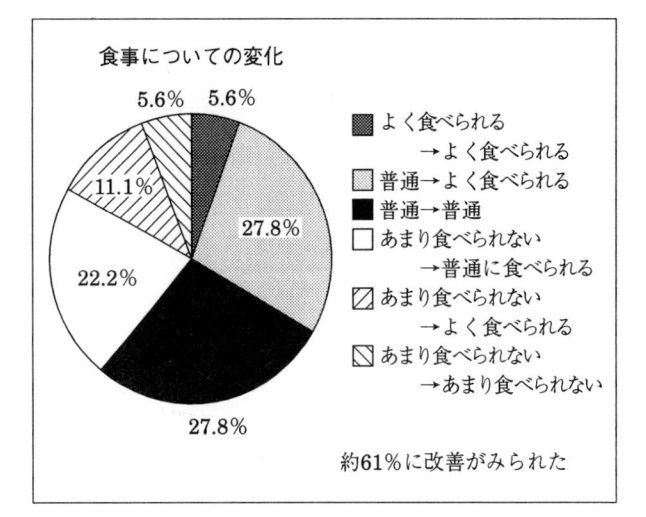

食事についての変化
- よく食べられる→よく食べられる 5.6%
- 普通→よく食べられる 27.8%
- 普通→普通 27.8%
- あまり食べられない→普通に食べられる 22.2%
- あまり食べられない→よく食べられる 11.1%
- あまり食べられない→あまり食べられない 5.6%

約61％に改善がみられた

(11) 口に取り込む時の食べ物のこぼれの変化

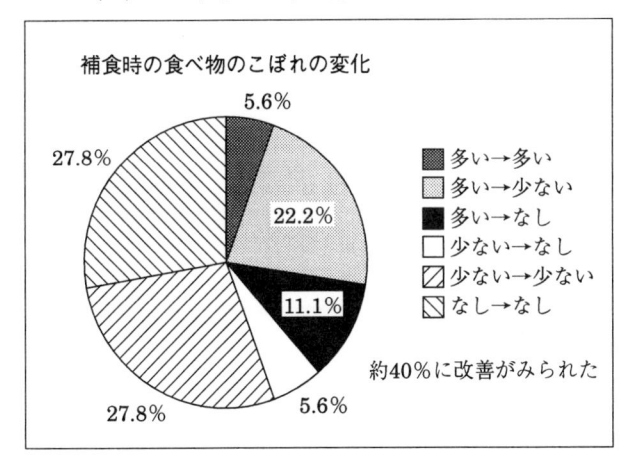

補食時の食べ物のこぼれの変化
- 多い→多い 5.6%
- 多い→少ない 22.2%
- 多い→なし 11.1%
- 少ない→なし 5.6%
- 少ない→少ない 27.8%
- なし→なし 27.8%

約40％に改善がみられた

(12) 食事中，食後における口中の食物残留の変化

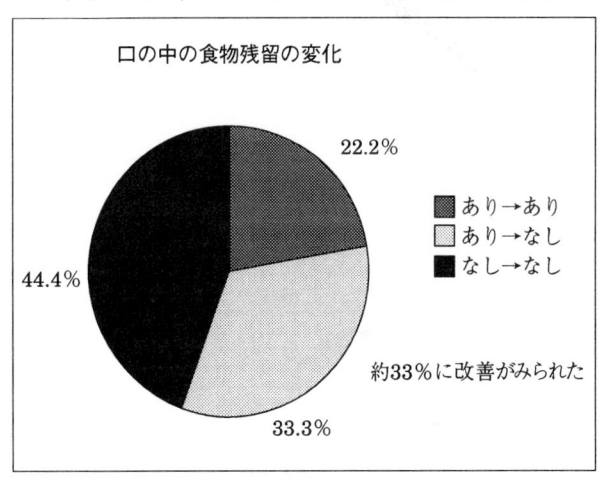

口の中の食物残留の変化
- あり→あり 22.2%
- あり→なし 33.3%
- なし→なし 44.4%

約33％に改善がみられた

(15) 寝返りの変化

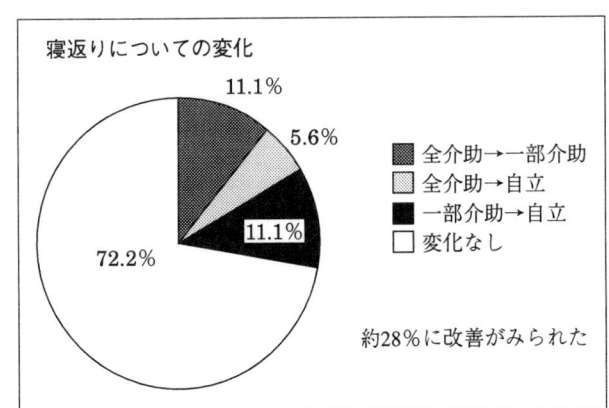

寝返りについての変化
- 全介助→一部介助 11.1%
- 全介助→自立 5.6%
- 一部介助→自立 11.1%
- 変化なし 72.2%

約28％に改善がみられた

(16) 起き上がりの変化

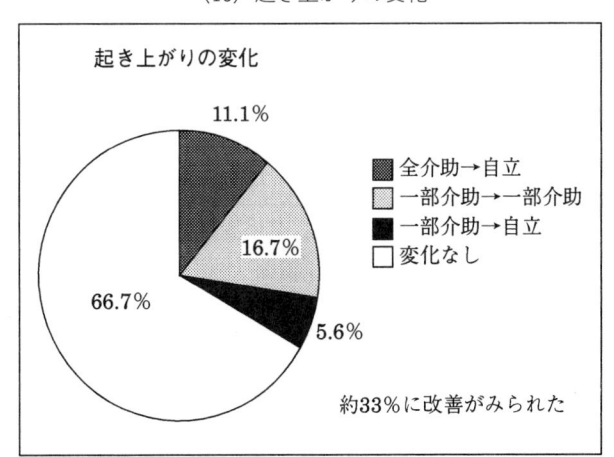

起き上がりの変化
- 全介助→自立 11.1%
- 一部介助→一部介助 16.7%
- 一部介助→自立 5.6%
- 変化なし 66.7%

約33％に改善がみられた

養・脱水の問題ばかりでなく，嚥下性肺炎や誤嚥による窒息をひきおこす危険性があり，機能に適応した食形態や摂食指導法の開発が待たれる．このモデルケースにおいては歯科衛生士による口腔ケアとともに，訪問歯科診療の結果，明らかに食事形態の変化や寝たきり度の変化が見られたケースもあるが，他のケアスタッフの方々・介護者の"献身的な介護"の相乗効果が高齢者の残存機能を引き出し，生活意欲の向上に結びついたものと考えられる．

一方，予備能力の著しく減退した方の中にも食事形態や寝たきり度の変化までにはならなかったが，
・残根の抜歯後，続いていた微熱が下がった．
・呼吸が楽になり，痰の量が減った．
・抜歯直後に著しい手の震えが止まり，義歯装着後，箸が支えるようになったり，コップから汁物が飲めるようになった．
・義歯装着後，リハビリの際に力が入るようになった．
・治療後おだやかになり，感情の起伏・問題行動が減少した．
・治療後，何年かぶりに発語し，主治医に挨拶をした．
・義歯装着後，夜間少し睡眠を取るようになり，介護

(18) 歩行の変化

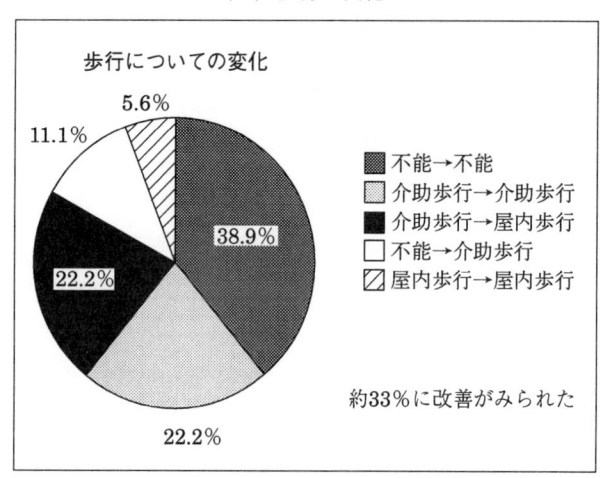

歩行についての変化
- 不能→不能: 38.9%
- 介助歩行→介助歩行: 22.2%
- 介助歩行→屋内歩行: 22.2%
- 不能→介助歩行: 11.1%
- 屋内歩行→屋内歩行: 5.6%

約33%に改善がみられた

(19) 口腔清掃状態について

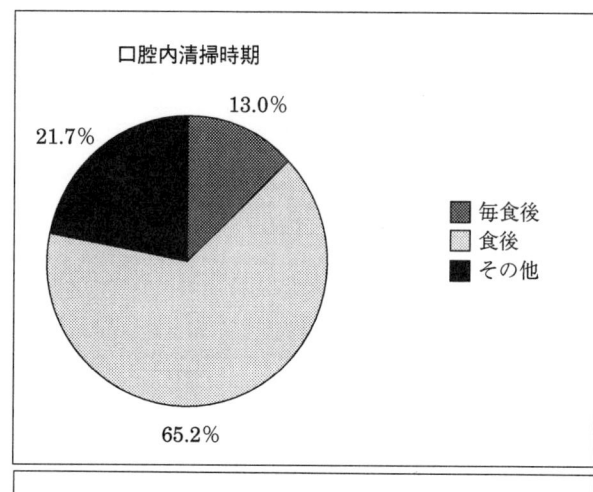

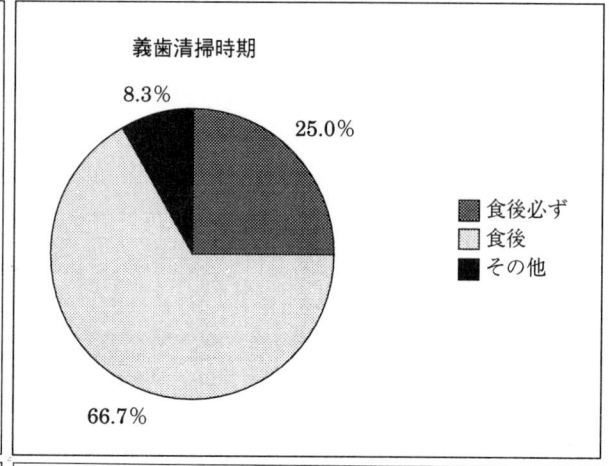

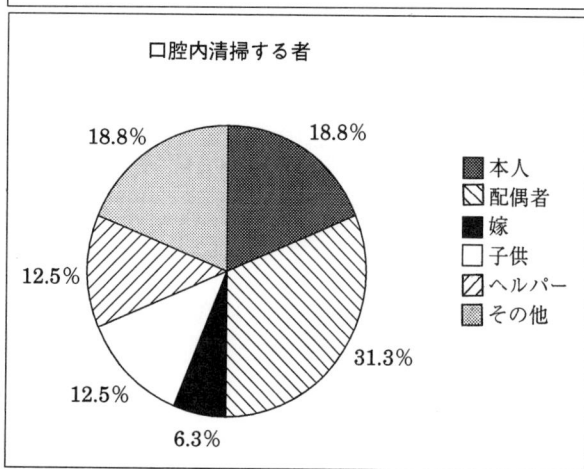

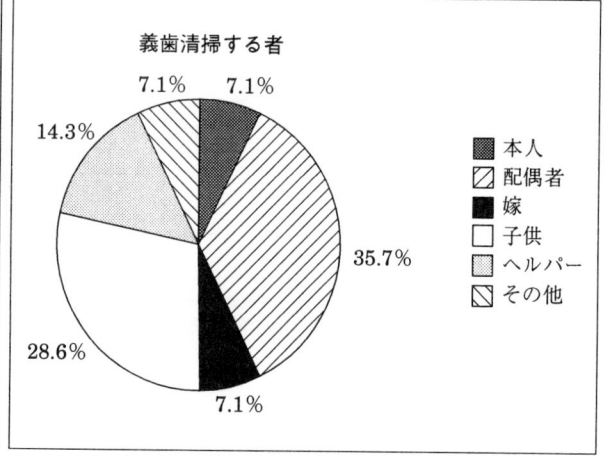

口腔内清掃時期
- 毎食後: 13.0%
- 食後: 65.2%
- その他: 21.7%

義歯清掃時期
- 食後必ず: 25.0%
- 食後: 66.7%
- その他: 8.3%

口腔内清掃する者
- 本人: 18.8%
- 配偶者: 31.3%
- 嫁: 6.3%
- 子供: 12.5%
- ヘルパー: 12.5%
- その他: 18.8%

義歯清掃する者
- 本人: 7.1%
- 配偶者: 35.7%
- 嫁: 7.1%
- 子供: 28.6%
- ヘルパー: 14.3%
- その他: 7.1%

者の負担が減った．
・食事中のむせが減り，嚥下は比較的良好となる．
・食事時間がやや短縮した．
・食欲が出てきて体重の増加がみられた．
・発音が良好となった．
という報告も挙がっている．

しかし，重度の痴呆症，失語症等によりコミュニケーションを取ることができず，治療にかなり制約のある方があり，担当医が非常に苦労したケース，口腔の問題が解決し，終過良好と思われるケースでも，原疾患により不幸にもお亡くなりなったケースもあった．また，義歯の未装着や口腔内の疾病が長期間放置されることにより，口腔内感覚が異常に敏感になり，治療に入る前に時間をかけ，脱感作等が必要であったり，義歯装着が不可能であるケースもあり，これらのケースの内，摂食，嚥下機能障害に対する対策（口腔ケア・摂食指導の専門家の育成等）は急務と考える．今後の訪問歯科診療は，単に歯の疾患，義歯の問題だけではなく，摂食指導等も含む，「口から食べること」全体を目標にした治療，指導が求められており，従来からの概念を変える必要がある．

7　まとめ

高齢社会に突入しているわが国においては，老人病院，療養型病床群，老人保健施設，特別養護老人ホームなどにおいて，およそ50万人に近い高齢者が，施設における，医療，看護，福祉サービスを受けているものと考えられている．各々の施設において，かかわりのある医療関係者は，高齢者の栄養管理については，大変な苦労をしているのが，現状であり，さらに在宅においての療養者に対する在宅ケアにおいても，中心となって介護する家族等への栄養指導についても，自立支援という立場からも苦労をしている．人は，高齢化に伴って咀嚼機能，嚥下機能などの生理機能の低下，あるいは，さまざまな疾病によって栄養障害を起こしやすい結果，生命活動にも影響がみられることも少なくない．

そこで，経管栄養あるいは点滴による栄養分や水分の補給が避けられないケースがある．また，摂食拒否といった事例がみられることも事実である．このため，経腸栄養法や静脈内栄養法は，栄養管理面では不可欠の方法であることは間違いないし，その技術も大きく進歩をみせてきた．しかし，これらの経管栄養法は，高齢の在宅療養者，入院患者・入所者に対して大きな苦痛や不快感，行動の制限を与えるものであることも事実である．ところが現実には，在宅や高齢者施設において，嚥下障害・咀嚼障害を有する患者に対しての経口摂食を維持するための介助（食事介助）は，想像以上に大きな介護力を必要とする．

時間がかかるばかりだけではなく，誤嚥，誤飲の危険性もあるため，介護者にとっては細心の注意力も求められることになる．こうしたことも一因となって，かつて一部の老人病院では，経口摂食への介助よりもはるかに手のかからない経管栄養法が多用されるケースもみられた．これが，いわゆる「スパゲッティ症候群」などといわれ批判もされてきた．さらに，高齢者，在宅療養者はもちろん，病院・施設に入院・入所している高齢者にとっても，食事は大きな楽しみのひとつである．楽しく食事をするということは，経管栄養法では絶対に味わうことのできないものであり，できるだけ経口摂食を継続することがADLの維持，向上にもつながるともいえる．このため，在宅療養者，入院患者・入所者に対して食事介助を行いながら，食べる楽しみと満足感を与えようといった取り組みは，在宅においても，高齢者施設においても大きな目標のひとつともなっており，実際にさまざまな取り組みと努力も行われている．この事業の途中（平成8年度4月）より大田区において，厚生省・健康政策調査研究事業の一環として，《個人の摂食能力に応じた「味わい」のある食事内容・指導等に関する研究》が昭和大学歯学部口腔衛生学教室と大森歯科医師会の共同研究として開始されている．

この「食べ方トレーニング」は，その成果が今後の「口から食べること」の口腔介護支援サービスの質に関わる重要な問題解決の糸口となると考える．時間をかけながらゆっくりと，患者・入所者のペースに合わせて，しかも誤嚥，誤飲に注意しながら食事介助を行っている姿は，高齢者施設であればどこでも目にする光景である．可能であれば，食事動作が自立できていない場合でも，こうした形で経口摂食を継続していくことが望ましいことはいうまでもない．ところがその反面，高齢者の栄養障害が他の疾患を誘発したり増悪させたりする潜在的な要因となっていることも事実である．栄養管理の適否によって，在宅患者・入所者の状態像が大きく変化してくるため，単に「食事」という側面からだけではなく，「栄

養摂取」という側面から，それぞれの在宅療養者，入所者に最適な栄養管理法を実施することが重要になってくる．そのため，経口摂食が不可能な場合も含め栄養管理法については，チームアプローチとして，医師，歯科医師，看護職員，介護職員，栄養士などのすべての関係者がそれぞれの専門的立場からの意見を出し合い，そのなかで最も有効な方法を決めていかなくてはならない．同時にそのなかで，経腸栄養や静脈内栄養から経口栄養に移行するためには，どのような取り組みが必要なのか，どのような視点が求められているのかを検討し，積極的に経口栄養を実現することも今後の重要なテーマである．

医療的立場からは，当然，食事療法という立場での栄養管理があるし，看護，介護の立場からは，食事介助やADLなどの面からのアプローチが必要になる．また，栄養士の立場からは，栄養管理と食事提供といった具体的な視点が必要であろう．また，口腔疾患治療，口腔機能療法，そして，誤嚥性肺炎の予防という視点も含んだ，口腔ケアという側面からは，どうしても歯科医師，歯科衛生士との連携が重要である．このように高齢者の栄養管理については，多くの職種の，多くの視点が必要であり，口腔医療からのアプローチも求められる所以である．今後，高齢者にふさわしい栄養のあり方を基礎に，栄養・食事評価の方法と栄養供給方法の選択基準を踏まえ，栄養管理の一貫として，経口摂食における口腔医療，口腔ケアの在り方，役割を考えていかなくてはならない．その意味でも，高齢者の口腔医療においては，単なる咀嚼機能の回復だけのための診療行為だけでなく，トータルな口腔ケアを含めた口腔機能全体の回復と維持を目的とされたものである必要があり，一人ひとりの，高齢者のQuality of lifeの向上に役立つよう，医師と歯科医師はそれぞれ分離するのではなく，お互いに連携を充分にとりあって仕事をする必要があるといえる．今後，ケアチームのスタッフの方々との連携を密に取ることにより，地域医療の場で個々の高齢者の抱える問題を共有し，対応することが望まれる．

また，前述したように，在宅歯科診療を困難な状況下で受けないですむような口腔保健・医療対策も重要であり，高齢期になってから慌てぬよう，妊産婦期からの各ライフステージにおける口腔保健・医療の充実が必須である．年を追って重度の方の在宅療養が増えており，在宅歯科医療の限界から考えても口腔内の治療は健康な高齢者で通院可能な時期に行っておくべきであり，推進室で得た多くの教訓・問題点の改善を今後の地域医療対策の中で生かしていきたいと考える．

Ⅱ．かかりつけ歯科医意見書

東京都歯科医師会

かかりつけ歯科医意見書

記入日　平成　　年　　月　　日

医療機関の所在地及び名称	
電話番号　　　FAX	
かかりつけ歯科医師の氏名	
対象者の氏名	
性　別	男　・　女
生年月日及び年齢	明・大・昭　　年　月　日（　歳）
住　所	
電話番号	

上気の対象者に対するかかりつけ歯科医の意見は以下の通りである

(Ⅰ) 口腔内所見等から見た今後の歯科医療への意見

　◎今後の歯科医療の必要性
　　□　要観察（経過を見て必要）
　　□　要指導（口腔ケア・摂食機能療法等・その他）
　　□　要治療（う蝕・歯周疾患・義歯・その他）
　　□　必要なし

(Ⅱ) 歯科医学的管理から見た介護に関する意見

　①　口腔清潔
　　□　自立
　　□　見守りが必要
　　□　一部介助
　　□　全介助
　②　摂食・嚥下機能
　　□　問題がないと考えられる
　　□　摂食・嚥下障害が疑われる（専門的評価・指導及び専門医との連携が必要）
　　□　現在，非経口摂取（経管，経静脈内）
　③　誤嚥性肺炎の可能性
　　□　今後，発生の可能性に配慮し，口腔ケアの充実と主治医との連携が必要
　④　その他，療養上，特記すべき事項
　　　_____
　　　_____

〔簡易口腔アセスメント票〕

(1) 口腔内所見

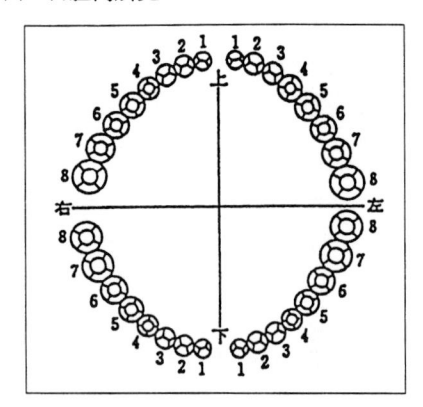

　① 歯の状態　　残存歯（残根を含む）
　　上顎　　本　　下顎　　本
　　合計　　本　（残根　　本）
　　むし歯　あり　　本・なし
　② 歯肉の状態（歯周疾患）
　　腫　れ：あり・なし
　　歯　石：非常に多い・多い・少ない
　　歯肉出血：あり・なし
　③ 口　臭：かなりある・あり・なし
　④ 入れ歯（義歯）の有無・使用状況等
　　入れ歯の有無：あり（上・下）・なし
　　｛ありの場合は下記の項目を記入｝
　　入れ歯の使用：常時使用・食事の時に使用・使用せず
　　入れ歯の保管・管理：できる・介助が必要・できない
　　入れ歯の清掃：できる・介助が必要・できない
　　義歯の適合　：良好・不適合（修理、裏装可能）・新製が必要

(2) 口腔清掃の自立度
　　歯磨き　　　：ほぼ自分でできる・部分的には自分でできる・自分ではできない
　　入れ歯の着脱：自分で着脱できる・着脱のどちらかができる・自分ではできない
　　うがい　　　：自分でできる・水を含む程度はする・水を含むこともできない

(3) 口腔清掃状態：良好・不良
　　舌の状態　　：舌苔　あり・なし　　ディスキネジア　あり・なし

(4) 口腔粘膜の状態
　　異常　あり（　　　　　　　　　　）・なし　　　乾燥：あり・なし

(5) 栄養摂取方法（経口・経管・経静脈内）
　　栄養（食事）回数　1日　　回　　自立・見守りが必要・一部介助・全介助
　　食事形態：普通食・きざみ食・軟食・流動　（　　　　　　　　　　　）

(6) 咀嚼機能：普通にかめる・柔らかいものならかめる・ほとんどかめない

(7) 嚥下機能：普通に飲み込む・飲み込みに時間がかかる・飲みにくい・嚥下できない
　　　　　　　むせることはない・時々むせる・むせることが多い

(8) その他の所見

(9) 現在受けている歯科受診の有無：あり（　　　　　　　　　　　）・なし

口腔ケアアセスメント票による口腔問題領域の選定表

		口腔ケアアセスメント		問題領域					
				1 食物摂取についての検討	2 咀嚼・嚥下機能の検討	3 口腔清掃についての検討	4 口腔内状態の検討	5 発音機能の検討	6 口腔ケアを妨げる要因の検討
I	A	1・2・3・4	(硬組織)				○		
		5・6・7・8	(軟組織など)			○	○		
		9・10・11	(顎関節)		○		○		
		12・13・14・15	(顔貌)	○	○				
		4・5	(食事時のむせとせき)		○	○			
		8	(食事摂取時の姿勢)	○	○				
	B	10	(捕食)	○					
		12・13	(咀嚼)		○		○		
		15・16	(嚥下)		○				
		18	(味覚)				○		
		19・21	(唾液の分泌)		○		○		
		23・24	(発音)				○	○	
II	A	1・2・3	(口腔内清掃状態)			○	○		
	B	2・3	(口腔清掃)			○			
	C	2・3	(歯磨き)			○			
	D	2・3	(ぶくぶくうがい)			○			
III	A	2	(義歯の有無)		○		○		
	B	3	(義歯の使用状態)		○		○		
	C	2・3・4	(義歯の具合)		○		○		
	D	2・3	(義歯の着脱)				○		○
	E	2・3	(義歯の清掃)			○			○
	F	2・3	(保管)			○			○
	G	1	(義歯の安定剤)		○				
IV		3	(栄養状態)	○	○				
		5・6	(栄養摂取方法)	○	○				
		11	(食事時間)	○	○		○		
		13・14・15	(食事形態)	○	○				
		18	(食事量)	○	○				
		20・21・22	(食事介助)	○	○				
V	A	2	(口腔管理)						○
	B	2・3	(通院)						○

(東京都歯科医師会:かかりつけ歯科医意見書及び口腔ケアアセスメント票記載マニュアル,1999.より引用)

Ⅲ．口腔ケアアセスメント票

1．口腔内の問題

A．口腔疾患状況

	1回目 年 月 日	2回目 年 月 日	3回目 年 月 日	4回目 年 月 日

硬組織
1．歯痛
2．歯の動揺
3．歯の破折
4．充填物脱離

軟組織　歯・歯周組織粘膜
5．歯肉のきず，はれ，出血，変色がある
6．歯垢・歯石
7．舌の痛み，きず，はれ，出血，変色（舌苔など）デイスキネジアがある
8．口腔粘膜の痛み，きず，はれ，出血，変色がある

顎関節
9．顎関節痛
10．開口障害
11．関節雑音

顔貌
12．表情が乏しい
13．口唇が閉じない
14．片麻痺がある
15．痙攣や不随意運動がある

III. 口腔ケアアセスメント票

B．口腔機能

	1回目 年　月　日	2回目 年　月　日	3回目 年　月　日	4回目 年　月　日

食物摂取
　1．好き嫌いがはっきりしている
　2．食事の時に嬉しそうにして食べる

	1回目	2回目	3回目	4回目
1				
2				

食事時のむせのとき
　5．ない
　6．時々ある
　7．常にある

3				
4				
5				

食物摂取時の姿勢
　6．食卓にすわって食べる
　7．ベット等を起こして食べる
　8．寝たままで食べる

6				
7				
8				

補食
　9．食べ物をこぼさない
　10．食べ物がこぼれてしまう

9				
10				

咀嚼
　11．普通にかめる
　12．やわらかいものならかめる
　13．ほとんどかめない

11				
12				
13				

嚥下
　14．普通に飲み込む
　15．飲みにくい
　16．嚥下できない

14				
15				
16				

味覚	
17. 味がわかる	
18. 味がわからない	
唾液の分泌	
19. 口腔内が乾いている	
20. 口腔内が湿潤である	
21. 流唾がある	
発音	
22. 明瞭である	
23. 何とか理解できる	
24. 不明瞭である	

	1回目 年　月　日	2回目 年　月　日	3回目 年　月　日	4回目 年　月　日
17				
18				
19				
20				
21				
22				
23				
24				

III. 口腔ケアアセスメント票

2. 口腔内衛生状態の問題

A. 口腔内清掃状況

1. 歯垢・歯石が食渣がついている
2. 義歯の内, 外面に食渣がついている
3. 口臭がある

	1回目 年 月 日	2回目 年 月 日	3回目 年 月 日	4回目 年 月 日
1				
2				
3				

B. 口腔内清掃

1. 毎食後している
2. 一日一回している
3. 全然していない

	1回目	2回目	3回目	4回目
1				
2				
3				

C. 歯磨き

1. ほぼ自分でできる
2. 部分的には自分でできる
3. 自分でみがけない

	1回目	2回目	3回目	4回目
1				
2				
3				

D. ぶくぶくうがい

1. 自分でできる
2. 水を含む程度はする
3. 水を含むこともできない

	1回目	2回目	3回目	4回目
1				
2				
3				

3. 義歯の問題

A. 義歯の有無

1. あり
2. なし

	1回目 年 月 日	2回目 年 月 日	3回目 年 月 日	4回目 年 月 日
1				
2				

B．義歯の使用状況

1．常時使用
2．食時の時にのみ使用
3．不使用

C．義歯の具合

1．よくかめる
2．かむと痛いところがある
3．うまくかめない
4．装着が困難

D．義歯の着脱について

1．自分でできる
2．介助が必要
3．自分ではできない

E．義歯の清掃について

1．自分でできる
2．介助が必要
3．できない

F．保管

1．管理できる
2．介助が必要
3．できない

III．口腔ケアアセスメント票

G．義歯の安定剤	1回目 年 月 日	2回目 年 月 日	3回目 年 月 日	4回目 年 月 日
1．使用している				
2．使用していない				

4．栄養および食事

栄養状態
　1．良好
　2．普通
　3．不良

栄養摂取方法
　4．経口
　5．経管
　6．経静脈内

食事回数
　7．2回
　8．3回
　9．4回以上

食事時間
　10．30分以内
　11．30分以上

食事形態
　12．普通食
　13．きざみ食
　14．軟食
　15．流食

食事量
　16．増加した
　17．変化なし
　18．減少した

食事介助
　19．自立できる
　20．みまもりが必要
　21．一部介助
　22．全介助

5．口腔管理

A．口腔管理

	1回目 年　月　日	2回目 年　月　日	3回目 年　月　日	4回目 年　月　日

本人
　1．希望する
　2．希望しない

介護者
　1．希望する
　2．希望しない

B．通院

　1．可能
　2．条件により可能
　3．不可能

C．最近の歯科受診

　1．昭和　　年　　月頃
　　　平成　　年　　月頃
　2．　　　　　歯科医院
　3．治療内容

Ⅳ．主治医とケアマネージャーへのパンフレット

嚥下性肺炎と口腔ケア

口腔内が汚れている
（細菌が多い）

食事中
食事と共に誤嚥により細菌も気管に入る

食事以外
60才以上の50％は無意識（特に睡眠中）にだ液と共に細菌を誤嚥している

嚥下性肺炎

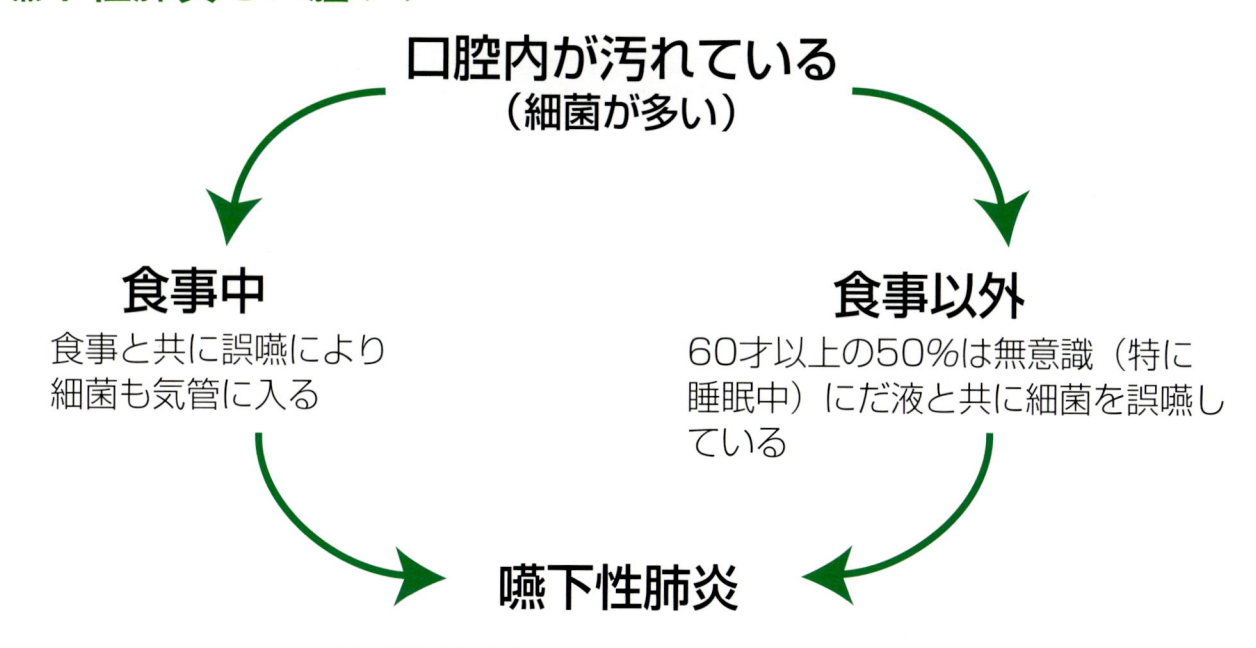

易感染性宿主において可能性が高くなる

口腔内は人それぞれ歯の残り具合やウ蝕の状態が異なっているので歯科医等（歯科医師、歯科衛生士、訪問看護婦等）による専門的かつ、総合的な口腔ケアの指導が必要です。

歯の崩壊と残根周囲の炎症

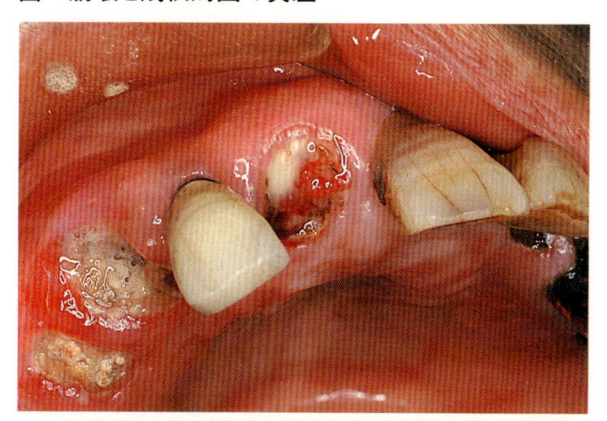

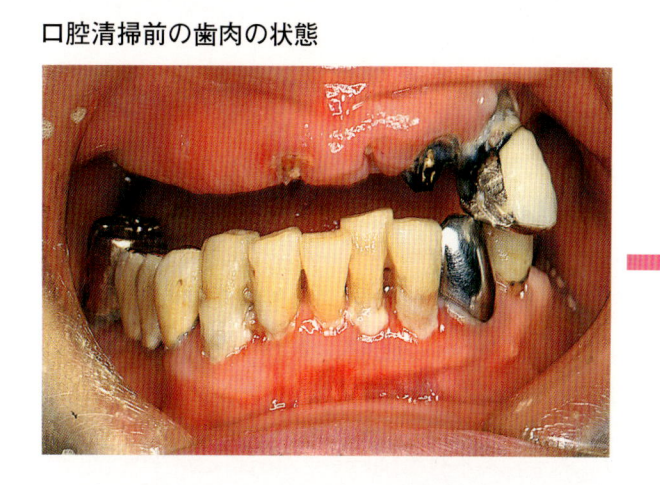

義歯に付着した細菌塊

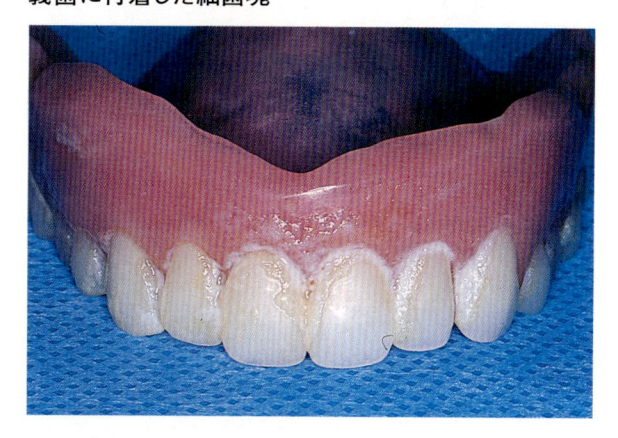

口腔清掃前の歯肉の状態

口腔清掃後の歯肉の状態

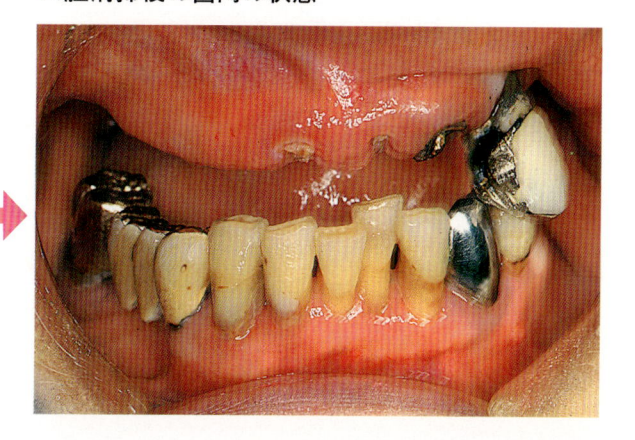

介護認定調査票における
口腔関連項目の記載についてのお願い

> 要介護者にとって「口から美味しい食事ができること」は最高の楽しみであり、又経口摂取の回復と維持は栄養管理の一環として大変重要です。
> そのためには、口腔のケアの実践と口腔機能の回復が必要です。口腔ケアは、単に口腔疾患の予防だけでなく、誤嚥性（嚥下性）肺炎の予防にも非常に重要なケアです。
> 要介護者のＡＤＬ、ＱＯＬ向上のためにも、摂食・嚥下機能の回復と維持をはかるためにも、介護認定調査時の正確な調査が望まれます。口腔関連項目の記載に当たっては、以下の注意点に留意下さるようお願いします。（以下の症状が見られる場合は特記事項に記載して下さい。）

基本調査４－３　嚥下
- 食事に時間がかかる
- 食事で疲れやすい
- 食事中、むせたり、痰が増加する
- 口から食べ物がこぼれる
- 嚥下した後に口の中に食べ物が残っている

基本調査４－７　食事摂取
- たべかすや歯垢が大量に付着している
- 口臭がひどい
- 歯肉の炎症（出血、排膿、腫れ）がある
- 義歯（入れ歯）の手入れをしていない

基本調査５－１ア　口腔清潔
　　自立できない場合で、その原因が口腔内の問題にあると思われる場合

> 被保険者証に認定審査意見として、居宅療養管理指導（歯科医師）と記載されている場合はもとより、基本調査やケアプラン作成のためのアセスメントに口腔に関して以下の項目にチェックがついた場合、介護保険下のサービス（居宅療養管理指導）や介護保険外のサービス（かかりつけ歯科医による訪問歯科診療）につなげてください。

1. 咀嚼（そしゃく）や嚥下（えんげ）に問題がある
   食事形態、食事の姿勢、口腔機能の障害等についてさらに詳しいアセスメントをとり、改善に向けた口腔ケアプランを作成し、助言指導します。
2. 口腔清潔面に問題がある
   口臭や歯ぐきからの出血、食べ物のカスが口の中に残っている等の症状が見られると誤嚥性の肺炎を引起こす原因になります。正しい口腔清掃の助言指導をします。
3. 食事摂取に介助を必要とする
   食事にかかる時間が長く、食事介護に多く関与している場合、食事形態と食環境に問題があることなどが考えられます。また、むし歯や、入れ歯の不適合等も考えられます。歯科医師、歯科衛生士にご相談ください。

（社）大森歯科医師会・蒲田歯科医師会

主治医意見書記入の手引き（介護に関する意見の項目）には以下の記載があります、

> **医学的管理の必要性**
> 医学的観点から申請者が利用する必要があると考えられるサービスについて、以下の各サービスの内容を参考に、該当するサービスの□に✓印を付けて下さい。
> 訪問歯科診療及び訪問歯科衛生指導については口腔内の状態像（例えば、歯の崩壊や喪失状態、歯の動揺や歯肉からの出血の有無、義歯の不適合等）をもとに、必要に応じて該当する□に✓印をつけて下さい。

従って以下の症状が見られる時は歯科医学的管理の必要性から特にかかりつけ歯科医と連携をとっていただく様お願いします。

- 自発痛、咬合痛等の歯がある（ウ蝕又は歯周病がある）
- 歯肉から出血する（歯周病の可能性がある）
- 義歯はあるが使えない（義歯不適合が考えられる）
- 義歯の着脱が自分でできない（口腔清掃が不十分になる）
- 口臭がある（口腔清浄不十分の疑いがある）
- 自分で歯ブラシができない（口腔清浄不十分）
- 食事時間が30分以上かかり食後疲れる（食環境に問題がある、食事形態等に工夫が必用）
- 食事中むせたり痰が増加する（誤嚥の可能性）
- 食事中声がかすれる（誤嚥の可能性）
- 口から食物がこぼれる（補食障害）
- 食後も口の中に食物が残る（嚥下障害等）
- 口の渇きを強く訴える（口腔乾燥症等の疑い）
- 顎の開閉が困難（顎関節症の疑い）
- 未治療歯がある（病巣感染の可能性がある）
- 残存歯が少ない（咀嚼が出来ない）
- 歯石、歯垢の付着が著しい（嚥下性肺炎を引き起こす可能性がある）
- 口腔粘膜に白い偽膜様の付着がある（口腔カンジダ症等の可能性がある）

（社）大森歯科医師会・蒲田歯科医師会

Ⅴ. 東京都の歯科医療連携推進の考え方について

都は，平成9年に，今後の歯科医療連携事業の必要性を以下のような考え方で取りまとめ，平成10年の東京都保健医療計画第二次改定で，総合的な地域保健医療サービスの提供での歯科保健医療の基としている．

1）現状の問題点
(1) 障害者歯科医療
○障害者の歯科診療を実施する歯科医療機関が少なく，診療を申し込んでも概ね2週間から4カ月程度の診療待ち期間があり，障害者団体等から毎年，多摩地区に都立の心身障害者口腔保健センターを設立するよう要望を受けている．今後，障害者が身近な地域で歯科医療を受け入れる体制を確保する必要がある．
○都では，都立心身障害者口腔保健センター・都立病院での障害者歯科診療，民間病院・障害者施設の歯科診療補助等を通じて，これまで専門的な障害者歯科診療体制の整備に努めてきた．現在，年間延べ10万人程度の歯科診療を実施しているが，障害者歯科診療を実施する一般歯科診療所が少ないため，一般歯科診療所で対応可能な患者まで専門医療機関に集中し（全患者数の約30％程度：平成9年度都立心身障害口腔保健センター調査），本来の専門医療機関の機能が十分発揮できていない．
○一般歯科診療所では対応困難な場合の紹介先の確保等，専門医療機関との連携システムが整備されれば，障害者歯科に積極的に取り組みたいと考えている歯科医師は少なくない（全体の約58％：平成9年度多摩立川保健所等による調査）．
(2) 在宅要介護者歯科医療
○都では平成3年度から65歳以上の在宅ねたきり高齢者に対して歯科診療について補助事業を実施しているが，より低い年齢の難病患者や障害者を含む在宅要介護者や施設入所者など，幅広い対象への対応が求められていること，また，訪問だけでの診療では対応困難な事例も少なくないことなどから，事業内容の見直しが必要となっている．
○平成9年度の区市町村の訪問歯科診療実績は延べ2,772件であるが，都内の要介護高齢者数(111千人)と要訪問歯科診療者率（12.4％：平成9年度大田区調査）から推測すると，訪問歯科診療実施地区でも未だ十分に要介護高齢者の歯科医療は確保されていないと考えられる．しかし，現在の事業内容では区市町村の財政負担が大きく，今後の高齢者の増加等に対応して，より積極的に事業展開を図ることは困難な状況にある．
○現在の訪問歯科診療事業では，事業費の中に本来医療費の中で補填されるべき経費も含まれており（都基準額：1人当たり141,900円），これが区市町村の財政負担の原因となっている．一方，平成6年の社会保険診療報酬の改定により，訪問歯科診療に対する保険制度上の位置づけが明確になっており，現在の事業には医療費の二重払い的な側面も生じてきている．
(3) 保健所障害者歯科保健推進対策
障害者の保健対策は，本来，障害者基本法に基づく市町村障害者計画において市町村が取り組むべき課題であるが，市町村には歯科技術職員が十分配置されていないこと，母子歯科保健事業が移管されたばかりであり，従来からの老人保健法に基づく歯科保健事業も充実していないことから，現在，保健所が実施している状況である．将来的には区市町村事業として位置付ける必要がある．
(4) ウイルス性疾患感染者等
東京都歯科医師会等では，原則としてすべての歯科診療所で対応できるよう会員に指導しているが，B・C型肝炎やHIV感染者等の歯科診療は敬遠されている実態もある．

2）歯科医療連携推進事業の目的および期待される効果
歯科医療連携推進事業は，一般歯科診療所と専門医療機関の役割分担を明確にした上で，地域において歯科医

療連携システムを確立するとともに，障害者・在宅要介護者・ウイルス性疾患感染症等に対するかかりつけ歯科医の定着を図り，障害者等が身近な地域で適切な歯科医療を受けられ，必要に応じて専門的な歯科医療を受けることができる体制づくりを目指すものである．
このことにより，

(1) 一般歯科診療所で診療可能な患者

かかりつけの歯科医が対応することになる．これによって，専門医療機関では新たに約3万人の患者への対応が可能となる．(都立心身障害者口腔保健センター3カ所分の診療機能増) さらに，平均診療日数の短縮も見込まれる (現在の6.3日から1日減) ので，実際にはより多くの患者を診ることができると考えられる．

(2) 在宅要介護者

訪問診療を行う歯科医師の確保と紹介の仕組みが整えられる．また，訪問歯科診療に対する診療報酬も整備されてきており，特別な補助制度を行うことなく，今後の要介護高齢者の増加に適切に対応することができる．

(3) 障害者等の歯科医療連携を構築

現在，保健所で実施している障害者歯科健診について，区市町村が実施するための基盤が整備されることになる．

(4) 一般歯科診療所と専門医療機関の役割分担

必要に応じた連携体制も整えられることから，B・C型肝炎やHIV感染者であるというだけで診療を拒否することはなくなり，困難な事例であっても，専門医療機関を紹介するなどの対応が可能となる．

3) 既存事業の見直し

(1) 在宅寝たきり高齢者訪問歯科診療事業の廃止

今後，在宅寝たきり高齢者はもとより幅広い対象も含めた要介護者の歯科医療を確保していくためには，本事業を歯科医療連携推進事業に転換していく必要がある．したがって，本事業の新規募集は平成11年度から停止するとともに，継続分の終了する平成12年度をもって廃止する．

V．東京都の歯科医療連携推進の考え方について

(2) 保健所障害者歯科診療ネットワークの廃止

本事業は，歯科診療所・専門医療機関・患者 (家族・施設等) が障害者・歯科診療に関して共通認識をもって情報を共有化し，障害者の歯科診療を円滑にするために多摩地区保健所が取り組んでいるものであり，歯科医療連携推進事業の中に包含されるべきものである．したがって，平成11年度から本事業は廃止する．今後，保健所は本来業務の一環として，専門的・広域的立場から歯科医療連携推進事業を推進する役割を担うこととする．

(3) 都立心身障害者口腔保健センターの役割の見直し

都立心身障害者口腔保健センターは，都における障害者歯科医療の拠点として昭和59年に設置され，現在，年間延べ1万人程度の歯科診療を実施している．しかしながら，歯科医療連携推進事業の実施や専門医療機関の増加によって，今後，一般的な障害者歯科診療に関しては，その必要性が相対的に低下してくるものと思われる．他方，特に障害者や要介護高齢者の歯科診療において近年注目を集めている摂食嚥下機能訓練などは，専門医療機関であっても未だ十分な対応は困難であり，これらに関してセンター本来の目的である専門的機能を発揮することが求められている．こうしたことから，今後，歯科医療連携推進事業の定着状況を踏まえ，センターの役割を見直し，専門医療機関でも対応困難な診療機能及び一般歯科診療所の歯科医師に対する研修機能などに特化していく．

(4) 多摩地区保健所における障害者歯科保健推進対策

前記1の(3)で述べたとおり，障害者歯科保健推進対策は，現在，保健所が実施しているが，市町村の実施体制の整備とかかりつけ歯科医の定着が進んだ段階で区市町村業務として位置づけていく．

参考文献

1) 東京都歯科医歯会：かかりつけ歯科医機能の推進にあたって，2000．

Ⅵ．東京都歯科医師会が提案する6つのかかりつけ歯科医機能の推進方法

1．患者のニーズに対応した健康教育・相談機能

各ライフサイクルに沿った口腔領域にかかわる全身的，精神的な健康・疾病に関する情報発信と相談・指導機能

1）目　標
- 妊産婦・乳幼児期では，顎顔面の正常な発育に必要な栄養，咀嚼等の指導を通じて，咬合の育成を促進する．
- 学童・思春期では，永久歯う蝕・歯周疾患発生のメカニズムの理解と対策を通じて，自己管理教育・生活習慣を確立する．
- 成人期では，歯周疾患予防，咬合の維持安定を通じて，全身の機能低下を防ぎ健康な高齢期につなげる．
- 高齢期では，寝たきりにならずに自立した生活が送れるようサポートしていくために，全身の健康状態を把握するとともに，高齢者の心理的特性を充分理解し，個々の特徴を踏まえた上で，治療やケアを進めていく．

以上の目標を達成するために，かかりつけ歯科医としては，乳幼児から高齢者まで広い年齢層の人々に対して，長期管理を実践していくことが必要である．具体的には健康教育・相談機能を通して，自己管理（セルフケア）の啓発を行い，学童期においては養護教諭等への歯科保健教育の実施，および高齢期には医療モデルから生活モデルへの変換を基本に，食べることを通じて，高齢者のADLの推進とQOLの向上を図ることが重要である．

2）提供場所
具体的なかかりつけ歯科医機能の提供場所としては個々の診療所のみならず，在宅や施設，保健所，保健福祉センター，学校等の教育機関，企業等での健診・相談，さらには，医科との連携を含めた他職種との連携医療等があげられる．

2．必要とされる歯科医療への対応機能

疾病予防から早期発見・早期指導・救急医療・社会復帰に至る一貫性を持った医療の充実を基本とした機能．

1）初期医療
(1) 疾病予防
地域住民・患者に最も近い位置にいるかかりつけ歯科医は，診療所での受診時，在宅での訪問診療時，学校・企業等での健診時，地域の保健所・口腔保健センター等での歯科健康相談等の機会をとらえ，口腔ケアの必要性およびその方法について指導・助言することが求められる．
(2) 早期発見・早期治療
学校・企業等での健診や，地域の保健所・口腔保健センター等での歯科健康相談において口腔内の疾患を発見することはもとより，摂食・嚥下機能障害等の疾患も探り出し，歯科受診の勧奨や口腔機能リハビリテーションが受けられる専門機関への紹介などの適切なアドバイスを行ったりして，早期治療に結び付けていくことも大切な役割である．

2）救急医療
(1) 救急医療（休日および休診日）
深夜や休日といった通常の開院時間外における急な発症や外傷に対して，応急診療を行うことは大変重要である．しかし，個々の診療所だけでこれらのすべてに対応することは困難であるため，周辺の医院がグループを作り，互いにカバーしあって地域のニーズに応えていくこ

とも考えられる．

現在でも，地区歯科医師会が行政と連携をとり，休日応急歯科診療所を開設したり，輪番制で休日に診療所を開院し，これらの情報を公報に掲載したり，テレフォンサービスで地域住民に周知をはかるシステムを構築するなどして対応しているところもある．さらに，重症感染症や顎骨骨折などの重篤な外傷等で一次医療の範囲を超えていると判断される場所には，すみやかに高次医療機関に紹介できる連携機能も整備しておく必要がある．

3．チーム医療実践のための連携および紹介または指示機能

かかりつけ歯科医の機能のひとつとして，対象者となる健常者，障害者（要介護高齢者を含む）等に対し，地域での機能的グループ化，ネットワーク化を図り，チーム医療を実践していくための紹介または指示の機能がある．その実践のために，他の診療所，病院，高次医療機関，他職種並びに行政との連携を図り，また関連機関に連絡をとることが必要となる．

〈具体的な連携システムと連携内容〉

  1）医療機関との連携
  (1) 診診連携
    ①歯科診療所間の連携
      矯正，口腔外科，小児，高齢者，障害者，摂食・嚥下，インプラント，歯周など歯科医師の専門性を活かした一次医療機関の連携（紹介，症例検討など）
    ②一般診療所（かかりつけ医）との連携
      有病者，療養者などについて，相互の紹介，情報の提供，共同診療など
  (2) 病診連携
    一般病院，療養型病床群などへの紹介，逆紹介
  (3) 高次医療機関との連携
    治療の難易度と患者の状態を考慮した上で，より高次の医療機能部分を担う大学付属病院，病院歯科，都立病院などへ紹介，逆紹介
  2）行政機関との連携
    区市町村の保健所，保健福祉センターなどと連携することにより，診療の提供，健康相談，健康教育などを実施，逆に診療の依頼を受ける．
    歯科医師会レベルでは歯科医療連携のための会議の開催，連携システムの検討，構築を目指した連携を行う．

  3）地域における他職種との連携

職種＼連携内容	かかりつけ歯科医から	かかりつけ歯科医へ
薬剤師	指示（処方箋を通して）	紹介，情報提供（服薬の状況，アレルギーの有無など）
看護婦	指示（口腔ケア，摂食・嚥下機能訓練の実施）	診療の依頼，報告（療養状況など）
保健婦，ケースワーカー，ケアマネージャー	指示（口腔清掃），紹介，依頼（他機関との連絡調整など）相談，教育の実施（口腔ケアの重要性，摂食・嚥下機能などについて）	診療，相談の依頼（口腔ケアも含んだ歯科診療）情報提供
栄養士	指示（病態別食事指導，機能に合った食形態，栄養量確保のための献立作成などについて）	診療の依頼，情報の提供，報告（食事摂取状況）
理学療法士（PT）	指示（姿勢の確保，身体機能の向上，維持など）	診療の依頼，情報提供，報告（手指機能などについて）
作業療法士（OT）	指示（手指機能の向上，維持，機能に合った食具，歯ブラシなど）	診療の依頼，報告，情報提供（手指機能などについて）
言語聴覚療法士（ST）	指示（摂食・嚥下機能訓練，言語機能）	診療の依頼，報告，情報提供（摂食・嚥下機能，言語機能訓練状況などについて）
歯科衛生士	指示（口腔清掃，摂食・嚥下機能訓練，訪問口腔衛生指導）	報告
ホームヘルパー	指示（口腔清掃，食事介助など）相談，教育の実施（口腔清掃の重要性，食事介助などについて）	診療の依頼など

4．障害者等に適切な歯科医療提供のための機能

1）リハビリテーション口腔医療

リハビリテーション口腔医療とはリハビリテーションの理念に基づき，歯科的心身障害者の口腔全体の広がりを対象として求める医療である．つまり，リハビリテーションのもつ全人間的権利の獲得を目標とした口腔科学が，リハビリテーション口腔科学であり，その社会的適応が，リハビリテーション口腔医療である．

リハビリテーション口腔医療を行うにあたっては，チームアプローチが不可欠である．歯科医師がコーディネーターとなり，医師，保健婦，看護婦，栄養士，歯科衛生士，理学療法士，作業療法士，歯科技工士，言語聴覚療法士，薬剤師等のスタッフの有機的な連携により，よりすぐれたリハビリテーションシステムを構築し，歯科的心身障害者の自立を図ってゆく．

2）目　標

①地域で行政と共に開催される，1歳児・1歳6カ月児・3歳児歯科健診等での相談，指導を通じて，障害の早期発見，早期対応，咬むこと，飲み込むことの重要性，口腔衛生管理の必要性を認識，理解させる．

②障害者施設・高齢者施設（介護保険諸施設・老人ホーム）等の嘱託歯科医と連携し歯科相談，健康教育，歯科医療活動を展開する．

③個々の診療所（一次医療機関）においては，バリアフリーを念頭におき，障害者・要介護者に対して歯科相談・健診・医療・口腔機能回復を行う．

3）方　法

かかりつけ歯科医は障害者等に適切な歯科医療・歯科医療情報の提供を行い，「保健・福祉・医療」の機能連携と一次・二次・三次の医療連携を考慮し，患者の機能回復とQOLの向上を目指すサービスの提供を進めていかなければならない．

そのためには歯科医師会は「かかりつけ歯科医」がさまざまなサービスを提供できるよう，行政と協調し，後方支援医療機関として「口腔保健センター」設立を要請していく．

地区の歯科医師会は「かかりつけ歯科医」が二次・三次の医療機関と適切な機能連携が行える環境整備をする．

5．施設および在宅患者に対する歯科医療，口腔ケア機能

かかりつけ歯科医の役割は，日頃から治療や予防相談に応じるとともに，必要に応じて専門医療機関を紹介することにより，適切な医療を責任もって提供することである．

①現在行われている在宅訪問歯科診療の制度では，対象者についての年齢制限や在宅寝たきりの状態などさまざまな条件が設けられているが，かかりつけ歯科医機能ではこのような制限はない．したがって，在宅や施設への訪問診療だけでなく，口腔機能リハビリテーションなどの指導も含めた医療行為を行うことができる．さらに，歯科診療所のない病院に長期入院中の方などの歯科医療ニーズに応えることもできる．

②介護保険における認定審査会，サービス担当者会議（ケアカンファレンス）に参画し，専門領域から意見具申を行い，必要に応じて「かかりつけ歯科医の意見書」を作成する．

③これまでの歯科医療は，ほとんどの場所，一般歯科診療所で治療を完結し，障害者等の歯科医療については主に専門医療機関の領域であるとされ，専門医療機関との連携システムが確立されていなかった．しかし，障害者であっても，比較的簡単な処置や日常の健康相談や保健指導など一般歯科診療所で対応できる部分も少なくない．当然の事ながらそれぞれの診療所の形態等により対応できる範囲は異なっていくと考えられる．このために，地域において連携体制や紹介のためのルールを構築することが，障害者等に対応可能な歯科医療として，安心してかかりつけ歯科医となってもらえる体制の整備と専門医療機関が能力を十分に発揮できる仕組みとなる．

このようなことから，今までのような自己完結型の単独の歯科診療所の形態からさまざまな連携システムの中での歯科診療所に移行していくことで，この機能を発揮することができる．

6．定期的なプロフェッショナルケアを基本とした予防管理機能

1）予防管理機能の位置づけ

口腔疾患は一般的に予防効果が高い反面，不可逆的である．したがって，かかりつけ歯科医を持ち，乳幼児から高齢期にわたる，長期的な継続した維持管理・指導が重要であり，日頃から定期健診等を怠らないということが，高齢期の口腔機能の減退や，崩壊を最小限に食い止める秘訣となる．歯の健康がまさに「おいしく食べる」というQOLの維持に大切であることを再認識するべきである．かかりつけ歯科医として，地域住民のライフサイクルに沿って，口腔領域のプライマリーケアを継続的に提供するためにも，地域の保健福祉センター等での健診業務や歯科診療所の役割が大きく，歯科診療所における定期健診，Professional Mechanical Tooth Cleaning（PMTC）等を含むリコール・メインテナンスをしっかり行うことが重要である．その中で，口腔疾患治療の重要性と共に，高齢期の加齢的機能減退や感染予防を含めた口腔機能の維持への指導，対策，動機づけを十分行っておくことが必要でもある．また，在宅，施設での障害者等への定期健診や専門的口腔清掃などの予防処置や指導管理等は今後，さらに充実させていくことが求められており，介護保険における居宅療養管理指導とも併せて考えていく必要がある．

各歯科診療所において，この予防管理機能を継続して遂行していくためには，以下のような環境の整備を考えたい．

(1) 各歯科診療所の実状に応じ，歯科医師，歯科衛生士等による患者の各ライフステージに沿った具体的な予防管理指導の内容の検討と各健診事業等とも連携した対応ができるような体制が必要である．

(2) 患者とその家族の保健医療情報等の把握を基本として，医科との連携を含めた全身的な健康管理の中での口腔領域からの予防管理指導を包括的に位置付ける．

(3) かかりつけ歯科医として，初来院時から在宅，施設等での対応をも念頭においた，継続的な予防管理指導を考慮し，常に気軽に口腔の健康についての相談と予防処置に応じられるようにすると共に，診療録，指導録の法定保存期間以上の保管も考慮する．

(4) かかりつけ歯科医への変更等への対応として「診・診」の連携の充実を図る．

(5) 乳幼児期，高齢期の患者，障害者等への対応は，本人はもとより，家族，介護者への動機付けと指導を十分考慮し，診療所だけではなく，在宅，施設等の生活の場においても予防管理が実施できるような体制づくりが求められる．

2）プロフェッショナルケアの位置づけ

口腔の健康を支える口腔ケアとして，セルフケア（ホームケア）とプロフェッショナルケアがあるが，プロフェッショナルケアは専門的口腔ケアを示しており，口腔領域における疾患の予防，機能の維持・回復，ひいては健康と生活の質の向上のため，口腔保健や歯科医学の理論・知識に基づき，歯科保健医療の専門職（歯科医師，歯科衛生士）が行う，予防処置，口腔保健指導，専門的口腔清掃，口腔機能の維持・回復のための指導（訓練），歯科口腔領域の介護援助等の技術を含んでいる．各ライフステージにおいて，口腔保健についての動機づけのもとにセルフケア（ホームケア）を患者さんに（乳幼児期等においては，保護者にも）担ってもらうことは基本であるが，セルフケアだけでは，当然，限界があり，歯科の専門職による定期的なプロフェッショナルケアをあわせることにより，より高いレベルでの口腔疾患予防と口腔機能の維持管理ができるといえる．

また，高齢期等において，要介護の状態になった場合，健常時と同様なセルフケアができるとは限らない．その場合も要介護者の自立を基本として，家族，介護者へのホームケアの指導や在宅，施設等において，定期的なプロフェッショナルケアは大変重要であり，障害者等に対する介護の支援と口腔保健の向上を促し，QOLや介護の質の向上，介護負担の軽減に寄与できると考える．したがって，地域におけるケアシステムの構築においては，この口腔領域へのプロフェッショナルケアをどう位置づ

けるかが課題である．また，プロフェッショナルケアの必要性について，住民，患者への動機づけ，周知が各ライフステージにおいて行われることが重要であり，かかりつけ歯科医の診療所における口腔保健指導の中で，しっかりと位置づけることが必要である．

参考文献

1) 東京都歯科医師会：かかりつけ歯科医機能の推進にあたって，2000．

Ⅶ. 厚生白書

表1　高齢化の進む人口構造

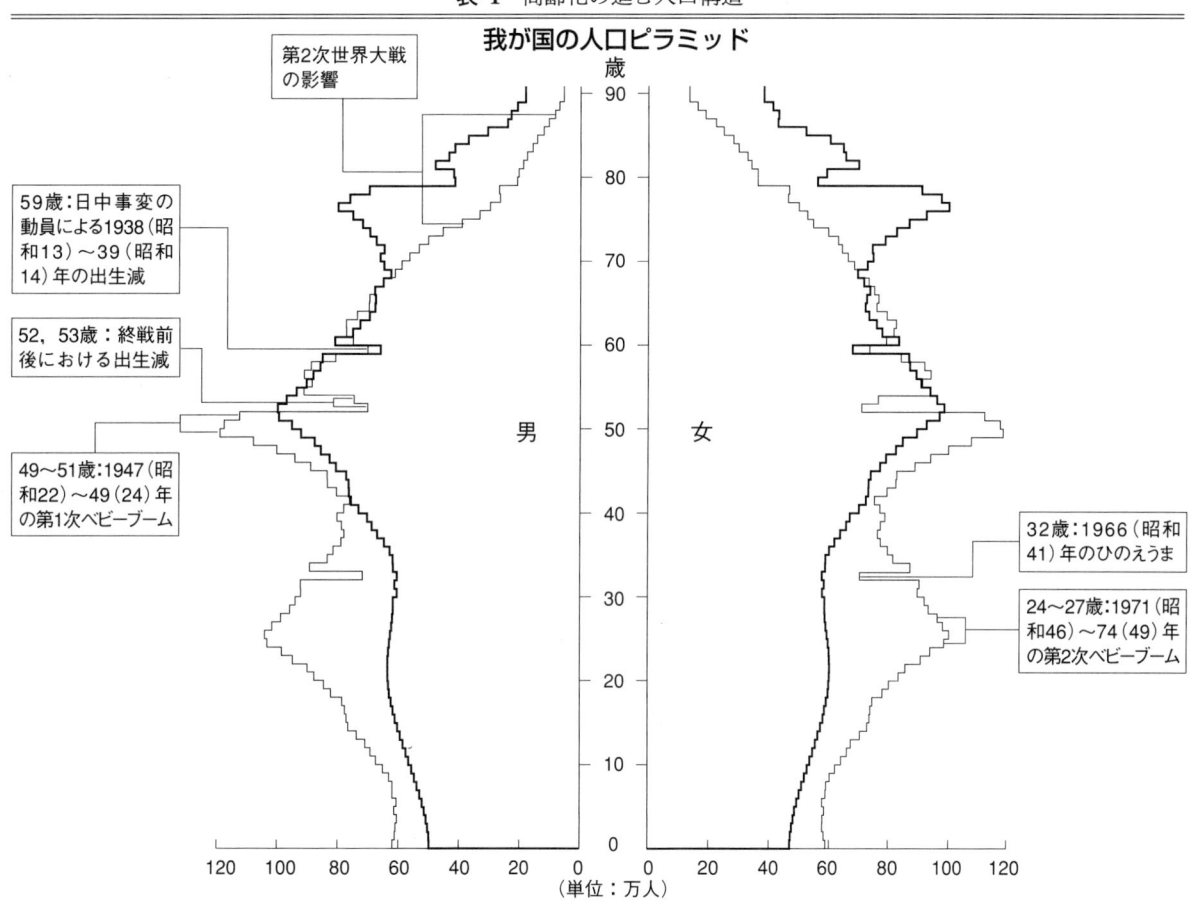

我が国の人口ピラミッド

- 第2次世界大戦の影響
- 59歳：日中事変の動員による1938（昭和13）～39（昭和14）年の出生減
- 52, 53歳：終戦前後における出生減
- 49～51歳：1947（昭和22）～49（24）年の第1次ベビーブーム
- 32歳：1966（昭和41）年のひのえうま
- 24～27歳：1971（昭和46）～74（49）年の第2次ベビーブーム

（単位：万人）

資料：平成37年は国立社会保障・人口問題研究所「日本の将来推計人口（平成9年1月推計）」，平成10年は総務庁統計局平成10年10月1日現在「推計人口」

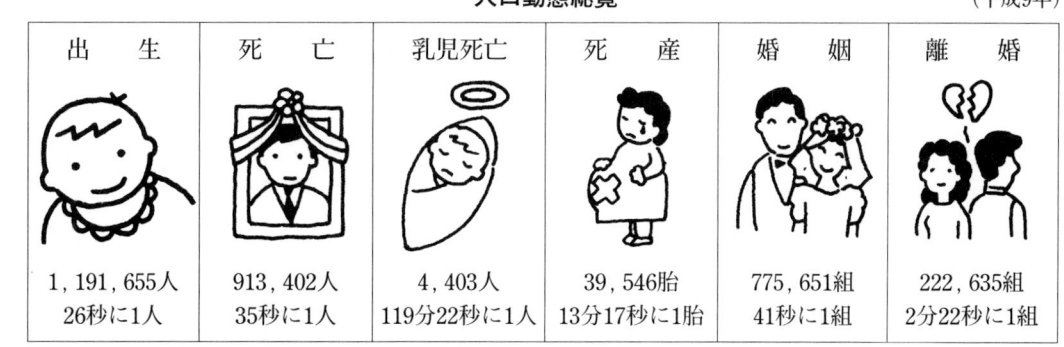

（注）　□は1998（平成10）年，　□は2025（平成37）年

人口動態総覧

（平成9年）

出生	死亡	乳児死亡	死産	婚姻	離婚
1,191,655人	913,402人	4,403人	39,546胎	775,651組	222,635組
26秒に1人	35秒に1人	119分22秒に1人	13分17秒に1胎	41秒に1組	2分22秒に1組

資料：厚生省大臣官房統計情報部「人口動態統計」

（平成11年版　厚生白書　社会保障と国民生活より引用）

表 2 年齢区分別人口の推移と将来推計 (各年10月1日現在)

年次	総数 実数	0-14歳 実数	0-14歳 構成割合	15-64歳 実数	15-64歳 構成割合	65歳以上 実数	65歳以上 構成割合	75歳以上(再掲) 実数	75歳以上(再掲) 構成割合	平均年齢
	千人	千人	%	千人	%	千人	%	千人	%	歳
1920 (大正 9) 年	55,963	20,416	36.5	32,605	58.3	2,941	5.3	732	1.3	26.7
25 (14)	59,737	21,924	36.7	34,792	58.2	3,021	5.1	808	1.4	26.5
30 (昭和 5)	64,450	23,579	36.6	37,807	58.7	3,064	4.8	881	1.4	26.3
35 (10)	69,254	25,545	36.9	40,484	58.5	3,225	4.7	924	1.3	26.3
40 (15)	73,075	26,369	36.1	43,252	59.2	3,454	4.7	904	1.2	26.6
50 (25)	84,115	29,786	35.4	50,168	59.6	4,155	4.9	1,069	1.3	26.6
55 (30)	90,077	30,123	33.4	55,167	61.2	4,786	5.3	1,388	1.5	27.6
60 (35)	94,302	28,434	30.2	60,469	64.1	5,398	5.7	1,642	1.7	29.0
65 (40)	99,209	25,529	25.7	67,444	68.0	6,236	6.3	1,894	1.9	30.3
70 (45)	104,665	25,153	24.0	72,119	68.9	7,393	7.1	2,237	2.1	31.5
75 (50)	111,940	27,221	24.3	75,807	67.7	8,865	7.9	2,841	2.5	32.5
80 (55)	117,060	27,507	23.5	78,835	67.3	10,647	9.1	3,660	3.1	33.9
85 (60)	121,049	26,033	21.5	82,506	68.2	12,468	10.3	4,712	3.9	35.7
1990 (平成 2)	123,611	22,486	18.2	85,904	69.5	14,895	12.0	5,973	4.8	37.6
95 (7)	125,570	20,014	15.9	87,165	69.4	18,261	14.5	7,170	5.7	39.6
98 (10)	126,486	19,059	15.1	86,920	68.7	20,508	16.2	8,136	6.4	—
2000 (12)	126,892	18,602	14.7	86,419	68.1	21,870	17.2	8,885	7.0	41.3
05 (17)	127,684	18,235	14.3	84,443	66.1	25,006	19.6	11,153	8.7	42.8
10 (22)	127,623	18,310	14.3	81,187	63.6	28,126	22.0	13,349	10.5	44.1
15 (27)	126,444	17,939	14.2	76,622	60.6	31,883	25.2	15,020	11.9	45.3
20 (32)	124,133	16,993	13.7	73,805	59.5	33,335	26.9	16,645	13.4	46.3
25 (37)	120,913	15,821	13.1	71,976	59.5	33,116	27.4	18,887	15.6	47.1
30 (42)	117,149	14,882	12.7	69,500	59.3	32,768	28.0	19,239	16.4	47.7
35 (47)	113,114	14,347	12.7	65,981	58.3	32,787	29.0	18,400	16.3	48.1
40 (52)	108,964	14,062	12.9	61,176	56.1	33,726	31.0	17,795	16.3	48.3
45 (57)	104,758	13,712	13.1	57,549	54.9	33,497	32.0	17,856	17.0	48.5
50 (62)	100,496	13,139	13.1	54,904	54.6	32,454	32.3	18,865	18.8	48.6

資料：平成10年以前は，総務庁「国勢調査」，「推計人口」，平成12年以降は国立社会保障・人口問題研究所「日本の将来推計人口（平成9年1月推計）」
(注) 昭和15～平成7年の総人口には年齢不詳を含む。

(平成11年版 厚生白書 社会保障と国民生活より引用)

表 3 主要国の65歳以上の人口割合

	日本	アメリカ	イギリス	ドイツ	フランス	スウェーデン
1950 (昭和25) 年	4.9	8.3	10.7	9.7	11.4	10.3
60 (35)	5.7	9.2	11.7	11.5	11.6	12.0
70 (45)	7.1	9.8	12.9	13.7	12.9	13.7
80 (55)	9.1	11.2	15.1	15.6	14.0	16.3
1990 (平成 2)	12.0	12.4	15.7	15.0	14.0	17.8
95 (7)	14.5	12.6	15.8	15.2	15.2	17.3
2000 (12)	17.2	12.4	15.8	15.9	16.2	16.7
10 (22)	22.0	13.0	16.5	18.8	17.0	18.0
20 (32)	26.9	16.3	19.1	20.0	20.8	21.0
25 (37)	27.4	18.3	20.3	21.8	22.5	21.6
30 (42)	28.0	20.0	21.9	24.9	23.9	22.4
40 (52)	31.0	20.8	23.6	28.6	26.0	23.9
50 (62)	32.3	21.2	23.2	29.2	26.4	23.2

資料：日本の平成7年までは総務庁「国勢調査」，平成12年以降は国立社会保障・人口問題研究所「日本の将来推計人口（平成9年1月推計）」，諸外国は国連資料「WORLD POPULATION PROSPECTS: THE 1996 REVISION」

(平成11年版 厚生白書 社会保障と国民生活より引用)

表 4　8020（ハチマル・ニイマル）運動

[8020運動の経緯]

1989（平成元）年	成人歯科保健対策検討会中間報告において，80歳になっても自分の歯を20本以上保とうという「8020（ハチマル・ニイマル）」運動が提唱される。
1991（　3）年	歯の衛生週間（6月4日～10日）の重点目標が「8020運動の推進」となる。
1992（　4）年	8020運動の普及啓発を図る「8020運動推進対策事業」が開始される。
1993（　5）年	8020運動推進対策事業の円滑な推進を図る8020運動推進支援事業が開始される。
1996（　8）年	今後の歯科保健医療のあり方に関する検討会意見において，地域に密着したより実践的な形での8020運動の展開が求められる。
1997（　9）年	市町村を実施主体とした歯科保健推進事業（メニュー事業）が開始される。

[8020運動とかかりつけ歯科医機能]

　今後の歯科保健医療のあり方に関する検討会意見の中で，8020運動を推進していく観点から，「かかりつけ歯科医機能」を活用した地域におけるう蝕予防対策，歯周疾患対策，喪失歯補綴対策等を推進していくことが求められ，平成9年度から歯科保健推進事業の中で，かかりつけ歯科医機能支援事業を実施し，かかりつけ歯科医機能の普及定着を図っている。

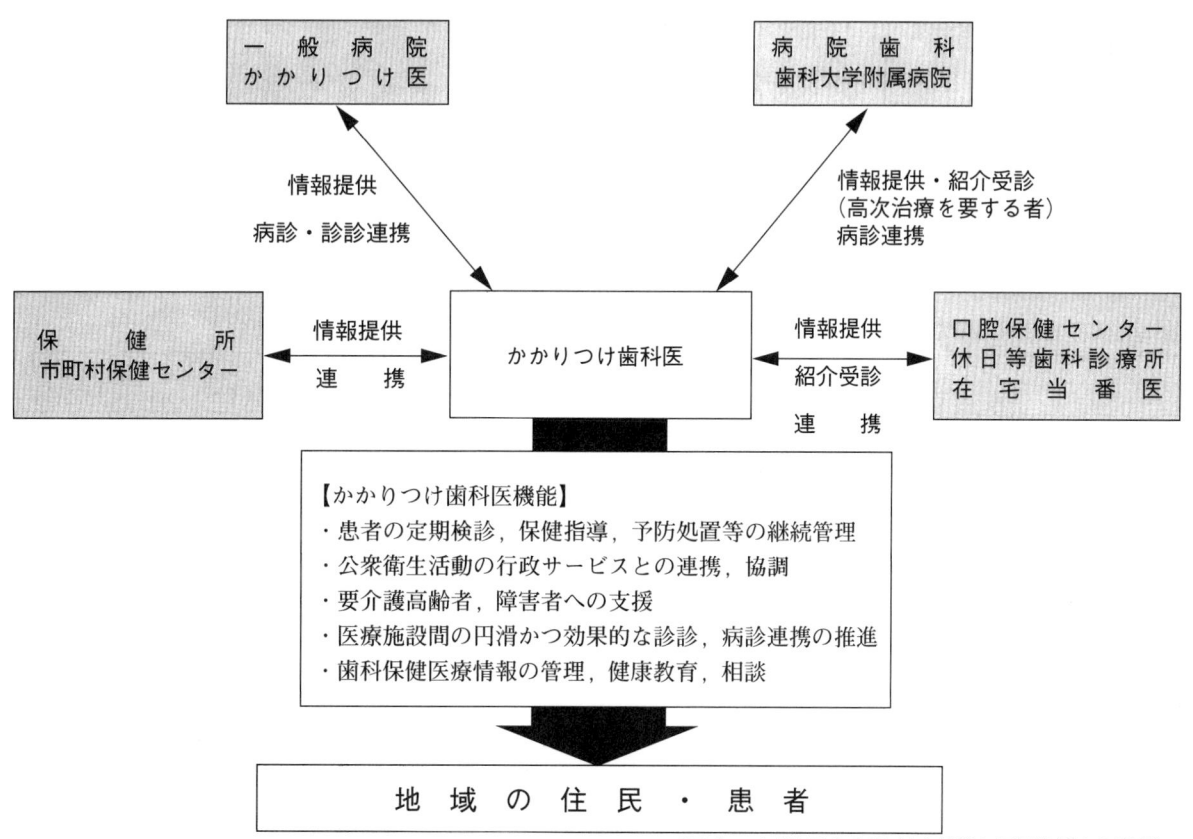

```
                一般病院                   病院歯科
             かかりつけ医              歯科大学附属病院
                    ↑                        ↑
              情報提供              情報提供・紹介受診
                                    （高次治療を要する者）
            病診・診診連携              病診連携
                    
   保健所       情報提供              情報提供    口腔保健センター
 市町村保健センター ← →  かかりつけ歯科医  ← →  休日等歯科診療所
              連携                 紹介受診     在宅当番医
                                    連携
                        ↓
          【かかりつけ歯科医機能】
          ・患者の定期検診，保健指導，予防処置等の継続管理
          ・公衆衛生活動の行政サービスとの連携，協調
          ・要介護高齢者，障害者への支援
          ・医療施設間の円滑かつ効果的な診診，病診連携の推進
          ・歯科保健医療情報の管理，健康教育，相談
                        ↓
              地 域 の 住 民 ・ 患 者
```

（平成11年版 厚生白書 社会保障と国民生活より引用）

VIII. キシリトールについて

1. キシリトールとは

1) 科学的概要と安全性

キシリトールは，果実や樹木の中にも広く認められる天然の甘味糖質(**表1**)で，五炭糖の糖アルコールである(**図1**).

またキシリトールはヒトの血液中にも，0.03〜0.06 mg/100 ml と微量だが，含まれている．摂取したキシリトールは，消化管よりゆっくりと吸収され，三分の一は肝臓の代謝システムに入り，三分の二は小腸下部の腸内細菌に分解される．1997年日本においてもキシリトールは，食品添加物として認可されたが，"1日の許容摂取量について特定せず"とされ，摂取量の制限を受けていない．このことからも，食品添加物として最も安全なクラスに属している食品であることがわかる．

2) キシリトールの製法

工業的には，白樺や樫に含まれるキシランを加水分解しキシロースとし，水素添加してつくられる天然素材甘味料である．

表1 キシリトールを含む果実と野菜

	Xylitol 含有量 (mg/100 g)
バナナ	21
ラズベリー	268
いちご	362
プラム	935
カリフラワー	300
ほうれん草	107
レタス	131

(Counsell JN Edit. Xylitol, Appliod Science Publishers, London, 1977. より)

キシリトールの分子構造

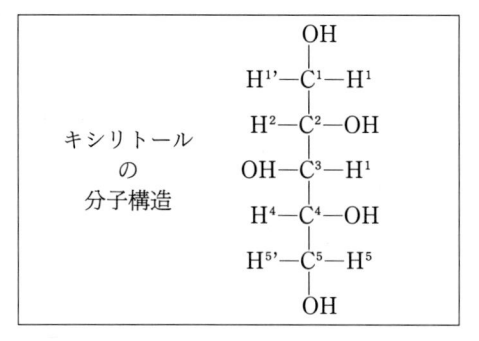

$$\begin{array}{c} OH \\ | \\ H^{1'}-C^{1}-H^{1} \\ | \\ H^{2}-C^{2}-OH \\ | \\ OH-C^{3}-H^{1} \\ | \\ H^{4}-C^{4}-OH \\ | \\ H^{5'}-C^{5}-H^{5} \\ | \\ OH \end{array}$$

図1 キシリトールの分子構造

2. キシリトール応用の歴史

キシリトール応用の歴史は古く，26年前には，すでに疫学調査が行われていた．下記のようになる．

キシリトール応用の歴史

臨床応用	■フィンランドと米国において1975年からキシリトールガムを市販 ■1988年フィンランド歯科医師会がキシリトール製品を推薦，1989年にはスウェーデン，ノルウェー，アイスランド，イギリス，オランダ，ベルギーの歯科医師会が推薦，1997年には韓国の国立研究機関が推薦
研究	■1970年，Muhlemannらが Xyliltol のう蝕予防効果の可能性を報告．その後多くの報告があり，その中で特に S. mutans とプラークに対する効果について多く報告されている．
疫学的臨床研究	■1972年，最初の疫学的研究「トゥルクキシリトール研究」が始まる．ガムを用いても全部代替と同じ効果が得られると報告．そのため，この後の疫学研究はすべて一部代替法を用いている． ■1989〜1993年の「ベリーズキシリトール研究」が最近最も新しい疫学研究であり40カ月に及ぶ研究結果から，キシリトールの効果がより明らかになった．

(鈴木 章：キシリトールと歯科臨床，日歯医師会誌，11：1257，1997.)

3．キシリトールの効果

1）キシリトールのう蝕予防機序
キシリトールのう蝕予防機序をまとめると下記のようになる．

う蝕抑制に関係するキシリトールの特性
1．脆弱なプラーク（除去が容易）
2．プラーク量の減少（う蝕原性の減少）
3．S. mutans の付着の減少（感染機会の減少）
4．S. mutans 数の減少（3 の結果）
5．アルカリ性のプラーク（ハイドロキシアパタイトの安定にとって有利）
6．プラーク中のカルシウム量の増加（再石灰化にとって有利）
7．再石灰化のための科学的条件が有意に促進される（5 および 6 の結果）

（カウコ K．マキネン，他：キシリトールのすべて，オーラルケア，p.37, 1997．より引用）

4．キシリトールのう蝕予防効果

1）ミュータンス菌
ミュータンス菌は，正式には「ミュータンス・レンサ球菌」とよばれ，ストレプトコッカス・ミュータンスとストレプトコッカス・ソブリヌスの総称である．ミュータンス菌をつくるプラークは，非水溶性でなので非常に強い粘着力をもっている．そのためミュータンス菌の作るプラークは，歯ブラシでは落としにくいのが特徴である．またむし歯の原因となる「酸」の発生時間も長く強力である．

2）ミュータンス菌と母子感染
ミュータンス菌は，子どもが 1 歳 7 カ月～2 歳 7 カ月くらいの時に，母親の唾液を通して感染する．ちょうど子どもの奥歯が生えそろう時期で，もともと住んでいる常在菌と，母親の唾液を通して侵入してきたミュータンス菌が，乳歯のエナメル質表面を奪い合う時期にあたる（図 2, 3）．

この時期を「感染の窓」という．しかしフィンランドの追跡調査の結果，「感染の窓」は，6 歳臼歯の萌出時期の前後にも認められることがわかってきている．

4）キシリトールと母子感染
ミュータンス菌の母子感染を予防するのに効果をあげているのが，キシリトールである．フィンランドでは，生まれたばかりの赤ちゃんのいる母親で，SM レベルの高い人を集め，(1) フッ素塗布 (2) クロスヘキシジンバニッシュ塗布 (3) キシリトールガムを 1 日 3～5 回嚙ませる，という 3 つのグループに分け，2 年後，その子どもにミュータンス菌が感染しているかどうかを調査した．

その結果，キシリトールガムを嚙んだグループが一番

```
時期：
    生後 1 歳 7 カ月～2 歳 7 カ月
感染機序：
    母親の唾液を通して感染（伝播）
```

（倉治ななえ：子育て資料，フィンランドのむし歯予防，p.67, 1998．より引用）

図 2　ミュータンス菌の母子感染

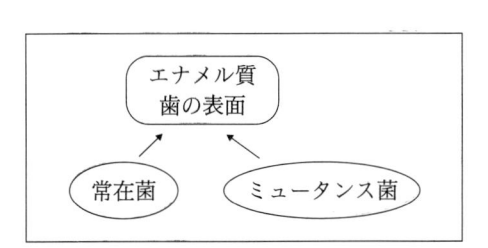

```
        エナメル質
        歯の表面
       ↗         ↖
   常在菌      ミュータンス菌
```

（倉治ななえ：子育て資料，フィンランドのむし歯予防，p.67, 1998．より引用）

図 3　ミュータンス菌の母子感染

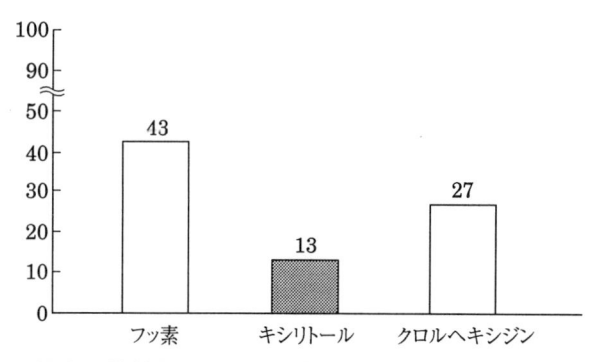

図4 2歳児における母子感染率
（キシリトールの予防効果）

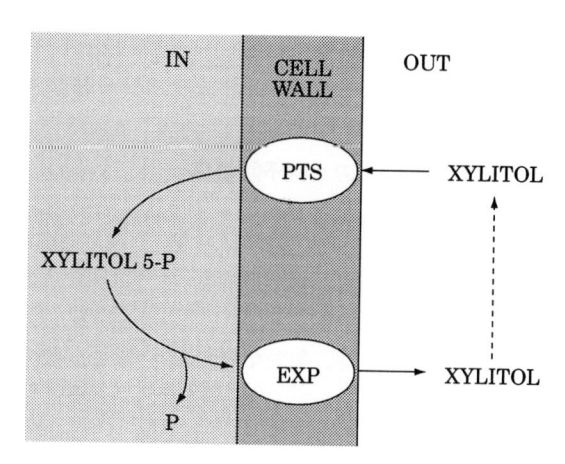

図6

（カウコ K. マネキン：キシリトールのすべて，キシリトールの働き，p.29, 1997. より引用）

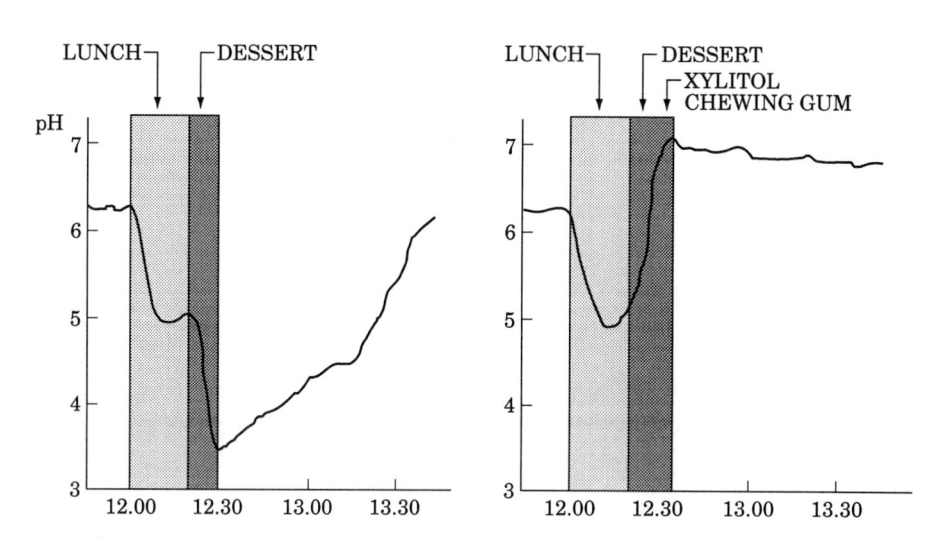

(Xyliotol vs. Chlorhexidine as Reducers of Mother-Childe Transmission of Mutans Streptococci. E. Soderling, Dent Univ. Turk and Ylirioska health center. Finland, 1983. より引用)

図5

ミュータンス菌の感染率が低かったことから，ミュータンス菌の母子感染予防に関するキシリトールの効果が認められるようになった（図4）．

5）キシリトールのう蝕予防効果

キシリトールのう蝕予防効果として，図5のグラフからもわかるように，ふつう甘いものを食べるとプラークは酸性に傾き，pH 5.5を越えた瞬間から脱灰が始まる．しかし食直後にキシリトールガムを噛むと，プラーク内のpHは酸性に下がるどころか，むしろアルカリ性側に上昇，エナメル質を再石灰化に導く．これは，キシリトールが「酸」を発生させないことに加え，耳下腺唾液の分泌を促すことによる．

「酸」を発生させないのは，図6のように，ミュータンス菌がキシリトールを菌体内に取り込んでも，酸を発生できない「無益回路（ゼロ回路）」による．キシリトールをとり続けたミュータンス菌は，餓死することになりその数が減るといわれている．

その結果，非水溶性だったプラークが，サラサラの水溶性に変化し，家庭でのブラッシングでも落としやすいプラークに変化するのである．

4．キシリトールの効果的な摂り方

1）摂取量と回数

う蝕予防の観点から効果的な1日のキシリトール摂取量は，7～10g．それを3～5回に分けて，摂取することが望ましい．

2）噛み方

キシリトールの父といわれるフィンランド，トゥルク大学のProf. Kauko K. Makinenによれば「この世で最も"歯"によいリンスは，キシリトール入りの唾液である」という．

キシリトールは，口腔内のミュータンス菌を減らしたり，酸を発生させないだけでなく，唾液中のカルシウムと錯体のような形で結びつき，エナメル質のカルシウムの少ない部位にカルシウムを届けて（機序は，浸透圧作用による）エナメル質の再石灰化を促す．

そのためには，キシリトールを噛ん最初のツバは，2分間は飲み込まずに口の中でグルグル回すことが望ましい．子どもなどでこれができないときは，5分以上噛ませるようにすることが大切である．

3）期間

キシリトールの効果を実感できる最小使用期間は，2週間である．

またミュータンス菌数を減らし，エナメル質上のプラークを減らすには，最低3カ月は使い続ける必要がある．キシリトールを2年間使い続けると，その効果を生涯にわたり享受できるといわれている．

4）下痢について

キシリトールは，大腸菌にも不活性なため，一度に大量に摂取すると，一時的に下痢をする．下痢は，1日につき体重あたり0.5g摂ると起こるといわれているが，徐々にふやせば下痢の心配はない．

5）特にキシリトールが効果的なケース

- カリエスリスクが高い
- 乳歯・永久歯の萌出期
- 乳幼児，学童の母親
- 口腔乾燥症患者

参考文献

1) Makinen，鈴木　章，他：キシリトールのすべて，13，TPジャパン，1994．
2) 鈴木　章：キシリトールと歯科臨床，日歯医師会誌，50（8）：712～722，1997．
3) 鈴木　章：キシリトールとその効果，東京都歯科医師会雑誌，46（4）：165～172，1998．
4) 鈴木　章：予防処置としての代用甘味料の臨床上の位置付け，とくにキシリトールについて，the Quintessence Year Book，50～54，1998．
5) 倉治七重：最新のむし歯予防～キシリトールとその有効性について～，おおたの学校保健，大田区学校保健会，32：22～26，1997．

Ⅸ．かかりつけ歯科医療推進事業要綱

1）大田区かかりつけ歯科医機能推進事業実施要綱

（目的）

第1条　その要綱は，かかりつけ歯科医機能推進事業（以下「事業」という）を実施することにより，区民が身近なところで各種保健サービスを受けられる，かかりつけ歯科医を確保するとともに，保健医療サービスと福祉サービスとを一体的かつ計画的に提供する，地域の在宅ケアサービスの体制整備を図ることを目的とする．

（実施主体）

第2条　事業の実施主体は，大田区とする．ただし，事業の一部を大森歯科医師会及び蒲田歯科医師会（以下「歯科医師会」という）に委託し，実施する．

（事業内容）

第3条　事業の内容は，次のとおりとする．

(1) 住民に対する各種保健，歯科医療，福祉制度の普及啓発
(2) 住民に対する保健・歯科医療・福祉の総合的なサービスの提供
(3) 保健・福祉実務担当者に対する各種研修の実施
(4) その事業の円滑な推進を図るため，大田区及び歯科医師会等に所属する者から構成する，かかりつけ歯科医機能推進委員会の設置
(5) 歯科医師会員等に対するかかりつけ歯科医事業の周知
(6) 歯科医師会員等に対するかかりつけ歯科医機能に関する研修の実施
(7) その他，かかりつけ歯科医機能を推進するうえで必要な事業

（連絡調整）

第4条　大田区は，歯科医師会及び大田区内の関係機関と連絡調整を密にした協力体制をつくり，事業を実施する．

（委任）

第5条　この要綱に定めるもののほか，必要な事項は別に定める．

附則

この要綱は，平成10年4月1日から施行する．

2）大田区かかりつけ歯科医機能推進事業委託契約書

大田区（以下「甲」という．）と社団法人蒲田歯科医師会（以下「乙」という．）は，大田区かかりつけ歯科医機能推進事業（以下「事業」という．）について，次のとおり契約を締結する．

（委託業務）

第1条　甲は，事業に関する次に掲げる業務を乙に委託し，乙はこれを受託する．

(1) 歯科医師会員等に対する事業の周知
(2) かかりつけ歯科医機能推進委員会の設置
(3) その他，かかりつけ歯科医機能を推進するうえで必要な業務

（受託料）

第2条　委託業務の執行に要する経費（以下「受託料」という．）は，甲の負担とする．

2　委託料は，総額○○○○円とする．

3　乙は，委託料を適性に管理し，委託業務以外の目的に消費してはならない．

（委託料の請求及び支払）

第3条　乙契約締結後速やかに前条に定める金額を一括で請求するものとする．

2　甲は，乙の請求に基づき，30日以内に前条に定める金額を前払い金として支払うものとする．

（業務報告）

第4条　乙は，第7条に規定する委託期間終了後直ちに，第1条に規定する業務についての報告書を甲に提出しなければならない．

2　甲は，乙に業務の実施状況について，必要に応じて報告を求めることができる．

（契約の変更）

第5条　甲は，委託業務について契約内容を変更する必要があるときは，乙との協議のうえ変更する

（協議事項）

第6条 この契約条項の解釈について疑義が生じたとき，又は，この契約に定めのない事項については，甲乙協議のうえ定めるものとする．

（委託期間）

第7条 この契約の委託期間は，平成11年4月1日から平成12年3月31日までとする．

上記委託契約の締結を証するため，本契約書2通を作成し，双方記名捺印のうえ，各自1通を保持するものとする．

X. 関連インターネット・ホームページアドレス一覧

厚生省	http://www.mhw.go.jp./
国立社会保障・人口問題研究所	http://www.ipss.go.jp/
国立感染症研究所	http://www.nih.go.jp/eiid/index-e.html
国立医療・病院管理研究所	http://www.nih.go.jp/byoken/index-j.html
国立健康・栄養研究所	http://www.nih.go.jp/eiken/index-j.html
国立公衆衛生院	http://www.iph.go.jp/
国立医薬品食品衛生研究所	http://www.nihs.go.jp/index-j.html
国立がんセンター	http://www.info.ncc.go.jp/
国立国際医療センター	http://www.imcj.go.jp/
国立循環器病センター	http://www.ncvc.go.jp/
国立身体障害者リハビリテーションセンター	http://www.rehab.go.jp/
(財)健康・体力づくり事業財団	http://www.health-net.or.jp/
(財)日本公衆衛生協会	http://www.jpha.or.jp/
障害者情報ネットワーク　ノーマネット	http://www.normanet.ne.jp/
(財)日本障害者リハビリテーション協会	http://www.jsrd.or.jp/
(財)医療研修推進財団	http://www.pmet.or.jp/
(財)長寿社会開発センター	http://www.nenrin.or.jp/
(財)医療経済研究機構	http://www.iijnet.or.jp/ihep/
(財)日本心臓財団	http://www.jhf.or.jp/
糖尿病ネットワーク	http://www.dm-net.co.jp/
(社)日本循環器管理研究協議会	http://www.lifepassport.or.jp/jacd
(社)日本医師会	http://www.med.or.jp/
世界保健機関（World Health Organization）	http://www.who.int/
(米国)国立がん研究所（National Cancer Institute）	http://www.nci.nih.gov/
(社)日本歯科医師会	http://www.jda.or.jp
(社)東京都歯科医師会	http://www.cyberneck.co.jp/TDA/
(社)東京都大田区大森医師会	http://www.alpha-web.ne.jp/omori-ishikai/
東京都大田区	http://oncinet.o-net.or.jp/ota/
東京都立荏原病院	http://www.ebara-hp.ota.tokyo.jp/
(財)口腔保健協会	http://www.kokuhoken.or.jp/

執筆者一覧

大竹　邦明　　小原　直美　　川田　彰得　　佐野　晴男　　柴田　家門
瀬戸　暁一　　南雲　正男　　西野　善雄

〈蒲田歯科医師会〉
　小山　弘治（会長）
　池田　　功　　井田　博久　　稲葉　孝夫　　萩野　和彰　　後藤　周二
　佐藤　充宏　　佐野　良治　　塩田　敏雄　　高岡　　彰　　高道　一臣
　浜田　立太　　藤岡　　弘　　三宅　　勉

〈大森歯科医師会〉
　五十嵐靖武（会長）
　大石　基博　　大柳　　寛　　粕谷　浩一　　神尾　政治　　倉治　七重
　倉治　康男　　呉橋　美紀　　小山　隆夫　　斎藤　　衛　　佐藤　甫幸
　里見　　純　　白井　敏雄　　瀬川　克巳　　高橋　昌人　　中村　鴻仁
　西澤　公人　　細野　　純

（五十音順）

あとがき

　少子高齢社会の到来を踏まえて，国の医療保健政策も大きく変化している．すなわち，母子保健から高齢者保健へのシフトである．この変化は昭和63年頃から顕著になってきたが，歯科における「寝たきり高齢者への訪問歯科診療」の開始や，福祉における「高齢者サービス調整会議」の設置等がその現れであった．母子保健が重点施策であった当時は，地区の歯科医師会における公衆衛生活動も，従来型の受託事業の継承で終始していた．しかし，国の高齢者保健への政策変更に伴って，地区における受託事業のあり方について，真剣に検討しなければならない状況が生じた．この混乱は，歯科医師会のみでなく，自治体の政策立案でも大きな問題として検討された．そのような状況の中，東京都大田区大森歯科医師会は，従来の公衆衛生活動を再度検討して，「21世紀にあるべき地域医療・地域保健は何であるのか」という研究を，平成6年4月より開始した．

　従来，公衆衛生関連の検討事項は理事会で審議されていたが，今後の大きな変革を考慮するとき，短時間の理事会の議論ではとても間に合わないとの結論から，「公衆衛生関連事業担当連絡会（ワーキンググループ）」を設置した．公衆衛生担当理事はもちろんのこと，専務理事，保育園歯科，学校歯科，学術，会計担当も含めた総勢10人の検討会であった．座長には不祥私佐藤が推薦された．定例では毎月1回，時には日曜日の朝から夕刻までと，6年間で200時間を超える検討と議論を実施した．この間平成9年3月には，「ワーキングからの第1次報告書」（地域口腔保健・口腔医療・口腔介護への提案）の作成，会員との連絡会であるワーキング懇談会の開催，蒲田歯科医師会との連絡会開催，毎年度末には，1年間の活動・検討事項の報告書の作成と会報への転載等を精力的に実践してきた．特にこの2，3年は，「介護保険の導入」「かかりつけ歯科医機能の推進」がクローズアップされ，大きな混乱が心配されたが，幸いにも今までの努力が実り，大田区行政との話し合いの中でも，学術的理論構築に基づいた今後の方向性を示すことができたと考えている．

　このワーキングでの検討がきっかけとなり，上部団体である東京都歯科医師会からも，「地域医療・地域保健の新たなあり方」に関して，大森歯科医師会の活動について評価を頂いた．地域における医療・保健・福祉のあり方，実践方法は，今どの地区でも暗中模索ではないかと考える．

　われわれ歯科医師の活動は，診療所だけでなく，地域へ出向いていかねばならない時代に突入したと理解している．時まさに「かかりつけ歯科医」の到来であり，その定着である．「かかりつけ歯科医機能推進」のためと，一人ひとりの歯科医師がいかに社会に関わっていくのかを，今一度考え直すべき時である．最後に本書の企画にご尽力頂き，ご多忙の中執筆の快諾を頂きました関係者各位に深く感謝を申し上げます．

（大田区かかりつけ歯科医機能推進委員会委員長　佐藤　甫幸）

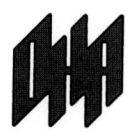

かかりつけ歯科医ガイドブック —いのち・からだ・こころ・そしてかかわり—

2000年3月25日　第1版・第1刷発行
2001年2月15日　第1版・第2刷発行

©編　㈳大田区大森歯科医師会
　　　㈳大田区蒲田歯科医師会

発行　財団法人　口腔保健協会

〒170-0003　東京都豊島区駒込 1—43—9
振替00130-6-9297　電話　03-3947-8301㈹
　　　　　　　　　Fax　03-3947-8073
　　　　　　　　　http://www.kokuhoken.or.jp/

乱丁，落丁の際はお取り替えいたします．　　印刷／三報社印刷・製本／愛千製本
Oral Health Association of Japan, 2000. Printed in Japan〔検印廃止〕

ISBN4-89605-163-7 C3047